"北大医学"研究生规划教材

妇产科生殖遗传学

主　编　乔　杰

副主编　李　蓉　杨慧霞　王建六

编　委（以姓名汉语拼音排序）

昌晓红	陈俊雅	崔　恒	郭红燕	韩彤妍
黄　锦	李　默	李　蓉	李　艺	李　圆
梁华茂	刘从容	刘　平	刘　颖	鹿　群
马彩虹	马京梅	庞艳莉	裴秋艳	齐新宇
乔　杰	任秀莲	尚　鹬	孙　瑜	田　婵
田　莉	王海燕	王建六	王静敏	王　洋
魏　瑗	吴　郁	薛　晴	闫丽盈	严　杰
杨慧霞	杨　蕊	杨　欣	杨艳玲	于　洋
袁　鹏	原鹏波	张　璘	张晓红	张　岩
赵扬玉	赵　越	朱小辉		

秘　书　梁华茂　杨　蕊

北京大学医学出版社

FUCHANKE SHENGZHI YICHUANXUE

图书在版编目（CIP）数据

妇产科生殖遗传学 / 乔杰主编. —北京：北京大
学医学出版社，2023.1
ISBN 978-7-5659-2756-0

Ⅰ．①妇… Ⅱ．①乔… Ⅲ．①妇产科学－生殖医学－
医学遗传学 Ⅳ．①R71

中国版本图书馆CIP数据核字（2022）第187122号

妇产科生殖遗传学

主　　编：乔　杰

出版发行：北京大学医学出版社

地　　址：（100191）北京市海淀区学院路38号　北京大学医学部院内

电　　话：发行部 010-82802230；图书邮购 010-82802495

网　　址：http://www.pumpress.com.cn

E - m a i l：booksale@bjmu.edu.cn

印　　刷：北京信彩瑞禾印刷厂

经　　销：新华书店

责任编辑：崔玲和　　责任校对：靳新强　　责任印制：李　啸

开　　本：850 mm×1168 mm　1/16　　印张：25.5　　字数：760 千字

版　　次：2023年1月第1版　2023年1月第1次印刷

书　　号：ISBN 978-7-5659-2756-0

定　　价：108.00元

本书由

北京大学医学出版基金资助出版

前 言

近年来，随着医学研究的不断深入，妇产科作为重要的二级学科，不断进行亚专科细化，并与其他学科交叉融合。随着人类基因组计划的不断完善以及单细胞测序技术的不断发展，人类遗传学和表观遗传学研究以及相关技术开发均取得了长足进展，妇产科生殖遗传学随之快速发展，成为临床应用前景最好的新兴学科之一，也成为探索人类遗传病发病机制和开发诊疗新技术方法的必需学科。

妇产科生殖遗传学以妇产科学、男科学、遗传学、生殖医学、基因组学、生理学和组织胚胎学等为基础，充分体现"临床－基础"交叉融合发展，探索人类生殖系统发育、配子发生的基础理论奥秘，研究胚胎着床、胎盘发育与妊娠，并对生殖内分泌疾病遗传机制和妇科肿瘤遗传学进行深入探讨，通过植入前遗传学检测、产前诊断、肿瘤遗传咨询等策略阻断罕见病、遗传性肿瘤的发生。妇产科生殖遗传学的发展也越来越受到生命科学研究的广泛关注和重视，同样也成为生命科学领域不可或缺的学科。

目前对于医学研究生教育，妇产科生殖遗传学教材还处于空白状态。本书结合妇产科学、遗传学等本科与研究生教学的衔接内容，涵盖妇产科生殖遗传学基础知识及前沿领域的进展，联合北大医学相关领域专家和临床教育家，打造国内首部妇产科生殖遗传学研究生教材。研究生通过对本书内容的学习，可以掌握妇产科及生殖遗传学基础理论、应用现状及相关研究进展，学习相关研究方法，拓宽科研思路，提高对妇产科生殖遗传学的深层次认知，为其临床、科研工作打下坚实的理论和思维基础。

主 编

目　录

第一章

妇产科生殖遗传学概论

学习目标

◎ **基本目标**

1. 运用 DNA 组成、结构等基础理论，描述基因表达与调控。
2. 运用转录、翻译等基因表达的基础理论，解释基因突变类型及其对蛋白质功能的影响。
3. 理解非整倍体发生的原因。归纳、举例临床常见的导致非整倍体发生的因素。理解年龄与非整倍体发生频率的关系。
4. 复述基因突变的概念、发生机制。
5. 解释基因突变导致遗传病的机制。
6. 说出妇产科生殖遗传学面临的伦理问题。

◎ **发展目标**

1. 区分非整倍体检测的各种技术方法及适用情况。
2. 总结基因突变各种分类方法和常见类型、在进化中的作用和价值。
3. 运用伦理原则进行简单的遗传咨询解读。

第一节 妇产科生殖相关基本遗传学概念

妇产科生殖遗传学是研究妇产科及生殖遗传相关疾病的学科，其特点在于既与女性机体本身相关，同时又与下一代健康息息相关。随着人类对遗传相关疾病的认识不断深化，发现遗传物质改变导致的疾病种类日渐增多。本学科的发展目标是利用现代分子遗传学、分子生物学等技术手段，降低遗传相关疾病在女性人群及其后代中的危害，提高人类的健康水平。掌握遗传学基本概念是理解遗传相关疾病发病机制、遗传方式、诊断、治疗以及预防的基础。本节将从 DNA、基因表达与调控、基因突变、DNA 损伤修复四个方面对妇产科生殖遗传学的基本概念进行阐述。

一、DNA

（一）DNA 的组成

核酸是由核苷酸单体聚合而成的分子化合物。核苷酸单体由碱基、糖分子和磷酸组成。根据糖分子的不同，核酸分为两类，即核糖核酸（ribonucleic acid，RNA）和脱氧核糖核酸（deoxyribonucleic acid，DNA）。DNA 的糖分子在 2 位的羟基被氢原子取代（即氧原子丢失），因此称为"脱氧核糖"。碱基分为嘌呤和嘧啶：嘌呤包括腺嘌呤（adenine，A）和鸟嘌呤（guanine，G）；嘧啶包括胞嘧啶（cytosine，C）、胸腺嘧啶（thymine，T）和尿嘧啶（uracil，U）。胸腺嘧啶仅存在于 DNA 中，而尿嘧啶仅存在于 RNA 中。

（二）DNA 的结构

由 DNA 组成的基因能够携带大量遗传信息，且能够精确编码细胞生长、分裂、分化以及对内环境和外环境的反应，这些均与 DNA 的精密结构密不可分。1953 年，Watson 和 Crick 根据 X 线晶体衍射数据，提出 DNA 由两条反向平行缠绕成双螺旋的多核苷酸链组成。每条多核苷酸链由相邻核苷酸糖分子的 3′ 和 5′ 碳之间的 3′,5′- 磷酸二酯键（3′,5′-phosphodiester bond）连接；两条多核苷酸链由碱基之间的氢键连接在一起，A 和 T 之间 2 个氢键，G 和 C 之间 3 个氢键，称为碱基对。DNA 单链具有极性，一端称为 5′ 端，末端为磷酸基；另一端称为 3′ 端，末端为羟基。一个 DNA 分子的两条单链，一条链的 5′ 端与另一条链的 3′ 端相对，也就是说，一条链的方向为 5′ 到 3′；另一条链的方向为 3′ 到 5′，即反向平行。

（三）DNA 的复制

DNA 通过复制，随着细胞分裂，将遗传信息传递给子细胞。在核分裂过程中，DNA 双链被 DNA 解旋酶分离成两条单链，每条单链通过碱基配对指导互补 DNA 链的合成，从而产生两个相同的子 DNA 双链。通过这种方式，遗传信息被保存并传递给每个子细胞。每个子 DNA 只有一条链是新合成的，因此 DNA 复制过程被称为半保留复制。

DNA 复制有多个复制起点，在复制起点形成的分叉"Y"形结构，称为复制叉。由于合成 DNA 的原料只能连接在多核苷酸链的 3′ 末端，因此 DNA 复制方向是从 5′ 端到 3′ 端。两条互补的反平行 DNA 链的合成，一条链可以以 3′ 到 5′DNA 链为模板，连续合成，称为前导链。另一条链以 5′ 到 3′DNA 链为模板，先合成 100～1000 碱基的 DNA 片段（冈崎片段），然后通过 DNA 连接酶将其连接，完成单链，称为后随链。

（四）DNA 序列

人类基因组分为核基因组和线粒体基因组。核基因组指细胞核中父源或母源的整套 DNA，每个体细胞都有两套核基因组，包含父源及母源的遗传信息。线粒体基因组指线粒体中的闭环双链 DNA，绝大多数来自母源，与线粒体遗传病相关。不同的 DNA 序列具有不同的功能。人类基因组中 60%～70% 是单拷贝或低拷贝数的 DNA 序列，包括具有编码蛋白功能的基因。其余的 30%～40% 由不转录的中度或高度重复的 DNA 序列组成，将基因分隔开。重复序列根据其重复频率的特征分为串联重复序列（tandem repetitive DNA sequences）和分散重复序列（interspersed repetitive DNA sequences）。串联重复序列根据重复单位大小主要分为三类：卫星 DNA、小卫星 DNA 和微卫星 DNA。分散重复序列依据重复序列长短分为短分散核元件和长分散核元件。

二、基因表达与调控

（一）基因结构

基因是指具有编码蛋白功能的 DNA 序列。20 世纪 80 年代初，通过对人 β 珠蛋白结构分析，发现基因的长度远远超过编码蛋白所需的长度，由此发现人类基因不是连续编码序列，而是由编码序列和非编码序列两部分组成，非编码序列将编码序列隔开。人类基因由外显子（exon）、内含子（intron）和侧翼序列（flanking sequence）组成。外显子多数是基因内的编码序列。内含子是非编码序列，在转录成 mRNA 之前被剪切掉。侧翼序列指每个基因 5′ 端和 3′ 端一段不转录的 DNA 序列，对基因的转录表达起重要的调控作用，包括启动子、增强子、沉默子和终止子。每个基因中内含子和外显子的数量和大小差异很大，单个内含子就可能比编码序列大很多，且一些内含子包含其他基因的编码序列（即发生在基因内的基因）。

（二）基因表达

1. 转录　遗传信息从 DNA 传递到信使 RNA（messenger ribonucleic acid，mRNA）的过程称为转录（transcription）。mRNA 是在 RNA 聚合酶的催化下，以 DNA 为模板，按碱基互补原则形成的 RNA 单链，但在 mRNA 中尿嘧啶取代了胸腺嘧啶。在基因中，只有一条 DNA 链充当模板链，称为反义链。转录的 mRNA 与模板链碱基互补，同非模板链一致，因此非模板链称为有义链。从原始的 RNA 转录物到能将遗传信息传递给蛋白质的成熟 mRNA，需要一系列加工过程，包括剪接（splicing）、加帽（capping）、加尾（tailing）等过程。

剪接指在转录中和转录后，切除 mRNA 前体中的内含子 RNA，将非连续的外显子 RNA 拼接形成成熟 mRNA 的过程。加帽指在 RNA 的 5′ 末端添加一个 7- 甲基鸟嘌呤核苷酸，封闭 RNA 的 5′ 末端，有助于 mRNA 运输到细胞质和附着到核糖体，以及保护 RNA 转录物不被内源性核酸酶和磷酸酶消化降解。加尾指当转录进行到 mRNA 从 DNA 模板释放分离后，RNA 的 3′ 末端在腺苷酸聚合酶的作用下形成多聚腺苷酸尾，有助于 mRNA 从细胞核向细胞质的转运和后续翻译。

2. 翻译　翻译（translation）是遗传信息从 mRNA 传递到蛋白质的过程。转录合成的 mRNA 从细胞核运输到细胞质中，与核糖体结合，转移 RNA（transfer RNA，tRNA）通过自身的反密码子识别 mRNA 的密码子，携带特定的氨基酸至核糖体，由核糖体合成特异的肽链。

mRNA 中每三个核苷酸碱基编码特定的氨基酸称为密码子。核酸分子中有四种碱基，因此有 64 种密码子，而氨基酸只有 20 种，因此不同密码子可能编码同一氨基酸，称为密码子的简并（degeneracy）。每个氨基酸的 tRNA 都有反密码子序列，该序列与 mRNA 的密码子互补。尽管有 64 个密码子，但细胞质 tRNA 的反密码子只有 30 个，线粒体 tRNA 的反密码子只有 22 个，但在翻译过程中 tRNA 仍能有效地运送氨基酸。摆动假说（wobble hypothesis）认为，密码子第三位的碱基，鸟嘌呤既能与尿嘧啶配对，也能与胞嘧啶配对。

初始翻译的多肽链需要经过翻译后修饰才能达到具有一定空间结构及功能的蛋白质，包括乙酰化、甲基化、糖基化、磷酸化等，以及多条肽链之间的连接和进一步折叠形成特定的空间构象。经过翻译后修饰，蛋白质中的定位序列可以决定蛋白质是被运送到细胞中的某个特定部位，还是被分泌到细胞外发挥作用。

（三）基因调控

每个细胞都含有全部的基因组信息，但并不是每个基因在每个细胞中都要表达。在大多数细胞都表达的基因，例如编辑核糖体、染色体和细胞骨架蛋白的基因，称为管家基因。有些基因只在特定时间、特定组织中表达，如红细胞中的血红蛋白。基因时空或数量表达不当均能引起疾病的发生，因此基因表达调控十分重要。基因表达调控可以发生在转录阶段，也可以发生在翻译阶段，其中转录水平的调控最为重要。

转录调控受环境和遗传等多种因素影响，涉及多个机制，参与转录调控的因子包括与调控 DNA 序列结合的信号分子［应答元件（response element）］、细胞内受体（称为激素核受体）以及细胞表面参与信号转导过程的特定配体的受体等。

三、基因突变

基因突变（gene mutation）指遗传物质发生的可遗传的变异。基因突变在生物界普遍存在，既可以出现在体细胞中，又可以出现在生殖细胞中。生殖细胞中的基因突变可以通过有性生殖传递给子代个体。基因突变可以由射线、药物等理化因素诱发，但大多数还是由于 DNA 在复制及修复过程中自发的错误导致。基因突变是进化的驱动力，同时也可能造成表型异常、疾病易感性增加等不良结局。

（一）基因突变类型

从分子水平上，基因突变即基因结构上发生碱基组成或排列的变化，可以分为点突变、片段突变以及动态突变。

1. **点突变**　指 DNA 链上单个碱基或碱基对的变化，包括单个碱基替换、插入和缺失。碱基替换指 DNA 分子多核苷酸链中某个特定的碱基或碱基对被其他碱基或碱基对替代，是最为常见的突变形式。嘌呤之间或嘧啶之间的替换称为转换（transition），嘌呤和嘧啶之间的替换称为颠换（transversion）。转换比颠换更为常见，可能与 C 与 T 之间的替换频率高相关。

2. **片段突变**　指 DNA 分子中某些小的序列片段的缺失、重复或重排。在 DNA 复制或修复过程中，如果某一片段未能正常复制或修复则会导致缺失。同理，在 DNA 复制或修复过程中，如果某一片段完成复制后被再次复制或修复，则会造成片段重复。当 DNA 分子发生两处及以上的断裂，断裂的片段两端颠倒重接或者断裂片段改变原有结构顺序进行连接，则称为重排。

3. **动态突变**　点突变和片段突变在世代传递中保持相对稳定的状态，称为静态突变。DNA 分子中三核苷酸重复序列其重复次数可随着世代交替的传递而呈现逐渐递增的累加效应，称为动态突变。导致三核苷酸重复序列扩增的机制尚不明确，可能与姐妹染色单体的不等交换以及 DNA 复制过程中的滑链错配等相关。

（二）基因突变对蛋白质结构的影响

根据对编码蛋白质多肽序列的影响，突变可分为两大类：同义突变和非同义突变。如果突变没有改变基因编码的多肽链，则称为同义突变或沉默突变。例如单个碱基替换，特别是发生在密码子第三位时，由于遗传密码的简并性，通常对应的氨基酸不变。

如果突变导致编码的多肽链发生改变，则称为非同义突变。非同义突变的发生频率低于同义突变。非同义突变主要分为三种，即错义突变（missense mutation）、无义突变（nonsense mutation）和移码突变（frameshift mutation）。

1. **错义突变**　指单个碱基变化导致密码子编码另一个氨基酸，从而影响蛋白质功能。例如不同氨基酸电荷性质的不同、最适 pH 的变化都会影响蛋白质的功能。如果替换的氨基酸理化性质相似，不影响蛋白质功能，则称为保守性替换（conservative substitutions）。

2. **无义突变**　指单个碱基替换后密码子变成不编码任何氨基酸的终止密码子，多肽链的合成提前终止。多数情况下，缩短的多肽链不具有蛋白质的正常功能。

3. **移码突变**　指插入或者缺失单个或多个核苷酸（非 3 的倍数）导致整个下游阅读框发生改变的突变类型，大多数移码突变会导致下游出现终止密码子，从而多肽链合成提前终止，影响蛋白质的正常功能。

除了编码序列的基因突变影响蛋白质功能外，启动子、增强子等非编码序列的基因突变也会影响基因的表达，从而影响蛋白质功能，甚至导致疾病的发生。

四、DNA 损伤修复

内源及外源性机制均可导致 DNA 损伤，各种不同的损伤修复机制维持了 DNA 的高度稳定性。有些 DNA 损伤可以直接修复，通过 O^6- 甲基鸟嘌呤甲基转移酶除去不恰当的甲基鸟嘌呤上的甲基，从而逆转 DNA 损伤。主要的 DNA 损伤修复机制包括碱基切除修复、重组修复、错配修复等。

1. **碱基切除修复**　指用核苷酶去除异常的碱基，可以修复多种常见的 DNA 损伤。人体内至少有 8 个不同的 DNA 核苷酶，每种核苷酶负责识别特定的损伤并予以修复。

2. **重组修复** 是一种双链修复方式，当 DNA 复制进行到损伤部位时，复制的 DNA 子链在此处留下缺口。复制完成后，带有缺口的子链与同源染色体的完整母链发生片段交换、重组，使缺口转移到母链上。再由 DNA 聚合酶合成互补片段，修复同源染色体母链上的缺损，从而使复制后的 DNA 结构恢复正常。

3. **错配修复** 负责纠正 DNA 复制过程中引入的错配碱基。错配修复基因缺陷的细胞突变率可以高达正常细胞的 1000 倍。错配修复基因缺陷是林奇（Lynch）综合征的病因，导致结直肠癌、子宫内膜癌等多种肿瘤易感性增加。

（北京大学第三医院妇产科　李　圆　乔　杰）

第二节　人类遗传学与非整倍体发生

一、概述

人类基因组包含 23 对染色体（22 对常染色体和 1 对性染色体），这些染色体对维持个体的正常发育和种族繁衍至关重要。染色体异常会导致多种生殖遗传问题，其中染色体拷贝数变异与结构变异是最常见的两种染色体异常。染色体拷贝数变异包括染色体数量异常和部分染色体的重复与缺失。染色体数量异常也称为染色体非整倍体（aneuploid），指基因组中重复或缺失一条或多条染色体。据统计，10% ~ 30% 的人类受精卵为非整倍体，具有染色体数量的异常，其中大多数是三体或单体。临床上大约 30% 的流产是由染色体非整倍体导致的，而自然流产中约 35% 为染色体非整倍体。

多数染色体非整倍体会导致胎儿在早期发育过程中死亡，无法存活到出生。在胎儿早期发育过程中，13、18、21 号染色体的重复会影响胎儿发育进程，但胎儿可发育至大月龄，其中 21 号染色体重复的胎儿可顺利出生，但会表现为智力和外貌等异常。非整倍体是临床胎儿身体发育障碍和新生儿智力低下的主要遗传学原因。除常染色体外，性染色体也会发生重复或缺失，其中 47,XXX、47,XXY、45,XO 的个体均可出生，但会表现为不同程度的生育问题。

非整倍性不是由于单一的因素引起的，而是涉及一系列复杂的因素，这些因素始于子宫，持续于女性的整个生殖期内，随着年龄的增长而加剧，并且被卵母细胞中细胞周期的独特特征控制。非整倍体是影响人类生殖的一个重要问题，了解非整倍体对于辅助生殖及生殖遗传具有重要意义。

二、非整倍体发生的分子机制

胚胎大多数非整倍性来自女性卵细胞的发生过程。在女性中，减数分裂重组发生在胎儿卵巢，重组失败或交叉互换位置错误是导致染色体非整倍体的主要原因。目前认为，在女性卵细胞生成过程中会发生更多的重组错误，导致女性卵细胞相对于男性精子具有更多的非整倍体。同源染色体之间无法建立连接是导致染色体非整倍体的机制之一。对人类染色体三倍体的研究表明，重组失败是人类非整倍体产生的重要机制。在减数分裂产生成熟配子的过程中，由于姐妹染色单体内聚力的丧失，同源染色体之间连接过早丢失，从而导致非整倍体发生。对辅助生殖技术得到的卵母细胞的早期研究表明，姐妹染色单体着丝粒过早分离是人类非整倍性发生的主要机制。

女性卵细胞染色体非整倍体比例随年龄增长而显著增加。随着女性年龄的增长，同源染色体之间凝聚力逐渐丢失，导致孕产妇非整倍体显著增加。在胎儿发育过程中，染色体上的凝聚力保证了染色体的正常运动和分离，并介导完成卵母细胞成熟。由于重组失败或姐妹染色单体内聚力受损，无法维持同源染色体之间的关联，导致在减数分裂Ⅰ时形成不成对的染色体。减数分裂Ⅰ

时对姐妹染色单体动力学施加的约束会阻碍染色体单体对纺锤体进行稳定的附着，从而阻碍细胞分裂。

在有丝分裂细胞中，所有染色体都必须实现稳定的双极附着并在细胞启动分离之前在纺锤体赤道处对齐。这是一个严格的过程，即使存在一个未对齐的染色体，也会激活纺锤体组装检查点，并导致染色体延迟分离，从而形成细胞的非整倍体。

三、生殖细胞非整倍体发生的原因和特点

年龄的增长是导致染色体非整倍体的一个重要因素。年龄对男性和女性生殖细胞的染色体非整倍性影响是不同的。年龄的增长对男性精子的非整倍体影响较小，一般正常男性的精子中约有5%具有染色体非整倍体，且在不同年龄阶段非整倍体发生率较为稳定，而女性卵细胞非整倍体发生率显著高于男性且随年龄增长变化较大。在育龄期，女性卵细胞的非整倍体发生率呈现"U"形曲线：在 < 20 岁阶段，非整倍体率较高；在 20 ~ 35 岁阶段，非整倍体率随着年龄增长先下降而后上升；在 > 35 岁的女性中，超过30%的卵细胞具有非整倍体，此后随着年龄增长，非整倍体发生率不断增加。

染色体易位（chromosome translocation）是导致卵细胞、精子非整倍体的另一个重要原因。染色体易位指染色体片段位置的改变。常见的染色体易位包括罗伯逊易位（Robertsonian translocation）和相互易位（reciprocal translocation）。染色体罗伯逊易位和相互易位是最常见的导致生殖细胞非整倍体的原因。

罗伯逊易位发生于两个近端着丝粒染色体间的连接，涉及 13、14、15、21 和 22 号染色体。罗伯逊易位一般由着丝粒断裂并重新连接形成，其长臂部分仍旧保留，丢失端粒的部分物质。在减数分裂过程中，由于染色体异常联会，会形成 6 种不同类型的配子。在这 6 种配子中，4 种为非整倍体配子，具有染色体的重复或缺失，另外 2 种配子为整倍体配子。

罗伯逊易位在人群中的发生率约为 0.1%。在不育患者中，约 3% 的患者为罗伯逊易位携带者。在反复流产患者中，约 1.1% 为罗伯逊易位携带者。罗伯逊易位携带者是体外受精（IVF）夫妻中数量较大的一类患者，其产生的胚胎大部分为非整倍体胚胎。临床上一般使用胚胎植入前遗传学检测对罗伯逊易位携带者胚胎进行筛选，挑选整倍体胚胎进行移植，降低不良妊娠比率。

染色体相互易位是另一种导致非整倍体常见的易位类型。染色体相互易位指非同源染色体间片段相互交换导致的结构变异，其染色体物质总量不变，但位置出现异常。相互易位不受染色体断裂位置的限定，会发生于任何非同源染色体之间。相互易位携带者自身智力、外形正常，不会出现明显的表型。但在其产生配子的过程中，由于易位染色体的异常联会，理论上会产生 18 种不同类型的配子。在这 18 种配子中，有 16 种配子均为具有非整倍体，这些异常的配子形成的胚胎为非整倍体胚胎。这些非整倍体胚胎无法正常发育，临床表现为反复着床失败、流产、发育阻滞或畸形。

几乎所有的染色体相互易位携带者均具有生育问题，产生大量的非整倍体胚胎。由于其发病率高，且产生整倍体胚胎的概率低，目前临床对于染色体相互易位患者，一般直接建议其使用胚胎植入前遗传学检测对胚胎进行筛选，挑选整倍体胚胎进行移植，降低不良妊娠率。

染色体倒位（chromosome inversion）是导致配子染色体非整倍体的另一个常见原因。染色体倒位指某段染色体有两个位点断裂并颠倒位置，重新连接至原有染色体的结构变异。染色体倒位主要有两种形式：臂内倒位和臂间倒位。臂内倒位指染色体倒位片段位于长臂或短臂中的一端，不涉及着丝粒。臂间倒位指染色体倒位片段同时涉及长臂和短臂，包括了着丝粒。染色体倒位过程中，可能会丢失或获得部分片段，造成遗传上的不平衡，从而形成非整倍体。

此外，人类非整倍体也可能由环境因素（如吸烟、饮酒、口服避孕药和辐射暴露）诱导产生。目前认为，内分泌干扰的化学物质或外源性激素可能会导致染色体非整倍体。辅助生殖是

目前常见的不孕不育治疗手段。但是辅助生殖中一些特定的卵巢刺激方案会导致更高的非整倍体率。近 20 年，有证据表明卵巢刺激方案和体外培养会对卵母细胞和胚胎质量产生不利影响，使非整倍体率增加；较温和的刺激方案会改善卵母细胞质量，较低剂量的促性腺激素可得到较低的非整倍体率。

四、有丝分裂所致非整倍体与胚胎嵌合

减数分裂的错误会导致生殖细胞（卵细胞、精子）的非整倍体，从而进一步导致胚胎的非整倍体，这种类型的非整倍体涉及胚胎所有细胞。除减数分裂错误导致的非整倍体外，胚胎在发育过程中可能会发生有丝分裂的错误，导致胚胎中部分细胞形成非整倍体。如果有丝分裂错误发生在受精卵阶段，则形成非整倍体胚胎。如果有丝分裂错误发生在后续细胞分裂时期，会形成具有部分非整倍体细胞的嵌合胚胎（mosaic embryo）。

有丝分裂错误所导致的嵌合胚胎同时包含整倍体和非整倍体细胞或完全由异常细胞群（非整倍体嵌合体）组成。嵌合胚胎包括单倍体、二倍体和多倍体细胞的任意组合。

有丝分裂过程中，导致嵌合胚胎形成的主要机制有两种：染色体不分离和分裂后期延迟。正常情况下，染色体复制后，随着细胞分裂，染色体均等分配到子细胞内。染色体不分离是指姐妹染色单体在有丝分裂中没有完成分离，被纺锤丝牵引至同一子代细胞，导致同一胚胎的独立细胞中形成互补的染色体异常（一方细胞具有染色体重复而另一方细胞具有染色体缺失），在同一胚胎内形成三体 - 单体 - 二倍体三种细胞系嵌合。分裂后期延迟是导致嵌合胚胎形成的另一个重要原因。分裂后期延迟是指姐妹染色单体未能与纺锤体有效结合，或姐妹染色单体与纺锤体结合但无法正常进入子代细胞而最终丢失，在同一胚胎内形成单体 - 二倍体细胞系的嵌合。分裂后期延迟发生率是染色体不分离发生率的 7 倍，是导致胚胎染色体嵌合发生的主要原因。

胚胎染色体嵌合也可能起源于三体或单体挽救。当细胞发生有丝分裂错误时，胚胎会启动挽救机制，清除胚胎中的非整倍体细胞。但是由于清除的最终结果受非整倍体数量影响，当非整倍体细胞过多时，无法完全清除非整倍体细胞，从而形成非整倍体细胞与二倍体细胞的嵌合胚胎。

囊胚嵌合的发生率为 2% ~ 13%，其中 22、4 和 19 号染色体的嵌合更频繁地出现在囊胚中。目前研究显示，囊胚内细胞团（inner cell mass，ICM）和滋养外胚层（trophectoderm，TE）之间的总体一致性仍有争议，不同的研究显示出不同的一致性。临床上对于嵌合的诊断由于仅使用少量用于活检的 TE，因此对嵌合的诊断存在低估，且嵌合率诊断存在误差。诊断嵌合非常复杂，特别是在考虑整倍体或非整倍体嵌合时，在这种情况下，区分真正的嵌合体往往无法准确实现，而整倍体或非整倍体囊胚的发育潜力仍不清楚。虽然保守的方法是将所有嵌合胚胎归类为临床上不适于移植的胚胎，但会导致一些具有发育潜能胚胎的浪费。这种风险随着女性年龄的增长而大大增加。将嵌合囊胚归类为临床上不适用的胚胎可能最终降低患者妊娠的可能性。接受植入前非整倍体检测（preimplantation genetic testing for aneuploidy，PGT-A）与二代测序（next generation sequencing，NGS）的患者由于排除了嵌合胚胎，可用于移植的胚胎数量明显减少。

有研究显示，嵌合囊胚移植仍有可能得到健康新生儿，证明嵌合囊胚仍然具有一定的发育潜能。目前有两种理论解释上述结果。第一种理论认为嵌合囊胚中的非整倍体细胞在发育过程中会逐渐迁移至胎盘，从而使得发育为新生儿的部分为整倍体细胞；第二种理论认为囊胚中的非整倍体细胞存在凋亡机制，在胚胎发育过程中，非整倍体细胞逐渐凋亡，因而在新生儿体内整倍体细胞比例逐渐增加。

既往基于荧光原位杂交（fluorescence in situ hybridization，FISH）、基于微阵列的比较基因组杂交（array-based comparative genomic hybridization，aCGH）等不太敏感的检测平台所得结果，胚胎被更容易地归类为整倍体或非整倍体，因而医师可给予更直接的临床决策。NGS 的广泛应用提高了 PGT-A 诊断的准确性，但另外，其灵敏度的提高为结果的解释（特别是在染色体嵌合方面）

带来了新的挑战。随着诊断和研究方法的不断进步，焦点越精细，具有未知临床意义诊断的发生率就越高，PGT-A 临床管理面临的不确定性将不可避免。因此，临床和实验室实践的更大标准化对于实现诊断的一致性和证实相关发现至关重要。在染色体嵌合的背景下，临床决策的改善将倾向于依赖循证标准。因此，对大型患者队列和长期随访研究的分析十分重要。

五、非整倍体性检测

在生殖遗传中，非整倍体检测十分常见。目前对于非整倍体检测具有多种技术手段和应用平台，包括细胞核型、FISH、定量聚合酶链反应（quantitative polymerase chain reaction，qPCR）、aCGH、单核苷酸多态性阵列（single nucleotide polymorphism array，SNP array）、NGS 等。

细胞核型鉴定是生殖遗传中常见的检测染色体非整倍体的技术。细胞核型鉴定目前常用的是 G 显带技术，可检测细胞染色体数目和结构变异，包括 5 Mb 以上染色体的重复、缺失、易位等，在不孕不育夫妻外周血检测和流产胎儿组织检测中具有重要作用，可检测出大比例的遗传异常。

G 显带技术核型鉴定也存在一定的缺陷。在临床检测过程中，需要先对样本的细胞进行培养，获得分裂期细胞，得到中期染色体，而后进行染色和显带。该过程耗时较长，且需要的组织样本量较多，在临床应用中具有一定的局限性。

FISH 是使用特定染色体的荧光探针对胚胎进行染色体分析的一项技术。FISH 首次出现于1992 年，使用 X 和 Y 染色体探针进行荧光原位杂交，用于检测有相关疾病风险的家系。1993 年首次对胚胎非整倍体进行检测，以检测已知活产综合征的染色体（13、18 和 21 号染色体）。在之后的 20 年中，在卵裂期 FISH 逐渐成为 IVF 周期的辅助手段，可分析染色体数目和结构异常。FISH 可检测出 80% 左右的染色体疾病。在检测过程中，无须细胞培养和制备中期染色体，48 小时即可完成诊断，对于大多数染色体疾病样本具有较好的检测效力。

但该技术每次测试只能分析有限数量的染色体。此外，FISH 在使用时需固定单细胞和原位杂交，可能会出现杂交失败、信号重叠或分离、背景影响等情况，这在一定程度上降低了检测的特异性和敏感性，也增加了技术上的难度。因此在植入前胚胎检测中，FISH 在很大程度上被其他的技术和平台所取代。

qPCR 是目前发展较快的非整倍体检测技术。通过对短串联重复序列（short tandem repeat，STR）扩增，实现对染色体数量的快速检测。目前，qPCR 广泛应用于临床 13 三体综合征、18 三体综合征、21 三体综合征（唐氏综合征）及性染色体非整倍体检测。与 G 显带技术核型检测相比，qPCR 检测速度更快，且无须细胞培养和中期染色体制备，检测时间由 2 周缩短为 2 天。qPCR 所需的样本量较小，目前仅需 5 ng 的 DNA 样本即可实现准确检测。qPCR 也存在一定的缺陷。目前临床上认为 qPCR 仅可检测特定的 STR 位点染色体，对于其他染色体，无法同时检测。这导致无法同时观测到所有染色体拷贝数。对于细胞中存在的染色体嵌合，qPCR 无法检出，无法得到具体的嵌合比例，因此在临床应用上具有一定的局限性。

比较基因组杂交（CGH）最初是为了检测实体瘤中的染色体拷贝数变化而开发的，它使用两个基因组（一个测试、一个对照），它们被差异标记并竞争性地杂交到分裂中期染色体。然后，标记的测试 DNA 相对于参考 DNA 的荧光信号强度可以被线性绘制在每个染色体上，从而可以识别拷贝数变化。CGH 可用于快速扫描整个基因组以检测非整倍体。此外，CGH 无须细胞培养和制备中期染色体，检测时间相对较短。与胚胎早期的细胞遗传学检测方法一样，临床应用的大多数情况下，CGH 的分辨率仅限于 5 ~ 10 Mb 的变异。

为了克服传统 CGH 的上述局限性，研究人员开发了一种新的方法，将 CGH 与微阵列的使用相结合，称为基于微阵列的比较基因组杂交（aCGH）。aCGH 不使用中期染色体，而是使用带有小段 DNA 的载玻片作为分析靶标。这些微阵列通过有序的方式在固体载体（如载玻片）上沉积和固定少量 DNA（称为探针）而产生。由于探针比中期染色体小几个数量级，因此 aCGH 的理论分辨率显著高于传统 CGH。

aCGH 的主要优点是能够同时检测阵列上任何位点的非整倍性、缺失、重复。理论上，使用这种技术的一次测定相当于数千次 FISH 实验，从而节省了时间和检测费用。由于 aCGH 有助于同时检测多种异常，并提供比传统细胞遗传学方法更高的分辨率，因此它使研究人员能够专注于染色体特定区域的各种类型的染色体拷贝数变异，在临床上得以广泛应用。

在非整倍体检测方面，在 aCGH 技术之后，又发展出新的单核苷酸多态性（single nucleotide polymorphism，SNP）芯片技术，称为 SNP array 技术。SNP array 主要依赖于基因组中的 SNP 信息实现对非整倍体的检测。SNP 是广泛分布于人类基因组中的一些变异，其数量多、分布广。正是由于这种特性，使得临床可以通过设计针对 SNP 的探针，对拷贝数进行检测。

SNP array 针对基因组上广泛分布的 SNP 位点，设计特异性的荧光基团寡核苷酸结合探针，用于锚定基因组上的 SNP 位点。在 DNA 提取扩增后，将 DNA 与这些荧光染料标记的寡核苷酸探针在微阵列上进行杂交。如果样本 DNA 存在拷贝数增加，则杂交产生的荧光信号升高；反之，如果样本 DNA 存在拷贝数缺失，则杂交产生的荧光信号相对降低。通过同时将寡核苷酸荧光强度与参考的信号强度进行比较，获得染色体拷贝数的变异情况。

由于 SNP 广泛分布于人类基因组 23 对染色体，SNP array 可检测 23 对染色体数目的异常，并可检测基因组中 100 Kb 以上的重复或缺失。此外，SNP array 可检测单亲二倍体和杂合性丢失，在临床上具有广泛的用途。

NGS 是近年来快速发展的一种检测技术，在非整倍体检测方面应用广泛。在 NGS 过程中，首先获得样本 DNA，将 DNA 片段化，得到均一大小的 DNA 片段。之后通过建库，将这些片段化的 DNA 两侧连接上测序接头而后进行测序，得到样本的 DNA 序列信息。通过将这些序列比对到参考基因组，即可对样本的整倍性进行检测，同时可检测小片段的重复和缺失。在胚胎染色体拷贝数检测方面，NGS 可检测全基因组范围内的非整倍体，且可检测单细胞 3 Mb 以上的拷贝数变异，相对于 aCGH 和 SNP array 检测限度具有很大提升。目前 NGS 已经被广泛应用于产前样本非整倍体检测、胚胎染色体拷贝数检测。此外，NGS 还可用于胚胎中常见的染色体嵌合检测，能够比较准确地确定胚胎染色体整倍性。

NGS 测序通量高，检测精确，并且越来越自动化，成本越来越低，应用越来越广泛。但是，NGS 也存在一定的局限性，由于产出数据量大，在一定程度上带来了分析上的困难，尤其是小片段的重复和缺失，仍然面临分析上的假阳性和假阴性。

六、非整倍体基础研究展望

虽然临床 IVF 过程中一般筛选整倍体胚胎移植，但近年来的临床 PGT-A 大样本研究显示，PGT-A 检测的非整倍体嵌合胚胎仍然具有发育和活产的可能。新近的研究显示，非整倍体胚胎可以在体外培养状态下顺利完成植入，并进一步分化出原始内胚层、中胚层、外胚层，得到与正常胚胎相同的结构。目前临床对于非整倍体胚胎染色体组成、植入潜能的研究仍旧有限，引起非整倍体的分子机制还有待系统和深入研究，在染色体嵌合胚胎中非整倍体细胞的命运决定及对个体的影响亟须临床与基础研究进一步揭示。随着体外培养技术的进步，有望对其认识得更加深入。

（北京大学第三医院妇产科　严智强　闫丽盈）

第三节　基因突变与进化及遗传病发生

一、基因突变的概念和分类

（一）基因突变的概念

基因（gene）是指一段携带有遗传信息的 DNA 序列。通常基因可以通过转录和翻译，指导蛋白质的合成并发挥生物学功能；基因可以自我复制，也可以发生改变。在人类基因组里，大约有 2.5 万个基因，这些基因序列大约占人类基因组总长度的 1.5%，此外有约 98.5% 的 DNA 序列是非基因区。狭义的基因突变是指基因的核苷酸序列或拷贝数目发生改变，包括单个碱基改变所引起的点突变（point mutation），或多个碱基的缺失、重复和插入。广义上基因突变还包括染色体畸变（chromosome aberration），即染色体数目和结构的改变。

突变（mutation）是指 DNA 序列或组织结构发生的改变，并且通常是指那些带来恶性效果（deleterious effect）的改变。在遗传学中，需要一个标准的参考序列来判断某一个体的基因序列是否发生了变化，此参考序列来自几个全世界科学共同体共同建设和维护的基因库（表 1-3-1）。

表 1-3-1　常用基因数据库和变异数据库

数据库	网址
人类基因组计划（Human Genome Project）	http：//www.genome.gov/10001772
	http：//genome.ucsc.edu/cgi-bin/hgGateway
	http：//www.ensembl.org/Homo_sapiens/Info/Index
单核苷酸多态性数据库（Single Nucleotide Polymorphism Database）	http：//www.ncbi.nlm.nih.gov/snp/
结构变异数据库（Structural Variation Database）	http：//www.ncbi.nlm.nih.gov/dbvar
临床变异数据库（Clinvar）	https：//www.ncbi.nlm.nih.gov/clinvar/
基因组聚合数据库（The Genome Aggregation Database，gnomAD）	https：//gnomad-sg.org/
千人基因组计划（1000 Genomes Project）	www.1000genomes.org
人类基因突变数据库（Human Gene Mutation Database）	www.hgmd.org

关于术语和定义等详情，请参见中国遗传学会遗传咨询分会对美国医学遗传学会（ACMG）的《遗传变异分类标准与指南》的翻译和解读（http：//acmg.cbgc.org.cn）。

描述个体基因组上的遗传信息与参考序列间的差异最常用的词是变异（variation），发生改变的基因或者个体被称为变异体（variant）。目前常用的对变异的临床意义或者致病性评级分为五级：良性（benign，B）、可能良性（likely benign，LB）、临床意义未明（unknown significance significance，VUS）、可能致病性（likely pathogenic，LP）、致病性（pathogenic，P）。

在全球范围内，在不同的人群里，某种基因变异的频率可能相近，亦可差异较大。在某群体内，频率超过 1% 的变异被称为多态性（polymorphism）。多态性的类型较多，较常应用的包括单核苷酸多态性（single nucleotide polymorphism，SNP）、插入或缺失（insertion/deletion，indels）、拷贝数变异（copy number variation，CNV）等。多态性与临床意义之间并无直接关系，虽然目前一般认为当频率超过 5% 时，可认为是良性变异的独立证据。

（二）基因突变的分类

基因突变可发生在个体发育的任何阶段，以及体细胞或生殖细胞周期的任何时期。当基因突变发生在生殖细胞形成阶段时，最终发育形成的个体的所有细胞都携带该突变，并且可以通过生殖传递该突变给子代，这类突变即为胚系突变（germline mutation）。与之对应的是体系突变（somatic mutation），是指个体在生长阶段某器官或组织内的细胞在基因复制过程中发生的突变，其子代细胞均携带该突变，这类突变通常不会通过生殖过程传递给子代，如肿瘤。狭义的遗传病（inherited disease）仅指由于胚系突变导致的疾病，因为这种疾病可传递给后代；广义的遗传病也被称为基因病（genetic disease）或基因组病（genomic disease），也包括体细胞突变导致的疾病。

人类的遗传信息主要储存在细胞核内的 23 对染色体上，其中 23 条来自母亲，23 条来自父亲；约含 3 亿个碱基，其中约有 2 万个基因；还有部分遗传信息储存在核外细胞器线粒体内，约含 17 000 个碱基，其中有 37 个基因。核基因突变导致的遗传病符合孟德尔遗传定律，其中包括常染色体显性、常染色体隐性、X 连锁隐性等；线粒体基因突变导致的遗传病为母系遗传（子代的线粒体基因均来自母亲），且有复制分离（replicative segregation）、同质性（homoplasmy）和异质性（heteroplasmy）的遗传特征。

真核生物的多数结构基因（编码蛋白质的基因）是断裂基因，即其序列中主要分为编码区序列和非编码区序列，其中编码氨基酸的序列区为外显子区，两段外显子区中间有一段内含子区。在转录后，mRNA 中内含子区被剪切下来，外显子区拼接在一起称为连续编码的成熟的 mRNA。基因突变可发生在编码区，也可发生在非编码区，即调控区。

根据发生在编码区的基因突变对氨基酸多肽链编码的影响，可分为如下类型：无义突变（nonsense mutation），即编码某氨基酸的密码子突变为终止密码子；错义突变（missense mutation），即编码某氨基酸的密码子突变为另一个氨基酸；同义突变（synonymous mutation），即因密码子的简并，突变不改变该氨基酸；移码突变（frameshift mutation），即因缺失或插入碱基数目不是 3 的倍数，导致读码框移位，突变位置后续的氨基酸编码全部发生改变，且常常导致终止密码子提前出现，同时导致氨基酸链截短；起始密码子突变（start codon mutation），即起始密码子改变导致蛋白质合成受阻或从第二个起始密码子开始翻译导致氨基酸链截短；终止密码子突变（stop codon mutation），即终止密码子改变导致氨基酸链延长，即在原先的最后一个氨基酸残基后增加了若干个氨基酸残基链。

剪接突变（splicing mutation）通常发生在非编码区（调控区），在 mRNA 剪接识别区，其中常见的是紧靠外显子的给位（GT）和受位（AG）两个碱基，目前已逐步发现很多更远的可影响剪接的位点。还有一种剪接突变发生在编码区，导致产生一个新的剪接识别位点，也称为隐蔽剪接位点（cryptic splice site）。剪接突变可导致某个外显子缺失，也可导致某个内含子保留在编码区中，对蛋白质结构和功能的影响类似相应的缺失或插入突变。

其他非编码区（调控区）突变根据突变发生的位置可包含如下类型：转录调控区的增强子突变和启动子突变，转录后调控的 5′ 非翻译区突变和 3′ 非翻译区突变等。

基因突变根据其突变的大小可分为点突变、染色体突变和拷贝数变异。根据其产生形式可分为单核苷酸变异（single nucleotide variant，SNV）、插入（insertion）、缺失（deletion）、重复、倒位、扩展、融合和复杂重排。

最小的突变是点突变，即单碱基对替换。许多遗传病都是由于点突变导致的，例如镰状细胞贫血，其发病机制为单个碱基对突变导致谷氨酸取代缬氨酸。

碱基的插入或缺失导致的突变统称为插入缺失。插入缺失的碱基对可以有多种长度。在外显子的前端发生的一两个碱基对的插入缺失对基因功能的影响最大，因为它们往往会引起移码（只有添加一个或多个三碱基对密码子才能使蛋白质保持大致完整）。在中间位置出现的插入缺失突变可能影响基因的某些部分或整个基因。

许多人类基因疾病往往是插入、删除、重复、倒位、扩展、融合和复杂重排的混合分类的结果。例如，*FRM1* 基因中的 CGG 重复扩增会导致脆性 X 综合征（fragile X syndrome），而融合蛋白 BCR-ABL 会导致慢性粒细胞白血病（CML）。

整个染色体甚至整个基因组拷贝都可能受到插入或缺失的影响，尽管这些突变通常不被分类到插入缺失突变中。插入缺失还可能体现为基因片段的反转或染色体易位、染色体断裂和融合。如果这些过程导致大量基因丢失，那么后果通常是非常有害的。

上述的各种胚系突变在生殖过程中以相对稳定的较低的频率发生，且在家系的世代传递过程中是相对稳定的，即在家系中各受累者携带的突变是相同的，这种突变类型称为静态突变（static mutation）。与之相应的还有一类由动态突变（dynamic mutation）导致的遗传病，这类突变通常为寡核苷酸重复数的改变，在代际传递过程中，寡核苷酸重复数会以较高频率发生改变，当超过一定阈值后，会表现出疾病状态。并且常可观察到后代因重复次数增多，其发病年龄更早，疾病进展速度更快，这种现象被称为遗传早现（anticipation）。如最早发现的 X 染色体上 *FMR1* 基因调控区三核苷酸（CGG）重复增加导致脆性 X 综合征，*HTT* 基因第一外显子上三核苷酸（CAG）重复增加导致的亨廷顿病（Huntington disease，HD）等。以 HD 为例，正常个体（CAG）重复数小于 26，当重复数为 27 ~ 35 时称为前突变（premutation）。这类个体本人不会发病，但是生育后代时容易发生动态突变，导致重复数增加。当重复数达到或超过 40 时，为完全外显，最早表现出疾病症状（疾病发病年龄和轻重与重复数大小呈正相关）。当重复数为 36 ~ 39 时，外显率不定，可能发病，也可能不发病。

二、基因突变发生机制

通过回答基因突变是如何发生的这样的问题，可以帮助我们解决临床患者甚至医师常见的困惑，如为什么我的孩子有基因突变？新发突变是怎样产生的？生育过程中有什么导致遗传病发生的外部因素？

（一）产生基因突变的机制

在临床观察到的基因突变是遗传物质的复制传递过程中发生的错误和对这些错误进行修复的综合结果。不同的机制形成的突变类型不同，染色体畸变的发生机制在上一节已有介绍，本节介绍几种染色体层面以下突变的产生机制。

1. 染色体局部区域产生突变的机制 此处提及的局部区域可以是包含若干个基因的大片区域，也可以是某个基因内部涉及成百上千碱基的片段区域。在减数分裂过程中，同源染色体错配和不等交换（homologous chromosome mistake pairing and unequal crossover）是导致染色体上某个局部片段发生重复、缺失和倒位突变的主要机制。通常在有假基因（pseudogene）、同源基因或相似序列的染色体区域容易发生这类突变，如 *SMN1* 基因附近有镜像对称的 *SMN2* 基因，导致 *SMN1* 基因 7 号外显子容易与 *SMN2* 基因 7 号外显子交换，因 *SMN2* 基因 7 号外显子上有影响剪接的变异，从而导致在 mRNA 剪接时发生 7 号外显子缺失，进而因 SMN1 蛋白质功能丧失导致脊髓性肌营养不良（SMA）。在编码血红蛋白中的 α 珠蛋白基因簇内，因有序列相似的假基因，当两条染色体发生不等交换时，就会导致一条染色体发生包含 α1 和（或）α2 基因的大片段缺失突变（图 1-3-1），从而导致 α 珠蛋白表达量不足，并最终发生 α 地中海贫血；同时也能观察到包含多个 α 珠蛋白基因的染色体，以及发生重复突变（因该重复突变对珠蛋白合成平衡的影响较小，因此一般无临床表现）。

2. 点突变产生的机制 点突变一般包括碱基对的置换、插入和缺失，可源于两种主要机制：① DNA 复制过程中引入的错误。DNA 复制过程通常是高度准确的，多数复制错误（如插入一个与母链不互补的碱基）会通过一系列 DNA 修复酶的作用，被迅速从 DNA 链上清除下来，并替换上正确的碱基，这一过程被称为 DNA 校对（DNA proofreading）。DNA 复制错误的频率约为 1/1000 万，

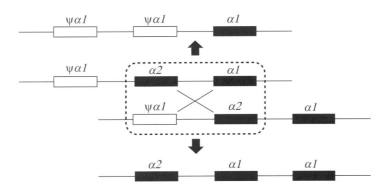

图 1-3-1　在减数分裂过程中 α 珠蛋白基因发生同源染色体错配和不等交换，导致大片段缺失或重复突变的机制

经过 DNA 校对后，错误频率被进一步降低到 1/10 亿，即每次细胞分裂每个基因组少于一个突变。② DNA 损伤及损伤后修复失败产生的错误。导致 DNA 损伤的因素包括内源性因素和外源性因素，如自发的化学作用（脱嘌呤、脱甲基、脱氨作用），天然的或外源的化学诱变剂，外源的紫外线和电离辐射等物理因素等。

　　3. 动态突变产生的机制　目前用于解释寡核苷酸重复区域的动态突变比较公认的理论是复制滑动（replication slippage）理论，即在 DNA 复制过程中，DNA 聚合酶与 DNA 母链的结合发生解离和重新结合时会出现滑动，从而导致子链发生缺失或重复突变。具体过程可分解为 4 步：①在寡核苷酸正向串联重复区 DNA 合成过程发生阻滞；② DNA 聚合酶从模板上脱离下来；③新合成的子链末端与母链发生解链，并随后与附近另一个寡核苷酸正向串联重复序列结合（退火）；④重启 DNA 合成。虽然这一机制也可产生其他小片段的缺失或重复突变，但是因为在寡核苷酸正向串联重复区域更容易形成稳定的发夹结构（hairpin structure），减少了单链 DNA 对滑动的抑制作用，大大增加了动态突变的发生概率，并且重复数越多，滑动范围越大，重复数增加得会越多。

　　（二）导致基因突变的外源性因素

　　最常见的外源性物理因素是紫外线（UV）。目前发现紫外线可通过两种机制导致 DNA 突变。第一，在紫外线的作用下，胞嘧啶碱基（C）水解为水合物形式，并在下一轮复制中与腺嘌呤错配，最终被胸腺嘧啶（T）取代。有研究发现，紫外线诱导的 C 到 T 突变在与一种皮肤癌（基底细胞癌）相关的基因中发生率极高。第二，紫外线还可以在 DNA 双链上相邻的嘧啶碱基之间形成共价键，从而形成嘧啶二聚体；在细胞内的修复机制修复这些突变时，部分二聚体未被修复而引发突变。此外，宇宙射线、伽马射线和 X 射线等更高能量的电离辐射会导致 DNA 双链断裂并造成突变。

　　外源性化学因素最常见的是各种氧化剂，它们可以通过化学反应修饰核苷酸，改变其碱基配对能力，导致 DNA 复制过程中发生错配，从而引起突变。另一类化学分子（如二噁英、苯并芘）可以插入碱基对之间，破坏 DNA 螺旋的完整性，并使该位点易于插入或缺失。不同的外源化学品其结构特异性可导致基因组上发生特征性的热点突变，这些特征性突变可用于研究和溯源致突变剂。

三、基因突变与进化

　　基因有 3 个基本特性：①基因是可以自我复制的；②基因可以决定性状；③基因是可以突变的。其中，基因的可变性作为基因特性之一，强调了突变在生物进化过程中的重要作用和价值。基因突变不但是不可避免的，而且对人类总体安全是有价值的。

　　现代综合进化论认为，物种形成和进化的机制包括基因突变、自然选择和隔离三个过程。首先，基因突变是进化的原料，必不可少；其次，通过自然选择保留并积累那些适应性的突变；最后，通过空间性的地理隔离或遗传性的生殖隔离，阻止各群体间的基因交流并最终形成新的物种。这里所说的适应性的突变是从自然选择，特别是生存、婚育和生殖机会的角度评判的，而不是从医学角度评判的。

在我国南方地区，地中海贫血是一种比较常见的疾病，常见的比较严重的患儿需要常年通过输血来治疗，最严重的胎儿甚至在宫内发育期即出现胎儿水肿，无法存活。地中海贫血分为 α 地中海贫血和 β 地中海贫血两大类，由于 α 珠蛋白基因或者 β 珠蛋白基因发生功能失去突变，导致 α 珠蛋白或者 β 珠蛋白合成的不平衡，不能形成血红蛋白（α2β2 四聚体），珠蛋白单体会破坏红细胞膜的稳定性，并导致溶血性贫血。地中海贫血是隐性遗传病，我国南方各地隐性携带者的人群比例可高达约 25%。通过流行病学调查发现，全球地中海贫血发病率和致病基因携带率高的地区，与疟疾流行的地区是重叠的；进一步研究发现，地中海贫血致病基因杂合携带者并不会减少感染疟疾的概率，但是会显著降低患疟疾致死的概率。目前一般认为，携带地中海贫血致病基因的红细胞的细胞膜不稳定，对疟原虫的感染更敏感，容易被脾所吞噬；红细胞内疟原虫的生长发育在深静脉内的裂殖体期被抑制。与地中海贫血类似，携带镰刀型贫血杂合致病基因和葡萄糖 -6- 磷酸脱氢酶缺乏症（蚕豆病）致病基因均可减少患疟疾后死亡的概率。

携带地中海贫血、镰刀型贫血或葡萄糖 -6- 磷酸脱氢酶缺乏症基因的个体，比起携带野生型基因的个体，有轻度的贫血，其身高较矮，体力较弱，而且后代有较高比例为纯合患者，降低了后代的生存率。在北方无疟疾风险的地区，这类基因被自然选择逐步淘汰掉。但是在南方高疟疾风险的地区，这类基因作为"好"基因，在人群中占有较高比例。

囊性纤维化（cystic fibrosis，CF）是一种在欧洲常见的单基因遗传病。该病是隐性遗传病，以呼吸系统障碍为主要临床表现，致病基因 CFTR 编码一种氯离子通道蛋白。CF 在欧美国家有较高的发病率，在高加索人群中发病率可达 1/2500，隐性突变携带率可达 1/25。伤寒是由伤寒沙门菌进入胃肠道上皮细胞进行黏膜下移位引起的。已有研究发现，伤寒沙门菌可利用 CFTR 蛋白进入上皮细胞；表达 CFTR 突变蛋白的细胞比野生型细胞的内化伤寒杆菌更少；免疫电镜观察显示野生型小鼠比 CFTR 基因杂合突变小鼠更易与伤寒链球菌结合；CFTR 蛋白水平的降低可能会降低伤寒的易感性。16—18 世纪，天花、霍乱和伤寒是在欧洲城市化过程中流行的主要传染病，经过至少 3 个世纪伤寒沙门菌的自然选择，携带 CFTR 突变的杂合子个体可以更好地适应环境，这种"好"基因的人群携带率逐渐增加。

人类群体基因组水平的多样性是保障人类繁衍安全的重要指标。生殖医学临床实践过程中需要注意平衡个体健康和人类多样性之间的矛盾。

四、基因突变与遗传病

不同的基因突变，其病理生理效应会完全不同，因此导致的临床疾病也千差万别。许多单基因遗传病虽然致病基因已被确认，但详细的病理机制仍不清楚。根据中心法则，基因突变主要是通过影响相应的蛋白质功能，从而发挥病理学效应。按照基因突变后蛋白质功能改变的类型，基因突变可分为以下四种类型。

1. 功能失去突变（loss-of-function mutation） 这类基因突变导致蛋白质功能丧失或减少，可以是蛋白质结构正常但是数量减少，也可以是蛋白质结构改变后功能丧失或减弱，通常临床症状的轻重与功能丧失的程度呈正相关。这类突变是最常见的类型，约占目前发现的单基因遗传病的 80%。导致隐性遗传病的基因通常为这类突变，当两条等位基因均发生突变导致功能丧失时，才会导致临床症状；而当只有一条等位基因发生突变时，另一条等位基因表达的产物可以执行 50% 的功能，足以满足生理需求，维持健康状态，个体为健康的隐性携带者。如地中海贫血、苯丙酮尿症、血友病。当 50% 的功能不能满足生理需求时，单个等位基因发生的功能失去突变即可导致临床症状，这种疾病的遗传方式即呈现为显性遗传。如低密度脂蛋白受体（LDLR）基因突变导致的家族性高胆固醇血症。

2. **功能获得突变（gain-of-function mutation）** 这类基因突变导致蛋白质功能增强，可以是蛋白质结构正常但是数量增加（如 PMP22 基因重复导致的腓骨肌萎缩症、各类三体综合征、一些肿瘤基因突变等），也可以是蛋白质结构改变后功能增强（如坎普西血红蛋白病，FGFR3 基因突变导致的软骨发育不良）。这类突变的遗传方式通常为显性遗传，即单个等位基因突变即可导致临床症状。

3. **新特性型突变（novel property mutation）** 这类基因突变导致蛋白质原来的功能不变或者变化不大，但是产生一种新特性，而这种新特性就是导致表型（临床症状）的原因。如导致镰刀型贫血的错义突变赋予突变后的血红蛋白在低氧分压下聚合成为长链纤维的能力，从而改变了红细胞的形态。又如导致小脑性共济失调的动态突变导致蛋白中的多聚谷氨酸链延长，并且容易在细胞内堆积，导致了神经细胞的死亡和小脑萎缩。这类突变导致的疾病通常也是显性遗传的。

4. **导致蛋白质表达时间和位置发生改变的突变（heterochronic or ectopic gene expression mutation）** 这类基因突变导致蛋白质表达的组织细胞特异性或者胚胎繁育阶段特异性发生改变，这类突变通常发生于调控基因表达的非翻译区。最常见的是肿瘤发生中出现的突变导致的去分化现象。胎儿血红蛋白持续增多症就是由于 β 血红蛋白基因调控区突变，导致 Hb F 在出生后仍以较高比例存在而导致的。

应用以上这四类突变类型来分类和理解基因突变与疾病的关系，包括遗传方式和分子病理过程等，对于判断基因变异的致病性、帮助制订遗传病的治疗策略和方案等是非常有帮助的。

（北京大学医学部基础医学院　黄　昱；北京大学第三医院妇产科　常　亮）

第四节　妇产科生殖遗传相关伦理问题

医学科学技术的发展和应用与伦理问题相伴而生。在此过程中，应充分把握伦理学原则，以便更好、更安全地推进医学的发展。伦理原则一般是指一系列指导人类行为的观念，是从概念角度上对道德现象的哲学思考。它不仅包含对人与人、人与社会和人与自然之间关系处理中的行为规范，而且深刻地蕴含着依照一定原则来规范行为的深刻道理。妇产科与生殖遗传学涉及内容广泛，主要是利用先进的现代生物和遗传学技术，探索妇科肿瘤、产科及常见生殖障碍性疾病的病因、病理、遗传机制，以期解决各领域遗传相关的临床诊断和治疗措施中的问题。在妇产科生殖遗传学的临床实践中存在着大量的伦理问题。因此，也面临诸多的伦理挑战和思考。

一、妇科肿瘤遗传学相关伦理问题

妇科肿瘤是相对遗传度较高的肿瘤，卵巢癌遗传相关度为 15% ~ 20%，子宫内膜癌为 5% ~ 10%。在我国，相当一部分家属出于保护患者的目的，围手术期常常对患者隐瞒患恶性肿瘤的真相，甚至排斥治疗。而肿瘤相关遗传咨询恰恰需要了解患者的肿瘤家族史，这无疑增加了患者及患者家属的痛苦。另外，肿瘤患者常常不能接受自身存在致病基因突变并可能遗传给子女，进而导致焦虑、抑郁等不良情绪，影响后续对疾病的治疗、监测和随访。此外，携带突变致病基因的个体，尤其是女性个体，对于未来可能患病的风险的担心以及对于化学和手术预防肿瘤发生的接受程度不同，可导致后续处理的不同，这些均应在肿瘤遗传咨询中详细加以解释和进行心理疏导。

目前我们对肿瘤遗传学的认识还极其有限，肿瘤是遗传、环境相互作用的结果，在遗传性肿瘤患者的生育问题上，通过筛查和放弃携带已知致癌基因的手段以预防子代潜在的发生肿瘤的风险尚存在较大争议。对于携带者和胚胎的区别对待存在一定的伦理争议。另外，携带者在就业、婚育、保险方面可能面临歧视或区别对待等问题，这也是在肿瘤遗传咨询和检测中常常需要面对的。

二、产前诊断伦理问题

产前筛查和产前诊断是防止出生缺陷的重要环节，也是临床产前诊断咨询的"金标准"。最常用的方法包括无创的超声诊断［如妊娠早期的胎儿颈后透明层厚度（NT）检查和妊娠中期胎儿结构畸形筛查］和有创的染色体检查（如绒毛活检术、羊膜腔穿刺术和经皮脐血管穿刺）。由于超声检查具有一定的局限性，而侵入性诊断方法对孕妇、胚胎、胎儿均有一定的风险，且获得的诊断结果（如包含的染色体核型异常或者根据各种测序方法获得的染色体小片段拷贝数异常）具有内容的多样性和解读的复杂性，临床处理亦需根据具体情况综合判定，因而涉及许多伦理问题。

1. **胎儿畸形的处理** 对于胎儿畸形的处理，涉及诸多伦理问题。首先，何种畸形是可以选择终止妊娠的。一般情况下，经诊断的胎儿疾病或畸形可导致胎儿死亡，或患儿虽在出生后短期内存活，但缺乏认知发育能力，如无脑儿、无心畸形，可选择终止妊娠。对于无生存能力的胎儿，终止妊娠不违背伦理原则。而部分心脏畸形、轻度肾积水、脐膨出、唇腭裂等畸形不会危及生命，胎儿期或出生后通过医学矫正和救治，患儿具有认知发育和基本正常的生长发育能力的，家庭和社会有责任和义务给予保护，尊重生命的多样性。在产前咨询中，应根据现有医学证据，与孕妇及家属沟通交流，对胎儿可能的预后状态进行分析及预测，包括可能需要的后续治疗等。在目前的临床工作中，部分家庭会因考虑此类患儿的出生对产妇、家庭带来不同程度的心理压力和经济负担，要求终止妊娠。产科医师应在不违背行业法规的前提下，按照严格的医疗常规执行，必要时提请伦理委员会审议。

2. **终止妊娠时机** 关于终止妊娠时机，美国等西方国家规定，医学性终止妊娠时间为妊娠24周之前，24周之后的胎儿为有生机儿，除非孕妇情况不允许继续妊娠，否则禁止终止妊娠。在我国，这一界限定为妊娠28周。在妊娠28周之后，胎儿已具备生存能力时，此时的处理涉及相关伦理问题，应遵循有益/不伤害原则。

3. **胎儿性别鉴定** 胎儿性别鉴定亦存在相关的伦理问题。禁止无医学指征的胎儿性别鉴定，保持出生人口性别比平衡，对维护良好的人口自然生态和社会公平公正至关重要。产前诊断时，如果发现胎儿性染色体数目异常，如特纳综合征（45,X）、克兰费尔特综合征（47,XXY），需告知孕妇由此引起生长发育可能受到影响的相关问题。特纳综合征和克兰费尔特综合征患者存在特定的表型特征，其未来的生育能力受损风险较大，但大多数携带者的一般生活状态不受影响。因此，除严重的性连锁遗传病，如血友病A，其余情况下不应对胎儿进行性别鉴定。多学科咨询团队需为孕妇及其家属提供更为全面的产前诊断咨询，应以客观、公正的态度告知孕妇及其家属胎儿出生后可能发生的情况及治疗方法，以便其能进行更全面的知情决策。

三、辅助生殖技术伦理问题

人类辅助生殖技术经过40余年的发展，为无数不孕症患者家庭带来了希望，但对其相关伦理问题的争论从未停止。最初的伦理讨论主要焦点在于对子代安全性的担忧。但随着这项技术的广泛应用，目前全世界在辅助生殖技术的帮助下出生的子代有数百万之多，长期的随访中并没有发现明确的与技术相关的健康问题。然而，随着此项技术在特定人群的应用，比如涉及配子、胚胎来源和孕育者的所属关系时，对家庭和亲子的自然关系构成挑战，成为目前伦理争议的主要焦点。

1. **供精人工授精和赠卵或赠精体外受精胚胎移植实现生育的家庭** 因出生的子代与夫妻一

方无血缘关系，无论是接受匿名，还是非匿名捐赠配子，均有可能引起复杂的家庭伦理关系。尽管接受供精或赠卵实现生育的夫妻，接受治疗之前男女双方均已充分知情同意明确意愿，但在妊娠、分娩及以后抚养后代的过程中，如果出现夫妻关系的紧张或破裂，可能导致亲子关系处理复杂化等伦理问题。另外，对于精子库的严格管理和对同一捐献者所供精子进行控制性有限量使用，对子代婚前进行血缘排查，可避免有血缘关系的子代发生近亲结婚等伦理问题。

2. 体外受精后的赠胚移植　我国的辅助生殖技术行业法规明确禁止实施赠胚，但在有些国家允许将捐献者捐出的胚胎实施赠胚生育。有生育要求的夫妻在男女双方均无法提供有效配子或无法获得正常的胚胎时，将赠胚移入女方子宫孕育，相当于领养了胚胎，由此出生的后代与双亲均无血缘关系，亲子关系特殊。

3. 代孕　是指女方因先天性无子宫或无功能性子宫，或因手术等原因失去子宫，将其卵子与丈夫精子结合，受精卵移入第三方（孕母）子宫内并生长分娩的过程。出生的婴儿与父母有血缘关系，但由孕母孕育。对于因各种原因失去子宫却想生育有自己遗传基因后代的女性来说，代孕无疑是一种解决途径。但孕母是否为商业性代孕、孕母在孕期的安全如何保证、如果胎儿存在畸形或其他异常是否会被弃养等问题亟待解决。目前中国禁止代孕，部分原因是为防止因代孕导致的女性子宫商品化，进而引起一系列法律和社会伦理问题。

4. 胚胎植入前遗传学检测（preimplantation genetic test，PGT）　PGT 是指在胚胎植入前进行遗传学检测，以查出携带致病基因和染色体异常的胚胎，从而得到健康后代的检测方法。然而，目前很多遗传病尚未能识别有效致病基因或突变位点，而且由于基因外显率的存在，使得同种遗传病所表现出的症状严重程度有所不同，所以试图通过 PGT 预防所有严重遗传病是不现实的，也有许多不确定性。因此，谨慎选择 PGT 病例，谨慎对待和解释试验结果，做好遗传咨询，充分知情同意是采用 PGT 的基础。同时，随着大众对肿瘤遗传咨询认识的进展，携带肿瘤突变致病基因的个体在生育时，可能有希望通过 PGT 技术筛选掉存在致病基因的胚胎，以避免子代发生遗传性肿瘤综合征。然而，抛弃携带有可能致病的胚胎涉及伦理问题，因为即使携带致病基因，也不代表一定发病，即使发病，也不代表患者通过治疗不能恢复健康。

（北京大学第三医院妇产科　梁华茂　刘　平）

综合思考题

第一章综合思考题解析

1. 导致 DNA 损伤的外源性因素有哪些？有可能会产生哪些后果？

2. 如何看待"基因编辑婴儿"面临的伦理问题？

3. 男性精子和女性卵母细胞非整倍体发生与年龄有何关系？

4. 一对反复流产的夫妻，男方 29 岁，女方 26 岁，最近一次流产胎儿检测显示具有染色体非整倍体。其可能原因是什么？

5. 一对夫妻，经历过一次流产，流产组织检测发现染色体具有 5 Mb 的片段缺失。现欲行 PGT 进行胚胎检测后移植，应当采用哪种检测手段？

6. *SCN9A* 基因突变可导致常染色体隐性先天性无痛症（congenital insensitivity to pain，CIP），也可导致常染色体显性红斑肢痛症（erythermalgia）。请思考：为何同一个基因可以导致两种症状截然相反且遗传方式不同的疾病？导致这两类症状的突变类型有何不同？它们对 *SCN9A* 基因编码的通道蛋白的功能有何影响？

参考文献

［1］左伋.医学遗传学［M］.6版.北京：人民卫生出版社，2013.

［2］陈竺.医学遗传学［M］.2版.北京：人民卫生出版社，2010.

［3］PETER TURNPENNY, SIAN ELLARD. Emery's Elements of Medical Genetics［M］. 15th ed. New York：Elsevier, 2017.

［4］NAGAOKA S I, HASSOLD T J, HUNT P A. Human aneuploidy：mechanisms and new insights into an age-old problem［J］. Nat Rev Genet, 2012, 13（7）：493-504.

［5］LU S, ZONG C, FAN W, et al. Probing meiotic recombination and aneuploidy of single sperm cells by whole-genome sequencing［J］. Science, 2012, 338（6114）：1627-1630.

［6］HOU Y, FAN W, YAN L, et al. Genome analyses of single human oocytes［J］. Cell, 2013, 155（7）：1492-1506.

［7］GRUHN J R, ZIELINSKA A P, SHUKLA V, et al. Chromosome errors in human eggs shape natural fertility over reproductive life span［J］. Science, 2019, 365（6460）：1466-1469.

［8］MORIN S J, ECCLES J, ITURRIAGA A, et al. Translocations, inversions and other chromosome rearrangements［J］. Fertil Steril, 2017, 107（1）：19-26.

［9］HU L, CHENG D, GONG F, et al. Reciprocal translocation carrier diagnosis in preimplantation human embryos［J］. Ebiomedicine, 2016, 14：139-147.

［10］POPOVIC M, DHAENENS L, BOEL A, et al. Chromosomal mosaicism in human blastocysts：the ultimate diagnostic dilemma［J］. Hum Reprod Update, 2020, 26（3）：313-334.

［11］GRECO E, MINASI M G, FIORENTINO F. Healthy babies after intrauterine transfer of mosaic aneuploid blastocysts［J］. N Engl J Med, 2015, 373（21）：2089-2090.

［12］SHAHBAZI M N, WANG T, TAO X, et al. Developmental potential of aneuploid human embryos cultured beyond implantation［J］. Nat Commun, 2020, 11（1）：3987.

［13］黄辉，沈亦平，顾卫红，等.临床基因检测报告规范与基因检测行业共识探讨［J］.中华医学遗传学杂志，2018，35（1）：1-8.

第二章

生殖系统发育及配子发生

学习目标

◎ **基本目标**

1. 理解胚胎时期生殖系统内生殖细胞、性腺内体细胞及配子发生的发育和遗传调控过程。
2. 运用生殖系统发育及配子发生的调控机制和相关基因的作用，理解生殖系统发育障碍、生殖系统疾病和不孕不育疾病的发病机制。
3. 掌握女性青春期后卵泡发育的周期规律。
4. 熟悉雌雄配子减数分裂的区别及其与生育遗传的相关性。
5. 掌握受精的生物学过程及受精后卵裂期胚胎的有丝分裂过程和特点。
6. 理解有丝分裂异常导致的生殖疾病种类。
7. 了解性分化异常的发生机制。
8. 学习以人类生殖发育过程为主的表观遗传动态变化，理解及掌握在生殖发育过程中表观遗传的调控机制。
9. 学习隔代遗传的可能调控机制及作用，理解相关疾病发生的可能机制。
10. 理解卵母细胞成熟过程，学习卵母细胞中翻译调控在不同物种中的研究现状。
11. 对目前发现的卵母细胞中几种调控翻译的 RNA 结合蛋白进行学习、比较，从而掌握其各自调控模式的特征。

◎ **发展目标**

1. 运用生殖系统发育和配子发生的机制，对不同生殖系统发育障碍和配子发生异常的患者提供适当的疾病知识宣教和治疗建议。
2. 运用雌雄配子的遗传特征，诊断并解释生育遗传病，并给予相应的治疗建议。
3. 运用有丝分裂异常导致生殖疾病的机制、影响因素、发育结局等理论基础，能够在一定程度上解释女性生育力低下的原因，制定恰当的筛查方案并给予建议。
4. 运用性分化异常发生机制的知识，准确诊断及处理不同类型性分化异常患者。
5. 运用生殖发育相关的表观遗传及隔代遗传调控知识，对接受辅助生殖治疗的人群提供一定的咨询及建议。

6. 通过建立 RNA 结合蛋白网络，研究卵母细胞成熟过程中的翻译调控机制，为卵母细胞成熟障碍患者的诊疗提供研究基础。

第一节　早期性腺发育的遗传学特征

生殖谱系能够将遗传信息传递至后代。生殖谱系在胚胎发育早期就已经出现，原始生殖细胞（primordial germ cell，PGC）是最早的生殖细胞谱系，它最终发育为卵细胞和精子细胞。哺乳动物生殖谱系的发育过程包括 PGC 的分化和增殖、迁移至性腺、生殖细胞性别决定、性腺内生殖细胞增殖阻滞、雄性前精原细胞向精原细胞转变和精子发生、雌性的卵母细胞减数分裂，最终生成单倍体配子。本节介绍小鼠、人的早期性腺发育过程和遗传学特征（图 2-1-1）。

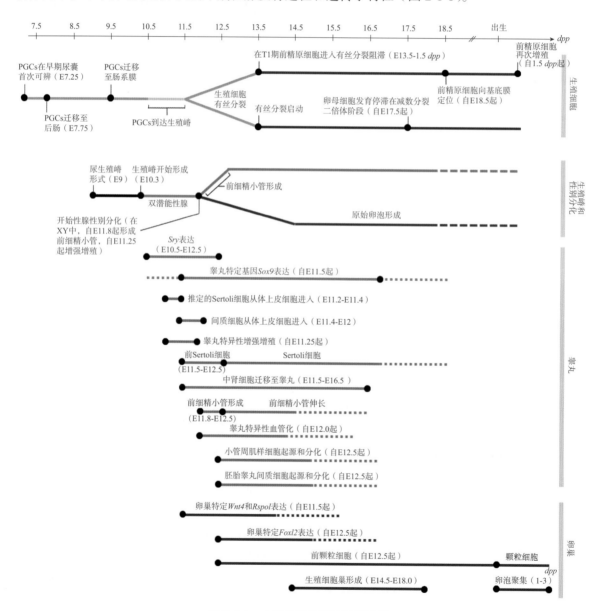

图 2-1-1　小鼠性腺发育的时间进程

一、原始生殖细胞的分化增殖及迁移

PGC 的出现是胚胎内生殖谱系的起点。由于伦理限制，植入时期的人胚难以获得，科研工作者对人类生殖细胞起源的研究十分困难。小鼠模型广泛应用于哺乳动物生殖细胞发育的研究，研究者对其生殖谱系发育过程研究得较为透彻。小鼠 PGC（mouse PGC，mPGC）起源于外胚层的近端后侧，受到来自胚外外胚层的骨形成蛋白 4（bone morphogenetic protein 4，BMP4）的诱导，在 E7.25 时分化为 mPGC。但是人类胚胎结构为圆盘状的胚盘结构，与小鼠卵圆筒样的胚胎结构不同，没有与胚外外胚层相似的结构来诱导 PGC 的形成。近年来，有许多研究通过诱导小鼠和人类的多能干细胞（pluripotent stem cell，PSC）分化为原始生殖细胞样细胞（primordial germ cell like cell，PGCLC），在此基础上研究生殖细胞发育及异常的机制。通过对比小鼠生殖细胞谱系发生的遗传特征和使用人 PSC（human PSC，hPSC）的模型进行研究，推测人的 PGC 最早可能是在妊娠 3 周（3 gestation week，GW3）由羊膜内胚层细胞或外胚层细胞或者同时由这两种细胞诱导而来。

大约 GW5 时，这些 PGC 从卵黄囊开始迁移，经过后肠内胚层到达胚胎性腺并定植发挥功能。在周围性腺体细胞的信号刺激及细胞交流作用下，PGC 在胚胎性腺中分化为精原细胞或卵母细胞。PGC 迁移的一些特征在多种动物中是保守的，PGC 在迁移过程中的存活和最终成功需要内在基因调控和外部信号的共同协调作用。而异常的迁移（比如迁移到异常位置）可能导致性腺外生殖细胞肿瘤发生。GW6 ~ 8 时，PGC 发生性别分化并与性腺体细胞聚集，形成原始性腺。

SOX17 和 *BLIMP1* 是 hPGC 表达的关键转录因子。BMP4 首先激活内胚层的关键转录因子 *SOX17*，*SOX17* 是人类 PGC 的关键调控因子，也是调控作用中最上游的转录因子之一，*SOX17* 促进相关基因的表达以及内胚层发育。在人类 PGC 中，*SOX17* 是 *BLIMP1* 的上游作用因子。*BLIMP1* 可以抑制中胚层和内胚层程序，激活生殖系转录通路，以及抑制向神经元的分化，从而有助于生殖细胞谱系的诱导。在 hPSC 诱导 PGCLC 的研究中，*SOX17*、*BLIMP1*、*TFAP2C* 是其中的中心转录因子网络，也是诱导所需要的。

PGC 诱导过程是结合抑制体细胞发育程序、启动多能性调节网络以及全基因组表观遗传重编程三个方面的动态复杂过程。在 PGC 诱导过程中，周围体细胞的信号分子也起到关键作用。hPGC 共表达原始态（naive）多能性基因 *KLF4*、*TFCPAL1*，还表达生殖细胞的一些标志物，如 Fragilis 和 Stella。hPGC 在很长一段时间内维持增殖功能，获得大量细胞。男性 PGC 的细胞增殖至少维持到 GW10 ~ 12，随后进入有丝分裂阻滞阶段，并分化为前精原细胞。女性 PGC 连续增殖到 GW10 ~ 11，随后进入减数分裂阶段，分化为卵细胞。

hPGC 的表观遗传重编程与小鼠的很相似，在 GW10 前进行特征性的表观遗传重编程，包括获得全基因组 DNA 去甲基化的空白表观遗传状态、组蛋白修饰的动态变化、基因印记擦除，在女性胚胎中还发生失活 X 染色体的重新激活，这使 PGC 进入一个较为空白的表观遗传状态，为进一步分化成配子做准备。由 *SOX17*、*BLIMP1* 建立的独特基因调控网络抑制 DNA 甲基化通路，激活 TET（ten-eleven translocation）介导的羟甲基化，从而驱动全基因组 DNA 去甲基化。早在 GW5 时，PGC 发生大量 DNA 去甲基化（全基因组甲基化水平约20%），随后进一步去甲基化（在 GW9 全基因组甲基化水平约5%）。这些 DNA 甲基化擦除的区域包括印记基因、转座元件和 KRAB-ZFP 基因，但也有一些基因组区域逃离 DNA 去甲基化，可能形成隔代表观遗传。同时组蛋白修饰也发生动态变化，表现为更低水平的 H3K9me2 和 H3K9me3 表达，并且相对应的低水平 *DNMT3A/3B*、*UHRF1*。但是 *DNMT1* 高表达，可能 *DNMT1* 不依赖于 *UHRF1* 从头建立或维持逃离去甲基化区域的甲基化，并且这些区域富集 H3K9me3 以及 KAP1 结合位点。

在小鼠中，雌性 PGC 重新激活失活 X 染色体，介导 X 染色体失活非编码 RNA（X-inactive specific transcript）*XIST* 表达受到抑制。在女性 hPGC 进入减数分裂前，表现为 X 相关基因表达减少而非沉默，这种抑制一直维持，直到 GW6 减数分裂起始。进入减数分裂后，两条 X 染色体均活跃。女性 hPGC 中，虽然两条 X 染色体处于激活状态，表现为 X 相关基因双等位基因表达，但是继续表达 *XIST* RNA，并且同时表达抵抗 *XIST* 的作用的灵长类特异的长非编码 RNA，*XACT*（*X active specific transcript*）。这种 *XIST* 和双等位基因表达 X 相关基因同时存在的情况代表一种 X 染色体基因的剂量补偿的状态。X 染色体基因的剂量补偿是为了保持男女 X 染色体相关基因表达水平的平衡性的关键事件。通过长非编码 RNA *XIST* 的顺式包被介导的 X 染色体失活，建立并维持 X 染色体包被区域的沉默是雌性哺乳动物剂量补偿常见的一种方法。但在人类植入前胚胎中，通过 X 染色体基因的表达减少而非沉默来获得剂量补偿效应。

二、生殖细胞性别决定

在哺乳动物生殖谱系的发育过程中，性别决定是生殖细胞进一步分化方向的决定步骤。我们对性别决定的认识已经随着时间的推移而发展。包括哺乳动物在内的许多物种中性别决定是基于基因的，即个体携带的性染色体决定性别身份。在哺乳动物中，Y 染色体在某种程度上是雄性的主要决定因素。XY、XXY、XXXY 的个体为雄性，而 XO、XX、XXX 的个体为雌性。性染色体和性别决定基因 *SRY* 的发现确定了遗传学在性别决定中的作用。虽然遗传性别是在受精时决定的，但表型性别决定，即双潜能早期性腺发育为睾丸或卵巢的决定发生在胚胎发育过程中。性别决定发生在一个狭窄的时间窗口内，并且依赖于少数几个关键基因。*SRY* 可以激活一系列的性别决定基因，而这些基因反过来又激活了与性器官和结构分化有关的众多位点。如果其中一个关键基因被干扰，性发育行为可能会发生逆转。因此，一个人的性别表现型可能与性染色体的性别不同。性发育障碍（disorders of sex development，DSD）是对个体出生时生殖腺和生殖器与个体所携带的染色体相比都不典型的所有情况的一般定义。

除生殖细胞以外，性腺内的体细胞也需要经历性别决定的过程，来分化为睾丸或卵巢当中相应的体细胞。睾丸和卵巢有相同的发育起源，即性腺原基（gonadal primordia），也称为双潜能性腺。性腺由生殖腺嵴表面的体腔上皮、上皮下的间充质和原始生殖细胞共同发育而来。双潜能性腺由多能体细胞祖细胞组成，早期性腺在形态上是无差别的，直到支持细胞或颗粒细胞在性腺内分化。人的性腺发育的初始阶段发生在 GW5，此时在永久性肾脏的原基——中肾内侧出现增厚的间皮区域。该区域头部的细胞浓缩形成肾上腺皮质原基，尾部的细胞形成生殖嵴。早期生殖嵴由两个主要细胞群组成：一个来自体腔上皮，另一个来自中肾嵴。体腔上皮细胞在参与建立生殖嵴的过程中经历上皮间充质转化（epithelial-mesenchymal transition，EMT）。这种上皮和下层间充质的增生在中肾内侧即性腺嵴上产生一个突起，随后很快生长到下面的间质中。这些细胞可以接受雄性或者雌性性别的迁移状态 PGC，生殖嵴中的体细胞为迁移来的 PGC 提供信号，与其形成一对性腺。在 GW7 时，不同性别的生殖腺形态学出现明显差异，GW12 时通过外生殖器的差别也能分辨性别。性腺内的支持细胞经历性别决定的分化后会影响到生殖细胞和其他体细胞谱系，包括类固醇生成细胞［XY 的睾丸间质细胞（Leydig cell）和 XX 的膜细胞（theca cell）］，这些细胞可通过激素分泌调控第一性征和第二性征。

（一）雄性生殖细胞的性别决定

大多数哺乳动物的雄性性别决定都是由 *SRY* 基因发起的。*SRY* 是染色体 XY 胚胎中睾丸形成所必需的，*SRY* 的表达可以诱导染色体为 XX 的胚胎性腺向睾丸分化。尽管小鼠的研究已经确定了一些影响雄性性别决定候选基因，包括 *WT-1*、*GATA4*、*ZFPM2*、*CBX2*、*MAP3K4*、胰岛素受体（insulin receptor）等，但 *SRY* 在人类中表达的触发因素还不明确。*SRY* 在性别决定中激活的唯一靶基因是 *SRY-box9*（*SOX9*）。与 *SRY* 类似，*SOX9* 既是 XY 胚胎中睾丸形成所必需的，也足以诱导染色体为 XX 的胚胎性腺向睾丸分化。人类 *SOX9* 功能缺失的突变会导致 XY 男性的性反转，而功能获得突变（如基因复制），可导致 XX 个体对男性的性反转。虽然 *SOX9* 是由 *SRY* 诱导的，但该基因的持续表达依赖于成纤维细胞生长因子9（fibroblast growth factor 9，FGF-9）和脂钙蛋白型前列腺素D2合酶（lipocalin-type prostaglandin D2 synthase，PTGDS）的正调控回路。SRY启动 *FGF-9* 表达上调，抑制雌性促进基因 *WNT4*，导致双潜能早期性腺向睾丸分化。PTGDS是一种催化前列腺素H2（prostaglandin H2，PGH2）转化为前列腺素D2（prostaglandin D2，PGD2）的酶。在性腺发育过程中，*PTGDS* 特异性表达于雄性，PGD2可以部分地使女性胚胎性腺男性化。因此，*SOX9* 建立了一个具有FGF9和PGD2信号通路，以确保雄性发育。

有研究显示，*DMRT1*（doublesex and mab-3 related transcription factor-1）在人类男性性别决定中也起到关键作用，该基因的一个点突变导致出生时男性的完全性逆转。研究者在GW6的人未分化的XY性腺原基中检测到 *DMRT1* 的表达。在胎儿早期（GW8～20），*DMRT1* 主要在支持细胞中表达，而在妊娠后期（GW22～40）、儿童期和青春期后，*DMRT1* 在精原细胞中最为丰富。*DMRT1* 在GW20早期卵巢的卵原细胞和卵母细胞中表达，但在生殖细胞减数分裂进入后完全下调。有研究显示 *DMRT1* 敲除的小鼠不显示异常性别决定和胚胎性腺发育，表明这个基因可能在性腺早期发育阶段不发挥关键作用。然而，在出生后睾丸成熟过程中观察到显著缺陷。支持细胞在出生后的发育过程中持续增殖，并未能完成其分化。这些未成熟的支持细胞最终死亡，导致成体中很少有生精小管。而生殖细胞则没有迁移到生精小管的外围，并在出生后不久死亡。因此在人类中，*DMRT1* 对于胎儿期睾丸的发育是至关重要的，而在小鼠中，该基因在出生后和成年期睾丸的维持和生长中发挥了更重要的作用。

（二）雌性生殖细胞的性别决定

在不包含Y染色体和 *SRY* 基因的雌性中，卵巢的发育途径由一组不同的信号分子激活，从而向不同于睾丸的发育方向分化。多年来，卵巢形成被认为是由于 *SRY* 表达缺失导致的一个"默认"的性腺发育途径。与睾丸一样，卵巢也包含三种主要的细胞系：生殖细胞，它们进入减数分裂，在发育中的卵巢中成为初级卵母细胞；颗粒细胞（granulosa cell），支持生殖细胞的发育［类似于支持细胞（Sertoli cell）］；产生类固醇激素的膜细胞（theca cell）［类似于睾丸间质细胞（Leydig cell）］。

现已认识到一些重要的卵巢特异性因子，包括β联蛋白（β-catenin）、卵泡抑制素（follistatin）、*FOXL2*、R-spondin（RSPO1）和 *WNT4*，没有这些因子，卵巢就不能发育。这些基因的突变可能导致卵巢发育异常。在人类中，男性 *WNT4* 基因的重复或者女性 *WNT4* 功能缺失突变会导致各种性发育异常，包括隐睾症、XY男性性反转或XX女性性反转，因此 *WNT4* 是一个前卵巢（或抗睾丸）基因。在人类，典型WNT信号的配体 *RSPO1* 的突变导致了女性对男性的性反转，这进一步支持了WNT信号通路在卵巢发育中的关键作用。β联蛋白是 *RSPO1* 和 *WNT4* 信号通路的共同效应物，β联蛋白在性腺体细胞内的稳定表达可以诱导XY的性腺向女性逆转，并下调睾丸的标记基因，如 *SOX9* 和抗米勒管激素（anti-Müllerian hormone，AMH），激活卵巢特异性标记，如 *FOXL2*、*BMP2*、*WNT4* 和 *follistatin*，并导致生精小管的结构缺乏。由于 *WNT4* 在 *SOX9* 或 *FGF9* 无义突变的XY小鼠性腺中表达上调，有学者推测 *WNT4* 和 *FGF9* 在性别决定过程中起相互拮抗的信号。这表明，雄性的性别决定不仅取决于雄性基因（如 *SOX9*）是否表达，还取决于雌性基因（如 *WNT4*）的主动抑制。*WNT4* 对中肾和后肾的发育和正常雌性性发育至关重要。*WNT4* 最初在中肾和生殖嵴间质中表达，并且在两性副肾管的初始形成中都是必需的。研究表明，*WNT4* 基因缺失的XX小鼠的卵母细胞数量少于野生型和杂合子同窝小鼠正常数量的10%。卵母细胞的丢失不是原始生殖细胞迁移到性腺嵴失败的结果。相反，在缺乏 *WNT4* 的情况下，性腺间质细胞群（包括卵泡细胞）受损，导致卵母细胞退化。

卵巢发育中的另一个关键基因是 *FOXL2*。*FOXL2* 是否表达还取决于雌性基因（如 *WNT4*）的主动抑制。*FOXL2* 在山羊中是一个性别决定基因，如果没有它，XX个体会产生睾丸。在小鼠性腺中，*FOXL2* 在颗粒细胞和细胞膜细胞中均有表达。研究发现，该基因在发育过程中的整体缺失会导致卵巢发育不良和不育。在 XX 小鼠中，该基因的无义突变导致卵巢缺陷，其中原始卵泡中含有颗粒细胞，无法经历鳞状到上皮的转变。这些卵泡随后发生闭锁、进行性卵泡衰竭而导致不孕症。因此，在小鼠中，*FOXL2* 可能不参与 XX 早期雌雄性反转，但对于出生后动物正确的卵泡发育和维持雌性生育能力是必要的。性腺发育是卵巢和睾丸分化因素之间的互相拮抗的结果（主要是抑制竞争性分子驱动因素），这种拮抗在出生后仍在继续。即使在成年卵巢中，*FOXL2* 抑制 *SOX9* 的活性也是维持卵巢表型所必需的。

（三）生殖腺内体细胞的性别决定

在小鼠发育过程中，多能外胚层经历多个步骤形成胚胎性腺：在原肠形成过程中，外胚层沿着原条（primitive streak）经历 EMT，随后从外胚层下双侧进入，形成中胚层。在中胚层发育过程中，按照与原条的距离沿中外侧轴分为脊索、轴旁中胚层（paraxial mesoderm，PM）、中段中胚层（intermediate mesoderm，IMM）、侧中胚层（lateral pate mesoderm，LPM），其中 IMM 是前体性腺体细胞的来源。小鼠的性别决定在 E11.5 左右开始。雄性个体在 *SRY* 表达后，染色体为 XY 的性腺中来源于 IMM 的支持细胞谱系分化为睾丸中的支持细胞（Sertoli cell）。*SOX9* 被认为是睾丸内支持细胞的重要标志物之一。在雌性的体细胞分化过程中，WNT/β 联蛋白信号通路的维持可能是前体支持细胞向颗粒细胞分化的重要途径。在 E10.5，小鼠性腺内存在一个共同的祖细胞群，从中分化出前颗粒细胞，在 E12 左右经历性别决定后，雌性性腺体细胞开始分化为颗粒细胞和间质细胞，最终形成卵巢内的卵泡结构。*FOXL2* 被认为是卵巢内颗粒细胞的重要标志物之一。对小鼠基因敲除的研究表明，许多基因在这一过程发挥了作用，包括 *Sf1*（*NR5A1*）、*WT-1*、*Lhx9*、*Emx2* 和 *GATA4*。*NR5A1* 在性腺体细胞中特异性表达，在雄性和雌性性腺中产生支持细胞和类固醇生成细胞谱系，在性别决定前后都有表达。这些基因在人的性腺体细胞发育过程中也发挥作用，如 *NR5A1* 在人的早期性腺和发育中的肾上腺皮质中表达；*WT-1* 是性腺发育所需的最早基因之一，它在中胚层中表达，肾上腺原基与性腺的分离需要 *WNT4* 的作用。另一个参与性腺发育最早阶段的主要基因是 *Lhx1*，该基因的缺失导致肾和性腺缺失。

对小鼠体内性腺体细胞分化过程中的转录组追踪显示，体细胞在分别分化为睾丸中的支持细胞和颗粒细胞之前具有相似的转录组特性，体细胞的分化最初与性别特异性分化无关，但一些基因已经具有性别特征，包括 *SRY* 和 *SOX9*。此外，XY 和 XX 小鼠体细胞前体的双向状态具有时间不对称性。在 XY 性腺中，这种双向状态使体细胞在 E11.5 处于前支持细胞，E12.5 开始获得雄性性别特异性基因，而在 XX 中在 E11.5 到 E16.5，在 E13.5 开始获得雌性性别特异性基因。有研究对人类胎儿性腺细胞进行测序分析，获得了类似于小鼠性腺体细胞的分化模式，但是因伦理限制和胚胎样本的稀缺，其具体的分化机制仍然尚待阐明。

（四）雌性性腺早期发育

与雄性不同的是，出生前卵巢内的卵子已经进入减数分裂的早期阶段，卵巢在内分泌方面处于静止状态，颗粒细胞不发挥作用，*WNT4* 和 *Rspo-1* 维持颗粒细胞前体在出生后的未分化状态。有活力的生殖细胞的存在对卵巢分化至关重要。如果 PGC 不能到达生殖嵴，或者 PGC 异常（如 XO）和退化，性腺将发生退化，导致条纹卵巢（退化卵巢）。

原始卵泡的形成始于 PGC 的增殖分化。PGC 迁移至性腺后不久形成小团块，集中在皮质髓质边界附近。这些细胞团中的细胞通过细胞间桥连接起来，在 GW16 时，皮质索开始分裂成孤立的细胞簇或原始卵泡，每个原始卵泡包含一个卵原细胞（原始生殖细胞）。卵泡周围有一层扁平滤泡细胞，同时前体颗粒细胞经历 EMT 分两波从体腔上皮进入卵巢。第一波的细胞迁移到皮质髓质边界并开始与 PGC 结合形成细胞巢。这些卵泡通常局限于卵巢皮质区。卵巢的髓质区则会发育为卵巢的血管系统、神经和结缔组织。随后，靠近外皮质的其他 PGC 与第二波颗粒细胞前体相互作用，形成卵原细胞。皮质髓质边界附近的细胞巢与来自中肾的髓质细胞卵巢网密切相关。这些髓质细胞产生维 A 酸（retinotic acid，RA），RA 将卵原细胞终止在有丝分裂周期，使它们进入减数分裂 I 的前期。在 GW22，皮质区的卵原细胞进入减数分裂。到胎儿期，卵原细胞（现在称为卵母细胞）从细胞巢中分离出来，并与颗粒细胞单独结合形成原始卵泡。卵母细胞继续减数分裂，直至到达减数分裂 I 前期的二倍体阶段。然后减数分裂停止，卵母细胞停留在这一阶段。这些卵泡细胞的募集和分化是由一种称为种系 α 因子（Figα）的卵母细胞释放因子驱动和依赖的。Figα 激活卵巢中的卵泡发生程序，如果没有 Figα，原始卵泡永远不会形成，卵母细胞在出生后很快就会退化。此外，Figα 还刺激原始卵泡中透明带的形成。出生后，卵原细胞不再形成。虽然许多卵原细胞在出生前退化，但仍有大约 200 万个卵原细胞扩大成为初级卵母细胞。然后，颗粒细胞和卵母细胞停止进一步的发育，直至青春期开始，每个月会有一组单个卵母细胞恢复配子发生的过程。

雌激素及其受体在女性性腺发育中也起着重要作用。缺乏雌激素受体 Erα 和 Erβ 的小鼠卵巢表达支持细胞标志物，并在出生后的发育过程中在其性腺内发育出类似于生精小管和支持细胞的细胞。缺乏芳香化酶（雄激素转化为雌激素的关键酶）编码基因的 XX 小鼠也开始表达 SOX9 和支持细胞和睾丸间质细胞标志物。芳香化酶缺乏小鼠出生后早期使用 17β- 雌二醇治疗可减少这些卵巢中的支持细胞和睾丸间质细胞的数量，并增加现有卵泡的卵泡发育（这些小鼠仍表达雌激素受体）。缺乏雌激素受体的雄性小鼠也表现出睾丸发育缺陷。睾丸体积缩小，几乎没有完整的生精小管，生殖细胞数量减少。目前尚不清楚这些效应是否代表性腺形成后期步骤的逆转（回归）或是最初性腺发育异常的结果，但显而易见的是，雌激素环境在性腺发育中起着关键作用。

（五）雄性性腺早期发育

与雌性类似，哺乳动物睾丸中的精原细胞群也来源于 PGC，这些细胞在胎儿期迁移到发育中的睾丸。hPGC 到达发育中的性腺的时间窗口很宽，在 GW7 时，在预测的睾丸发育区外仍可观察到较多 PGC。目前尚不清楚人类胎儿前生精小管的形成和管状化发育何时会开始阻止迁移晚期 PGC 并入，但白膜的形成会使 PGC 或任何其他类型细胞进入睾丸变得非常困难。在表达 SOX9 的前支持细胞出现后不久，长而薄的生殖嵴内开始发生细胞重组。前支持细胞的聚集启动了生精小管的前生精小管的形成，生殖细胞随后被包裹在新生的小管内，而非支持细胞的体细胞被留在其外。由于支持细胞的增殖，前生精小管随后变得更长、更宽，并在其近端区域连接到一个单一的绳索状结构，即与中肾平行的睾丸网。各条索状物进一步拉长，并开始盘绕，这可能是由于白膜的出现而使睾丸内空间变得有限。SOX9 对生精小管的形成不可或缺，但在随后的睾丸分化过程中，其功能可被 SOX8 和 SOX10 所替代。体内外研究表明，神经营养性酪氨酸激酶受体及其配体参与了前支持细胞的聚集和前生精小管形成过程。FGF 也与前生精小管形成有关，但其作用可能是间接的（刺激前支持细胞增殖和维持其特性）。此外，转化生长因子（TGF-β）、激活素（activin）和 nodal 等信号通路的配体和受体对男性性腺的早期正常发育也是必需的。

在小鼠中，这一过程发生在约 E12.5，随后这些 PGC 进一步分化为 M 期前精原细胞，经历短时间的增殖后，在 T1 期前精原细胞进入有丝分裂阻滞，直至出生。在出生后，才会进行进一步的分裂增殖和减数分裂形成精子。此后，在睾丸中的成体干细胞被称为精原干细胞（spermatogonia stem cell，SSC），其功能已通过移植、自我更新和分化谱系追踪等方法得到证实。SSC 通过自我更新以维持睾丸中的干细胞库，并分化为成熟的精子。SSC 的命运决定包括自我更新、分化和凋亡，这对维持人类精子生成至关重要。目前已知的人 SSC 表型特征有 SSEA4+、CD49+、GPR125+ 和 c-Kit 或低表达等。近年来，随着单细胞转录组测序技术的广泛应用，人类 SSC 的关键基因和关键细胞信号通路得到了进一步揭示。对婴儿至老年男性睾丸细胞的测序分析结果显示，人类精原细胞在不同生命时期表型特征具有异质性。

生精小管形成后，性腺内体细胞也进一步分化：前支持细胞成为胎儿或未成熟的支持细胞。其他存在于成年睾丸中的细胞类型也在此时期经历招募和分化成熟。血管内皮细胞（vascular endothelial cell，VEC）和管周肌细胞（peritubular myoid cell，PMC）密切参与了生精小管的形成。

血管内皮细胞来自中肾。血管内皮生长因子（vascular endothelial growth factor，VEGF）和血小板衍生生长因子（platelet-derived growth factor，PDGF）信号介导 VEC 迁移至雄性性腺，随后可观察到睾丸动脉的形成。内皮细胞在睾丸发生过程中对建立组织结构有关键作用。目前我们对 PMC 的起源仍然不清楚，与 VEC 类似，此前它们被认为来自中肾，但最近的研究已经阐明，这些迁移细胞完全是内皮细胞，并不会发育为 PMC 或其他间质细胞系。GW9 的胎儿睾丸的生精小管缺乏 PMC，GW12 时 PMC 会将生精小管包绕。人类的生精小管周围细胞由 5 ～ 7 层细胞和交织的细胞外基质组成固有层。除了 PMC，成纤维细胞也被纳入人类固有层。精子生成障碍往往与固有层增厚有关，这是由于细胞层之间细胞外基质的积累。支持细胞和 PMC 都会参与细胞外基质和精索上皮的基底层形成和发育。

在雄性性腺发育过程中，胎儿间质细胞在胎儿发育过程中分泌的雄激素也起到重要的调控作用。编码睾丸类固醇生成的基因 [LHCGR、STAR、HSD3B2、羟类固醇 17β- 脱氢酶 3（HSD17B3）、CYP11A1 和 CYP17A1] 在 SRY 表达后大约 1 周（即 GW8）上调，一般在 GW9 时达到最高水平。与 PMC 相似，（胎儿）睾丸间质细胞（Leydig cell）的胚胎起源是一个激烈争论的话题。胚胎期 Hedgehog（HH）信号的中断导致这两种细胞群的异常，这表明 HH 信号可能作用于一个共同的前体。人类的 DHH 突变与完全或部分 XY 性腺发育不良有关。

三、小结

在男性中，睾丸产生精子和雄激素来维持着男性性别特征。在女性中，卵巢产生卵子和雌激素，它们驱动着雌性的性别特征。在大多数脊椎动物中，解剖学上公认的性腺在胚胎发生的后期形成，早期的研究者认为胚胎的性别完全由性染色体的性别来定义。有趣的是，虽然睾丸和卵巢具有不同的结构和执行不同的功能，但它们是从一个共同的性别未分化的双潜能性腺发展而来的。此外，性腺由几种细胞类型组成，它们分别来自不同的胚胎胚层。研究者对性腺发育的研究揭示了不同的细胞系如何混合和组织成一个独特的男性或女性结构。如前文所述，早期性腺发育的过程即驱动性别决定和性别分化的分子机制和睾丸与卵巢结构和功能的产生是一系列的基因网络所调控的，这个复杂的基因网络中的任何干扰都可能导致深远的后果，如性腺发育不良或性反转。虽然许多人类性发育障碍已经被追溯到各种已知的突变，但许多疾病的遗传原因仍然未知。关于性腺生成的机制我们了解很多，然而，越深入研究这个领域，你会发现它越复杂，该领域还需要更多的探究，需要进行深入解析。

（北京大学第三医院妇产科　于　洋）

第二节　减数分裂与生育遗传

减数分裂（meiosis）是雌雄配子生成过程中特有的细胞分裂方式，是物种起源与遗传的前提。减数分裂从生殖母细胞开始，经过一系列复杂阶段，最终生成单倍体性的成熟生殖细胞。人类新个体的诞生源于成熟雌雄配子的生成与结合。在此过程中，亲代的遗传物质发生交换和重组并传递给后代。

一、减数分裂

减数分裂是精子和卵子生成过程中特有的细胞分裂方式。在配子生成过程中，DNA 复制 1 次，细胞连续分裂 2 次，最终形成 4 个子细胞，其染色体数目只有母细胞的一半，故称为减数分裂，又称为成熟分裂（maturation division）。减数分裂的结果是形成单倍体配子。

精子和卵子是由生殖细胞产生的，生殖细胞来源于其前体——原始生殖细胞（primordial germ cell，PGC）。原始生殖细胞只有经过迁移，进入发育中的生殖腺原基（genital anlage）——生殖嵴（genital ridge），才能分化为生殖细胞。位于生殖嵴的生殖细胞具有两种发育潜能，这主要由生殖腺内的微环境所决定。在女性体内，生殖细胞分化为卵原细胞（oogonium）；而在男性体内，生殖细胞则分化为精原细胞（spermatogonium）。卵原细胞和精原细胞均以有丝分裂的方式大量增殖，当其达到一定数量后便停止增殖，随即进入减数分裂，形成初级卵母细胞（女性）或初级精母细胞（男性）。男性和女性生殖细胞的减数分裂过程基本一致，都需要经过减数分裂Ⅰ和减数分裂Ⅱ两个阶段。

（一）减数分裂Ⅰ

减数分裂Ⅰ（meiosis Ⅰ，MⅠ）包括减数分裂Ⅰ间期（interphase Ⅰ）、减数分裂Ⅰ前期（prophase Ⅰ）、减数分裂Ⅰ中期（metaphase Ⅰ）、减数分裂Ⅰ后期（anaphase Ⅰ）、减数分裂Ⅰ末期（telophase Ⅰ）五个时期。

1. 减数分裂Ⅰ间期（间期Ⅰ）　间期Ⅰ发生在初级配子形成之前，在此期间，需要完成DNA复制，此时，初级配子仍具有46条染色体，但所含的DNA量相当于人正常二倍体体细胞的2倍，即4c。

2. 减数分裂Ⅰ前期（前期Ⅰ）　前期Ⅰ对于整个减数分裂过程十分重要，在这一时期，同源染色体通过联会、交叉、交换和分离等过程实现遗传物质的交换与重组。此外，根据染色体形态的变化，可以将前期Ⅰ分为细线期、偶线期、粗线期、双线期和终变期五个阶段。

（1）细线期（leptotene stage）：为前期Ⅰ的开始阶段，此时染色质开始凝集，染色质纤维逐渐变短、变粗，光学显微镜下呈现单条细纤维样结构，无法观察到构成染色体的两条姐妹染色单体。此外，联会复合体的侧轴也是在这一时期开始形成的。

（2）偶线期（zygotene stage）：染色质进一步浓缩凝集，两条同源染色体紧密靠近，相互识别配对，开始形成联会复合体（synaptonemal complex），这一过程称为联会（synapsis）。联会复合体是同源染色体中非姐妹染色单体进行遗传物质交换的结构基础。

（3）粗线期（pachytene stage）：同源染色体配对完成后便进入粗线期，染色体进一步变粗，可以清晰地观察到每对同源染色体都有4条结构清晰、区分明显的染色单体，称为四分体（tetrad）。此外，联会复合体在这一时期完成组装和联会，亲代的遗传物质实现了交换与重组。

（4）双线期（diplotene stage）：染色质去凝集，联会复合体逐渐解聚并消失，紧密配对的同源染色体开始分离，仅在非姐妹染色单体之间发生重组的部位有连接，称为交叉（chiasma），这一时期RNA合成活跃，会形成多个核仁。

（5）终变期（diakinesis）：是前期Ⅰ的最后阶段，染色质再次浓缩形成染色体，因此又被称为再凝集期（recondensation stage）。这一时期RNA停止转录，大多数核仁消失。到终变期末，同源染色体靠交叉相连，姐妹染色单体则通过着丝粒连接，中心体加倍并向两极移动，核膜逐渐破裂并消失，这也标志着前期Ⅰ的结束。

3. 减数分裂Ⅰ中期（中期Ⅰ）　中期Ⅰ阶段形成纺锤体，两条同源染色体排列在赤道面上，仍然通过交叉相连，连接姐妹染色单体的着丝粒分别位于赤道面的两侧并准备分离。

4. 减数分裂Ⅰ后期（后期Ⅰ）　在这一时期，两条同源染色体之间的交叉消失，同源染色体彼此分离，向细胞的两极移动。与有丝分裂的后期不同，后期Ⅰ中染色体的分离是两条同源染色体之间的分离。

5. 减数分裂Ⅰ末期（末期Ⅰ）　此时，同源染色体已经完成分离，在细胞的两极分别聚集了23条染色体。新的核膜逐渐形成，细胞膜将细胞质分割为两部分，即二倍体的母细胞（46条染色体）转变为含有单倍体的两个子细胞（23条染色体），且DNA的含量减半，相当于二倍体，即2c。此时，一条染色体由两条姐妹染色单体构成且染色体数和DNA量均减半。

（二）减数分裂Ⅱ

减数分裂第一阶段完成后，便进入减数分裂的第二阶段，即减数分裂Ⅱ（meiosis Ⅱ，MⅡ），这一阶段与减数分裂Ⅰ一样，同样分为五个时期，分别为减数分裂Ⅱ间期（interphase Ⅱ）、减数分裂Ⅱ前期（prophase Ⅱ）、减数分裂Ⅱ中期（metaphase Ⅱ）、减数分裂Ⅱ后期（anaphase Ⅱ）、减数分裂Ⅱ末期（telophase Ⅱ）。

1. 减数分裂Ⅱ间期（间期Ⅱ） 间期Ⅱ与减数分裂Ⅰ的间期不同，该时期持续时间极为短暂，且不进行 DNA 复制。

2. 减数分裂Ⅱ前期（前期Ⅱ） 前期Ⅱ的时间也非常短暂，与减数分裂Ⅰ的前期完全不同，并没有经过复杂的变化，反而与有丝分裂类似。在这一时期，染色体变粗，核膜消失，新的纺锤体出现，此时，染色体数目仍然为单倍体（23 条），DNA 量为 2c。

3. 减数分裂Ⅱ中期（中期Ⅱ） 在中期Ⅱ，由两条姐妹染色单体构成的染色体排列于赤道面上准备分离。对于女性而言，卵母细胞完成减数分裂Ⅰ后便会迅速进入减数分裂Ⅱ并停滞在中期Ⅱ，等待受精。

4. 减数分裂Ⅱ后期（后期Ⅱ） 在这一时期，姐妹染色单体凝集，形成棒状结构，并通过着丝粒与纺锤体连接，姐妹染色单体之间的交叉消失。当所有染色体均与纺锤体正确连接后，着丝粒发生纵裂，姐妹染色单体由着丝粒牵引开始向细胞的两极分离。

5. 减数分裂Ⅱ末期（末期Ⅱ） 末期Ⅱ与减数分裂Ⅰ的末期相似，姐妹染色单体完成分离，在细胞的两极分别聚集了 23 条染色体，但此时的染色体由一条染色单体构成。此外，在细胞的两极分别形成两个新的细胞核，细胞膜将细胞质分割为两部分，产生两个子细胞。此时的子细胞中，染色体为单倍体（23 条），DNA 的含量再次减半，相当于二倍体细胞的 1/2，即 1c。

二、卵母细胞的减数分裂与成熟

包括人在内的高等动物的雌性配子发育具有几个突出特点：首先，减数分裂过程中生殖细胞会发生两次阻滞与恢复；其次，整个配子发育过程以特化的卵泡结构完成，期间生殖细胞和体细胞协同发育；最后，雌性配子在绝对数量上具有有限性，与雄性配子相比，无论是基数还是最终的成熟数量，雌性配子都是较少的。

卵子发生过程除了形成单倍体的细胞核外，还要建立一个由酶、mRNA、细胞器和代谢产物等所组成的细胞质库。这主要是通过卵母细胞不均等的减数分裂实现的。初级卵母细胞（primary oocyte）经过减数分裂Ⅰ产生两个子细胞，分别为次级卵母细胞（secondary oocyte）和第一极体（first polar body）。接着，次级卵母细胞进行减数分裂Ⅱ，产生一个第二极体（second polar body）和一个含有大部分细胞质的成熟卵子（ovum）。可见，卵母细胞多余的染色体是以极体的形式排出的，并且几乎将所有的细胞质成分都留给了卵子。卵母细胞通过两次减数分裂使原来的两倍染色体减为单倍染色体，当其受精后又恢复了正常的染色体数目，从而保持了繁殖过程中染色体数目的稳定。

（一）卵泡的生长和发育

卵原细胞进入减数分裂后，与性索分化出来的原始颗粒细胞相互作用形成原始卵泡，为其进一步的生长发育提供营养。处于减数分裂Ⅰ阻滞期的卵母细胞会随着卵泡的生长发育而开始迅速生长。卵泡发育是一个连续变化的过程，大致经过原始卵泡、生长卵泡和成熟卵泡三个阶段，其中生长卵泡又分为初级卵泡和次级卵泡。

1. 原始卵泡（primordial follicle） 由一个初级卵母细胞与其周围一层扁平的前颗粒细胞（pregranular cell）构成。当卵母细胞进入减数分裂并阻滞在减数分裂Ⅰ前期的双线期后，卵巢中的前颗粒细胞便开始包裹卵母细胞，并形成原始卵泡。原始卵泡处于静止状态，体积小、数量多，位于皮质浅层。

2. 初级卵泡（primary follicle） 随着原始卵泡的生长发育，卵母细胞周围的前颗粒细胞会由扁平变为立方或高柱状，形成初级卵泡。在初级卵泡的发育过程中，初级卵母细胞增大，胞质增多，核变大，高尔基体、游离核糖体等细胞器增多，浅层胞质出现一种溶酶体——皮质颗粒，其在受精过程中起到预防多精入卵的作用。另外，在初级卵母细胞和颗粒细胞之间会形成较厚的嗜酸性膜，即透明带（zona pellucida）。透明带由透明带蛋白（zona protein，ZP）组成，其中ZP3是第一精子受体，能与顶体完整的精子结合；ZP2是第二精子受体，与精子顶体内膜结合。ZP2和ZP3对精卵识别与特异性结合具有重要作用。

3. 次级卵泡（secondary follicle） 初级卵母细胞继续分化，颗粒细胞间会出现大小不等的腔液，继而汇合成一个大腔，形成卵泡腔（follicle cavity），卵泡腔内的液体为卵泡液，此时的卵泡被称为次级卵泡。次级卵泡的发育开始于第二层颗粒细胞的出现，这一过程标志着初级卵泡到次级卵泡的转变，包括颗粒细胞从简单的立方上皮到分层的或假分层的柱状上皮的转变。在次级卵泡中，初级卵母细胞达到最大体积，并且紧贴透明带的一层高柱状颗粒细胞会呈放射状排列，故称为放射冠（corona radiata）。

4. 成熟卵泡（mature follicle） 人类女性青春期开始，在垂体分泌的卵泡刺激素（FSH）的作用下，卵巢中多个次级卵泡进入周期性发育，通常仅有一个发育最佳的卵泡能够成熟，故称之为成熟卵泡，也称为优势卵泡（dominant follicle）。成熟卵泡的卵泡腔变大，卵泡液增多，体积也随之增大，处于排卵前期，这一时期的卵母细胞在经历了长时间休止状态后也开始恢复减数分裂。

（二）卵母细胞的成熟

接下来，卵母细胞进入成熟阶段。卵母细胞成熟（oocyte maturation）是指排卵前，在促性腺激素或其他因子的作用下，优势卵泡中的卵母细胞开始恢复减数分裂的过程。在这一过程中，初级卵母细胞的生发泡会发生破裂，排出第一极体并形成次级卵母细胞，继续发育并停滞在减数分裂Ⅱ中期（MⅡ），形成成熟的卵子。

事实上，卵母细胞成熟是一个复杂的、动态的生物学过程，涉及核、质、膜、颗粒细胞和透明带等结构的变化。这一过程在细胞水平上主要包括两方面的变化，即核成熟和质成熟。卵母细胞的核成熟在形态方面主要表现为生发泡破裂和第一极体排出，在分裂方面体现为恢复减数分裂Ⅰ并发育到减数分裂Ⅱ中期，完成了同源染色体的均等分离。卵母细胞的质成熟包含一系列复杂的生理生化变化，成熟过程中卵母细胞中的各种细胞器除了皮质颗粒外，均由皮质区向细胞中央迁移，成熟的卵母细胞卵周隙扩大，皮质颗粒减少，并且线粒体会发生聚集和重新分布等。此外，卵母细胞膜及透明带也会发生变化，为接纳精子做好准备。卵母细胞的核成熟和质成熟必须相互协调，任何一方面出现问题都会影响卵母细胞的进一步发育以及正常的受精过程。

（三）排卵及黄体形成与退化

人类的排卵方式为自发性排卵，随成熟卵泡的卵泡液剧增，卵泡壁、白膜和表面上皮变薄，卵巢表面局部缺血形成透明的卵泡斑（follicular stigma），然后卵泡斑处的胶原被胶原酶等解聚消化，加之卵泡膜外层的平滑肌收缩等因素，导致突出卵巢表面的成熟卵泡破裂，包围有卵丘细胞的次级卵母细胞连同透明带、放射冠随卵泡液从卵巢中排出的过程，称为排卵（ovulation）。输卵管的末端特化形成的输卵管伞，对从卵巢排出的卵母细胞有接纳能力，最终运送到输卵管的壶腹部等待精子的到来。

生育期妇女每隔28天左右排一次卵，一般发生在月经周期的第14天，通常左、右卵巢交替进行，直至绝经期排卵停止。卵巢排出的卵子处于减数分裂Ⅱ中期（MⅡ），未受精时处于休眠状态。若其未受精子或其他因素的刺激，将维持在MⅡ期数小时，直至退化消失。一旦有精子进入，卵子被激活，卵母细胞开始由减数分裂Ⅱ中期向后期转变，直至完成减数分裂Ⅱ，最终形成一个单倍体（23，X）的卵细胞以及一个第二极体。排卵过程受到众多因素的调控，多种激素、卵巢本身结构和代谢的变化等都会调控排卵的过程，但排卵的机制目前仍不十分清楚。

排卵之后，颗粒细胞继续增大，表面出现空泡，并且开始累积一种称为叶黄素的黄色素，此时进入黄体期。黄体由黄体化的颗粒细胞、新形成的叶黄素细胞及其周围的基质组成，它是一个短暂的内分泌器官，主要分泌孕酮，其主要功能是为受精卵在子宫内膜的着床做准备。在黄体期末，黄体的功能会下降，除非此时已经妊娠，并有人绒毛膜促性腺激素（human chorionic gonadotropin，hCG）的产生，否则黄体会在前列腺素、孕酮和雌二醇的影响下发生退化，形成白体。

三、精子的发生与成熟

（一）精子发生过程

精子发生过程是指从精原细胞形成精子的过程，主要经历了精原细胞、初级精母细胞、次级精母细胞、精子细胞及精子五个阶段。

1. **精原细胞（spermatogonium）** 是精子发生的起始，附着于生精小管（又称为曲细精管）的基底膜。精原细胞直径约为 12 mm，体积较小，形态呈圆形或椭圆形，胞核为圆形，染色质着色较深。精原细胞通过有丝分裂进行增殖，可分为 A 型和 B 型两种。A 型精原细胞是精子发生的干细胞，包括 Ad 型和 Ap 型两个亚型。Ad 型精原细胞核呈圆形、深染、染色质颗粒细小，通常有呈现淡染的核泡，胞质中含糖原颗粒。正常情况下，Ad 型精原细胞处于休眠状态，当其他类型精细胞被药物、放射性等有害因子损害数量下降时，Ad 型精原细胞能迅速增殖，补充精原细胞的数量。Ap 型细胞核浅染，染色质颗粒粗大，胞质内糖原颗粒极少。Ap 型精原细胞能进行增殖和分化，产生 B 型精母细胞。B 型精母细胞核呈圆形、着色浅，染色质呈现块状分布在核周，胞质内无糖原颗粒。B 型精原细胞通过有丝分裂后发育为初级精母细胞。

2. **初级精母细胞（primary spermatocyte）** 由 B 型精原细胞直接分裂产生，细线前期（preleptotene stage）结构上与 B 型精原细胞十分相似。初级精母细胞离开基膜向生精小管管腔移动时，体积增大，细胞器增多，细胞直径可达 15 ~ 24 mm。随后，初级精母细胞进入减数分裂 I 前期。DNA 完成复制，由 2n 变为 4n，每条染色体都含有两条相同的染色单体。此时，染色质呈细丝状，称为细线期；随即进入偶线期，同源染色体配对；在粗线期，染色体变粗，同源染色体完成物质交换；随后进入双线期，紧密配对的同源染色体分开，基因组进行活跃的转录；最后是终变期，同源染色体进一步分开，减数分裂 I 前期结束。经历减数分裂中期、后期和末期后，初级精母细胞分裂为两个次级精母细胞。减数分裂 I 时间较长，可达 22 天以上。

3. **次级精母细胞（secondary spermatocyte）** 由初级精母细胞经减数分裂 I 产生，染色体数目为初级精母细胞的一半，细胞呈圆形，体积小，直径约为 12 mm。次级精母细胞无须进行 DNA 复制，迅速进入减数分裂 II。在此过程中，每条染色体的姐妹染色单体分开，平均分配到两个均等的精子细胞中，而染色体数目保持不变。

4. **精子细胞（spermatid）** 靠近生精小管的管腔，呈球形，体积较次级精母细胞小，直径约为 8 mm，核大且染色质致密，胞质中有高尔基体、线粒体等细胞器。精子细胞不具有分裂能力，为单倍体细胞，核型为 23,X 或 23,Y。

5. **精子（sperm）** 是由精子细胞经一系列复杂变化形成的，主要包括：染色质高度浓缩，DNA 鱼精蛋白复合体替代 DNA 组蛋白复合体，此复合体使 DNA 被紧密包裹，丧失转录活性；细胞核变长并移向一侧，构成精子头部；高尔基体中的某些囊泡彼此融合，形成帽状结构包裹在细胞核的头部，形成顶体（acrosome）；中心体移入细胞核尾侧，发出轴丝，成为精子尾部的主要组成部分；线粒体汇聚到轴丝周围，有规律地呈螺旋状盘绕在轴丝的外面，形成线粒体鞘；大部分细胞质在细胞核前方形成顶体时向相反方向移动，仅有一薄层胞质与质膜覆盖在顶体、核和轴丝表面，多余的附着在尾侧，最后脱落。

精子形似蝌蚪，分头和尾两部分，长度约为 60 μm。精子头部呈梨形，主要包括细胞核和顶体。细胞核内的染色质高度浓缩，核前方覆盖有顶体。顶体内包含顶体蛋白酶、透明质酸酶、酸性磷酸酶等水解酶，在受精过程中起重要作用。精子尾部又称为鞭毛，分为颈段、中段、主段和末段四部分。颈段是尾部起始段，较短，内含中心粒，中心粒分出"9+2"（2 条中央微管和周围的 9 组二联微管）排列的微管，构成鞭毛中心的轴丝；中段位于颈段之后，在颈段的轴丝外侧有 9 条外周致密纤维，与轴丝的 9 组二联微管一一对应，外周致密纤维之外有线粒体鞘，线粒体鞘为尾部中段的标志；主段是精子尾部最长的部分，其核心结构是轴丝，外周致密纤维外侧有纤维鞘，但无线粒体鞘；末段为尾部的最后一段，较短，仅有轴丝，无外周致密纤维。

（二）精子在附睾内成熟

睾丸内新形成的精子无运动能力，必须在附睾内停留 2 周左右，使其形态、功能等进一步优化和完善，才能发育成熟并获得向前运动的能力。精子成熟障碍是导致男性不育的主要原因之一。精子在附睾内的成熟主要包括以下几点。

1. 精子核的成熟　在精子发生过程中，精子细胞核中形成 DNA 鱼精蛋白复合体，核中的大部分组蛋白已被鱼精蛋白替换，从而使精子染色质浓缩，细胞核体积减小。在附睾内的精子成熟过程中，精子核内鱼精蛋白与 DNA 进一步紧密结合，并且鱼精蛋白内及鱼精蛋白分子之间的结合巯基逐渐被氧化为二硫键，使精子核更加紧密。精子细胞核凝集程度的进一步增强，更好地保护了精子遗传物质的完整性和准确性。

2. 顶体的改变　顶体内存在多种促使精子穿越卵子放射冠和透明带的水解酶，是决定受精成功与否的关键因素。生理状态下，精子只有进入女性生殖管道后才能获能以及发生顶体反应，若提前发生顶体反应，精子将无法进入卵子，导致受精失败。在附睾中，一方面，精子头表面会发生去糖基化、蛋白酶解加工等分子修饰，防止过早发生顶体反应；另一方面，膜蛋白等与顶体功能密切相关的分子，以及顶体蛋白酶原、β 半乳糖苷酶等顶体内分子也会发生分子量大小的改变。

3. 精子膜的变化　精子膜是顶体反应发生、精子与卵子识别和结合中的重要结构，精子头和尾部各部分的膜极不均一。精子在附睾运行的过程中，精子膜内磷脂分子的内部结构、胆固醇的含量及膜蛋白的含量与组成发生改变，从而使精子膜的流动性逐步降低。

四、雌雄配子的遗传特征与遗传病

（一）遗传学三大定律

减数分裂过程中同源染色体分离，非同源染色体随机组合，主要遵循遗传学三大定律，即分离定律、自由组合定律和连锁定律，从而保证物种遗传的性状稳定。

1. 分离定律（law of segregation）　又称为孟德尔第一定律。同源染色体上的等位基因决定相对性状。在减数分裂形成配子的过程中，细胞内的同源染色体分离，同源染色体上的基因随之分离，随机分配到两个不同配子中，来自母本和父本的配子相结合，产生新的子代。携带显性基因（AA 或 Aa）的生物体表现为显性性状，携带一对纯合隐性基因（aa）的生物体表现为隐性性状。

根据分离定律，具有相对性状的两纯合亲本杂交，F_1 代均表现为显性性状，具有显性性状的两杂合亲本自交，其 F_2 代发生性状分离，基因型产生 AA：Aa：aa = 1：2：1 的分离比，显性性状：隐性性状 = 3：1（图 2-2-1）。

2. 自由组合定律（law of independent assortment）　又称为孟德尔第二定律。当亲本存在两种或两种以上相对性状时，F_1 代减数分裂形成配子时，同源染色体上的等位基因分离，非同源染色体上的非等位基因自由组合（图 2-2-2）。

如图 2-2-2 所示，根据自由组合定律，携带两个纯合显性基因的黄色圆粒豌豆与纯合隐性基

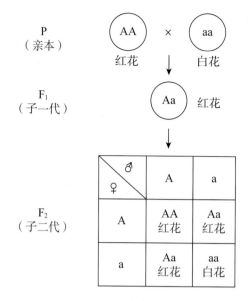

图 2-2-1 分离定律

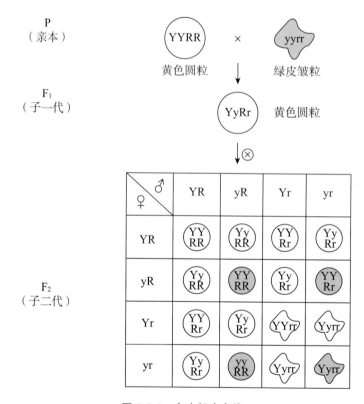

图 2-2-2 自由组合定律

因的绿色皱粒豌豆亲本杂交，产生的 F_1 子代均为杂合子（YyRr），均表现为显性性状。根据分离定律，杂合的 F_1 代自交形成的配子，Y 与 y 分离，R 与 r 分离，随机进入 F_2 代配子中，产生16 种组合、9 种基因型的合子，F_2 代发生性状分离，表型为黄色圆粒、黄色皱粒、绿色圆粒、绿色皱粒。

3. 连锁定律（law of linkage） 是孟德尔自由组合定律的补充。在减数分裂过程中，同一染色体上的基因相互连锁，常作为一个单位进行传递（连锁律），同源染色体上的各对等位基因之间也可以发生交换，因此，同一条染色体上不同基因之间可以发生分离和重组（交换律）。在减数分裂过程中，同源染色体联会和交换是交换律的细胞学基础。

一般来说，基因距离越远，发生交换的概率越大。交换率可以反映同一染色体两个基因之间的相对距离。

交换率＝重组型配子数 / 总配子数 ×100%＝重组型个体数 /（重组型个体数＋亲本型个体数）×100%

（二）遗传方式

1. 常染色体显性（autosomal dominant，AD）遗传　是指决定一种性状的基因位于第 1 ~ 22 号染色体上，且为显性基因。根据其表型又分为完全显性遗传和不完全显性遗传。

（1）完全显性遗传：是指杂合子的表型与显性纯合子的表型完全一致。具有以下遗传特征：致病基因位于常染色体，男女发病机会均等；患者家系可出现连续几代患病；双亲无患者，子女一般不患病。

（2）不完全显性遗传：又称为半显性遗传，指杂合子的表型介于显性纯合子和隐性纯合子的表型之间。如软骨发育不全，显性纯合子患者病情较重，可导致胎儿或新生儿死亡，而杂合子患者常常可生存，仅表现为身材矮小、躯干长、四肢短等症状。

2. 常染色体隐性（autosomal recessive，AR）遗传　指决定性状的隐性基因位于 1 ~ 11 染色体上。该类遗传病杂合子不发病，仅由纯合隐性基因致病。常见的常染色体隐性遗传有白化病、苯丙酮尿症、丙酮酸激酶缺乏症、肝豆状核变性等。

3. 性连锁遗传病

（1）X 连锁显性（X-linked dominant，XD）遗传：控制遗传性状的显性基因位于 X 染色体上，若父亲 X 染色体携带致病基因，则仅女儿患病；若母亲 X 染色体携带致病基因，则子女均可患病，既可遗传给儿子，又可遗传给女儿。这种遗传方式称为 X 连锁显性遗传，通过 XD 引起的疾病称为 X 连锁显性遗传病，如抗维生素 D 佝偻病、奥尔波特（Alport）综合征、口面指综合征 I 型、鸟氨酸氨甲酰基转移酶缺乏症等。

（2）X 连锁隐性（X-linked recessive，XR）遗传：控制隐性性状的基因位于 X 染色体上。该类疾病特征：①男性患者远多于女性患者；②若双亲均未患病，儿子可能发病，女儿不发病；③交叉遗传；④若女性患病，其父亲一定患病，母亲一定是患者或携带者。常见的 X 连锁隐性遗传病有血友病、红绿色盲、鱼鳞病、肾性尿崩症、葡萄糖 -6- 磷酸脱氢酶缺乏症和雄激素不敏感综合征等。

（3）Y 连锁遗传（Y-linked inheritance）：决定遗传性状的基因位于 Y 染色体上。由于女性无 Y 染色体，因此在 Y 染色体连锁遗传病中，仅男性遗传。如无精子症因子（azoos permia fact，AZF）缺失导致的无精子症、睾丸决定因子（testis determination factor，TDF）基因突变或缺失导致的性腺发育不全等疾病。

（三）线粒体遗传病

1. 线粒体遗传学特点　线粒体（mitochondrion）是除细胞核外唯一含有 DNA 的细胞器。线粒体既受核基因组遗传系统的调控，又具有自己的 DNA 和蛋白质合成体系，因此为半自主性细胞器。线粒体基因组（mitochondrial genome，mtDNA）是独立于细胞核染色体 DNA 外的闭环双链分子。人类 mtDNA 全长 16 569 bp，具有轻重两条链，编码 37 个基因，22 个 tRNA、2 个 rRNA（12S 和 16S）及 13 种酶。mtDNA 仅通过卵母细胞传递给下一代。mtDNA 遗传特征如下。

（1）半自主性：线粒体具有独立的遗传物质，可以独立复制、转录、翻译。此外，细胞核 DNA 又编码大量蛋白以维持线粒体结构和功能，故 mtDNA 又受核基因组遗传系统调控，因而是一种半自主性细胞器。

（2）mtDNA 所用遗传密码和通用密码子不同：在线粒体遗传密码中，有 4 个密码子与核基因通用密码不同：AUA 编码甲硫氨酸（Met）而不是异亮氨酸（Ile）；UGA 编码色氨酸（Trp）而不是终止密码子；AGA 和 AGG 是终止密码子而不是精氨酸（Arg）密码子（表 2-2-1）。

表 2-2-1 mtDNA 遗传密码子

密码子	核基因组编码蛋白	mtDNA 编码蛋白
UGG	Trp	Trp
UGA	终止密码子	Trp
AGG	Arg	终止密码子
AGA	Arg	终止密码子
AUG	Met	Met
AUA	Ile	Met

（3）母系遗传：mtDNA 仅能通过卵母细胞传递给下一代，因此母系遗传是 mtDNA 最主要的特征。

（4）异质性：每个细胞中都含有数千个 mtDNA，这些 mtDNA 由于缺乏组蛋白保护，突变率极高，因此，在每个细胞中不仅存在大量野生型 mtDNA，还存在不同突变型 mtDNA，造成线粒体基因组异质性。

（5）阈值效应：正常情况下，细胞中突变的 mtDNA 数量不足以影响细胞的正常功能，只有突变型 mtDNA 在细胞中达到一定比例时，才导致细胞组织功能受损，称为阈值效应。

（6）复制分离：在细胞分裂过程中，突变型和野生型 mtDNA 随机分配到子细胞中，使子细胞的突变型 DNA 比例与亲代细胞不同，从而导致子代细胞异质性变化，称为复制分离。早期胚胎发育过程中，mtDNA 并不复制，而是随机分配到子代中，因此，早期胚胎分裂以后，女性子代原始性腺细胞中 mtDNA 含量较少。

近年也有案例发现，来自父亲的 mtDNA 也可以遗传给后代，可能是由于在受精过程中，父亲的精子将他的 DNA 转移到了卵子中，尽管这种情况罕见，随着科技的不断进步，DNA 分析逐渐深入，可能会有更多的案例被报道。

2. 线粒体临床疾病 mtDNA 是影响卵母细胞质量的关键因素之一。随着年龄增长，卵母细胞线粒体自由基活性增强，与核基因组 DNA 不同，mtDNA 由于缺乏组蛋白和染色质结构的保护而易于突变，且线粒体内缺乏 DNA 损伤修复，因此 mtDNA 突变后难以修复，从而遗传至子代。然而，大多数有害的突变会被淘汰，因此，尽管突变 mtDNA 很普遍，但线粒体遗传病并不常见。

线粒体脑肌病伴高乳酸血症和卒中样发作（mitochondrial encephalomyopathy with lactic acidosis and stroke-like episode，MELAS）是最常见的线粒体遗传病，又称 MELAS 综合征，它是一种进行性神经功能减退伴多系统障碍综合征。MELAS 常起病于儿童早期，80% 的 MELAS 患者存在 *MTTL1* 基因 A3243G 突变，由于 mtDNA 具有异质性，当 A3243G 突变在肌肉组织中含量较多，达到 90% 以上时，复发性休克、癫痫、共济失调风险增加。当 A3243G 突变异质性达到 40% ～ 50% 时，可能出现慢性进行性眼外肌麻痹、肌病、耳聋等表现。

莱伯遗传性视神经病变（Leber hereditary optic neuropathy，LHON）最早于 1987 年由德国眼科医师 Theodor Leber 发现并以他的名字命名。单个 mtDNA 突变即可导致 LHON，也有少部分 LHON 通过二次突变致病。90% 的患者携带 *MTND1* 基因 G11778A、G3460A、T14484C 突变，其中 G11778A 突变最为常见，患者通常 20 ～ 30 岁发病，以急性或亚急性发作的球后视神经炎起病，首发症状为视物模糊，随后出现失明。该病男性患者约为女性患者的 5 倍，均为母系遗传。

肌阵挛性癫痫伴破碎红纤维综合征（myoclonic epilepsy and ragged-red syndrome）患者多于

童年起病，表现为肌阵挛性癫痫短暂发作、共济失调、肌病、轻度痴呆、耳聋等。主要突变为MTTK*MERRF8344G，病情的程度与该突变在线粒体中所占比例相关。

线粒体脑肌病（Kearns-Sayre syndrome，KSS）患者多在 20 岁前发病，表现为慢性进行性眼外肌麻痹、视网膜色素变性，还可能伴有心脏传导阻滞、共济失调、耳聋、智力低下、身材矮小、肌无力、糖尿病等，预后差。KSS 患者主要致病原因为 mtDNA 结构改变，多存在大片段缺失和重排。

随着检测技术的发展和医疗水平的进步，越来越多的线粒体遗传病被发现并被逐渐认知，其他一些常见的并可能与 mtDNA 相关的疾病包括亚急性坏死性脑脊髓病（利氏病）、帕金森病、非胰岛素依赖型糖尿病、线粒体心肌病等。然而，线粒体疾病的治疗仍然是一个重要的医学难题，2014 年我国学者使用的极体基因组置换技术有望实现线粒体遗传病的阻断。

（北京大学第三医院妇产科　李　默）

第三节　有丝分裂与生殖疾病发生

有丝分裂（mitosis）是细胞周期的重要阶段，是体细胞产生子代细胞的过程。人类配子（卵子或精子）是单倍体细胞，含 23 条染色体，包括 22 条常染色体和 1 条性染色体（X 或 Y 染色体），称为一个染色体组。卵子和精子结合为含有 46 条染色体的合子（即受精卵）后开始有丝分裂，最终发育成个体。染色体随有丝分裂各分期的变化而表现出不同的结构特点，有丝分裂包括前期、中期、后期及末期四个阶段。发生在有丝分裂过程中的染色体异常（染色体数目和结构异常）是生殖疾病的遗传病理基础之一。

一、有丝分裂

有丝分裂又称间接分裂（indirect division），是体细胞生成子代细胞的过程，也是高等真核生物细胞分裂的主要方式。在有丝分裂的过程中，细胞核会发生一系列复杂的变化，随后细胞通过形成有丝分裂器（mitotic apparatus），将遗传物质平均分配到两个子代细胞中，有利于细胞在遗传上保持相对稳定。同时染色体在有丝分裂的各个时期也会表现出不同的结构特点。有丝分裂过程中的染色体畸变是染色体疾病以及肿瘤发生的遗传病理基础之一。有丝分裂是一个连续动态的变化过程，持续时间为 0.5 ～ 2 小时，根据分裂细胞形态和结构的变化，有丝分裂可被分为前期、中期、后期及末期。

（一）前期

前期（prophase）细胞变化的主要特征为染色质凝集、分裂极确定、核仁缩小解体以及纺锤体形成。有丝分裂前期，可以在光学显微镜下用肉眼将染色体模糊辨认出来。核内松散的染色质纤维螺旋化并发生折叠是此期起始的标志。线状的染色质纤维逐渐凝集成棒状或杆状的染色体，每条染色体包括两条染色单体，它们通过着丝粒相互连接。着丝粒两侧附着的是动粒，它们由多种蛋白质组成并在电镜下呈板状或杯状的复合结构。在染色质凝集过程中，最开始分布于细胞同一侧并已经完成复制的两个中心体（centrosome）开始沿着核膜的外围向细胞两极移动，细胞分裂极由它们最终到达的位置决定。在染色质凝集过程中，因染色质上的核仁组织中心组装到了所属染色体中，导致 rRNA 合成停止，核仁开始逐渐分解，并最终消失。同时，细胞膜开始破裂，纺锤丝（spindle fiber）开始形成。纺锤体（spindle）是一种出现在前期末，对细胞分裂及染色体分离有重要作用的临时性细胞器，由星体微管、动粒微管和重叠微管纵向排列构成。在细胞进入前期末时，染色体的凝集程度开始增强，染色体会变得更短、更粗，此时染色体在细胞中的分布并没有什么规律。随着动粒微管的作用，染色体发生剧烈的震荡和摇摆，并逐渐移向细胞中央的赤道面。

（二）中期

染色体在中期（metaphase）时处于最大限度的凝集，因此，染色体的长度不会很长，一般在 400 带左右，中期细胞染色体的形态很好。此期所有染色体都排列在细胞的赤道面（equatorial plane）上。在人类细胞中，最大的几条染色体靠近赤道面的中部，较小染色体则位于其周围。此期有一个至关重要的结构，称为有丝分裂器，它是由染色体、星体、中心粒及纺锤体所组成的。有丝分裂器在中期以后发生的染色体分离、染色体移动到两极以及平均分配到子代细胞等活动中起到了关键性作用。此外，此期染色体特别适合进行染色体数目、结构等细胞遗传学的研究以及临床上对于肿瘤和遗传病的分析诊断也有一定的意义。

（三）后期

进入后期（anaphase），各染色体上的着丝粒开始发生纵裂，使两条姐妹染色单体发生分离，并在纺锤体纤维的牵拉下向细胞的两极移动。在移动过程中，一般着丝粒在前，而染色体的两臂在后，因此，在形态上可呈现 V 形、J 形或棒形。在后期结束时，细胞两极各排列了一半的染色体。如果细胞分裂没有错误，两极所排列的染色体则完全相同。在此期，染色体数量畸变发生的重要机制是染色单体不分离或者部分分离。

（四）末期

末期（telophase）是细胞有丝分裂的最后阶段，其特点是两个子代细胞的核形成与胞质分裂。随着后期末染色体移动到两极，染色体完成平均分配，染色体发生了与分裂前期相反的解聚过程。每个子代细胞所含的染色体完全一致。

当细胞分裂进入后期末或末期初时，在中部质膜的下方出现了大量肌动蛋白和肌球蛋白聚集形成的环状结构，称为收缩环（contractile ring）。由收缩环中的肌动蛋白、肌球蛋白装配而成的微丝束可以通过相互滑动使收缩环不断缢缩，直径不断减小，同时与其相连的细胞膜开始逐渐内陷，形成分裂沟。在分裂沟不断加深的过程中，细胞形状开始发生变化，如椭圆形、哑铃形，当分裂沟深至中央时，细胞在此发生断裂，胞质分裂至此完成。细胞核、细胞质和细胞膜共同完成的分裂过程称为胞质分裂（cytokinesis）。胞质分裂过程所需要的能量是由 ATP 提供的。胞质分裂和核分裂并不一定是完全同步进行的。此外，一些多核细胞（如破骨细胞、骨骼肌细胞和干细胞）只发生核分裂而不发生胞质分裂。有丝分裂生成的两个子代细胞都属二倍体，所含的遗传物质与其亲代细胞完全相同。现已知道，分裂沟发生的时间和部位与纺锤体的位置是密切相关的，纺锤体的位置决定着两个子代细胞的大小，当纺锤体位于细胞中央时，细胞对称分裂，产生的两个子代细胞大小是均等的，成分是相同的。相反，不在细胞中央的纺锤体将导致细胞的不均等分裂，所产生的子代细胞在大小与成分上均有差异。

二、受精卵及卵裂期胚胎的有丝分裂

（一）受精卵的形成

单倍体的精子与卵子结合形成二倍体合子即受精卵的过程，称为受精（fertilization），该过程起始于精子质膜与卵子质膜的接触，结束于雌、雄原核的融合，一般在输卵管的壶腹部进行。该过程可以保证双亲的遗传作用，恢复染色体二倍体数目。受精的意义不仅在于精子与卵子的结合，恢复了细胞的二倍体核型，同时还可以将个体发生过程中产生的变异通过生殖细胞遗传下去，保证了物种的多样性，在生物进化上具有重要意义。受精过程一般包含以下几个步骤：精子获能、精卵识别及相互作用、卵子激活、原核形成及发育。

1. 精子获能 新射出的哺乳动物的精子不能使卵子受精，需要在雌性生殖道中经历一系列生理、生化变化，才能获得受精能力，这个过程称为精子获能（capacitation）。人体内生理性获能的时间为 5 ~ 6 小时。大量获能的精子接触到卵子周围的放射冠后，释放顶体酶解离放射冠的卵丘细胞，这样精子才可直接接触透明带。

2. **精卵识别及相互作用** 精卵之间的识别和结合发生在卵子透明带上，与精子结合的卵子透明带表面成分称为精子受体（sperm receptor），与卵子结合的精子表面成分称为卵子结合蛋白（egg-binding protein）。因此，精子与卵子之间的识别和结合是通过精子表面的卵子结合蛋白与卵子透明带表面的精子受体相互作用而实现的。精子与卵子透明带之间的识别又分为初级识别和次级识别。获能后的精子与透明带之间首先发生初级识别，诱发精子发生顶体反应。顶体反应（acrosome reaction，AR）指的是精子穿过卵丘细胞后其表面的卵子结合蛋白与透明带上的精子受体识别并结合，诱发精子头部顶体内容物发生胞吐释放顶体酶的过程。顶体反应后，精子与透明带发生次级识别与结合，顶体反应释放的水解酶与精子本身运动协同作用，使精子穿过透明带。精子穿过透明带到达卵周隙后，精子头部赤道段的质膜又与卵质膜发生融合，此时，精子进入卵子。

3. **卵子激活** 卵巢排出的卵子未受精时处于休眠状态，代谢降低，细胞内 DNA 转录和蛋白质合成停滞，此时处于减数分裂 II 中期（M II）。一旦有精子进入，卵子被激活，"发育阻滞"的卵子将继续发育，启动一系列生化事件的发生、代谢的变化，并完成减数分裂，最终导致细胞分裂、分化和新的生命个体的诞生。卵子的这种复苏过程被称为卵子激活。

精卵结合后，卵子浅层胞质内的皮质颗粒（cortical granule）立即释放溶酶体酶，改变透明带性质，特别是使透明带上的精子受体发生变性使之不再与精子结合，从而阻止了其他精子穿越透明带，这一过程称为透明带反应（zona reaction）。透明带反应有效地阻止了多精入卵现象的发生。卵子激活后，迅速完成减数分裂 II，并释放第二极体。

4. **原核形成及发育** 精子入卵后，精子核膜解体，逐步形成雄原核（male pronucleus），卵子的染色体形成雌原核（female pronucleus），核仁出现，雌、雄原核同步发育。雌、雄原核逐步向中央靠近，在靠近的过程中他们分别各自完成一次 DNA 的复制，虽然二者靠近并接触，但并未发生实质意义上的融合，直到该受精卵发生第一次卵裂的时候，父母双方遗传物质的融合才得以实现，形成合子核。随后启动有丝分裂，雌、雄染色质混合后第一次有丝分裂纺锤体的形成标志着受精结束和胚胎发育的开始。一般从精卵质膜融合到雌、雄原核形成合子核需要 12 小时。

（二）2-8 细胞胚胎的有丝分裂

1. **卵裂** 受精卵一旦形成，便向子宫方向移动，同时进行有丝分裂。受精卵中的雌、雄原核融合后，在细胞质中发生重排，然后进行分裂和分化，从而开始多细胞有机体的形成过程。由于受精卵迅速有丝分裂后的子细胞被透明带包裹，且来不及伴随体积和物质的增加，只有原受精卵的细胞质被不断分到子细胞中，因此随着透明带中子细胞数目的增加，其体积会逐渐变小，核质指数不断增大。受精卵的这种特殊的有丝分裂称为卵裂（cleavage），卵裂形成的子细胞为卵裂球。

与体细胞的有丝分裂相比，受精卵的卵裂具有以下三个特点：①伴随着一定程度的卵内物质的重新分配；②由于第一个特点而产生的核质比例越来越大；③细胞间期较短，分裂速度快，迅速形成囊胚。在所有情况下，核分裂和质分裂必须协调，卵裂成多个细胞区。

2. **卵裂类型** 不同动物卵裂模式各异，主要由两个因素决定：一个是卵质中卵黄的含量及其分布情况（卵黄丰富的一极称为植物极，而卵黄相对较少的一极称为动物极）；另一个是卵质中影响纺锤体方位、角度和形成时间的一些因子。

一般来说，含相对较少卵黄的受精卵，其卵裂方式为全裂（holoblastic cleavage），也就是卵裂沟通过整个卵子；含大量卵黄的受精卵，卵裂方式为偏裂（meroblastic cleavage），卵裂时卵裂沟受到卵黄的阻碍不能通过整个卵而出现的局部裂即为偏裂。全裂分为多种类型，如辐射型卵裂（radial cleavage）、螺旋型卵裂（spiral cleavage）、两侧对称型卵裂（bilateral symmetric cleavage）和旋转型卵裂（rotational cleavage）；偏裂有盘状卵裂（discoidal cleavage）和表面卵裂（superficial cleavage）。

（1）旋转型卵裂：人为旋转型卵裂，卵子在输卵管壶腹部受精后排出第二极体，大约在受精后 30 小时，第一次卵裂开始。第一次卵裂是正常的经线裂，但在第二次卵裂时，其中一个卵裂球是经线裂（meridional cleavage），另一个卵裂球为纬线裂（equatorial cleavage），这种方式即旋转型卵裂。之后卵裂变得缓慢且不同步，有时候会出现奇数细胞。第二次卵裂在受精后 40 小时完成，产生 4 个相等的卵裂球。第三天发育到 6～12 细胞期，第四天的胚胎由 16～32 个细胞组成。在此过程中，输卵管中的纤毛推动胚胎向子宫移动。

（2）辐射型卵裂：是最简单的卵裂。例如文昌鱼、海鞘都是典型的辐射型卵裂。当原核融合后，第一次有丝分裂形成的纺锤体正好和卵的动植物极垂直，第一次卵裂和第二次卵裂均为经线裂，第三次卵裂为纬线裂，通过动植物极中间的赤道部位将彼此分开。通过 3 次卵裂形成 8 个大小相等的卵裂球。第四次卵裂仍为经线裂，产生 16 个细胞，以后继续卵裂产生 32、64、128、256 个细胞，其中经线裂和纬线裂交替进行形成囊胚。

（3）螺旋型卵裂：这种胚胎的卵裂方向不是与卵轴呈平行或垂直方向进行，每次的卵裂方向之间有一定角度。在分裂到 8 细胞期时，动物极半球的 4 个卵裂球正好位于植物极半球的 4 个卵裂球之间。这种卵裂方式的代表动物为扁虫、线虫、环节动物及软体动物。

（4）两侧对称型卵裂：这种卵裂类型特点是在第一次卵裂就确定了胚胎的对称面，以后的卵裂都围绕这个对称面进行。

（5）盘状卵裂：卵裂时子细胞之间的细胞质并不完全分开。在卵表面先进行极少量的垂直分裂，随后进行与卵表面平行的分裂。卵裂只在卵表面的一个很小区域内进行。这种卵裂方式的代表动物为现代鱼类、爬行类及鸟类。

（6）表面卵裂：细胞核分裂但细胞质并不分开，之后大多数细胞核迁移到卵表面的细胞质中，表面细胞质在细胞核之间分裂。这些动物的卵为中央黄卵，代表动物为昆虫。

（三）桑葚胚的有丝分裂与致密化

胚胎卵裂与桑葚胚阶段的主要目的是增加细胞的数量。当卵裂第三天，卵裂球数目达 12～16 个时，形成实心致密外周包有透明带的多细胞球状细胞团，外观形如桑葚，故称桑葚胚（morula）。人类等哺乳动物具有典型的桑葚胚，但时间比较短。桑葚胚的形成是胚胎早期发育的标志性事件，标志着胚胎已由单细胞期进入多细胞期，并且出现了细胞分化。

1. 桑葚胚的有丝分裂 桑葚胚阶段的细胞周期主要以连续的 S 期（DNA 复制）和 M 期（染色体均等分配）交替进行，几乎没有 G1 和 G2 期。现已知，在卵子成熟过程中，卵的胞质内积累了大量 DNA 复制相关蛋白质的 mRNA，此外，还有相关组蛋白的 mRNA，数目多、种类全，所以一旦受精后的卵子被激活，其 mRNA 将快速进入翻译阶段，为 DNA 复制提供所需蛋白质，使得遗传物质的复制过程在半小时内即可完成。紧接着，组蛋白也快速完成翻译过程，在相关因子的作用下快速进入 M 期。这种只有 S 期和 M 期的卵裂阶段，在短时间内有利于细胞数目快速增多和胚胎生长。

2. 致密化 致密化作用是包括人在内的哺乳动物早期胚胎发育过程中的一个重要事件，人类在 16 细胞期发生致密化。随着致密化的进行，卵裂球发生明显的极性变化，称为极化（polarization），胚胎细胞极性的出现是胚胎细胞分化的开始。

卵裂开始时，各个卵裂球之间有足够的空间，它们呈松散型排列，但随着卵裂的继续，卵裂球的行为发生了巨大的改变。它们突然挤在一起，卵裂球之间的接触面积越来越大，胚胎逐渐形成一个致密的细胞球体。这个过程称为致密化（compaction），也称紧密化，原来结合比较疏松的卵裂球开始变得扁平，胚胎显示出内、外极性。卵裂球之间致密排列是由于外层细胞之间形成了稳固的紧密连接而内层细胞之间形成了缝隙连接，这种连接将球的内部完全封闭起来，但细胞之间还可以进行联系，允许一些信息分子、小分子物质和离子相互往来。当紧密连接完善之后，胚胎的渗透性开始发生改变，胚胎内部开始积聚液体产生囊胚腔，使胚胎扩展增大。

（四）囊胚的有丝分裂与位置决定论

1. **囊胚的有丝分裂** 卵裂第四天时，桑葚胚进入子宫腔内，其细胞继续分裂，当卵裂球数目达到 100 个左右时，桑葚胚开始吸收液体，细胞间出现若干小的腔隙，其逐渐汇合成一个大腔，胚呈囊泡状，这时的胚胎称为囊胚（blastula），也称胚泡（blastocyst）。囊胚的中心为囊胚腔（blastocoele），也称胚泡腔（blastocyst cavity）。外层细胞发育为滋养层细胞（trophoblast cell），这些细胞将分化形成非胚胎本体结构，如绒毛膜等组织以及胎盘的外部结构。这些组织能使胎儿从母体获得氧气和营养物质，并且能分泌激素，使母体的子宫接纳胎儿，同时还能产生相关免疫反应的调节因子，使母体对胎儿不产生排斥反应。一旦滋养层形成后，胚胎就能植入子宫内膜。囊胚的内部细胞成为内细胞团（inner cell mass，ICM），内细胞团将分化形成胚胎的本体及与其相连的卵黄囊、尿囊和羊膜等。内细胞团细胞不仅形态上不同于滋养层细胞，而且在发育早期两者就开始合成不同的物质。

2. **位置决定论** 桑葚胚的细胞不仅可以发育成胚胎，还可以发育为胎盘及其他相关组织。那么细胞是如何进行分化的呢？它将成为机体的哪一个部分？它是接受了什么样的指令进行分化，或成为胚胎本体的一部分，抑或成为一个支持滋养胚胎发育的胚外组织呢？研究者们通过对活胚的观察研究并提出了决定哺乳动物囊胚细胞命运早期分化的理论——位置决定论：一个细胞是发育成滋养层细胞还是内细胞团细胞，完全是由致密化后细胞所处的位置决定的。位于内部的细胞所产生的子细胞将组成内细胞团，位于外部的细胞产生的子细胞大多构成滋养细胞层。

从桑葚胚向囊胚的转化过程中，胚胎的代谢活动发生了显著的变化，对营养物质的需求显著增加，同时从输卵管移行到宫腔并从此处获取氧气和营养物质，以此来支持胚胎的继续发育和着床。胚胎在向子宫移动的过程中体积逐渐增大。胚胎外的透明带的作用是防止胚胎与输卵管壁发生粘连，如果没有透明带的存在，胚胎在输卵管着床，可导致异位妊娠，严重者可能造成大出血等危及生命的并发症。胚胎到达子宫时，胚胎细胞分泌 strypsin（一种类胰蛋白酶），它能消化透明带的纤维基质，在透明带上形成一个孔道，这时胚胎可从孔中挤出与子宫壁接触，经过一系列反应后，胚胎植入子宫壁，从而完成着床。

三、有丝分裂异常与生殖疾病的发生

在有丝分裂过程中，一个母细胞产生两个子细胞，通常情况下子细胞与母细胞具有相同的遗传物质，从而保证遗传物质的稳定性和完整性。然而有丝分裂并不是绝对正确的，发生在着床前胚胎有丝分裂中的错误会导致细胞内染色体数目等改变，出现非整倍体胚胎，造成胚胎发育停滞、着床失败、流产等不良妊娠结局，能存活并出生的个体往往也存在性腺发育障碍等生殖相关疾病，严重危害生育健康。

（一）有丝分裂错误导致染色体异常的机制

有丝分裂异常在人类着床前胚胎中发生频率较高，其机制如下。

1. **染色体不分离（nondisjunction）** 在细胞进行有丝分裂时，姐妹染色单体不能正确分离，导致其不能平均分配到两个子细胞内，造成一个子细胞缺少一条同源染色体，而另一个子细胞增加一条同源染色体的现象称为染色体不分离。合子形成后，若合子细胞最初染色体是正常的，但在之后的某次有丝分裂时发生姐妹染色单体不分离，则会产生染色体异常的细胞系。正常细胞系与异常细胞系并存，称之为嵌合体。通常情况下，染色体不分离发生的时期越晚，嵌合体内正常二倍体细胞所占比例越大，临床症状也就越轻。若染色体不分离发生在配子形成的减数分裂时期，所形成的二体配子和缺体配子与正常配子结合后，就会分别出现合子细胞中某一染色体的三体和另一合子细胞中该条染色体的单体，往往会造成流产或严重的出生缺陷。

2. **染色体后期迟延（anaphase lag）** 是指在细胞有丝分裂后期，姐妹染色单体已分离，某一姐妹染色单体在向一极移动时，由于着丝粒没有与纺锤体相连，不能牵引到细胞的一极参与新细胞核的形成，或是由于某种原因而迟滞在细胞质中被分解、丢失的现象。染色体后期迟延可导致染色体的丢失及嵌合体的形成，常见的染色体核型有 46,XY/45,X 和 46,XX/45,X。

3. 其他机制 细胞过早分裂（premature cell division）、胞质分裂失败（errors in cytokinesis）、细胞融合（cell fusion）和染色体断裂（chromosome break）等也是可能导致非整倍体的机制。有丝分裂时，DNA 未进行复制的细胞过早分裂可形成单倍体细胞；DNA 正常复制，而在分裂中期核膜没有破裂、纺锤体没有形成，或在后期及末期细胞质没有分离，导致细胞没有分裂，则会形成多倍体细胞。胞质分裂失败或不对称导致双核细胞、四倍体和染色体混乱。

（二）着床前胚胎的染色体异常

人类着床前胚胎中有丝分裂异常造成胚胎非整倍体的频率存在较大的异质性，染色体异常的嵌合胚胎的出现频率从 15% 到 90% 以上不等，这主要是由于用于研究的胚胎类型、胚胎发育阶段、统计方法等不同导致的。有丝分裂导致的染色体异常涉及所有染色体，其中高频染色体主要有性染色体、8 号染色体、2 号染色体、16 号染色体、7 号染色体、13 号染色体、18 号染色体、20 号染色体和 21 号染色体。

在人类胚胎着床前的所有发育阶段都观察到有丝分裂非整倍体。在合子形成后的前三次有丝分裂期间，胚胎卵裂球出现染色体的非整倍体异常的比例非常高。而在胚胎发育后期，由于细胞阻滞、凋亡、非整倍体的主动纠正和非整倍体细胞向胚胎外组织的优先分配等机制，使得胚胎有丝分裂非整倍体率降低。有丝分裂非整倍体细胞的百分比在胎儿和出生后进一步下降。嵌合体现象很可能存在于一般人群的所有个体中，但其水平不显著，且未被发现，也没有明显的表型效应。导致着床前胚胎染色体异常的因素如下。

1. 导致着床前胚胎染色体异常的母源因素 人类基因组的激活发生在 4-8 细胞期，在第一次分裂中，调节染色体正确分离的多种关键蛋白是由卵母细胞提供的。母源 mRNA 和蛋白储备不足可能造成引导和控制细胞分裂机制激活的失败。尽管人类胚胎的整体嵌合率并不会随着母亲年龄的增长而增加，但有丝分裂不分离的概率会增加。卵母细胞内母源物质的储备会影响微管动力学、细胞周期检查点、DNA 修复蛋白、染色体凝聚、端粒缩短和线粒体功能等多个方面。

（1）细胞周期检查点蛋白：细胞周期检查点（cell cycle checkpoint）通过检查每个细胞周期阶段的过程在进入下一个阶段之前是否已正确完成，以确保细胞正确分裂。当出现错误时，检查点会发送信号停止细胞分裂，直至修复完成，如果不可能修复，检查点就会引导细胞凋亡。细胞周期检查点在细胞周期的 G1、G2 和中期（纺锤体组装检查点）阶段发挥作用。G1 检查点确保DNA 合成所需的所有条件都存在，G2 检查点确保细胞周期 S 期和有丝分裂进程中 DNA 的适当复制。当染色体着丝粒附着微管失败时，SAC 蛋白停止细胞周期，直至所有染色体都附着。在卵裂过程中，SAC（solube adenylyl cyclase）的缺失加速了细胞有丝分裂中期向后期的转变，导致微核、染色体错位和非整倍体形成。因此，在人类胚胎着床前发育的过程中，细胞周期检查点功能的减弱或缺失可能导致染色体错误的卵裂球进入并进行有丝分裂，从而导致非整倍体。此外，卵裂球中额外染色体的存在可能导致异常的纺锤体形成和错误的染色体 - 微管附着，从而在随后的分裂中导致基因组不稳定。

（2）染色体粘连蛋白（cohesin）：是一组调节姐妹染色单体粘连在一起和确保染色体正确分离的蛋白。粘连蛋白将两个姐妹染色单体连接在一起，直至后期姐妹染色单体之间的连接被破坏，姐妹染色单体分离。这些蛋白的功能障碍导致染色体过早分离，而延迟其降解则可能导致染色体不分离。

2. 导致着床前胚胎染色体异常的父源因素 中心体是有丝分裂纺锤体的组织中心，由两个中心粒组成，纺锤体微管由中心粒产生。中心体是父源遗传的，中心粒数目异常可导致纺锤体形成异常和染色体分离不良。严重的精子缺陷也可能导致较高百分比的有丝分裂异常和混乱的嵌合胚胎。

3. 其他因素　辅助生殖技术体外操作过程可能会导致着床前胚胎出现有丝分裂异常，温度波动、氧浓度、培养基和激素刺激方案均可影响纺锤体组装和染色体分离。

（三）常见的染色体异常疾病

染色体数目异常可能发生在任何一条染色体上，多数染色体异常胚胎会在妊娠早期发生自然流产而被淘汰，仅约 6% 的染色体异常胎儿可维持宫内生存至分娩出生。能在宫内存活至出生的疾病主要有 13 三体综合征、18 三体综合征、21 三体综合征及性染色体数目异常综合征，这部分人群往往伴有发育迟缓、先天智力低下、多发畸形等临床表型。以下几种疾病是由性染色体异常造成的，同时存在严重的性腺发育障碍。

1. 特纳综合征（Turner syndrome，TS）　也称为先天性无卵巢综合征或先天性性腺发育不全，由 Turner 于 1938 年首次报道，1959 年证实特纳综合征的女性缺失一条 X 染色体。特纳综合征为女性较常见的性染色体异常综合征，为唯一出生后能存活的完全单体疾病，在妊娠的 10 ~ 14 周宫内病死率约为 65%，在女性新生儿中的发病率约为 1/2500，在成年女性中的发病率约为 1/3500。80% 患者唯一的 X 染色体来自母亲，父亲的精母细胞性染色体不分离，导致患者失去另一条 X 染色体。特纳综合征的主要临床特征包括性腺发育不良、原发性闭经、第二性征及内外生殖器发育不全、身材矮小、后发际低、颈蹼和肘外翻，目前对此病各表型的具体发病机制尚不明确。特纳综合征的染色体核型主要是 X 染色体单体（45,XO）或嵌合型（45,XO/46,XX）。

2. 克兰费尔特综合征（Klinefelter syndrome，KS）　也称为克氏综合征，又称为先天性睾丸发育不全或原发性小睾丸症，由 Harry Klinefelter 于 1943 年首次发现。1959 年 Patricia Jacobs 等发现该病患者核型为 47，XXY，比正常男子染色体核型多一条 X 染色体。该疾病的群体发病率为 1/1000。克兰费尔特综合征患者在青春期前与正常人差别不大，但是至青春期后开始出现临床症状并逐渐加重。克兰费尔特综合征主要临床特征为性发育不全、小睾丸、阴茎发育不良、胡须稀少、阴毛呈现女性分布、无喉结、身材高大、皮肤细腻。除少数 47,XXY/46,XY 嵌合体患者外，单纯的克兰费尔特综合征患者都患有无精子症或严重少精子症，是男性不育的常见原因。

3. X 三体及多 X 综合征　超雌综合征（XXX syndrome）患者染色体组成大多为 47 条，即 47,XXX，由 Patricia Jacobs 于 1959 年首次描述。该病发生率约为 1/1000，为女性最常见的 X 染色体异常疾病。超雌综合征的染色体核型有 47,XXX、48,XXXX 等，这种具有三条或三条以上 X 染色体的个体称为超雌。超雌综合征形成的可能原因是正常合子形成后有丝分裂时期发生性染色体不分离，导致了由不同核型细胞系组成的嵌合体，也可能是由于男女配子形成过程中 X 染色体不分离造成的。超雌综合征对性分化影响不大，70% 患者青春期第二性征正常，并可生育后代；约 30% 患者存在原发或继发性闭经、卵巢功能异常、乳房发育不良及伴有智力障碍和精神障碍等症状。该疾病症状的严重程度与染色体的数目有关，随着 X 染色体增多，其症状有加重倾向。

染色体异常往往发生在细胞分裂错误时，在细胞减数分裂和有丝分裂过程中都有可能发生。染色体复制或胞质分裂中出现错误都可以导致染色体数目或结构异常。除了细胞内部原因，环境因素、药物、重金属污染等外界因素也会增加染色体异常风险。另外，染色体异常在人群中的发生频率受孕妇年龄等因素的影响，孕妇年龄越大，其生育染色体病患儿的风险就越大，其中以三体综合征尤为突出。研究有丝分裂异常导致染色体疾病的发生，能够更好地了解人类胚胎染色体异常的原因，从而实现人口的优生优育。

（北京大学第三医院妇产科　李　默）

第四节　性分化异常

正常性分化发育是一个连续而有序的过程，包括受精时合子内染色体性别的成功确立、由遗传性别确立的性腺性别、由性腺性别调控的生殖器官的分化与发育，以及在性激素影响下形成的表型性别。

性器官正常发育的决定因素如下。

（1）有雄激素，外生殖器发育为男性；无雄激素，则外生殖器发育为女性。确切地说，不仅要能产生睾酮，睾酮还得在 5α- 还原酶的作用下转化为双氢睾酮，而且其受体正常时才能发育为正常男性外生殖器。

（2）染色体为 46,XY（或含 TDF）性腺分化为睾丸；46,XX（或不含 TDF）性腺分化为卵巢。

（3）无副中肾管抑制因子，同侧米勒管（副中肾管）分化发育为输卵管、子宫、阴道上段；有副中肾管抑制因子，则同侧米勒管退化，该侧无女性内生殖器。

（4）睾酮促进同侧午菲氏管（中肾管）分化发育为附睾、输精管、精囊；无睾酮作用，则同侧午菲氏管退化，该侧无男性内生殖器。

一、性发育异常的分类

（一）人类性别分类

1. 染色体性别（核性别）　男性 46,XY，女性 46,XX。

2. 性腺性别　卵巢与睾丸各有自己的结构特征，卵巢应有卵泡，睾丸应有生精小管。

3. 内外生殖器性别　男性有输精管、附睾、精囊、前列腺、阴茎与阴囊；女性有输卵管、子宫、阴道、阴蒂、大阴唇与小阴唇。

4. 性激素性别　睾丸主要产生雄激素；卵巢主要产生雌激素。

5. 社会性别　一个人在社会中按男性或女性抚养与生活称为社会性别。在治疗处理性发育异常患者时，需要考虑社会性别，尤其是对于一个成年人，改变社会性别将会对患者的精神和心理造成严重的影响。

6. 心理性别　一个人的性格、爱好、行为、思想、性欲、认同感等符合一种性别，称为心理性别。

（二）性发育异常疾病分类

正常个体六种性别一致。北京协和医院妇产科葛秦生根据多年的临床与基础研究，从上述六种性别中选择了性发育过程中三个最关键的环节（性染色体、性腺与性激素）作为分类的基础，直接将性发育异常疾病按病因分为：①性染色体异常，包括性染色体数目与结构异常。②性染色体正常，但性腺发育异常。③性染色体正常，性腺性质正常，但性激素异常。

二、性染色体异常疾病

（一）先天性卵巢发育不全

Turner 于 1938 年首先描述了此类患者，临床特征为身材矮小、颈蹼和幼儿型女性外生殖器。以后亦称此疾病为特纳综合征（Turner syndrome）。特纳综合征发生率为新生婴儿的 10.7/10 万，占胚胎死亡的 6.5%，是一种最常见的性发育异常。单一的 X 染色体多数来自母亲，因此失去的 X 染色体可能由于父亲的精母细胞性染色体不分离所致。

1. 临床表现　临床特点为身材矮小、生殖器与第二性征不发育、条索状性腺和一组躯体的发育异常。患者身高一般低于 150 cm，女性外阴，发育幼稚，有阴道，子宫小。躯体特征为面部多痣、内眦赘皮、耳大位低、腭弓高、后发际低、颈短而宽、颈蹼、胸廓桶状或盾形、乳头间距大、乳房及乳头均不发育、肘外翻、第 4 或第 5 掌骨或跖骨短、掌纹通关手、下肢淋巴水肿、肾发育畸形及主动脉弓狭窄等。智力多数发育正常。

2. **实验室检查** 黄体生成素（luteinizing hormone，LH）和卵泡刺激素（follicle-stimulating hormone，FSH）从 10 ~ 11 岁起显著升高，且 FSH 的升高大于 LH 的升高。性腺为条索状，长 2 ~ 3 cm，宽 0.5 cm，在相当于卵巢的部位。显微镜下观察可见条索内有薄的皮质、髓质和门部。

3. 诊断

（1）临床表现。

（2）染色体核型检查：染色体为 45,X。需有足够数量的细胞以明确是否有嵌合体存在。特纳综合征的染色体除 45,X 外，可有多种嵌合体，如 45,X/46,XX，45,X/47,XXX，或 45,X/46,XX/47,XXX。临床表现根据嵌合体中哪一种细胞系占多数。特纳综合征亦可由于性染色体结构异常，如 X 染色体长臂等臂 Xi（Xq），短臂等臂 Xi（Xp），长臂或短臂缺失 XXq⁻，XXp⁻，形成环形 Xxr 或易位。临床表现与缺失多少有关。

（3）其他并发症筛查：包括心血管异常、甲状腺异常、肝肾异常等，以便进行相关的预防和治疗。

4. **治疗** 治疗目的是促进身高增长、刺激乳房与生殖器发育、防治骨质疏松。促进身高增长的治疗方法目前仍有争议。

（1）替勃龙：含有雌、孕、雄三种激素，可从 9 ~ 11 岁开始用药，起始隔日或每日 1.25 mg（半片），并随年龄增长而逐渐加量至每日 1 片，是一种价廉、有效的治疗方法，并可改善骨量，是无法承受生长激素治疗患者的良好选择。

（2）生长激素（growth hormone，GH）：治疗效果较为肯定。当患者身高在生长曲线上低于正常女孩的 − 2.0SD，尤其是生长速度小于每年 5 cm 的患者，应考虑给予 GH 治疗。缺点是价格昂贵、需要每天注射、易有糖耐量受损、可能出现轻度的肢端肥大症。

（3）雌激素或雌孕激素周期疗法：用雌激素刺激乳房和生殖器发育效果良好，但需长期使用。过早应用雌激素将促使骨骺早期愈合。一般先促进身高增长，骨骺愈合后再用雌激素使乳房和生殖器发育。大约在 13 岁时（骨龄＞11 岁），单独使用低剂量雌激素治疗，如戊酸雌二醇（补佳乐）1 mg/d 或结合雌激素 0.3 mg/d，可引起一个短暂的生长突增，并可诱导与同龄人相当的第二性征发育。对有子宫的特纳综合征患者，应采用雌孕激素周期疗法（参照性激素补充治疗）。

（二）生精小管发育不良

生精小管发育不良又称为克兰费尔特综合征（Klinefelter syndrome），是一种性染色体数目异常的性发育异常，典型的核型为 47,XXY，亦可有嵌合，性腺为睾丸。发生率为 1/1000 ~ 1/600 男婴。幼年时尿道下裂。患者一般因到青春期睾丸与阴茎不发育，部分患者因乳房发育或肥胖而就诊。患者有正常分化的男性外生殖器，有正常的中肾管，缺乏副中肾管，睾酮水平低下，LH 和 FSH 显著升高。身材偏高，睾丸小而硬，生精小管退化而呈玻璃样变，无生精现象。寿命明显短于正常男性。

（三）超雌

超雌（super-female）为女性有 2 个以上的 X 染色体，是由于正常或异常的卵母细胞或精母细胞在减数分裂 Ⅱ 中发生不分离。其特点是智力低下，生殖器发育幼稚，子宫小。X 越多，智力低下程度越严重，临床常误诊为 21- 三体综合征。

（四）XO/XY 性腺发育不全

染色体为 45,X/46,XY，因而命名为 XO/XY 性腺发育不全，性腺可为双侧发育不全的睾丸或卵巢，一侧发育不全的睾丸或卵睾与一侧发育不全的卵巢或条索状性腺。个别卵巢病理可有原始卵泡，保留卵巢对此类患者十分重要。条索状性腺病理检查尚难以区分是发育不全的卵巢或睾丸。性腺不发育侧，副中肾管系统发育；有功能的睾丸侧，中肾管将发育。若睾丸发育不全，该侧可有部分中肾管与副中肾管两个系统的内生殖器。外生殖器的发育主要根据所分泌的睾酮水平，睾酮不足时，将出现外生殖器模糊。

1. 诊断 临床诊断时需注意：①血中没有 45,X/46,XY 嵌合存在，尚不能除外其他组织中存在嵌合体，可能需进行多种组织染色体检查；②血中 45,X/46,XY 细胞之比不反映其他组织中这些细胞的比例。

2. 治疗 凡有 Y 染色体而性腺发育不全者，性腺发生肿瘤的可能性较大。为预防肿瘤，若按女性生活，预防青春期后出现男性化，应在青春期前切除发育不全的睾丸。

三、性腺发育异常

此类性发育异常，性染色体检查正常，但由于某些因素的影响，性腺在胚胎不同时期发生不同程度的发育不全或退化，造成性发育异常。此类性腺发育异常中以单纯性腺发育不全最多见，且又可分为 XX 与 XY 单纯性腺发育不全，其中以前者最多见。

（一）XY 单纯性腺发育不全

1. 概述 在胚胎早期睾丸不发育，未分泌睾酮和 MIS，副中肾管未被 MIS 抑制而发育为输卵管、子宫与阴道上段，外生殖器未受雄激素影响而发育为女性外阴。目前认为 XY 单纯性腺发育不全的主要病因是由于 *SRY* 基因的异常或 SRY 蛋白作用所必需的另一种基因的功能丧失。其临床特点为双侧条索状性腺，染色体为 46,XY，称为 XY 单纯性腺发育不全（XY pure gonadal dysgenesis）。Swyer 于 1955 年首先描述了此类疾病，故本病亦称为斯威伊尔综合征（Swyer syndrome）。

2. 临床表现及检查

（1）此类患者拥有正常的女性内、外生殖器官，出生后均按女性生活，常因青春期乳房不发育或原发性闭经而就诊。

（2）患者的生长发育和智力正常，但部分患者体型类似去睾者，上肢长，指距大于身高。骨密度显著低于正常。

（3）原发性闭经，青春期无女性第二性征发育，阴毛、腋毛无或稀少，乳房不发育。内、外生殖器发育幼稚，有输卵管、子宫与阴道。使用人工周期可来月经。

（4）成年后血清促性腺激素水平升高，雌激素水平低下，双侧条索状性腺组织学上表现为纤维性结缔组织，有时类似于波状的卵巢间质，但无卵泡。

3. 鉴别诊断 XY 单纯性腺发育不全须与完全性雄激素不敏感综合征（完全型睾丸女性化）和 46,XY 17α- 羟化酶缺乏鉴别。

4. 治疗

（1）切除条索状性腺：XY 单纯性腺发育不全的患者中，有 30% ~ 60% 发生生殖细胞肿瘤，是性发育异常中最容易发生肿瘤的病种。可能的原因包括：①条索状性腺的异常组织和腹腔内的环境相互促进，诱导肿瘤发生；②导致发生 XY 单纯性腺发育不全的基因突变也可能导致肿瘤的发生。肿瘤的类型以生殖细胞瘤（无性细胞瘤和精母细胞瘤）、性母细胞瘤及支持细胞瘤为主，其他恶性肿瘤（如内胚窦瘤、胚胎癌和绒毛膜癌）均少见。因此对所有的 XY 单纯性腺发育不全患者，应切除条索状性腺以避免肿瘤的发生。

（2）雌孕激素序贯法补充治疗：青春期后，应给予雌孕激素序贯法补充治疗以促进女性第二性征的发育，并预防骨质疏松。

（3）生育问题：可通过供卵和体外胚胎移植（试管婴儿）使 XY 单纯性腺发育不全患者成功妊娠。

（二）XX 单纯性腺发育不全

1. 概述 染色体为 46,XX，性腺发育不全可来自基因突变，亦可由于染色体异常所致，因此染色体正常并不除外性腺发育不全。因基因而造成性腺发育不全，其姊妹或母系其他后裔有可能发生此病。

2. **临床表现**　表现型为女性，身高正常，原发性闭经，神经性耳聋发生率稍高。乳房及第二性征不发育，内、外生殖器为发育不良的女性，有输卵管、子宫与阴道。用人工周期可以来月经。性腺呈条索状，出生后均按女性生活，因青春期乳房不发育或原发性闭经就诊。成年时血清雌激素水平低下，促性腺激素水平升高。

3. **治疗**　青春期后应给予雌孕激素序贯法补充治疗，可来月经，并促进女性第二性征的发育，预防骨质疏松，包括周期序贯和连续序贯。

（1）雌激素：可选用戊酸雌二醇 2 mg/d、结合雌激素 0.625 mg/d、半水合雌二醇贴 1 贴 /7 d、雌二醇凝胶 1 计量尺涂于手臂等皮肤，连续应用。

（2）孕激素：可选用地屈孕酮 0 ~ 20 mg/d、微粒化黄体酮胶丸 200 ~ 300 mg/d、醋酸甲羟孕酮 4 ~ 6 mg/d，周期后半期使用 10 ~ 14 d。

（3）复方制剂：①周期序贯方案可用戊酸雌二醇片 / 雌二醇环丙孕酮片复合包装；②连续序贯方案可用雌二醇 / 雌二醇地屈孕酮片（1/10、2/10）。包括戊酸雌二醇 / 雌二醇环丙孕酮片，由 11 片戊酸雌二醇（2 mg/ 片）、10 片戊酸雌二醇（2 mg/ 片）+ 醋酸环丙孕酮（1 mg/ 片）组成；雌二醇 / 雌二醇地屈孕酮片、有 1/10 和 2/10 两种剂量配伍，均由 14 片 17β- 雌二醇和 14 片 17β- 雌二醇 + 地屈孕酮（10 mg/ 片）组成，而 17β- 雌二醇的剂量在 1/10 的配伍中为 1 mg/ 片，2/10 的配伍中则为 2 mg/ 片。

（三）真两性畸形

1. **概述**　真两性畸形（true hermaphroditism）具有卵巢与睾丸两种性腺组织。性腺可以是单独的卵巢或睾丸，也可以是卵巢与睾丸在同一侧性腺内，称为卵睾（ovotestis）。真两性畸形中性腺以卵睾多见。性腺分布多种多样，可以是一侧为卵巢，另一侧为睾丸；或双侧均为卵睾；或一侧为卵巢或睾丸，另一侧为卵睾；或一侧为卵睾，另一侧无性腺。

2. **临床表现**　若性腺为卵睾，副中肾管多数不被抑制。一般均有子宫，但发育程度不一。外生殖器多为发育不良的男性，有尿道下裂，单侧有阴囊及性腺。胚胎期雄激素不足，出生时阴茎与阴囊发育不明显，常作为女性生活。当儿童长大，阴茎发育而引起注意前来就诊。约半数性腺在腹股沟内，有时在疝修补术时发现有性腺。约 2/3 的真两性畸形患者成年后乳房发育，有一部分能来月经，也有男性按月尿血。无智力低下。

3. **诊断与鉴别诊断**　外生殖器有阴茎或阴囊而性染色体为 46,XX 时，应考虑真两性畸形。对真两性畸形，最后必须性腺病理有卵巢和睾丸组织才能准确诊断。真两性畸形有时不易与 45,X/46,XY 性腺发育不全和先天性肾上腺皮质增生症相鉴别，它们外生殖器发育异常类似。

染色体检查：真两性畸形染色体多数为 46,XX，也可为 46,XY（约占 12%）或其他各种嵌合，如 46,XX/46,XY，45,X/46,XY，46,XX/47,XXY，46,XX/47,XXY/49,XXYYY。睾丸的发育需要有 Y 染色体，但真两性畸形常没有 Y 染色体而有睾丸，可能是由于：①发生了 *SRY* 基因的易位（约占 2/3）；②常染色体或 X 染色体发生突变导致 SRY 时，发生睾丸分化；③染色体检查不够详细而漏诊 XY 嵌合型，占少数。真两性畸形发生的根本原因尚在研究之中。

4. **治疗**　真两性畸形发育不全的睾丸发生恶性肿瘤较为少见，46,XX 的肿瘤发生率为 4%，46,XY 的肿瘤发生率为 10%。手术时应保留与社会性别相同的正常性腺。必要时手术时可对性腺做活检，并送冰冻切片行病理学检查。若睾丸部分位于腹腔或腹股沟，应将睾丸固定至阴囊内。若为卵睾，在切除卵巢组织时，应包括少量睾丸组织。同时切除子宫、输卵管，无须切除全部阴道。若社会性别为女性，应切除全部睾丸组织，保留正常的卵巢组织。外生殖器应根据社会性别考虑适时矫形，以便患者能结婚或生育。

（四）睾丸退化

此类患者性染色体为 46,XY。男性胚胎从妊娠 8 ~ 9 周开始外生殖器分化，在妊娠 18 ~ 20 周时完成外生殖器的分化。若胚胎期睾丸在退化之前分泌一段时期的睾酮和副中肾管抑制因子，则外生殖器可有不同程度的男性化和副中肾管不全退化。如阴唇融合，阴蒂稍增大，尿道口在阴蒂根部，属胚胎早期的表现。剖腹探查见双侧有发育不全的输卵管，无子宫。双侧性腺为条索状，病理检查见不发育的性腺，无肿瘤。青春期后用雌激素发育第二性征，成年后考虑行阴道成形术。

四、性激素与功能异常

此组患者性染色体正常，性腺性质与性染色体相符，而主要表现为性激素的合成和（或）功能异常。性激素的合成过程需要多种酶，性激素起作用需要相应的受体。合成酶的缺乏、受体的异常或受体结合后产生的效应异常将影响性激素的产生和作用，形成各种性发育异常。

（一）雄激素过多

1. 先天性肾上腺皮质增生症　雄激素分泌过多最常见的原因是酶的缺乏。肾上腺皮质在合成类固醇激素的过程中缺乏 21α- 羟化酶或 11β- 羟化酶而使皮质醇的合成减少，引起促肾上腺皮质激素（adrenocorticotropic-hormone，ACTH）分泌增加。过度分泌的 ACTH 刺激肾上腺皮质的束状带增生，产生过量的去氧皮质酮和 11- 去氧皮质醇的前体物质，这些前体中的一部分则通过 17α- 羟化酶 /17,20- 裂解酶转而进入雄激素合成途径，进而产生过多的雄激素，在女性患者中造成女性男性化，在男性患者中表现为男性假性性早熟。女性患者染色体为 46,XX，性腺为卵巢，内生殖器有输卵管和子宫，但外生殖器可有不同程度的男性化（图 2-4-1）。

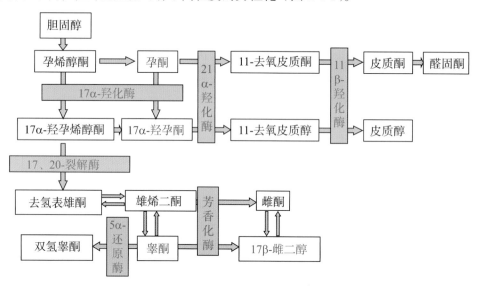

图 2-4-1　类固醇生物合成途径和相关酶

多数 21α- 羟化酶缺乏患者在出生至 5 岁间发病，迟发性肾上腺皮质增生症患者于月经初潮后不久开始出现月经稀发、多毛及痤疮。先天性与迟发性肾上腺皮质增生症的区别在于后者生殖器畸形不明显，而且较为少见。临床需与多囊卵巢综合征相鉴别。

2. 21α- 羟化酶缺乏

（1）临床表现：先天性肾上腺皮质增生症以 21α- 羟化酶缺乏最常见，约占 95% 以上。男女两性发病率相同，约占新生儿的 1/10 000。21α- 羟化酶基因位于第 6 号染色体短臂上（6p21）。其病理特征为：①皮质醇分泌缺乏；②皮质醇 21c 类固醇前体增多；③肾素和血管紧张素分泌增加；④雄激素分泌增加。

单纯男性化型：21α- 羟化酶缺乏导致的女性男性化在胚胎 8 ～ 12 周开始，因此女性患者出生时外生殖器有不同程度的男性化表现。Prader 将不同程度的男性化分为 I ～ V 型。

1）外阴分型（图 2-4-2）

Ⅰ型：阴蒂稍大，阴道口与尿道口正常。

Ⅱ型：阴蒂较大，阴道口为漏斗型，但阴道口与尿道口仍分开。

Ⅲ型：阴蒂显著增大，阴道与尿道开口于一个共同的尿生殖窦。

Ⅳ型：阴蒂显著增大似阴茎，阴茎基底部为尿生殖窦，类似尿道下裂，生殖隆起部分融合。

Ⅴ型：阴蒂似男性阴茎，尿道口在阴茎头部，生殖隆起完全融合，此型常被误认为有隐睾与尿道下裂的男性。

胎儿在 20 周前发病时，外生殖器正在分化与形成过程中，若此时受增高睾酮的影响，可使生殖结节和尿道褶发育为阴茎，生殖隆起不同程度地融合，外生殖器类似男性，如Ⅳ、Ⅴ型。若胎儿在 20 周后发病，阴道与尿道已分化形成，外生殖器将表现为Ⅰ、Ⅱ型。

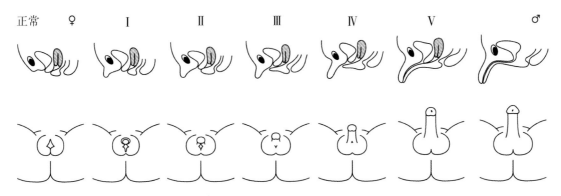

图 2-4-2　Prader 对 21α- 羟化酶或 11β- 羟化酶缺乏时女性外生殖器男性化分型

2）生长速度快，骨骺愈合早：儿童期，一般在小于 4 岁的一个时期出现生长速度快，平均身高比同龄儿大（1～4 岁）。骨骺愈合早，骨龄大于实际年龄，最后的身高比正常同龄人矮，未治疗的患者身高一般在 140～150 cm。

3）抵抗力差：由于皮质醇分泌减少，应激能力差，易感冒、发热等。

4）女性患者男性第二性征发育早：如阴毛、腋毛、胡须、毳毛、喉结、音低、痤疮在儿童期即出现。肌肉发达，体力较同龄者强。乳房不发育。

失盐型： 21α- 羟化酶缺乏重型患者除男性化外，尚有失盐的表现，占患者的 1/3～1/2。新生儿一般在出生后 2 个月内出现呕吐、脱水、不进食、体重下降或伴有休克。血钾高，钠与氯低，尿素氮浓度增高。女性若出现外生殖器男性化及失盐，应考虑为严重的 21α- 羟化酶缺乏。

（2）诊断与鉴别诊断：临床上若婴儿有外生殖器畸形、高血压或呕吐、脱水、失盐等表现，应考虑有先天性肾上腺皮质增生症的可能。成年女性原发性闭经，或偶有继发性闭经而有男性化表现者，亦应考虑先天性肾上腺皮质增生症的可能。应注意了解有无家族史。

地塞米松抑制试验：采用五日法中等剂量地塞米松抑制试验。口服地塞米松 0.75 mg，每 6 小时 1 次，共 5 天，于服药前和服药时 1 天、3 天、5 天 8 AM 抽血测血清 17α- 羟孕酮；服药前和服药 5 天后 8 AM 抽血测血清睾酮水平。一般正常人血清 17α- 羟孕酮基础水平 < 2 ng/ml（相当于 6.06 nmol/L）。先天性肾上腺皮质增生症 21α- 羟化酶缺乏时血清 17α- 羟孕酮基础可高达 10～1000 ng/ml（30.3～3030 nmol/L）。地塞米松抑制试验后可抑制至正常范围。分泌雄激素的肿瘤不被抑制。

（3）内科治疗：先天性肾上腺皮质增生症单纯男性化与高血压型补充足量肾上腺皮质激素以抑制 CRH - ACTH 的分泌，从而抑制肾上腺产生过多的雄激素，纠正电解质代谢紊乱并阻止骨骺过早愈合。临床常用醋酸可的松、氢化可的松、泼尼松、泼尼松龙、地塞米松或合并使用上述药物治疗。开始用大剂量 5～7 天，与抑制试验相仿，以迅速抑制 ACTH 而抑制肾上腺的分泌。

然后减至最小的维持剂量保持血 17α- 羟孕酮在正常范围。绝大多数 4 岁以内患者每日用醋酸可的松 12.5 ~ 25 mg，5 ~ 10 岁每日 25 ~ 37.5 mg，10 岁以上每日 37.5 mg。一日量分 2 ~ 3 次口服，最好 40% 剂量在早上服。遇应激（如感染、外伤、手术）时，需增加激素剂量 1 ~ 3 倍。开始时每个月测一次血 17α- 羟孕酮协助调整剂量，稳定后可 3 ~ 6 个月复查。女性患者需终身服药。

若在 2 岁以内诊断而开始治疗，就能较好地控制阴蒂继续增大与其他男性化的发展，可抑制骨骺过早愈合而造成身材较矮，月经初潮后乳房开始发育。11 岁时开始治疗，骨骺已愈合，身高不易增长。有些男性化体征（如音低、喉结）治疗后改进不明显。婚后亦能妊娠，但易在 3 ~ 4 个月时自然流产，妊娠期应继续服药。

失盐型患者可经及时、正确的诊断和抢救而挽救生命，否则多数于 3 个月内死亡。治疗需静脉滴注氢化可的松 25 ~ 100 mg/d 与生理盐水（含盐 2 ~ 5 g/d）。待呕吐停止，脱水纠正，可逐渐减量，改为口服至维持量。

（4）手术治疗：女性外生殖器畸形须手术整形治疗。整形手术应予保留血管、神经的阴蒂缩小术，扩大融合的会阴。外生殖器属Ⅳ、Ⅴ型而已按男性生活者，成年后不易改变性别，可行阴茎成形术，切除女性内生殖器官。

（5）产前诊断与治疗：此病为遗传病，有家族史者可于妊娠 8 ~ 10 周作绒毛活检术进行 DNA 检测，但较困难。亦可在妊娠 4 个月时取羊水测定胎儿性别和 17α- 羟孕酮、雄烯二酮与血 17α- 羟孕酮。

3. 11β- 羟化酶缺乏 11β- 羟化酶基因位于第 8 号染色体长臂（8q22），11β- 羟化酶缺乏时皮质醇与醛固酮的合成均减少，去氧皮质酮、去氧皮质醇与雄激素均增多，但无失盐表现，血压增高是 11β- 羟化酶缺乏的特征。

4. 非肾上腺来源的雄激素过多

（1）外源性雄激素过多：此类并不多见，若母亲于妊娠期因先兆流产或其他原因服用合成孕激素类药物，如炔诺酮、异炔诺酮或睾酮，可造成女性胎儿外生殖器男性化。在妊娠 12 周前用药可出现阴囊融合。阴蒂增大与用药持续时间有关。

（2）母源性雄激素过多：曾有报道母亲妊娠期雄激素过多而女性胎儿男性化后发现母亲有卵巢分泌雄激素肿瘤。

（二）雄激素缺乏

雄激素合成不足亦可发生于多种酶的缺乏，如 20,22- 碳链酶、3β- 羟类固醇脱氢酶、17α- 羟化酶、17,20- 碳链酶与 17β- 羟类固醇脱氢酶。前二者的缺乏在出生后患儿均早期夭折，后三者除表现为雄激素缺乏外，尚有相应的肾上腺激素分泌不足，其中以 17α- 羟化酶不足较为多见。

1. 17α- 羟化酶缺乏 17α- 羟化酶存在于肾上腺和性腺，此酶缺乏时 17α- 羟化作用受阻，肾上腺合成皮质醇、睾酮和雌二醇及其他相应的代谢产物明显减少。皮质醇低时 ACTH 增多，不需 17α- 羟化酶参与生物合成的激素，如脱氧皮质酮、皮质酮和 18- 羟皮质酮均明显升高，它们均有保钠排钾的作用。

（1）临床表现：患者因缺乏性激素，外生殖器为女性，按女性生活。性腺内缺乏 17α- 羟化酶时，性激素合成受阻。男性患者睾酮、脱氢表雄酮和雄烯二酮合成受阻。外生殖器为女性幼稚型，性腺为发育不全的睾丸，可位于盆腔、腹股沟或阴唇，因胚胎期 MIS 分泌正常，无子宫与输卵管，阴道呈盲端。女性患者雌激素合成受阻，卵巢发育不全，外生殖器发育幼稚，第二性征不发育。由于缺乏雌激素的抑制，骨骺愈合晚，身材偏高。临床呈现高血压和低血钾，抵抗力低，易感冒、发热。

（2）诊断与鉴别诊断：临床遇到有高血压、低血钾、原发性闭经、性激素水平低下、第二性征不发育的患者，应考虑 17α- 羟化酶缺乏的可能。17α- 羟化酶缺乏患者睾酮和雌二醇水平低下，对 hCG 刺激试验无反应。FSH 和 LH 增高。皮质醇水平低下，ACTH 刺激试验反应不良。

（3）治疗：对 46,XY 的 17α- 羟化酶患者，须切除发育不全的睾丸，以防治肿瘤的发生。内科治疗需用糖皮质激素替代治疗，如地塞米松、泼尼松，用药后血压下降，血钾上升，用药方法同 21α- 羟化酶缺乏。到达青春期后，须行雌激素补充治疗，以促进女性第二性征发育，并防治骨质疏松。

病例 1

某患者 16 岁，原发性闭经，社会性别女性，染色体 46,XY。妇科超声：先天性无子宫，双侧腹股沟低回声，性质待查（考虑隐睾）。血钾 2.76 mmol/L，血压 155/89 mmHg。2020 年 8 月 6 日测卵泡刺激素 94.42 IU/L ↑ （1.27 ~ 19.26 IU/L）；黄体生成素 61.17 IU/L ↑ （1.24 ~ 8.62 IU/L）；雌二醇 21.11 pg/ml ↓ （≤ 47.00 pg/ml）；孕酮 18.44 ng/ml ↑ （0.14 ~ 2.06 ng/ml）；泌乳素 13.65 ng/ml （2.64 ~ 13.13 ng/ml）；睾酮 < 0.10 nmol/L （6.07 ~ 27.10 nmol/L）。

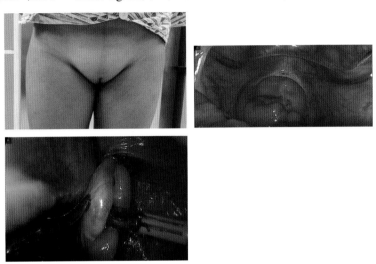

病例 1 图

病例特点：①男性假两性畸形：染色体 46,XY，社会性别女性，内生殖器为睾丸，外生殖器为女性；②合并低血钾、高血压；③化验提示皮质醇减低，ACTH 升高，17- 羟孕酮、脱氢表雄酮、雌二醇、睾酮减低，孕酮升高，LH、FSH 升高。

诊断：1. 原发性肾上腺皮质功能减退症

先天性肾上腺皮质增生症（17α- 羟化酶缺乏可能性大）

低钾血症

高血压

2. 双侧腹股沟低回声（考虑隐睾）

治疗：①妇科行全身麻醉腹腔镜下双侧隐睾切除术；②氢化可的松 20 mg，每日 2 次，应激时加量；③螺内酯 20 mg，每日 2 次，监测血钾、血压情况；④戊酸雌二醇（补佳乐）2 mg，每日 1 次，雌激素替代。

2. 5α- 还原酶缺乏　男性外生殖器的分化与发育依赖于靶器官内的 5α- 还原酶将循环的睾酮转化为双氢睾酮。缺乏 5α- 还原酶 Ⅱ，出生时外生殖器多为女性表现，阴道为盲端，无子宫，中肾管分化良好，前列腺不发育。其染色体为 46,XY 时，性腺为睾丸，睾酮分泌和作用正常，是一种家族性常染色体隐性遗传病。患者分布呈现一定的区域性，较为少见。部分 5α- 还原酶缺乏者，青春期发育时睾酮分泌增多，转化为双氢睾酮亦增多，男性化改变明显。

（三）雄激素不敏感综合征

雄激素不敏感综合征（androgen insensitivity syndrome，AIS）临床较为常见，占原发性闭经的6% ~ 10%，发病率为出生男孩的 1/64 000 ~ 1/20 000，染色体为 46,XY，是一种性连锁隐性遗传病。目前认为雄激素靶器官上的雄激素受体出现障碍而导致对雄激素不反应或反应不足，因此提出了"雄激素不敏感"的名称并逐渐取代了"睾丸女性化"的名称。

1. 临床分类 1976 年 Prader 等根据患者有无男性化表现，将 AIS 患者分为无男性化表现的完全型（complete AIS，CAIS）和有男性化表现的不完全型（incomplete AIS，IAIS）两大类。

（1）完全型雄激素不敏感：自幼均按女性生活，在婴幼儿期个别患者可因大阴唇或腹股沟包块而就诊，行疝修补术时发现疝内容物为睾丸。成年后原发性闭经，女性体态，青春期乳房发育但乳头发育差，阴毛、腋毛无或稀少，女性外阴、大阴唇、小阴唇发育较差，阴道呈盲端，无宫颈和子宫，人工周期无月经。性腺可位于大阴唇、腹股沟或腹腔内。在胚胎期，AIS 患者睾丸间质细胞分泌的睾酮由于雄激素受体异常，双氢睾酮对泌尿生殖窦和外生殖器不起作用而导致分化成阴道下段与女性外阴。睾丸支持细胞能分泌正常 MIS，米勒管被抑制而没有输卵管、子宫、宫颈和阴道上段。

（2）不完全型雄激素不敏感：与完全型的主要区别在于有不同程度的男性化，包括增大的阴蒂和阴唇的部分融合，青春期有阴毛、腋毛发育。

2. 激素改变 青春期后睾丸分泌睾酮增加，由于雄激素受体缺陷，导致睾酮对下丘脑-垂体系统的负反馈不足，使 AIS 患者的 LH 水平高于正常男性；FSH 的分泌与正常男性水平相同或升高。升高的 LH 又刺激睾丸分泌更多的睾酮和雌激素。雌激素主要来自睾丸，少量由雄烯二酮和睾酮在外周组织中经芳香化作用转化而来，因而青春期后 AIS 的睾酮和雌激素处在正常高限或升高。hCG 刺激后，有血睾酮和双氢睾酮（dihydrotestosterone，DHT）的正常增加。

3. 肿瘤的发生 AIS 睾丸发生肿瘤的风险为 6% ~ 9%，生殖细胞肿瘤恶性程度较低，偶尔为精原细胞瘤。生殖细胞肿瘤恶变的危险随年龄增长而增加，20 岁时恶变率为 3% ~ 5%，50 岁时可达 30%。非生殖细胞肿瘤包括支持细胞和间质细胞肿瘤，最常见的是腺瘤，其中支持细胞腺瘤最为常见。

4. 鉴别诊断 CAIS 需注意与 46,XY 单纯性腺发育不全和 17α- 羟化酶缺乏鉴别，列于表 2-4-1。

表 2-4-1 CAIS 与 46,XY 单纯性腺发育不全和 17α- 羟化酶缺乏的鉴别

鉴别要点	CAIS	46,XY 单纯性腺发育不全	46,XY 17α- 羟化酶缺乏
原发性闭经	+	+	+
乳房发育	+	−	−
阴毛、腋毛	−	−	−
外生殖器	女性	女性	女性
阴道	盲端	有	盲端或有
宫颈	无	有	无或有
子宫	无	有	无或有
人工周期出血	无	有	无或有
性腺	睾丸（发育不全）	睾丸（条索）	睾丸（发育不全）
染色体	46,XY	46,XY	46,XY
雄激素	正常或升高	低下	低下
雌激素	正常或升高	低下	低下
高血压	无	无	有
低血钾	无	无	有

5. 产前诊断和遗传分析　AIS 为 X 连锁隐性遗传，对一个女性携带者来说，其 46,XY 后代中患 AIS 的可能性为 1/2；其 46,XX 后代中有 1/2 是携带者。对有 AIS 家族史者，可进行产前绒毛或滋养细胞组织活检做 DNA 分析。

6. 处理　此类患者可结婚，不能生育。在 CAIS 中，只须切除双侧性腺与行疝修补术，患者即可按女性生活。按女性生活的 IAIS 须切除双侧性腺，必要时行外阴整形或阴道成形术。按男性生活的 IAIS 则须行隐睾纠正和外生殖器整形。AIS 诊断明确后，性腺切除的时机仍有争议，一般在女性第二性征发育后尽早切除性腺。

病例 2

　　某患者，28 岁，社会性别女性，因体检 B 超发现盆腔内包块入院。20 年前因"右侧腹股沟疝"行疝修补术；10 年前因"原发性闭经"就诊于某医院行 B 超检查提示先天性子宫缺如。入院查体：身高 170 cm，体重 59 kg；女性体型，乳房发育尚可，乳晕及乳头发育欠佳，腋毛稀疏。妇科查体：女性外阴，会阴部毛发稀疏，大阴唇、小阴唇发育欠佳，阴道呈盲端，长 6 cm，未见宫颈，盆腔内偏左可触及直径约 8 cm 实性肿物，活动稍差，边界清，无压痛，未及子宫。

　　复查 B 超：子宫缺如，盆腔左附件区可见形态不规则的结节状实性不均回声肿物，范围 7.2 cm×8.0 cm×5.1 cm，血流信号丰富 RI 0.41～0.54；染色体检查：46,XY。为进一步诊治收入院。

　　诊断：雄激素不敏感综合征。

　　处理：腹腔镜手术，双侧睾丸切除术。

　　手术病理：（左侧盆腔肿瘤）肿瘤细胞呈弥漫片状及条索状分布，细胞为圆形及卵圆形，大小较一致，胞质较空亮，可见小核仁，核分裂象可见，其间散在淋巴细胞，局灶区域可见不规则小管成分（仅在一张切片中见到）。免疫组化染色结果：CD117（+），OCT-4（+），SALL-4（+），PLAP（+），CD30（−），AFP（−），CK（−），Inhibin-α（小管 +），Ki-67（30%+），符合性腺母细胞瘤，以无性（精原）细胞瘤成分为主，肿瘤大小 16 cm×13 cm×12.5 cm。（右侧肿物）可见生精小管成分，部分小管由支持细胞组成，部分生精小管内可见增生的精原细胞，其间残留少量支持细胞成分，结合临床，符合性腺发育异常之隐睾组织。

　　术后：化疗 4 个疗程后行性激素补充治疗。

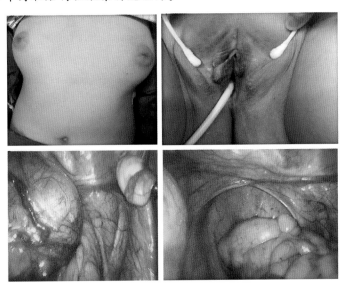

病例 2 图

第五节　生殖发育的表观遗传调控与隔代遗传

精、卵结合后，单细胞的受精卵在发育过程中不断增殖分化，由细胞身份相对一致的早期胚胎细胞逐渐分化为功能和结构上互相支持补充的不同细胞类型，历时近 40 周，基因表达及细胞调控受到多层次、多因素的精细调控，其中包括以基因组信息为主的遗传学信息调控及不涉及基因组核苷酸序列改变的表观遗传学调控，表观遗传学调控包括 DNA 甲基化、组蛋白修饰、RNA 转录后修饰等多个层次和方面，其中诸多机制尚未完全阐明，在本节主要介绍以表观遗传为主的生殖发育过程中的调控。

人类的精、卵受精后迅速经历一系列剧烈的表观遗传重编程，形成全能性的胚胎，而经历数次卵裂后，胚胎在第 6 ~ 7 天植入母体子宫，并在胚胎发育的第 2 周发生原肠运动，形成人类胚胎的各个胚层，这一系列发育过程受到精密调控，以维持个体发育的正常进行。

一、生殖发育过程中 DNA 甲基化动态变化

DNA 甲基化是哺乳动物基因组中经典的表观遗传学修饰，是指在甲基转移酶的作用下，将甲基转移至胞嘧啶的第五号碳原子形成 5- 甲基胞嘧啶，主要发生在 CpG 二核苷酸上，DNA 上的甲基化修饰会进一步影响其他蛋白及转录因子与 DNA 序列的结合，从而调控基因的结构和转录。在人类的生殖发育过程中，基因组中的 DNA 甲基化在丰度和分布上都发生了剧烈的变化，并在发育形成个体后逐渐趋于稳定，其中涉及 DNA 甲基化、去甲基化两个方面的变化。DNA 甲基化在高度分化的成体细胞中呈现出独特且稳定的模式，控制组织特异性的基因转录。

人类的精、卵在体内为高度分化的配子，处于相对较高 DNA 甲基化状态，尤其是人类的精子，其 DNA 甲基化水平约为 80%，其整体基因组处于高甲基化状态且结构相对致密；而人类卵母细胞的 DNA 甲基化水平为 50% 左右，因此人类胚胎中的父、母本基因组（分别来源于精、卵）的 DNA 甲基化在起始状态上存在显著差异，精子基因组的 DNA 甲基化水平远高于卵母细胞基因组。在人类精子、卵母细胞中存在差异甲基化区域（differentially methylated region，DMR），卵母细胞中特异性的 DMR 主要富集在 CpG 岛区域，而精子特异性 DMR 则主要分布在重复的短散在核元件（short interspersed nuclear elements，SINE）及增强子。有意思的是，卵母细胞作为哺乳动物终末分化的配子，其 DNA 甲基化水平维持在介于一般体细胞与胚胎间的一个较低的特殊水平，保障了母源基因的正常表达与早期胚胎发育。近期在小鼠中的研究提示，Stella 分子在维持雌鼠卵母细胞的低甲基化水平中具有重要作用，当 Stella 敲除后，卵母细胞的甲基化水平几乎翻倍，能达到与精子相当的水平，异常的甲基化水平对卵母细胞的发生过程影响不大，但会严重干扰受精后的母源基因组（来源于卵母细胞）激活，造成胚胎发育停滞（图 2-5-1）。

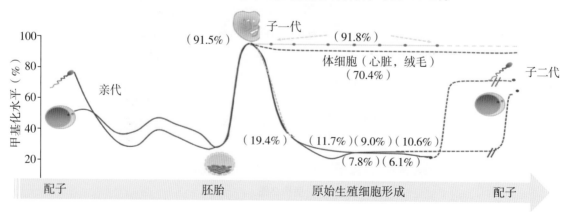

图 2-5-1　人类生殖发育过程中 DNA 甲基化重编程调控过程

受精后，胚胎基因组发生迅速的 DNA 去甲基化，在胚胎植入母体子宫前的胚胎植入前发育阶段，共经历了三次整体基因组范围内的 DNA 去甲基化，分别在：受精后的 12 小时左右、合子晚期阶段到胚胎发育的 4 细胞阶段、从受精后第 3 天开始的从 8 细胞至囊胚形成的发育阶段，在经历了胚胎植入前的这一系列 DNA 去甲基化后，囊胚达到植入前胚胎 DNA 甲基化的最低水平（约为 20%）。在植入前胚胎的第一次 DNA 去甲基化的过程中，胚胎中来自精子的父本基因组发生剧烈的 DNA 去甲基化，与此同时，来源于卵子的母源基因组去甲基化速度则相对较慢；去甲基化区域在基因组上的分布主要位于增强子及基因体这些重要基因组功能区域。而在植入前胚胎发育的第二次及第三次 DNA 去甲基化过程中，胚胎去甲基化主要富集在 SINE、Alu 等重复元件上。既往研究认为，胚胎植入前发育的整个过程中可能仅存在全基因组 DNA 的去甲基化。然而，最近的研究表明，在人类植入前胚胎发育过程中发生了两次强烈的 DNA 重新甲基化，分别发生在早期原核到中期原核发育阶段以及 4 细胞到 8 细胞的发育阶段，在区域分布上则主要集中在基因组的重复元件序列，尤其是进化上年轻的重复元件，例如 Alu 和 LINE1 逆转录元件，这些区域的 DNA 重新甲基化可能在合子基因组激活期间抑制其转录活性并保护基因组的稳定性。进化上较年轻、较活跃的转座子倾向于维持一个较高的 DNA 甲基化水平。因此，植入前胚胎发育过程中的 DNA 甲基化变化是一个以整体有序的基因组去甲基化为主，同时发生局部区域的精准甲基化的过程，维持植入前胚胎 DNA 甲基化的动态平衡，以调控早期胚胎表观遗传重编程的正常进行。

在胚胎发育的第 6 ~ 7 天，胚胎已经形成了由内细胞团及滋养外胚层组成的囊胚，此时胚胎要植入子宫维持其进一步发育，因此难以对这个阶段胚胎的表观遗传学变化过程进行研究。然而，近年来随着人类体外模拟着床体系的建立及单细胞多组学技术的蓬勃发展，国内学者首次解析了这一过程的 DNA 甲基化变化。研究发现，在受精后的第 6 天，囊胚中的上胚层细胞（EPI）、原始内胚层细胞（PE）及外胚层细胞（TE）经历植入前的大规模去甲基化后，均处于低甲基化水平。在着床后，胚胎各个谱系的细胞中基因组 DNA 甲基化水平迅速升高，各个谱系细胞的特定基因和区域进行 DNA 甲基化，以调控谱系特异的基因表达及细胞命运，例如在将形成胎体的 EPI 中，其高表达的 *OCT4*、*NANOG* 等基因启动子区域的 DNA 甲基化一直处于较低水平，而在随后形成胎盘的 TE 中，这些基因则处于低表达和高 DNA 甲基化水平。有意思的是，植入后 PE 的甲基化水平远低于同一发育阶段的 EPI；与 EPI 相比，同为由内细胞团分化而来的 PE 在植入过程中 DNA 重新加甲基化速度要慢得多。

原始生殖细胞（primordial germ cell，PGC）承担着将遗传信息代代相传，并维持物种延续的重要使命，目前认为 PGC 可能由人类 EPI 发育而来。既往研究中发现在小鼠中原始生殖细胞出现在胚胎发育的第 7 天左右，而近期研究发现，胚胎发育的第 11 天左右，在非人灵长类胚胎及人类体外培养的胚胎中均能观察到有少量细胞能够表达 PGC 细胞特异性的分子。2021 年科学家利用一枚处于原肠发生阶段的 E16-18 的胚胎进行研究，进一步确定了在胚胎发育的这一阶段确实已经存在 PGC 的发生。

在人类 PGC 的发育过程中，会经历基因组整体水平上的大规模 DNA 去甲基化过程。以增强子为例，在胚胎发育的第 5 周，其 DNA 甲基化水平约为 87%，而在妊娠第 10 周的雌胚及妊娠第 11 周的雄胚中，仅分别为 2.8% 与 4.3%；在妊娠第 10 ~ 11 周，原始生殖细胞中的 DNA 甲基化水平急剧降低至仅约 7%，基本处于正常人类细胞中 DNA 甲基化的最低水平，是人类 PGC 的 DNA 甲基化所独有的特征。尽管几乎所有的基因组重要功能元件在人类 PGC 发育过程中均处于非甲基化状态，然而有意思的是，一些重复元件，特别是进化上更年轻和更活跃的重复元件，仍然残留较高水平的 DNA 甲基化，可能是表观遗传信息跨代遗传的潜在基础。此外，PGC 的 DNA 甲基化水平主要随胚胎发育的周龄而变化，在同一胚胎中，处于不同阶段的 PGC 具有相当的 DNA 甲基化水平和模式。当原始生殖细胞的基因组 DNA 甲基化降至这样一个极低的水平时，PGC 的整体基因表达模式和异染色质状态仍保持相对稳定，表明表观遗传调控的其他关键因素

（特别是组蛋白修饰）可能在此过程中发挥重要作用。

人类女性胎儿生殖细胞在妊娠中期（妊娠 14 ~ 27 周）不发生 DNA 从头甲基化，提示 DNA 甲基组的重建可能发生在妊娠晚期（妊娠 28 ~ 40 周），或像小鼠一样发生在出生后的卵母细胞发育过程中。

在妊娠 8 周左右，人类女性 PGC 逐渐向卵母细胞分化，在妊娠 24 周左右开始形成原始卵泡。卵巢中的颗粒细胞和基质细胞的 DNA 甲基化水平约为 75%。有趣的是，只有人类生长期卵母细胞（growing oocytes，GOs）在 DNA 甲基化水平上表现出强烈的异质性，卵母细胞的甲基化水平波动在 11% ~ 70%，其染色质开放性亦呈现高度的细胞异质性，提示在 GOs 的发育过程中发生了剧烈的表观遗传学变化，在人类生长期卵母细胞中存在大量的从头加甲基化。

在生长期的卵母细胞中，其 DNA 甲基化水平逐渐增长，伴随着卵母细胞启动子区域的染色质开放性的逐渐升高，而成熟卵母细胞启动子区域的染色质则逐渐关闭。在 GOs 发育阶段中，整体基因组的 DNA 甲基化水平与染色质开放性水平呈明显正相关，提示逐渐开放的基因组染色质可能对 DNA 甲基转移酶进行基因组的从头甲基化起到协同作用。人类女性生殖细胞的 DNA 从头甲基化主要发生在成年后卵母细胞生长过程。而加甲基化区域主要富集在基因体、远端开放染色质区域、短散在重复元件等区域。

从 GOs 到 M Ⅱ 阶段成熟卵母细胞，染色质开放区域逐渐减少，并且与小鼠不同的是，人卵近端开放染色质的区域较远端长，而在小鼠中两者相对可比。开放染色质区域主要富集在启动子区域，与活跃转录是相关的。有意思的是，人卵开放染色质区域中同时富集了 H3K27me3 和 H3K4me3 修饰位点。

总的来说，人类早期胚胎和配子中 DNA 甲基化的精准擦除及重建过程对于胚胎的正常发育及人类种族的延续至关重要。

二、生殖发育过程中的组蛋白修饰

真核细胞中 DNA 与组蛋白组装形成其染色质结构，组蛋白修饰调控着转录因子及转录聚合酶的募集，调节基因的正常转录、DNA 修复及复制，保证胚胎发育的进行。H3K4me3 是启动子上相对保守的一种修饰状态，发挥促进转录启动的作用，常在 CpG 密度较高的基因富集；H3K27me3 则是一种抑制性的组蛋白修饰，常分布于胚胎发育相关的基因，并调控其表达。

少量细胞组蛋白测序技术的出现，使得小鼠与人的早期胚胎发育过程中组蛋白修饰的动态变化逐渐得到解析。在小鼠卵母细胞中，组蛋白修饰的 H3K4me3 与 H3K27me3 在基因组远端呈现出与体细胞明显不同的非经典分布。小鼠卵母细胞中非经典分布的 H3K4me3 在基因组上以宽广分布的形式存在，主要富集在部分甲基化区域（partially methylated domains，PMDs），可能与转录抑制有关。受精后，小鼠胚胎基因组 H3K27me3 建立速度较 H3K4me3 慢，H3K27me3 更倾向于建立在 CpG 含量较低的启动子区域上。

近期对人类早期胚胎发育过程中组蛋白修饰的研究发现，与小鼠不同，人类卵母细胞中的 H3K4me3 呈现经典的分布模式，在基因启动子区域显著富集；H3K27me3 主要分布在经典的发育基因启动子与部分甲基化区域。小鼠胚胎中母本基因组 H3K27me3 修饰能够维持到囊胚阶段，而人类 H3K27me3 在 8 细胞阶段的胚胎中已经基本擦除，发育相关基因上的 H3K27me3 修饰在桑葚胚及囊胚阶段进一步重建。在合子基因组激活前的 4 细胞阶段，H3K4me3 已广泛分布在基因组上的启动子区域以及远端区域，其中约一半基因启动子区域会在 8 细胞阶段伴随着染色质开放性的建立。在囊胚阶段，细胞进一步分化为内细胞团和滋养外胚层细胞后，内细胞团特异表达的基因会更高比例地被 H3K27me3 修饰所标记，提示不同谱系的基因可能在早期胚胎发育过程中被抑制性表观修饰差异性标记，可能对基因的调控与细胞命运的维持具有重要意义。

DNA 甲基化与组蛋白修饰在早期胚胎印记基因的调控中发挥重要作用。二倍体哺乳动物的常染色体基因均具有两个拷贝，分别源自父本（精子来源）及母本（卵母细胞来源）基因组，绝大部分基因的双等位基因同时转录，但存在少量特殊基因仅由父本或母本等位基因进行转录，另一等位基因表现为转录沉默，此类基因称为印记基因。印记基因在不改变 DNA 序列的情况下，通过亲本基因组差异性表观遗传修饰及染色质状态，实现印记基因的单等位基因表达。印记基因参与调控胚胎发育、胎盘形成、大脑功能、能量代谢等过程，印记基因的功能异常会导致多种疾病的发生，印记区域异常可导致天使（angelman）综合征和普拉德 - 威利（Prader-Willi）综合征等。

既往研究认为，印记基因主要受亲代生殖细胞遗传的 DNA 甲基化的控制，与不同亲本源等位基因上对应印记调控区域（imprinting control region，ICR）的 DNA 甲基化差异有关。ICR 是印记基因簇的关键调控元件，能够调控单个或多个成簇的印记基因（印记基因簇）的单等位基因表达，转录沉默等位基因的 ICR 呈高 DNA 甲基化状态，而转录激活的等位基因则为低甲基化状态。ICR 主要为生殖细胞差异甲基化区域，这种亲本源差异 DNA 甲基化在配子形成过程中建立，并在胚胎发育的过程中维持。然而，存在部分不依赖于 DNA 甲基化调控的印记基因，例如胎盘特异性印记基因 *Gab1* 和 *Sfmbt2* 的启动子区域不存在 ICR，DNA 甲基化缺失的卵母细胞受精后形成的胚胎中仍能维持 *Gab1* 和 *Sfmbt2* 印记状态，提示存在其他的印记调控方式。

近年研究发现，H3K27me3 是独立于 DNA 甲基化的调控早期胚胎印记基因表达的重要机制。小鼠受精卵中携带的母源 H3K27me3 能够抑制母本基因组上等位基因的表达，维持单亲本基因组转录。H3K27me3 依赖的基因印记主要发生在着床前胚胎发育阶段，而在着床后胚胎发育过程中，大部分 H3K27me3 依赖的基因印记在胎体中被擦除，部分对胎盘发育起重要作用的基因在胚外谱系中保持印记状态。这些非经典的印记基因在胚胎着床后，母本等位基因的启动子区域发生特异性的从头 DNA 甲基化，其印记转录调控由等位基因差异性 H3K27me3 依赖转化为 DNA 甲基化依赖，维持这些基因在胚外谱系细胞中的印记状态。总体而言，印记基因的建立及维持是一个复杂而精细的调控过程，并主要集中在早期胚胎发育阶段。

三、生殖发育过程中的染色质结构动态调控

染色质开放性（chromatin accessibility）是细胞核内大分子能够与染色质 DNA 物理接触的程度，主要由核小体的拓扑结构、核小体占位及其他阻碍 DNA 开放性的染色质结合因子所决定。开放染色质常标记顺式调节元件，例如增强子、启动子、绝缘子，其中反式作用因子与 DNA 相互作用并调节基因表达。DNA 在物理上的开放性是染色质高度动态的特性，染色质开放性在建立和维持细胞身份中起着至关重要的作用，在胚胎发育过程中，染色质的开放性会随着发育阶段动态变化。

在配子阶段，鱼精蛋白紧紧包裹精子基因组，因此，卵母细胞的染色质比精子的染色质更容易接近。受精后，发生了剧烈的等位基因特异性染色质开放性重编程，两个亲本等位基因的整体可及性很快变得相似。在人类植入前胚胎发育过程中，逐渐建立的启动子染色质可及性通常与相应的基因表达水平相关，基因的转录与启动子区域的开放性呈正相关，并且启动子区域的 CpG 密度与基因的开放性建立时间密切相关，CpG 密度较高的基因，其启动子区域开放染色质的建立时间相对较早。基因开放性的正确建立维持着早期胚胎发育的正常进行。人类胚胎主要的合子基因组激活（zygotic gene activation，ZGA）发生在 8 细胞阶段，最显著的染色质重塑发生在 ZGA 阶段，与转录组学的变化情况一致。

OCT4 基因在人类胚胎的合子基因组激活时期对开放染色质的建立起着重要的作用，对部分基因的激活进行调控，这与小鼠的胚胎发育存在一定的差异。在另外一项研究中，研究人员进一步发现在合子基因组激活前，染色质上已存在大量的开放区域，这些开放区域可能为储存转录因子及后续合子基因组激活起着作用，这一特点在人、鼠胚胎发育过程中相对保守。

拓扑结构域（topologically associating domains，TAD）是染色质中的亚结构，是染色质转录、

表观遗传修饰的基本功能单位，TAD 的形成与 CCCTC 结合因子（CCCTC binding factor，CTCF）及粘连蛋白（cohesin）有关。在人类精子中缺乏 CTCF 蛋白，精子中不存在拓扑结构域。人类胚胎在合子基因组激活前染色体结构松散，松散的染色质结构可能为胚胎的合子基因组激活提供帮助。阻断合子基因组激活可以抑制人类胚胎中 TAD 的建立，但在小鼠胚胎中抑制 ZGA 不影响 TAD 的建立。CTCF 在人类胚胎发育过程中建立 3D 染色质结构具有关键作用。

总的来说，人类早期胚胎的染色质开放性处于动态变化与建立的过程中，合子基因组激活阶段的染色质开放性的建立对于胚胎的正常发育至关重要。

四、生殖发育的隔代遗传

生殖表观遗传学的隔代遗传是指由于祖辈的某些表观遗传信息在配子发生或早期胚胎发育阶段中的不完全擦除，导致部分表观遗传特征能够传递到后代，在后代中出现相应的表型或特征。当妊娠女性暴露于危险因素时，子代表型变化必须维持至少 4 代，才属于隔代遗传。当妊娠期妇女（F0）直接暴露于环境危险因素时，其胚胎（F1）和胚胎中已经发育形成的原始生殖细胞（F2）也直接暴露于相应环境。因此，第 3 代（F2）的表型可能来自祖母的宫内暴露经历，并不代表是由表观遗传学的隔代遗传造成的，而对于在妊娠前通过母系生殖系或通过父系生殖系遗传发生暴露，第 3 代（F2）表型足以确定是由相关的表观遗传隔代遗传导致的。

哺乳动物的生殖表观隔代遗传可能的机制之一是通过基因印记。基因印记是指基因仅由两个亲本遗传的等位基因中的其中一方表达，而另一亲本等位基因通过 DNA 甲基化等表观遗传机制沉默其基因转录。在早期胚胎 DNA 甲基化重编程过程中，印记区域能够维持相对稳定的亲本特异性 DNA 甲基化，因此当原始生殖细胞阶段的基因印迹的建立与调控出现问题时，可能会导致发生的错误进一步传递至后代，如普拉德-威利综合征和天使综合征，都是由相应印记基因的异常所导致的，有研究报道在部分天使综合征患者中，当来源于外祖父的遗传的染色体印记擦除异常时，会导致后代疾病的发生。

此外，在哺乳动物，通过精子小非编码 RNA（small non-coding RNA，sncRNA）传递的相关表观遗传信息也是表观遗传隔代遗传的可能机制，特别是 tRNA 衍生的 tsRNA 和 miRNA。成熟哺乳动物精子中 sncRNA 大部分由 tsRNAs 构成，其次则是 miRNA。tsRNA 源于前体或成熟 tRNA，与细胞内多种生物学过程有关，包括抑制转座子、诱导转录后基因沉默。有研究发现，在人类，肥胖会影响精子 tsRNA 的产生与性质。在小鼠中，父系的饮食受到影响时其精子携带的 tsRNA 会发生改变，影响代谢相关基因的表达水平，高脂饮食造成的代谢紊乱可由精子传递给后代的小鼠；男性的心理压力增大还可能会改变精子中的 miRNA，从而使后代获得可遗传的相关性状。有意思的是，精子的 tsRNA 主要通过从附睾转移细胞外囊泡获得，而非直接来源于精子 tRNA。在某些情况下，在小鼠受精卵注射总精子 RNA 的 sncRNA 片段或特定 sncRNA，可以部分或完全重现亲代异常的表型。在小鼠中，sncRNA 介导的表型的遗传依赖于 RNA 甲基转移酶 DNMT2 的活性，RNA 甲基转移酶对塑造 RNA 中"编码指纹"具有重要作用，RNA 修饰可能构成额外的表观修饰调控层次，对于通过精子传递获得的表型具有重要作用。

五、总结

单细胞及少量细胞表观基因组测序技术为解析人类生殖细胞的发育提供了有力工具。但目前我们对不同层次表观基因组调控的理解仍不完整。随着技术的飞速进展，可能在不久的将来，人们能够获得相对完整的人类生殖细胞发育表观基因组图谱，从而为人类不孕症中的胚胎及配子发育异常提供更深层次的分子水平上的见解，以期能够帮助临床更好地诊断和治疗这些疾病。

（北京大学第三医院妇产科　袁　鹏　闫丽盈）

第六节 RNA 结合蛋白网络与卵母细胞的翻译调控

哺乳动物的卵细胞是一种体积相对较大的细胞，在其成熟并形成受精卵的过程中会经历两次不对称的减数分裂。初级卵母细胞会阻滞在减数分裂 I 的前期并存储大量的母源 mRNA。这些储备的母源转录物会处于暂时休眠的状态，直至性成熟后在促性腺激素峰的作用下恢复减数分裂，并适时启动蛋白翻译、调控卵母细胞成熟，以及后续早期胚胎发育和母胎转换（maternal zygotic transition，MZT）过程。由于卵母细胞处于转录抑制状态，基因表达水平的变化由转录组和蛋白组的稳定性及蛋白质合成、翻译后修饰等因素综合决定。

一、概述

卵母细胞中母源 mRNA 较为稳定，半衰期通常为 8 ~ 12 天。在细胞因子的促进下，卵母细胞恢复减数分裂。后续两次减数分裂、卵细胞受精发育为受精卵、早期胚胎直至合子基因被激活前，细胞周期的调节和细胞功能的调控几乎都由卵母细胞中储存的母源转录物进行蛋白翻译和翻译后修饰来实现。为了完成这些发育调控的任务，卵母细胞必须大量储存并在合适的时间点有选择性地利用母源转录物进行翻译。因此，以小鼠为例，卵母细胞的体积会增大 200 ~ 300 倍，并进行活跃的物质合成以储备充足的 RNA、蛋白和其他生物大分子。科学家们已逐渐认识到，mRNA 的产生并不意味着会立刻启动其蛋白翻译。卵母细胞中母源 mRNA 的一部分会进行翻译以供卵母细胞成熟所需，而很大一部分会在形成受精卵后再启动翻译，为胚胎发育提供蛋白物质基础。因此，与体细胞相比，卵母细胞中的母源转录物都非常稳定。此外，mRNA 的转录后调控如 3' 末端的多聚腺苷酸化修饰（poly A）尾的长度通常与其稳定性和翻译的活跃度呈正相关。针对 mRNA 的 poly A 尾的高通量测序结果表明，卵母细胞中 mRNA 的 3' 末端加尾活跃，以此来调控卵母细胞成熟和胚胎发育及母胎转换过程中的蛋白翻译。

除了 RNA 的修饰，RNA 定位也被发现与蛋白翻译和分布相关。调控 mRNA 的定位是细胞内正确传递遗传信息的必要先决条件，是实现蛋白翻译精准空间和时间调控的有效手段。RNA 定位的调控在许多物种（如爪蟾、果蝇）中均有报道。例如，在爪蟾胚胎发育过程中，转录物会非对称分布，以此精确调控，实现动物极和植物极的分化。原位杂交实验证明，在果蝇的卵子发生和早期胚胎发育过程中，mRNA 也普遍存在亚细胞定位，如局限在纺锤体、细胞核或核周结构域。mRNA 的正确定位对蛋白质的空间合成至关重要。由于特定区间的转录物几乎不用移动，这种 mRNA 亚细胞定位的不对称分布比运输蛋白质所需的热力学效率更高，而且会为蛋白质在局部空间的翻译活跃度提供更微妙、精准的调控。与翻译后会被转运的蛋白相比，存在于局部空间的蛋白往往具有更多蛋白质互作的结构域，其表达调控更复杂，翻译后修饰也更广泛。对于许多无脊椎动物而言，其成熟卵母细胞中的细胞器、转录物和蛋白的分布不仅是不对称的，而且是有极性的。在低等生物中，卵母细胞的极性决定了胚胎未来的分化模式。

在真核生物细胞中，由 RNA 和 RNA 结合蛋白（RNA-binding proteins，RBPs）形成核糖核蛋白复合体（ribonucleoprotein complex，RNPs）参与调控母源 mRNA 的定位和蛋白翻译。在哺乳动物的卵母细胞中，细胞核、纺锤体和细胞质中都有大量的 RNP。复合体上的 RNA 结合蛋白负责调控与之结合的母源 mRNA 的定位、转运、翻译或降解等生物学活动。本章节重点关注卵母细胞中的母源 mRNP 的 RNA 结合蛋白在卵母细胞成熟及早期胚胎发育过程中调控母源转录物翻译的分子机制及其最新的研究进展。

二、SCMC 对卵母细胞中蛋白翻译的调节

在哺乳动物卵母细胞的细胞膜皮质下区域存在大量由 RNA 结合蛋白组成的皮质下母体复合

体（subcortical maternal complex，SCMC），对母源转录物的储存、代谢及翻译活动进行调节。

SCMC 于 2008 年第一次在小鼠的卵母细胞和早期胚胎中被发现。截至目前，基于蛋白液相色谱和质谱技术已检测到 SCMC 包含 MATER、FILIA、FLOPED、TLE6、ZBED6、PADI6 和 NLRP2/7 几种蛋白组分。这些蛋白组分都是由母源效应基因编码，在哺乳动物的卵母细胞和早期胚胎中特异高表达。其中，MATER、FLOPED 和 TLE6 被认为是 SCMC 的核心组分。此外，MATER（又名 NLRP5）蛋白和 NLRP2、NLRP7 同属 NLRP 家族蛋白，而其他蛋白组分的保守性相对较低。SCMC 核心组分的缺失会延缓小鼠胚胎的细胞分裂周期，造成不对称分裂，并导致胚胎发育阻滞在 2 细胞阶段，雌性小鼠会丧失生育能力。其他蛋白组分的缺失也会导致胚胎发育受阻，雌性小鼠生育能力下降。PADI6 蛋白的敲减会导致小鼠胚胎中胞质晶格中缺少母源核糖体的储存，从而抑制蛋白翻译，并同样导致胚胎发育阻滞在 2 细胞阶段。此外，SCMC 会定位在卵黄膜上，直接促进卵母细胞和卵丘颗粒细胞的细胞通信。这种通信是双向的，确保了这两种不同细胞之间的信号传导和营养传递。据报道，牛卵丘细胞和卵母细胞中 miRNA 的丰度会相互影响。卵丘细胞可以通过调节 miRNA 来参与卵泡内的信号传导，影响卵母细胞的发育潜能。

SCMC 在哺乳动物卵母细胞成熟和胚胎发育过程中是呈现动态变化的，通过控制细胞骨架和胞质晶格结构、细胞器的分布对 RNP 进行转运或定位，从而调控母源转录物的代谢及翻译活动，并参与合子基因组的启动。

三、Cap 依赖性的翻译调控

在生殖细胞中，蛋白的选择性翻译是通过对 mRNA 的翻译抑制或激活进行空间和时间上的调控来决定的。对于基因表达沉默的卵母细胞而言，调控蛋白翻译是对其成熟及受精后发育过程的直接调控手段。mRNA 翻译的时间控制是调控细胞功能、神经元发育、胚胎发育等过程的重要手段。然而，协调翻译激活时间的具体调控机制尚未明确。初级卵母细胞停滞在减数分裂前期并储备大量未被翻译的 mRNA。对 mRNA 翻译的调控依赖顺式作用元件，它为反式作用元件提供结合点。顺式作用元件会介导原本沉默的 mRNA 发生胞质多聚腺苷酸化，从而激活 mRNA 的翻译过程。

mRNA 的翻译多是以 Cap 依赖性的翻译进行的，其启动需要真核生物起始因子复合体（elFs）与位于 mRNA5′ 端的 7- 甲基鸟苷 Cap 相结合。elFs 家族复合体由 Cap 结合蛋白 elF4E（负责识别 mRNA 的帽子结构）、支架蛋白 elF4G1（负责复合体的完整性）以及解旋酶 elF4A（负责解开 mRNA 帽子的二级结构）组成。其中，最重要的是 Cap 结合蛋白 elF4E。有报道称，严格依赖 elF4E 的 mRNA 通常具有长的、高度螺旋化的 5′ 端的非翻译区（UTR）或寡嘧啶序列，并包含大部分的调控蛋白。elF 结合蛋白 4E-BP1 则会通过干扰 Cap 结合蛋白 elF4E 和支架蛋白 elF4G1 的相互作用来抑制翻译的起始。而 4E-BP1 是哺乳动物雷帕霉素靶蛋白（mTOR）的直接底物，经 mTOR 磷酸化后失去与 elF4E 的结合能力，从而促进蛋白的翻译。因此 mTOR 能选择性地调控 5′ 末端具有寡嘧啶序列的转录物的翻译。elF4E 的 209 位点的丝氨酸可以被 MAPK 和 MNKS 蛋白磷酸化。而其磷酸化修饰对翻译的影响仍有争议。越来越多的证据表明，虽然并不是所有细胞中的 elF4E 都会被磷酸化，但其磷酸化会增强对蛋白翻译的促进。

四、mRNA 多聚腺苷酸化对翻译的调控

众所周知，mRNA 尾部的多聚腺苷酸化修饰（poly adenylation，poly A）对蛋白翻译有着重要的调节作用。一般认为，具有较长 poly A 尾的 mRNA 会处于翻译活跃状态，而 poly A 尾较短的 mRNA 其翻译会被抑制，并容易被降解。几乎细胞内的所有前体 RNA 都会经过 RNA 剪切和加尾的过程，其尾部的多聚腺苷酸化修饰与细胞内基因表达、蛋白翻译和基因沉默过程息息相关。细胞中的 mRNA 可以通过结合蛋白因子进行去 poly A 尾的过程，并因此抑制其自身蛋白的产生。这

样的机制在突触后区域的神经元细胞、早期胚胎和生殖细胞中尤其常见。

在卵母细胞中，基因的转录受到抑制，其翻译是由储存的母源 mRNA 进行转录后修饰来调控的。对于在特定时间和空间发挥功能的蛋白，如调控细胞减数分裂周期的蛋白因子 cyclin 和 Mos 蛋白，其蛋白翻译主要是通过胞质多聚腺苷酸化（cytoplasmic polyadenylation，CP）调控的。这些转录物的信使 RNA 在其 3′ 端的非翻译区都有至少两个顺式作用因子：胞质多聚腺苷酸化元件（cytoplasmic polyadenylation element，CPE）和多聚腺苷酸化信号（PAS：AAUAAA 的六聚体）。另一种调控蛋白翻译的顺式作用元件是 PUF 蛋白上存在的 Pumilio 结合位点（Pumilio binding element，PBE）。在哺乳动物中，目前已发现了两种 Pumilio 的同源蛋白（PUM1 和 PUM2），它们招募 CCR4-POP2-NOT 复合体，对 poly A 尾进行脱腺苷酸，从而抑制翻译。2008 年的研究表明，mRNA 3′ 端的 poly A 尾与顺式作用元件 CPE 和 PBE 的相对位置是决定 mRNA 多聚核苷酸加尾和蛋白翻译速度的关键因素。

细胞中与 CPE 元件结合调控胞质多聚腺苷酸化的蛋白称为 CPE 结合蛋白（CPE-binding protein，CPEB）。这种蛋白最早在非洲爪蟾的卵母细胞中被发现。迄今为止，在脊椎动物中共发现了四个 CPEB 家族成员（CPEB1 ~ 4）。其中 CPEB2 和 3 具有较高的序列同源性，而 CPEB1 与其他成员则有较大不同。基于 CPEB1 敲除小鼠的研究发现，依赖 CPEB1 的胞质核苷酸化对生殖细胞的发育很重要。在敲除小鼠中，卵母细胞会被阻滞在粗线期，导致联会复合体无法形成。联会复合体的两个重要成分——SCP1 和 SCP3，其转录物的 poly A 缩短，翻译受到抑制。在双线期小鼠卵母细胞中，利用 ZP3 启动子对 CPEB1 进行敲减，几乎不会对卵母细胞恢复减数分裂和排出第一极体造成影响，但卵泡生长因子 GDF9 的表达水平会降低，并造成一定程度纺锤体形态的异常。而在猪卵母细胞中进行显微注射 CPEB1 突变体的研究发现，抑制了 CPEB1 的功能会导致细胞周期蛋白 cyclin B1、核糖体 S6 蛋白激酶的合成及减数分裂的恢复都受到抑制。这两个物种之间实验结果的矛盾说明了胞质多聚核苷酸化和其结合蛋白 CPEB1 对翻译和细胞功能的调控在不同物种之间存在差异。

CPEB1 的磷酸化状态对其功能非常重要。非磷酸化的 CPEB1 会通过招募其他反式作用元件（如 Maskin 或 Pumilio）抑制其结合位点上转录物的翻译。而 CPEB1 的 174 号位点丝氨酸磷酸化后会激活转录物进行胞质多聚腺苷酸化。在爪蟾的卵母细胞中，CPEB 蛋白有六个位点被磷酸化，其磷酸化增强了对剪切多聚腺苷酸化特定因子蛋白 CPSF 的结合，进而招募胞质腺苷酸化聚合酶 GLD2。在卵母细胞成熟过程中，具有胞质多聚腺苷酸化元件的 mRNA 显现出特定的翻译动力学，其 3′ 末端的非翻译区决定了由 CPEB1 介导的翻译调控模式。

过去的 10 余年，我们对卵母细胞中 RNA 调控机制的研究有很大的进展。但主要的研究发现都是基于模式动物的实验结果。为了深入理解 RNA 结合蛋白网络对卵母细胞翻译的精准调控，以及未来应用于辅助生殖领域预测或提高胚胎发育潜能，科学家们可能需要研发并应用更先进的技术，如单细胞测序和少量细胞质谱，以此来实现在人源卵母细胞或早期胚胎中对蛋白翻译调控网络的研究。

（北京大学第三医院妇产科　党玉姣　严　杰）

综合思考题

第二章综合思考题解析

1. 从小鼠和人类胚胎结构相似性和差异性的角度，hPGC 来源于外胚层吗？
2. PGC 的异常迁移部位会引起哪些疾病？引起的这些疾病与哪些因素有关？
3. hPGC 中通过 X 染色体基因表达减少来获得剂量补偿效应的意义是什么？

4. 有哪些已知基因主要影响生殖细胞的性别选择？

5. 早期性腺发育中，精原干细胞的关键调控基因和关键细胞信号通路包括哪些？

6. 减数分裂与有丝分裂的区别有哪些？它们有何不同的生物学意义？

7. 有丝分裂异常导致的生殖疾病有哪些？其相关表型分别是什么？

8. 雌性配子减数分裂的过程具体分为哪几个阶段？

9. 常见的性连锁遗传病有哪些？未来可能发展哪些治疗方案？

10. 男性外生殖器的发育依赖什么因素？

11. 女性外生殖器的发育依赖激素吗？

12. 男性内生殖器的正常发育依赖什么激素？由哪个部位分泌？

13. 女性内生殖器发育的必备条件是什么？

14. 哺乳动物早期胚胎中印记基因可能的调控方式有哪些？

15. 请简要描述人类植入前及围着床期胚胎发育过程中 DNA 甲基化的动态变化过程。

16. 生殖发育的隔代遗传的可能机制有哪些？

17. 突破怎样的技术瓶颈能在人类卵母细胞中进行 RNA 结合蛋白网络和翻译调控的研究？

18. 如果鉴定了人源卵母细胞中 RNA 结合蛋白网络和翻译调控的关键因子，将如何应用于辅助生殖领域，可能从哪些角度提高 IVF 的临床成功率？

参考文献

[1] SAITOU M, MIYAUCHI H. Gametogenesis from pluripotent stem cells [J]. Cell Stem Cell, 2016, 18 (6): 721-735.

[2] BYSKOV A. Differentiation of mammalian embryonic gonad [J]. Physiological Reviews, 1986, 66 (1): 71-117.

[3] TANAKA S S, NISHINAKAMURA R. Regulation of male sex determination: genital ridge formation and Sry activation in mice [J]. Cell Mol Life Sci, 2014, 71 (24): 4781-4802.

[4] ALBRECHT K H, EICHER E M. Evidence that sry is expressed in pre-Sertoli cells and Sertoli and granulosa cells have a common precursor [J]. Dev Biol, 2001, 240 (1): 92-107.

[5] SEKIDO R, BAR I, NARVAEZ V, et al. SOX9 is up-regulated by the transient expression of SRY specifically in Sertoli cell precursors [J]. Dev Biol, 2004, 274 (2): 271-279.

[6] DE FELICI M, KLINGER F G, FARINI D, et al. Establishment of oocyte population iln the fetal ovary: primordial germ cell proliferation and oocyte programmed cell death [J]. Reprod Biomed Online, 2005, 10 (2): 182-191.

[7] ENDO T, MIKEDIS M M, NICHOLLS P K, et al. Retinoic acid and germ cell development in the ovary and testis [J]. Biomolecules, 2019, 9 (12): 775-794.

[8] MCCARREY J R. Toward a more precise and informative nomenclature describing fetal and neonatal male germ cells in rodents [J]. Biol Reprod, 2013, 89 (2): 1-9.

[9] DU L, CHEN W, CHENG Z, et al. Novel gene regulation in normal and abnormal spermatogenesis [J]. Cells, 2021, 10 (3): 666.

[10] 黄荷凤. 植入前遗传学诊断临床实践 [M]. 上海：上海交通大学出版社，2018.

[11] 陆国辉，张学. 产前遗传病诊断 [M]. 2版. 广东：广东科技出版社，2019.

[12] 程罗根. 遗传学 [M]. 2版. 北京：科学出版社，2018.

[13] 窦肇华. 生殖生物学 [M]. 北京：人民卫生出版社，2007.

[14] 杨增明，孙青原，夏国良. 生殖生物学 [M]. 2版. 北京：科学出版社，2019.

[15] 李云龙. 发育与进化 [M]. 北京：科学出版社，2011.

[16] 傅松滨. 临床遗传学 [M]. 北京：人民卫生出版社，2018.

［17］陈誉华. 医学细胞生物学［M］. 5 版. 北京：人民卫生出版社，2013.

［18］BELL A D，MELLO C J，NEMESH J，et al. Insights into variation in meiosis from 31，228 human sperm genomes［J］. Nature，2020，583（7815）：1-6.

［19］GREENFIELD A，BRAUDE P，FLINTER F，et al. Assisted reproductive technologies to prevent human mitochondrial disease transmission［J］. Nature Biotechnology，2017，35（11）：1059.

［20］BULL M J. Down syndrome［J］. N Engl J Med，2020，382（24）：2344-2352.

［21］CHUNDURI N K，STORCHOVÁ Z. The diverse consequences of aneuploidy［J］. Nat Cell Biol，2019，21（1）：54-62.

［22］葛秦生. 临床生殖内分泌学：女性与男性［M］. 北京：科学技术文献出版社，2001.

［23］孙爱军. 实用生殖内分泌疾病诊治精要［M］. 北京：中国医药科技出版社，2013.

［24］GUO H，ZHU P，YAN L，et al. The DNA methylation landscape of human early embryos［J］. Nature，2014，511（7511）：606-610.

［25］GUO F，YAN L，GUO H，et al. The transcriptome and DNA methylome landscapes of human primordial germ cells［J］. Cell，2015，161（6）：1437-1452.

［26］XIA W，XU J，YU G，et al. Resetting histone modifications during human parental-to-zygotic transition［J］. Science，2019，365（6451）：353-360.

［27］INOUE A，JIANG L，LU F，et al. Maternal H3K27me3 controls DNA methylation-independent imprinting［J］. Nature，2017，547（7664）：419-424.

［28］CHEN Q，YAN M，CAO Z，et al. Sperm tsRNAs contribute to intergenerational inheritance of an acquired metabolic disorder［J］. Science，2016，351（6271）：397-400.

［29］CURTIS D，LEHMANN R，ZAMORE P D. Translational regulation in development［J］. Cell，1995，81（2）：171-178.

［30］BACHVAROVA R. Synthesis，turnover，and stability of heterogeneous RNA in growing mouse oocytes［J］. Developmental Biology，1981，86（2）：384-392.

［31］HOLT C E，BULLOCK S L. Subcellular mRNA localization in animal cells and why it matters［J］. Science，2009，326（5957）：1212-1216.

［32］KING M L，MESSITT T J，MOWRY K L. Putting RNAs in the right place at the right time：RNA localization in the frog oocyte［J］. Biology of the Cell，2005，97（1）：19-33.

［33］SUSOR A，JANSOVA D，CERNA R，et al. Temporal and spatial regulation of translation in the mammalian oocyte via the mTOR-eIF4F pathway［J］. Nature Communications，2015，6：6078.

［34］LI L，BAIBAKOV B，DEAN J. A subcortical maternal complex essential for preimplantation mouse embryogenesis［J］. Developmental Cell，2008，15（3）：416-425.

［35］ABD EL NABY W S，HAGOS T H，HOSSAIN M M，et al. Expression analysis of regulatory microRNAs in bovine cumulus oocyte complex and preimplantation embryos［J］. Zygote，2011，21（1）：31-51.

［36］MADER S，LEE H，PAUSE A，et al. The translation initiation factor eIF-4E binds to a common motif shared by the translation factor eIF-4 gamma and the translational repressors 4E-binding proteins［J］. Molecular And Cellular Biology，1995，15（9）：4990-4997.

［37］TOMEK W，SMILJAKOVIC T. Activation of Akt（protein kinase B）stimulates metaphase Ⅰ to metaphase Ⅱ transition in bovine oocytes［J］. Reproduction，2005，130（4）：423-430.

［38］RICHTER J D. CPEB：a life in translation［J］. Trends In Biochemical Sciences，2007，32（6）：279-285.

第三章

胚胎着床、胎盘发育与妊娠

学习目标

◎ **基本目标**

1. 说明受精的简要过程，精子和卵子在受精过程中各自发挥的作用。
2. 概括着床前胚胎发育的主要步骤，胚胎细胞谱系的分化，体内及体外培养对胚胎发育的影响差异。
3. 概括性别分化和性别发育过程。
4. 总结子宫内膜周期性变化和子宫内膜容受性的概念，举例说明子宫内膜容受性的临床检测方法。
5. 说明人类胎盘主要结构、细胞组成和基本生理功能。
6. 说明早产的定义、分类，概括其发生的危险因素，解释遗传和基因对于早产的影响。

◎ **发展目标**

1. 基于胚胎基因组激活的步骤、着床前胚胎发育过程中的主要信号通路、调控胚胎着床的常见分子标志物，设计相关研究课题。
2. 从胎盘发育过程各阶段细胞水平和不同分子层面异常的角度，解释各类胎盘相关妊娠疾病的潜在病因。
3. 说明植入前后人类胎盘发育过程的关键阶段以及分子调控机制。
4. 运用 miRNA 作用机制的理论基础，解释 miRNA 在妊娠疾病发病机制中的作用，以及其对于临床管理的应用价值。
5. 基于 miRNA 相关研究思路及策略，独立构思并设计妊娠疾病 miRNA 相关研究课题。

第一节　着床前胚胎发育的调控机制

一、受精

（一）精子的趋化作用

精子的趋化作用（chemotaxis）是指精子在卵泡分泌的化学物质作用下向其定向移动。1884年这一现象首次在蕨类植物中被发现，随后研究人员在动物身上同样发现了这种现象。1958年人们发现卵泡液对精子具有趋化作用。体外研究显示，精子会游向含有卵丘复合物的培养基或者卵泡液。然而，也有观点认为精子定向移动到输卵管是一个复杂的过程，不能单纯用趋化作用来解释。精子的趋流性使其能够感知周围流体的状态，从而具有逆流而上的特性。趋温性让精子可以从温度相对较低的储存部位游向温度相对较高的受精部位。趋流性和趋温性都是长距离作用，使精子移动到输卵管峡部。而趋化作用是一种短距离的机制。卵泡中介导精子趋化作用的物质主要是孕酮，孕酮在受精部位形成局部梯度浓度，引导精子向卵子移动，此外，研究表明嗅觉受体也参与介导趋化作用。

精子的趋化性快速运动由两种动态切换的状态构成。在逆浓度梯度移动时，精子表现为前向性运动。而当精子到达顺浓度梯度空间时，精子进入以不对称且伴有大幅度摆尾为特征的超激活运动状态。这一状态的切换可以让精子重新寻找逆浓度梯度的方向。二者间转化的机制可能由精子特异性钙离子通道（cation channel of sperm，CatSper）介导。在卵泡释放的孕酮作用下，CatSper激活，Ca^{2+}内流入精子细胞，精子中Ca^{2+}升高，导致其转为超激活运动状态。CatSper在激动剂作用后呈现脱敏状态，通道关闭，精子再次进入前向性运动。尽管现在对精子趋化作用已经有了初步了解，但是究竟哪些分子对趋化运动起关键作用还有待进一步研究。

（二）突破放射冠

当精子在输卵管壶腹部与卵细胞相遇时，卵细胞周围包裹着放射冠。放射冠由卵丘细胞（cumulus cell）及细胞间富含透明质酸的非细胞成分构成。精子头部释放的透明质酸酶在突破放射冠中起到重要作用。近期有研究发现，精子在穿越卵丘细胞时可以通过顶体反应释放酶类物质。此外，精子的快速游动也有助于其与卵细胞的结合。

（三）黏附和穿越透明带

围绕着卵细胞的透明带（zona pellucida）厚约13 μm，对卵细胞起着保护性的屏障作用。透明带由ZP1、ZP2、ZP3和ZP4四种糖蛋白组成，其中ZP2和ZP3连接为二聚体，经ZP1和ZP4周期性交联形成三维网状结构。透明带主要起着识别精子和诱导精子顶体反应两种作用。当精子突破放射冠以后，通过精子头部的质膜与透明带紧密结合。精子与透明带的识别主要依赖于ZP3糖蛋白O-寡糖链末端的序列。如果去除ZP3表面的寡糖链，透明带就不再具有精子识别的作用，但去除的寡糖链在体外仍可以识别精子表面的透明带受体，而来自ZP1和ZP2的寡糖链在体外则不能识别精子。研究发现，精子头部的表面蛋白SED1可特异性地识别透明带上的ZP3，但精子表面是否有其他蛋白参与识别过程尚且未知。不同种属间ZP3糖蛋白精子结合区的差异决定了精卵结合的种属特异性。

精子与卵细胞透明带接触后，精子头部的顶体外膜与覆盖的浆膜发生融合，释放出顶体酶，这一过程称为顶体反应（acrosomal reaction，AR）。精子表面的G蛋白受体在ZP3的作用下，激活腺苷酸环化酶，促进精子内环磷酸腺苷（cyclic adenosine monophosphate，cAMP）的表达，介导顶体膜融合。此外，精子质膜上酪氨酸激酶偶联的磷脂酶受体以及磷脂酰肌醇也参与介导质膜的融合。精子质膜表面离子通道的开放也有助于顶体反应的发生。Ca^{2+}和Na^+内流入精子头部，使胞质内pH升高并且聚集大量Ca^{2+}，促进顶体外膜与精子质膜的融合。顶体反应发生后，顶体内膜与剩余部分的质膜融合覆盖于精子头部，以维持膜的连续性。

完成顶体反应后，精子才能够成功穿越透明带。透明带穿越通过精子尾部运动的机械推进和顶体酶的消化作用完成。顶体蛋白是其中的关键酶，它作为一种丝氨酸蛋白酶与顶体内膜结合，帮助消化透明带。然而有研究表明，顶体蛋白敲除的小鼠仍可以繁殖，说明可能还有其他蛋白水解酶参与穿越透明带。

（四）精卵遗传物质的融合

当精子穿越透明带到达卵周间隙后，精子就可以与卵细胞直接接触。精卵细胞的融合分为细胞膜的识别结合以及遗传物质的融合两部分。有研究显示，体外不含透明带的卵细胞受精后，精细胞核内未发现来自卵细胞核的 DNA 染料，二者融合失败，说明细胞膜的识别是融合发生的前提条件。延时摄影显微镜观察到精子经顶体反应后暴露内部的顶体膜，以精子赤道段及精子头后部的区域与卵细胞膜融合。精子倾向于和卵细胞表面富有微绒毛的区域结合。微绒毛在第一极体表面分布较少，以防止异常受精的情况发生。此外，处于减数分裂 II（metaphase II，MII）中期的卵母细胞表面几乎不含微绒毛，卵母细胞可以顺利完成减数分裂，形成第二极体及微绒毛重新分布的成熟卵细胞。细胞膜表面特异性区域的分子相互识别以及配对是精卵细胞膜融合的基础，现在已经发现了一些在精卵相互作用过程中有可能起作用的细胞表面分子。

精子表面蛋白包括去整合素金属蛋白酶家族（a disintegrin and metalloprotease，ADAM）成员受精素、IZUMO 蛋白、富含半胱氨酸的分泌蛋白（cysteine-rich secretory protein，CRISP）和溶菌酶样蛋白 1（sperm lysozyme-like protein 1，SLLP1）等。IZUMO 蛋白于 2005 年由 Inoue 等首次发现，是目前已知的唯一一个精卵融合所必需的精子表面蛋白。IZUMO 蛋白属于免疫球蛋白超家族，包括 IZUMO1、IZUMO2、IZUMO3 和 IZUMO4 四种蛋白。其中 IZUMO1 是 I 型膜蛋白，在睾丸中特异表达。IZUMO1 位于顶体膜上，当发生顶体反应后暴露于精卵识别的赤道面膜外。研究结果显示，IZUMO1 基因敲除的小鼠精子具有正常的形态，可以在体外穿越透明带靠近卵细胞，但只能停留在卵周间隙，无法完成受精。然而，IZUMO1 基因敲除的小鼠精子能够以卵胞质内单精子注射技术打入卵细胞形成受精卵，说明 IZUMO1 主要调控精卵细胞的融合。

卵母细胞表面蛋白包含整合素（integrin）、四次穿膜蛋白（tetraspanin）以及糖基磷脂酰肌醇锚定蛋白（glycosylphosphatidylinositol-anchored protein，GPI-Aps）等。四次穿膜蛋白是一个蛋白质超家族，可以彼此之间或与其他跨膜蛋白相互作用，从而形成一个富含四次穿膜蛋白的网状结构域，参与细胞增殖、细胞间相互作用及细胞融合等过程。CD9 属于四次穿膜蛋白家族中的一员，是目前已知的唯一一个哺乳动物精卵融合所需的卵子蛋白。用 CD9 抗体 JF0 处理卵细胞或敲除 CD9 基因后小鼠均表现为受精障碍，这表明 CD9 参与调节受精过程。然而有研究认为，CD9 仅对其他哺乳动物的精卵融合有影响，而参与人类受精过程的四次穿膜蛋白是 CD15。

精卵融合后，精子来源的各种成分会发生不同的变化。受精卵中卵子并不提供中心粒，精子携带的中心粒在受精后重新组装成中心体结构，在后续有丝分裂和胚胎发育中发挥重要作用。精子来源的线粒体进入卵细胞后在 2～3 天内发生泛素化降解，使线粒体呈母系遗传。也有研究认为，线粒体被清除是因为其跨膜电位发生变化，从而引发了自噬反应。此外，精子的其他成分（如轴丝的外层纤维鞘）也会发生降解。受精卵表面精子进入的部分可检测到精子浆膜，意味着精细胞膜与卵细胞膜发生了融合，这种膜的重组可能有助于避免多精入卵。精子内的多种遗传物质（如 rRNA、mRNA 和 miRNA）也能够进入受精卵，但是它们的具体功能以及是否可以作为诊断标志物都有待进一步探究。

（五）阻止多精入卵

正常情况下，一个精子进入卵细胞形成受精卵。若发生多精入卵（polyspermy），则可能出现胚胎异常发育或发育阻滞。多数情况下多精入卵会导致自然流产，但也有患有严重缺陷的多倍体婴儿出生。阻止多精入卵的机制主要有两个方面：一是雌性生殖道的初步筛选；二是卵子自身的屏障作用。精子穿越子宫输卵管接合部到达输卵管壶腹部时精子量不足射精时的 1/10 万，显著降低了多精入卵的风险。当失去生殖道的物理性屏障作用进行辅助生殖技术［如体外受精（in vitro fertilization，IVF）］时，多精入卵率可以高达 5% ~ 10%。

精子穿入卵细胞后，卵细胞可以通过膜电位快速去极化来阻止多精入卵。有实验证明，海胆卵细胞受精后 2 ~ 3 秒，Na^+ 的内流使卵细胞膜电位由 -70 mV 上升至 $+10$ mV。膜电位的改变阻碍了其他精子与卵细胞膜的黏附。在兔卵受精时，可以记录到膜电位的去极化过程，然而小鼠精卵结合时膜电位是恒定的，这种机制是否参与人类阻止多精入卵的过程尚未得到证实。与海胆这种水生生物不同的是，人类卵细胞周围仅有少数精子，因此是否需要膜电位快速去极化仍然存疑。

卵细胞周围的透明带也参与阻止多精入卵，该过程通常发生在受精后的数小时之内。精卵结合后，卵细胞内特有的皮质颗粒发生胞吐，将酶类等内容物释放到卵周间隙的过程称为皮质反应（cortical reaction）。皮质反应可以改变透明带和卵细胞膜的特性，以阻止多精入卵。有研究认为皮质反应是由信号传递系统调控的。精子进入卵周间隙后，激活卵细胞膜上的 G 蛋白受体，磷酯酰肌醇转化为磷脂酰肌醇 4,5- 双磷酸（phosphatidylinositol 4,5-bisphosphate，PIP2），在磷酸肌醇酶 C 的作用下，PIP2 分解为三磷酸肌醇（inositol trisphosphate，IP3）和甘油二酯（diacylglycerol，DAG）。IP3 使内质网释放储存的 Ca^{2+}，并引发 Ca^{2+} 内流，最终发生皮质反应。在皮质颗粒的作用下，透明带的结合位点发生结构变化从而阻止多精入卵，此过程也可以称为透明带反应。透明带上初级精子受体 ZP3 的 O- 连接糖链或 N- 连接糖链在皮质颗粒中糖苷酶的作用下发生水解，失去与精子结合的能力。此外，在对小鼠的研究中发现透明带上 ZP2 的 N 端结构域也会发生一定程度的水解，游离的精子难以与透明带结合。同时，皮质颗粒也会改变卵细胞膜的性质。卵细胞膜与皮质颗粒膜和精子膜在皮质颗粒的作用下发生融合硬化，从而在卵细胞膜水平阻止多精入卵。因动物种类不同，阻止多精入卵的机制主要发生在透明带水平或是卵细胞膜水平可能存在一定差异。

（六）减数分裂完成以及原核形成

停留在 M Ⅱ 中期的次级卵母细胞受精后恢复减数分裂，排出第二极体到卵周间隙，完成减数分裂整个过程。卵母细胞恢复减数分裂依赖于促成熟因子（maturation-promoting factor，MPF）。MPF 由细胞周期蛋白（cyclin）B1 和细胞周期蛋白依赖性激酶（cyclin-dependent kinase，CDK）组成，是促进细胞在有丝分裂和减数分裂中从 G 期转化为 M 期的重要因子。在卵母细胞中，MPF 和丝裂原活化蛋白激酶（mitogen-activated protein kinase，MAPK）的高表达共同导致了卵母细胞的 M Ⅱ 期阻滞。受精后，在后期促进复合物（anaphase promoting complex，APC）的作用下，cyclin B1 发生泛素化降解，从而降低 MPF 的表达，解除卵母细胞 M Ⅱ 期的阻滞状态。而在 M Ⅱ 期，内源性减数分裂抑制因子 2（endogenous meiotic inhibitor 2，EMI2）可以抑制 APC 的活性。此外，将卵母细胞阻滞在 M Ⅱ 期的细胞静止因子（cytostatic factor，CSF）表达下降，促进减数分裂恢复。在受精后 6 ~ 8 小时，雌、雄原核（pronucleus）形成，可持续存在 10 ~ 12 小时。在 IVF 中，生殖中心通常在授精后 16 ~ 20 小时确认卵子受精情况，若出现双原核，则提示受精成功；若出现多原核的异常受精卵，则将其丢弃。精子进入卵细胞后，包裹精子 DNA 的鱼精蛋白中的二硫键被还原降解，染色质呈现较为疏松的状态，生成雄原核。精子染色质随后被母源性组蛋白包裹替换，启动染色质重编程。研究显示，鱼精蛋白 - 组蛋白置换可由母源性富含丝氨酸和精氨酸的剪接因子介导，从而保障原核的发育。此外，雄原核的形成可能受到卵细胞内蛋白激酶 C 等分子的调控。在雄原核产生的同时，受精卵中雌原核也随之形成，但是其染色质重塑的过程主要受 MPF 的调控。当雌、雄原核发生接触时，原核膜破裂，双方染色质混合重组形成染色体，准备进入有丝分裂阶段，整个受精过程至此完成。

二、早期胚胎发育

（一）胚胎基因组激活

精卵融合形成受精卵后进入早期胚胎发育阶段，期间会发生一系列形态以及分子生物学水平的变化。受精卵的胚胎基因组在一段时间内处于沉默状态，因此最初发育依赖于卵细胞中的mRNA、蛋白质及细胞器等。随后母源mRNA逐步降解，胚胎基因组开始激活，这一过程称为合子基因组激活（zygotic genome activation，ZGA）。胚胎从母体指令转化为合子指令主要发生在胚胎发育的4细胞到8细胞阶段。多数母源性遗传物质在此阶段快速降解，但是部分遗传物质在胚胎基因组激活后继续调控胚胎发育。因此，卵细胞发育或成熟障碍也会对胚胎基因组激活造成影响。而当受精卵发育至一定阶段时，胚胎基因组迅速激活并重塑基因表达模式和细胞特性。胚胎基因组激活时DNA的合成受到精细调控，该过程对于胚胎发育至关重要。如果DNA合成延迟，则会导致胚胎发育停滞。

胚胎基因组激活会经历以下几个步骤。第一，胚胎基因组中DNA在母源性蛋白质的调控下呈时序性表达。研究显示，胚胎基因组中参与转录和RNA代谢的基因均呈高表达状态。第二，新合成的胚胎源性遗传物质经历DNA甲基化、组蛋白修饰以及非编码RNA调节等一系列表观遗传学修饰，在不改变DNA序列的情况下对基因表达进行调节。这种表观遗传学修饰可以激活胚胎基因组，恢复细胞的全能型，对于早期胚胎细胞谱系分化非常关键。

1. **DNA甲基化（DNA methylation）** 是胚胎基因组中最常见的修饰，起调节基因组功能、基因印记、维持染色质结构稳定性等作用。哺乳动物的甲基化多发生在CpG岛的胞嘧啶上，由DNA甲基化酶（DNA methyltransferase，DNMT）将S-腺苷甲硫氨酸来源的甲基基团添加到DNA上，形成5-甲基胞嘧啶（5-methylcytosine，5-mC）。此外，也有少量7-甲基鸟嘌呤和N6-甲基腺嘌呤表达。基因启动子区的高甲基化状态可以阻碍转录因子与DNA片段结合，从而抑制基因转录，而去甲基化则可以促进基因表达。研究发现，小鼠胚胎发育从受精卵到桑葚胚期，会出现去甲基化过程，而着床后胚胎细胞会再次建立DNA甲基化模式。如果敲除或抑制DNMT基因的表达，胚胎发育过程中会出现细胞分化以及器官形成障碍，最终导致胚胎死亡。

2. **组蛋白修饰（histone modification）** 对于胚胎的染色质构型起重要作用。组蛋白修饰可以通过改变组蛋白与核小体DNA的亲和力调控基因表达。常见的组蛋白修饰有乙酰化、甲基化、磷酸化、泛素化和多聚ADP糖基化等，其中组蛋白乙酰化修饰最常见。组蛋白的乙酰化程度由组蛋白脱乙酰酶（histone deacetylase，HDAC）和组蛋白乙酰转移酶（histone acetyltransferase，HAT）共同决定。组蛋白乙酰化使染色质呈疏松状态，促进基因转录，而去乙酰化则抑制基因表达。研究发现，组蛋白的异常乙酰化可引起染色质异常重构，最终影响胚胎发育。

胚胎基因组重编程改变了精卵来源的表观遗传学标记，而基因组印记（genomic imprinting）将来自亲代某些特定的表观遗传学标记得以保留。印记基因在哺乳动物基因组中多成簇存在，受附近的印记调控区域（imprinting control region，ICR）控制。ICR有亲本特异性的遗传修饰，如DNA甲基化。在胚胎基因组重编程时，ICR仍旧保持这种修饰。胰岛素样生长因子2受体（insulin-like growth factor 2 receptor，IGF2R）是最早发现的内源性印记基因，仅在母系来源的染色体上表达。研究显示，其表达差异是亲本等位基因的不同DNA甲基化修饰所致。除了DNA甲基化印记以外，研究发现，H3K27me3也参与介导等位基因的印记。

胚胎发育中另一基因不平等表达方式是X染色体失活（X-chromosome inactivation）。雌性哺乳动物胚胎中每个细胞都只留下一条X染色体发挥功能，而另一条染色体沉默。研究发现，X染色体的失活起始于染色质上的X失活中心。Xist是X失活中心上的基因，可以转录成长链非编码RNA分子Xist，且不会翻译成蛋白质。Xist可以包围在X染色体上，募集沉默相关蛋白，将染色质压缩，呈一种紧密包裹的状态，使染色质失去活性。Tsix是Xist的负向调节因子，当X染色体失活后停止表达。X染色体失活时染色质异常固缩成较深的染色体，又可称为巴氏小体。

（二）卵裂

卵裂（cleavage）是指受精卵发生有丝分裂的过程。卵裂产生的子细胞称为卵裂球（blastomere）。受精后，单细胞受精卵将经历多次卵裂，产生体积较小的卵裂球。早期卵裂与胚胎质量呈相关性，有研究认为，发生早期卵裂的胚胎质量较高，胚胎发育潜能好，临床妊娠率也更高。最新研究显示，将胚胎第一次卵裂的时长、第一次和第二次卵裂的间隔时间以及第二次卵裂和第三次卵裂的间隔时间相结合，可以更好地评估胚胎发育成囊胚的潜能。在其他哺乳动物（如小鼠和牛）中，早期卵裂也具有同样的胚胎预测价值。体外培养的胚胎在分裂后常会见到胚胎碎片，这是一种由细胞膜包裹且没有细胞核的胞质结构。有研究认为，胚胎碎片的产生与细胞凋亡相关，因此胚胎碎片多的患者妊娠结局较差。然而也有许多胚胎发育至8细胞阶段时，胚胎碎片被卵裂球吸收，所以早期胚胎发育碎片化尚不能作为一个囊胚形成的绝对预测指标。近年有研究者为提高小鼠胚胎的囊胚孵出率，利用激光辅助的显微操作去除胚胎碎片，但是该操作同时会清除胚胎碎片内的部分遗传信息，可能会影响胚胎发育。胚胎发育后，部分母系遗传物质持续表达，其中皮质下母体复合体（subcortical maternal complex，SCMC）对于细胞早期有丝分裂至关重要。SCMC是一种蛋白复合体，至少由4种蛋白质构成，包括NLRP5、KHDC3、TLE6和OOEP等，定位在细胞皮质下层。SCMC在减数分裂纺锤体的形成和定位、受精后细胞器重新分布、遗传重编程以及翻译起始中均发挥重要的调控作用。当敲除SCMC中NLRP5时，小鼠胚胎可出现早期致死表型。然而SCMC的具体成分以及成分之间的相互作用还有待进一步揭示。

（三）致密化

致密化（compaction）发生在胚胎发育的8细胞至16细胞阶段，这是胚胎发育过程中第一次形态学变化。在胚胎发育至8细胞之前，卵裂球都清晰可见。而从8细胞阶段开始，胚胎内RNA和蛋白质大量合成，卵裂球间的细胞连接作用增强，界限变得模糊，并逐步致密化形成桑葚胚。胚胎外侧的卵裂球经历致密化后开始具有上皮细胞的特征。致密化发生的同时，胚胎表面的微绒毛及胞质内容物重新分布，使胚胎获得极性，最终导致了第一次细胞命运的分化。胚胎细胞随后分化成滋养外胚层上皮和内细胞团两种细胞。

协调复杂致密化过程主要依赖于细胞间连接。紧密连接和桥粒使细胞紧密相接，形成不可渗透的上皮屏障。紧密连接主要由闭合蛋白（occludin）和扣带蛋白（cingulin）等跨膜蛋白及胞质蛋白参与构成。缝隙连接可以使卵裂球间进行离子或小分子物质（例如第二信使cAMP）的交换。紧密连接在人类胚胎发育中出现在受精第3天，并预示着致密化的开始。电镜结果显示未受精卵细胞表面均匀覆盖着较长的微绒毛。而随着受精卵的发育，微绒毛的长度和密度均逐步减少。当胚胎发育至第4天时，微绒毛再次密集出现，并呈极性分布在致密化的卵裂球表面。胚胎早期发育阶段，缝隙连接在电镜下并不能清晰显示，而到了囊胚期，则可以观察到内细胞团之间的缝隙连接。细胞间交流多存在于内细胞团之中或滋养外胚层上皮细胞内部，内细胞团和滋养外胚层上皮细胞的细胞间交流极少。有研究对胚胎致密化时的细胞连接进行了干预，发现细胞连接也可以影响后期细胞谱系的形成。

此外，致密化可能与一些特殊蛋白，如上皮钙黏素（E-cadherin）有关。上皮钙黏素是一种介导细胞间黏附的Ca^{2+}依赖性跨膜糖蛋白，在卵细胞及植入前胚胎发育的过程中均有表达。致密化发生前，上皮钙黏素均匀地分布在卵裂球表面，并于致密化开始后聚集在细胞连接处。此外，研究证实小鼠8细胞胚胎存在上皮钙黏素的磷酸化，而将胚胎置于不含Ca^{2+}的培养基以抑制上皮钙黏素磷酸化时，致密化过程同样被抑制。然而致密化是一个复杂的过程，可能有其他分子机制尚未被发现。

胚胎发育早期卵裂球具有全能性。在致密化过程中，胚胎逐渐出现极性，并且根据极性轴划分细胞膜和细胞质，最终产生不同种类的细胞。胚胎发生极性化时，微绒毛聚集到顶端膜区域，形成一个非对称的顶端-基底部轴，导致胚胎分裂时子代卵裂球功能的差异。研究表明，小鼠胚胎表面微绒毛的非对称分布构成了膜的极性，而胚胎内肌动纤维、内吞囊泡以及细胞核的位置决定了细胞质的极性。在胚胎发育过程中，带有表面微绒毛的外层极性细胞形成滋养外胚层上皮。而内层非极性细胞紧密连接形成内细胞团。桑葚胚中RNA、蛋白质以及磷脂合成的数目以及种类较受精卵有显著差异。

（四）腔化

腔化（cavitation）是发生在16细胞到32细胞期胚胎的第二次形态学变化。滋养外胚层上皮细胞是胚胎基因组激活后最早分化形成的细胞。卵裂球致密化形成功能性连接的复杂上皮结构，调控离子和水的转运。滋养外胚层上皮细胞钠钾泵可以分解ATP获得能量，并利用此能量将Na^+逆浓度梯度转运至胚胎中央。胚胎内外Na^+梯度造成渗透压的差距，从而使水被动地运输至胚胎，形成囊胚腔。此外，Cl^-以及HCO_3^-等离子的跨胚胎转运也有助于囊胚腔的形成。研究显示，滋养外胚层上皮细胞间紧密连接形成的屏障以及上皮细胞下方的基底膜均可以阻止离子等物质滤出囊胚腔。

囊胚腔的形成和扩张有助于内细胞团的进一步分化。囊胚腔内的蛋白质和细胞因子使内细胞团处于类似特殊培养基的环境，影响细胞的增殖和分化。在囊胚期，内细胞团也可以发生细胞凋亡，以清除异常细胞。

（五）囊胚扩张和孵化

透明带在胚胎早期发育阶段包裹着内部卵裂球，使细胞紧密结合在一起，起到保护性的屏障作用。在受精后第4天或第5天的人类囊胚中，囊胚体积较前无明显增加，囊胚腔小于30%胚胎体积。而当囊胚发育到第5天或第6天阶段，大量液体聚集在中央的囊胚腔中，占据胚胎约70%的体积。胚胎延时摄影技术显示囊胚扩张是一个动态的过程，扩张中的囊胚每间隔2～4小时就会发生一次囊胚腔的回缩，这种周期性的变化可能受到透明带的调控。

囊胚在子宫内膜着床前需要经历孵出的过程，即胚胎从透明带中脱壳。IVF胚胎培养时，可以观察到滋养外胚层细胞从透明带中孵出的过程，通常在几小时内完成。进行辅助生殖助孕的患者，如果存在高龄、透明带异常、反复IVF失败等情况，也可以利用激光辅助孵化技术将透明带打薄，以协助胚胎顺利孵出。

三、着床前胚胎发育过程中的主要信号通路

（一）Hippo信号通路

Hippo信号通路最早在对果蝇的研究中被发现，主要通过调节细胞增殖和凋亡实现对组织器官大小的调控。Hippo信号通路的核心成分包括MST1/2、MOB1A/B、LATS1/2及YAP等，在胚胎发育的第一次细胞命运决定中发挥重要作用，决定了细胞分化为滋养外胚层或是内细胞团。Hippo信号通路活化时，其核心成分MST1/2首先被激活，引起下游的LATS1/2磷酸化，进而磷酸化下游的转录共激活蛋白Yap。磷酸化的Yap难以进入细胞核与核内Tead等转录因子结合，介导下游靶基因的表达调控。在内细胞团中，Amot蛋白可以促进Hippo信号通路激活，磷酸化的Yap不能转运至细胞核与Tead形成复合物，使*CDX2*等滋养层相关基因的表达受到抑制。另外，有研究发现，Hippo可以调节Sox2等在内细胞团的表达。在滋养外胚层细胞中，Hippo信号通路被抑制，Yap进入细胞核促进*CDX2*等特异性基因的转录，使细胞分化为滋养外胚层。近期研究发现，*Tead4*基因敲除小鼠来源的胚胎在低氧状态下可以成功分化为滋养外胚层和内细胞团，说明在低氧状态下可能还有其他机制参与调控细胞命运。

（二）受体酪氨酸激酶通路

受体酪氨酸激酶（receptor tyrosine kinase，RTK）属于细胞表面受体，包含血管上皮生长因子受体、表皮生长因子受体及成纤维细胞生长因子受体等亚家族，可以与胞外因子结合后激活下游

的 MAPK/ERK 及 PI3K 信号通路。RTK 信号通路可以影响胚胎细胞向滋养外胚层和内细胞团的分化。在 8 细胞胚胎阶段抑制 MAPK 可以显著降低 *CDX2* 的表达，从而影响滋养外胚层的发育。此外，研究显示，RTK 能够通过 *GATA6* 基因和 *NANOG* 基因的差异性表达调控细胞向外胚层或内胚层分化，在第二次细胞谱系分化中发挥重要作用。

（三）Notch 信号通路

Notch 信号通路由配体和受体组成，在胚胎发育过程中起调节细胞命运的作用。在 Jagged 蛋白等配体的作用下，Notch 受体分子发生蛋白水解，并释放 Notch 胞内区域（notch intracellular domain，NICD）到细胞核中，与转录因子 RBPJ 结合，从而激活靶基因的表达。研究发现，Notch 信号通路可以和 Hippo 信号通路共同调节 *CDX2* 的表达。相较于 *Tead4* 敲除的胚胎，RBPJ 敲除的胚胎表型更差。在囊胚阶段，Notch 信号通路多作用于滋养外胚层细胞。添加 NICD 抑制剂会引起 *CDX2* 表达下降，而过表达 NICD 则会导致滋养外胚层和内细胞团的不均衡分化。除了 Notch1 外，Notch2 ~ 4 在小鼠胚胎中也均有表达，但它们在胚胎发育中的作用还有待进一步研究。

（四）JAK/STAT 信号通路

JAK/STAT 信号通路是多种细胞因子的下游通路，参与调控细胞增殖、凋亡及分化等。当白血病抑制因子（leukemia inhibitory factor，LIF）与 JAK 受体结合后，JAK 受体活化，并催化 STAT3 蛋白发生磷酸化修饰。磷酸化的 STAT3 进入细胞核，与相应的靶基因结合调控转录。STAT3 在卵子、受精卵以及 2 细胞胚胎阶段定位在细胞质中，当胚胎发育到 4 细胞阶段，细胞核中可以检测到磷酸化的 STAT3 蛋白。在囊胚中，STAT3 蛋白主要在滋养外胚层细胞中表达。在早期胚胎发育中，JAK/STAT 通路的调控分子可能来源于卵细胞。研究显示，卵细胞和胚胎分别敲除 *STAT3* 基因后，基因敲除卵细胞形成的胚胎存活时间更短。

（五）WNT/β 联蛋白（β-catenin）信号通路

WNT 信号通路包括经典 WNT 信号通路与非经典 WNT 信号通路两类，WNT/β 联蛋白信号通路即经典 WNT 信号通路，参与胚胎发育、胚胎着床及胎盘发育等。WNT 信号通路由 WNT 家族蛋白配体和 Frizzled 蛋白受体及 LRP-5/6 蛋白受体等部分组成。当 WNT 通路激活时，WNT 蛋白与受体 Frizzled 蛋白和 LRP-5/6 蛋白结合，激活 dishevelled 蛋白的表达，促进 β 联蛋白在细胞核中聚集，并与 TCF/LEF 等转录因子共同激活下游靶基因。从受精卵到囊胚阶段，胚胎细胞中都可以检测到 WNT 信号通路相关分子的表达，其中 β 联蛋白在胚胎发育成囊胚后主要定位于滋养外胚层。研究发现，β 联蛋白的无效等位基因可使胚胎发育至囊胚，并且不影响细胞谱系的分化。然而，胚胎孵化后会出现缺陷，最终导致胚胎发育停滞，这意味着 WNT 通路的活化对于胚胎发育至关重要。WNT 蛋白也可以通过 Ca^{2+} 介导的非经典途径促进滋养外胚层细胞分化，但是具体机制不明。此外，研究发现 WNT 通路中的 dishevelled 蛋白可以参与调控着床前胚胎的细胞间黏附。

四、研究进展

近年来，大量研究利用基因组、转录组以及表观组学测序结果等多维度数据信息，描绘了早期胚胎发育中表观遗传学模式以及重编程模式。研究发现，DNA 去甲基化、组蛋白修饰及染色质结构重塑均是胚胎基因组激活及第一次细胞谱系分化的关键。研究者利用低于起始细胞量的 ULI-NChIP（ultra-low-input micrococcal nuclease-based native ChIP）技术检测了着床前胚胎发育各阶段的组蛋白 H3K27me3、H3K4me3 及 H3K9me3 的变化，揭示了组蛋白修饰去除和重建的过程，并表明 H3K9me3 对于逆转座子区的调控作用。对于胚胎发育中染色质调控状态的变化，研究者利用 DNA 酶 I 超敏感位点测序（DNase I hypersensitive site sequencing，DNase-Seq）技术发现了启动基因组表达的关键分子 Oct4，并发现染色质的开放状态与进化过程中基因表达的先后呈相关性。单细胞测序技术的出现，考虑到细胞遗传上的异质性，揭示了不同细胞的基因表达特征，更深入地探究了细胞命运的调节机制。利用单细胞测序技术，研究者绘制了着床前胚胎发育的单细胞转录组图谱，对胚胎的 DNA 甲基化重编程过程进行了深入研究。研究发现，胚胎发育的去甲基化发生在受精后 10 ~ 12 小时、受精卵晚期至 2 细胞阶段以及 8 细胞至桑葚胚阶段，而在去甲基化过程的间期基因组 DNA 序列发生从头甲基化，以维持整体的甲基化水平。在胚胎发育过程中，母源基因组甲基化水平高于父源基因组，呈现不对称性。同样，在不同的子代细胞中存在甲基化水平的差异，利用该差异可以追溯其细胞谱系。此外，研究者还解析了 DNA 甲基化与染色质状态之间的关系，阐释了胚胎发育关键阶段的基因表达调控网络，更加全面地了解人类早期胚胎发育的生物学过程，为疾病的靶向治疗奠定了基础。

（北京大学第一医院妇产科　薛　晴　尚　鹃）

第二节　胚胎发育与性别决定

一、人类胚胎的早期发育

由于研究资源的局限性，人类胚胎的早期发育一直是个谜。早期的认识来源于哺乳动物胚胎实验，特别是小鼠的胚胎。近 40 年，人类辅助生殖技术（assisted reproductive technology，ART）迅猛发展，特别是近年来非侵入性实时成像技术（time-lapse，TLP）及分子和基因组技术发展，为早期胚胎发育的研究提供了条件，发现了人类自身胚胎发育过程以及与其他哺乳类动物的差异。随着体外培养条件的不断改进，胚胎在体外培养的时间不断延长，为研究胚胎的发育、细胞谱系分化、器官的发生提供了有利的平台，2021 年已有对小鼠胚胎体外培养到器官分化的报道。但是对于人类胚胎由于受到"14 天规则"（即人类胚胎在体外培养的时间限定在 14 天内）的限制，人类对于早期的胚胎发育动态研究限于原条（primitive streak）形成前。

（一）种植前胚胎发育的过程

人类胚胎的最早期发育是在输卵管中进行的。卵子从卵巢排出后，通过输卵管伞端进入输卵管，在壶腹部与精子相遇受精。受精后受精卵及胚胎沿输卵管移动并不断进行卵裂，卵子的受精、分裂期胚胎发育及在输卵管中的移动，是一个不间断连续的过程，同时胚胎和输卵管之间相互应答，即在胚胎发育的不同时间和输卵管的空间，诱导输卵管各部位细胞分泌提供营养物质、细胞因子及免于母体排斥的免疫屏障，胚胎受精后第 5 ~ 6 天进入子宫，第 7 天开始种植。体内环境难以完全准确地了解胚胎的发育及其周围所发生的精细调节状况，ART、TLP 及小鼠胚胎实验为这些研究提供了条件。

1. 胚胎形态学发育（输卵管部分）

（1）受精：卵子在人体内可以存活 24 小时，体内受精发生在排卵后 24 小时内。精子穿透卵子周围的卵丘细胞与透明带结合，透明带是一种糖蛋白膜，对卵母细胞有保护性作用。精子与透明带结合后，诱导顶体释放的皮质颗粒，改变了透明带的组成，使其硬化，阻止多个精子受精。单个精子进入后，精子和卵母细胞的细胞膜融合，产生"质膜阻滞"，形成阻止多精子受精的第二屏障。

受精后卵母细胞被激活，启动了从配子到胚胎的过渡，细胞周期重新开始。在卵子成熟过程中，第一极体被排除，排卵后，卵母细胞被抑制在减数分裂 II 的中期。精子进入卵母细胞后，释放磷脂酶 czeta 亚型（PLCζ），启动一系列级联反应，最终使肌醇 1,4,5- 三磷酸（iP3）与其卵母细胞内质网上的受体 iP3r 结合，内质网释放储备的钙离子，产生的钙振荡，激活减数分裂，卵母细胞的染色体分离，排除第二极体，形成单倍体卵原核。此时，受精卵母细胞被称为受精卵，又称为合子（图 3-2-1，d1）。此时胞质中可以看到 2 个原核，一个为母原核，另一个为父原核。随后，双原核整合成为子代（即胚胎）的细胞核，并具有自己的遗传基因，但是胚胎基因激活和调控要等到排卵后第 3 天。此前，分裂期胚胎发育过程主要由卵母细胞基因转录调控。

对哺乳动物卵母细胞的研究发现，所有卵母细胞的主要功能是将两个亲本基因组结合成一个新的胚胎基因组，然后在新形成的胚胎基因组的驱动下适当启动发育程序。通过体细胞核转移克隆的研究观察到，卵母细胞具有将亲本的细胞核（无论是配子来源的还是体细胞来源的）转化为胚胎细胞核并对其进行适当编程的能力。卵母细胞的这种力量源于卵母细胞发生过程中其母体提供的核酸、蛋白质和其他大分子。卵母细胞提供这些物质并负责支持胚胎代谢，指导关键的早期发育事件，并完全通过转录后控制胚胎基因组激活过程，不能在正确的时间激活并表达胚胎基因，将导致胚胎发育停滞。

（2）分裂期胚胎发育：受精后卵母细胞产生的钙振荡除了激化卵母细胞的减数分裂 II 外，也引起从卵母细胞的减数分裂到胚胎有丝分裂的转变。受精后第 1 天（day postfertilization，dpf）受精卵分裂为 2 细胞胚胎（图 3-2-1，d2），2dpf 为 4 细胞胚胎（图 3-2-1，d2），3dpf 为 8 细胞胚胎（图 3-2-1，d3），到此阶段均称为卵裂期胚胎（cleavage embryo）。在这一系列的有丝分裂过程中，卵母细胞的细胞质被均匀地分配到各卵裂球（blastomere）中，并随着细胞数量增加卵裂球的体积减小，而整个胚胎体积没有变化。各卵裂球的大小均匀，镜像对称，并呈现高核质比现象。

（3）胚胎基因激活：人类胚胎基因组虽然在精、卵原核融合后整合形成，但是在发育到 4-8 细胞阶段之前保持转录沉默，并不表达。在卵子受精后，精子的基因虽然进入卵子内，但是支持受精后卵子和精子的合为一体、生殖细胞原核的迁移和融合、遗传物质和表观遗传重新编程以及一系列胚胎分裂，仍由卵母细胞基因表达转录调控，即由卵母细胞基因转录蛋白质及其一系列因子主导完成这一系列过程。直至胚胎发育到 4-8 细胞阶段之间胚胎基因被激活（embryonic gene activation，EGA）。EGA 发生的机制目前尚不清晰，公认的观点是 EGA 与胚胎中卵裂球数量无关，主要与胚胎发育的时间相关，在受精后第 3 天发生。在发育缓慢的胚胎中，d3 卵裂球小于 8 个时仍可以发生 EGA。EGA 存在物种差异，如小鼠，合子基因激活（zygone gene action，ZGA）在 1-2 细胞阶段开始。EGA 发生提示在人类胚胎 d3 后，胚胎进入一个自我选择的新阶段。

EGA 包括母体 mRNA 的降解和胚胎基因表达的上调，对人类胚胎的转录组学研究表明，有将近 1800 多个 mRNA 在胚胎发育的前 3 天的表达被调节，卵母细胞表达的 mRNA 逐渐被下调或靶向破坏，胚胎本身的 mRNA 小部分在第 1 天和第 2 天上调，第 3 天大量增加。这一转化过程发生很快，称为胚胎基因激活浪潮。胚胎基因组激活后，胚胎的发育很快转化为由胚胎转录调控。

（4）桑葚胚、囊胚形成：胚胎 8-16 细胞阶段（3 ~ 4dpf），卵裂球出现融合（compaction），单个卵裂球变得扁平并开始相互紧密黏附，细胞边界不清，形成紧密排列（图 3-2-1，d4），称为桑葚胚。如果在 8 细胞之前就出现卵裂球融合，提示胚胎发育潜能下降。

第 5 天（5dfp）有大约 32 个卵裂球阶段囊胚形成，位于囊胚中央的是内细胞团（inner cell mass，ICM）（图 3-2-1，d5，细箭头），周围由滋养细胞（trophoblast cell，TC）（图 3-2-1，d5，粗箭头）包绕，中间出现含有液体的囊胚腔。ICM 和 TC 的出现标志着胚胎发育过程的第一个谱系事件发生，全能性胚胎细胞出现定向功能分化，内细胞团及滋养细胞不断分裂，囊胚腔逐渐增大、扩张，透明带逐渐变薄。ICM 进一步发育成羊膜腔和卵黄囊腔；TC 则发育为胎盘的胎儿部分，同时在囊胚腔的形成过程中也起着关键作用。

人类胚胎在发育到 8 细胞及之前，各卵裂球未来的功能谱系未确定，各卵裂球具有全能性，从理论上讲，各卵裂球均可以培养成单个胚胎并再进行细胞谱系分化。

2. 囊胚进入子宫腔、植入（原肠形成前） 囊胚形成后进入宫腔，囊胚腔进一步扩张后，囊胚从透明带孵化，并植入。植入开始首先是囊胚附着于子宫内膜表面，定位到子宫上皮细胞（Hertigetal，1956 年）；随后是囊胚与上皮细胞黏附，通过上皮细胞进入子宫内膜（图 3-2-2）。

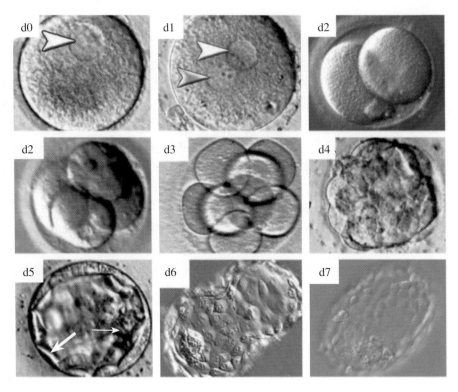

图 3-2-1 人类着床前胚胎发育的各个阶段

第 0 天至第 7 天人类胚胎发育的对比图像。受精后，胚胎经历一系列的有丝分裂细胞分裂。d0 和 d1 中的箭头表示原核。在第 4 天左右，胚胎致密，形成桑葚胚。囊胚于第 5 天形成，由内细胞团（细箭头）和滋养外胚层（粗箭头）组成，中间为囊胚腔，其内有液体填充。在第 6 天，囊胚从透明带"孵化"，并在第 7 天准备植入子宫壁

在 5 ~ 6dpf，ICM 进一步分化成多潜能外胚层祖细胞（pluripotent epiblast progenitor cell，Epi）和原始内胚层细胞（primitive endodermcells，PE）（图 3-2-2）；在内细胞团分化的同时，植入时间前后，滋养外胚层（TC）进一步分化并融合形成多核合胞滋养层细胞，植入后增殖并分化为细胞滋养细胞，形成胎盘的胎儿部分，囊胚最终嵌入子宫内膜的间质血管系统。Epi 分化为胚胎上胚层，最终形成胎儿本身和单层羊膜细胞，最终形成羊膜腔。PE 形成初级卵黄囊。胚外中胚层来源于 Epi 还是 PE 目前仍有争议。当上胚层、中胚层及外胚层三胚层出现，大约在受精后 13 天，原肠（gastrula）开始形成。受到国际"14 天规则"的限制，受精 14 天后的胚胎被禁止体外研究。所以以下相关谱系研究的结果来源于小鼠移植后表型的分析，以及卡耐基组织学样本系列以及对灵长类动物和其他生物的推断。

受精后第 14 天至第 8 周称为胚期（embryonic period），通过此阶段发育分化，各种组织和器官逐步形成。同时，这也是胚胎对于外界环境最敏感的时期，由于胚胎植入，暴露于致畸因素，可能导致先天畸形、流产或生化妊娠的发生。

原肠胚形成（gastrulation）是受精后的重要事件，此过程中胚胎由两胚层胚盘形成具有内胚层（endoderm）、中胚层（mesoderm）和外胚层（ectoderm）3 个胚层的原肠胚。胚胎发育至 14 天左右，上胚层细胞向中间迁移，尾部中轴线上出现一个增厚的线样条带，称为原条（primitive streak）。原条头端于第 3 周中期形成一个膨大部分，称为原结（primitive node）。原条将胚胎分为左右两半以及头尾端，其出现标志着原肠胚形成的开始。两胚层胚盘的上胚层细胞经历上皮间质转化后通过原条迁移至下胚层中，随后重新上皮化并取代下胚层细胞形成内胚层。部分细胞在内胚层形成后经原条进入上胚层和内胚层中间形成中胚层。上胚层未移动的细胞则分化为外胚层。

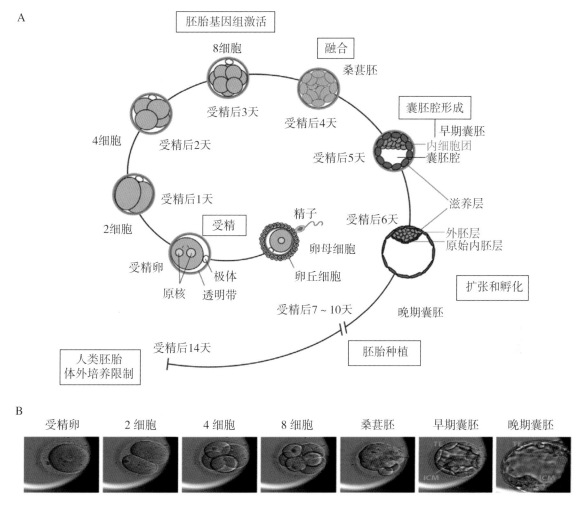

图 3-2-2　人类植入前胚胎发育

A. 这是一个程式化的发展时间线。受精时卵母细胞和精子融合后，单细胞受精卵经历一系列的有丝分裂，在相对转录沉默中形成 2 细胞和 4 细胞胚胎。胚胎转录程序的激活（胚胎基因组激活，EGA）发生在 4-8 细胞阶段之间，尽管早在 2 细胞阶段就会出现小波。在 8 细胞和 16 细胞阶段之间，卵裂球经历了压实，并可能开始表现出极性，尽管这在人类环境中仍然知之甚少。空化标志着在受精后 5 ～ 6 天，由内细胞团（ICM）和滋养外胚层组成的囊胚层的形成，在晚期囊胚中，ICM 进一步分离成一个多能外胚层，产生胚胎的所有三个胚层，一个原始内胚层产生胚外内胚层细胞，形成卵黄囊。然后，囊胚扩张，并最终从透明带孵化出来，并在 7 ～ 10 dpf 之间植入子宫细胞壁。人类胚胎体外培养的限制设置为 14 dpf，或与原条出现的等效时间。B. 胚胎从单细胞受精卵发展到晚期囊胚的图像，使用胚胎显镜™延时系统获得。

原结中心处细胞向下增殖并向头端迁移形成的细胞索称为脊索（notochord），对早期胚胎发育起着支架作用，最终退化形成椎间盘内的髓核。在脊索的诱导下，外胚层形成一个头端宽于尾端的细胞板，又称神经板（neural plate），神经板中央部分凹陷形成神经沟（neural groove），两侧隆起的部分形成神经褶（neural fold）。胚胎发育第 3 周末，神经褶开始向中间靠拢，并在第 4 周末愈合形成神经管（neural tube）。神经管是中枢神经系统发育的主要原基，随后发育为脑、脊髓、松果体以及神经垂体等，神经管闭合障碍会导致脊柱裂和无脑儿等神经管缺陷发生。神经嵴（neural crest）是神经管背外侧神经上皮细胞形成的两条纵行细胞索，是周围神经系统的原基，可以分化为脑神经节、脊神经节、周围神经节以及肾上腺髓质等。神经嵴细胞还可以经上皮间质转化形成多种结缔组织。紧邻脊索的中胚层部分称为轴旁中胚层（paraxial mesoderm），最外侧的中胚层是侧中胚层（lateral mesoderm），位于二者之间的是间介中胚层（intermediate mesoderm）。轴旁中胚层于第3周末开始形成左右成对的细胞团块，即体节（somite）。在外胚层和中胚层的作用下，部分来自中胚层的间充质细胞和体节增殖到外胚层细胞下方产生隆起，形成肢芽，最终发育为四肢。神经板形成到神经管合拢这一时期的胚胎也可称为神经胚（neurula）。

第3周的胚胎仅具有脊椎动物的特性，而经第4周初至第8周末的发育胚胎初具人形，各器官系统雏形也初步建立。胚胎在第4周由直径2 mm发育为直径6 mm左右。此阶段显著增长的是体节数目，以约每天3对的数目增加，并于第5周末时形成全部的42～44对体节，随后分化为脊柱和骨骼肌等组织结构。脊索在此期间也逐渐向尾端延伸，而原条却逐渐退缩至完全消失。胚盘于第4周开始向腹侧卷折，形成具有头褶（cephalic fold）、尾褶（caudal fold）和侧褶（lateral fold）的圆柱形胚体。胚盘各部分生长速度的差异导致了胚盘的卷折。胚盘头尾方向生长速度快于左右侧，头侧又快于尾侧，最终形成头部大于尾部的圆柱形胚体。胚盘外胚层生长速度快于内胚层，因而内胚层被卷入胚体内部形成原始消化管，也可称为原肠（primitive gut），原肠中部通过卵黄蒂（vitelline stalk）与卵黄囊相连接，随后分化为消化管、消化腺体、呼吸道和肺上皮以及甲状腺和胸腺上皮等。间介中胚层在第4周随着胚胎卷折与体节分离，形成两条纵行的生肾索（nephrogenic cord），生肾索不断增殖并在第4周末时形成由胚体后壁凸向体腔的一对纵行隆起，又称为尿生殖嵴（urogenital ridge）。尿生殖嵴是泌尿系统和生殖系统发育的原基。侧中胚层在头侧融合的部分称为生心区，在其内部间充质细胞形成两条纵行细胞索，即生心索（cardiogenic cord），随后生心索中间出现两条平行的生心管，生心管在第4周融合形成一条，最终经历一系列变化形成具有四个腔室的心脏。同时胚胎心脏在第4周左右出现节律性搏动，使血液开始定向循环流动。胚胎发育至第4周时，胚体头部两侧依次出现6对柱状弓形隆起，称为鳃弓（pharyngeal arch），随后参与面部和颈部的发育。此外，第4周末期，神经管由前向后形成前脑泡、中脑泡和菱脑泡，显示脑部的初级分化。

第5周的胚胎已形成"C"字形，长约8 mm，当发育至第8周时，胚胎可长达30 mm左右。在这一阶段，神经系统、循环系统、消化系统、四肢及头颈部等进一步形成。胚胎发育至第5周时，肺芽（lung bud）出现，呼吸系统原基形成，最终发育为肺和支气管等组织。第6周的胚胎神经元与肌肉之间的连接已经建立，胚胎开始移动并且能够对触摸做出反应。同时，视网膜和色素开始形成，鼻、唇以及乳头雏形初现。第7周胚胎心脏形成完整的四个腔室，心率也在此时达到整个妊娠期的巅峰，约170次/分。眼睑在此时形成，舌头上味蕾细胞以及膝盖和肘部也在这一时期出现。受精后第56天是胚期的最后一天。此时胚胎面部五官均大致形成，手指和足趾可以自由摆动，优势手出现。胚胎消化系统和泌尿系统开始工作，胃部和胰腺产生消化酶，肾将有毒物质滤出血液循环，尿液排出到羊水中。在Y染色体上性别决定区的作用下，睾丸发育形成，而含有XX染色体时，性腺发育为卵巢。至此胚期过程全部结束，胚胎将进入胎儿期（fetus period），胎儿各组织和器官迅速生长分化至胎儿成熟。

（二）早期胚胎发育异常和非整倍体

胚胎发育异常，首先能观察到的是发育阻滞，即胚胎不能按照常规的发育速度生长，出现停止。在体外培养的前5～6天内，随着时间的推移，胚胎发育阻滞会不断出现。其次是形态发育正常胚胎的非整倍体现象，也是人类胚胎种植失败、出生缺陷及自然流产的主要原因。卵母细胞和精子产生的减数分裂以及新生胚胎的有丝分裂均可能出现错误，导致非整倍体胚胎发生。与其他物种（1/10 000减数分裂酵母细胞、1/6000～1/2000果蝇生殖细胞和1/200～1/100小鼠生殖细胞）相比，人类卵母细胞减数分裂错误率可高达5%～20%，高减数分裂错误率不仅发生在减数分裂Ⅱ（meiosis Ⅱ，MⅡ）期，也可能发生在MⅠ期。人类卵母细胞中存在"脆弱"性及染色体更易不分离，最终导致卵子非整体增加，这一现象与染色体交叉区域的着丝粒以及纺锤体稳定性异常有关。在染色体臂以及着丝粒区域有一种内聚（cohesion）蛋白，内聚蛋白在胎儿时期已经存在，维持到成年后在减数分裂Ⅰ期发挥作用，随年龄增长，日积月累受到氧化损伤的影响，

胚胎培养实时成像系统

内聚蛋白逐渐降解和耗竭，内聚蛋白的减少导致染色体凝聚不稳定以及纺锤体结构紊乱，影响同源染色体或姐妹染色体的正常分离，最终导致错误的减数分裂，卵母细胞非整倍体增加，这也是高龄女性卵母细胞非整体可高达 70% 的原因，也是高龄生育力下降的主要原因。

另外，受精卵有丝分裂错误也是导致胚胎染色体异常的原因之一。利用胚胎种植前遗传学筛查（proimplantion genetic screen，PGS）技术检测卵裂期胚胎及囊胚，发现有丝分裂错误导致的卵裂期胚胎非整倍体率明显高于囊胚。有丝分裂的错误与胚胎中心体异常相关。中心体是位于细胞中心位置的一种细胞器，在有丝分裂中，中心体建立细胞两极的纺锤体，确保细胞分裂过程的对称性和双极性。细胞有一套保证细胞周期中 DNA 复制和染色体分配质量的检查机制，被称为细胞周期检查点（checkpoint），纺锤体组装检查点是其中一种，主要调控染色体的正确分配。由于在卵裂早期细胞周期检查点的调控作用较弱，于囊胚期恢复，故卵裂期胚胎易发生中心体复制异常，导致纺锤体形成异常，影响染色体正确分裂，易形成非整倍体。有丝分裂错误一般会导致多条大号染色体丢失，故不易形成囊胚，常见于体外培养到第 3 天发育停滞的胚胎，且与母体年龄无关。

使用阵列技术检测卵裂阶段的人类胚胎中不同位点的全基因组拷贝数，发现在人类胚胎中存在不同的细胞之间同时存在几种类型的染色体异常，即嵌合体现象。80% 以上的胚胎会发生一个或多个卵裂球的嵌合体现象。此外，在一个胚胎的姐妹卵裂球之间发现了频繁的染色体片段缺失、重复和扩增，这表明在人类胚胎发育早期，特别是在卵裂球分裂中，经常会发生染色体断裂和融合，但是胚胎卵裂球与体细胞有很大差异。在体细胞中，染色体细胞分离错误导致的细胞凋亡时常可见，细胞的凋亡在某种意义上讲是对自我错误的修正。但在胚胎发育到第 5 天之前，实时成像或免疫荧光显微镜未观察到卵裂球或胚胎片段的凋亡，这就意味着这些错误缺乏修正机会，持续存在。但是通过 ART 技术移植嵌合胚胎的临床观察，发现有正常核型的胎儿出生，说明胚胎仍存在着自我修复或凋亡的能力，最终是由占优势部分的细胞决定胚胎命运。只是由于体外观察时间的限制，尚未观察到。

（三）影响早期胚胎发育的环境因素

1. 输卵管环境提供胚胎发育的保障　在体内，胚胎主要在输卵管受精发育，输卵管会根据胚胎在不同时间段及移动到输卵管不同部位，提供不同成分的营养、生长因子及代谢形式；由受精卵所需的氧化代谢形式过渡到胚胎所需的乙醇代谢形式；输卵管液保护配子和胚胎免受环境应激，以确保胚胎质量和妊娠结局；机体分泌的 E_2 也通过输卵管上皮细胞中的雌激素受体 α 发挥作用，保护胚胎免受母体免疫系统的攻击；由于高浓度的氧气使胚胎受到活性氧自由基（reactive oxygen species，ROS）的损害使氧化应激增加，哺乳动物输卵管中相对较低的氧浓度（2%～8%）可以保持最低的 ROS 水平。

2. 体外培养环境对于体内环境的模仿及局限性　体外受精技术虽然对于不孕症的治疗是有效的，但是终究存在体内及体外环境的差异，以及缺乏体内环境的自我适时调控。体外受精和自然受孕之间最明显的生理差异包括：第一，已被认为设定好的培养程序和环境，没有也不能达到如同在输卵管中那样，胚胎与其生长环境之间的交互应答和调节；第二，用于体外胚胎培养的培养基旨在模拟输卵管液及其营养成分，以支持早期卵裂发育，而实际上输卵管环境、液体和胚胎与环境的相互动态作用是难以在体外完全复制的，有研究发现这些差异可能导致通过体外受精和自然妊娠子代在今后发育上存在一些不同。

着床前阶段对胚胎的表观遗传控制至关重要。这一时期体内发生在输卵管中。体外受精和自然发育之间的不同因素可导致表观遗传影响，包括技术、胚胎培养基和环境暴露，如胚胎培养塑料制品中含有的双酚 A（BPA）是一种内分泌干扰化合物，具有弱雌激素激动剂或拮抗剂的作用，虽然一些培养皿已被玻璃制品所代替，但是 BPA 仍被用作胚胎操作器具的一部分。双酚 A 暴露对胚胎有广泛的影响，如改变发育速率和细胞死亡、对神经祖细胞的毒性。无双酚 A 的替代产品，双酚 A 的氟化形式（BPAF）仍会扩散出雌激素化学物质，可能对胚胎构成危害。

卵胞质内单精子注射（intracytoplasmic sperm injection，ICSI）主要用于严重的男性不育夫妻。ICSI 存在非自然选择精子受精问题。在自然妊娠中，女性生殖道作为精子选择的通道，选择最小化到达受精部位的精子数量，并在这一过程中精子得到自然优选，而 ICSI 技术使用人为肉眼识别相对形态及活力好的单个精子受精，优化作用减弱，子代相对风险增加。

早期胚胎发育从卵子、受精、胚胎发育及囊胚形成，经历了一系列 DNA 甲基化及去甲基化的过程，早期胚胎的表观遗传的基因表达，可以通过与环境的相互作用发生改变。卵巢控制性超促排卵（COH）、体外成熟（IVM）人类卵母细胞的研究表明，目前使用的以卵母细胞形态学判断卵子成熟的标准，可能不一定表明基因表达的充分成熟。未经卵巢刺激的 IVM 衍生小鼠胚胎在 2 细胞阶段表达不完全的 DNA 去甲基化。小鼠胚胎中的异常甲基化可能是胚胎发育失败的标志；使用不同的胚胎培养液组成培养的小鼠胚胎，出现表观遗传变化不同，并可以导致成年期的发育缺陷和异常表型。这些结果表明，培养液和 COH 可能导致胚胎的表观遗传改变。胚胎经历表观遗传变化，导致基因印记异常，对后期发育产生长期的影响。COH、ART 治疗程序和培养液等综合因素会共同影响基因印记障碍，这些障碍已发现与某些成年人疾病早发病相关。

胚胎发育不但对于一个生命的诞生，而且对于整个生命过程的健康至关重要。目前对于胚胎的起源及其相关影响因素虽有初步了解，但是有更多的奥秘尚待探索。不孕症如同其他疾病一样，治疗不能等待，体外受精技术为患者提供了有效的治疗机会，但是我们对于自然应有敬畏之心，在使用该技术时，一定要有医学指征，各步骤之间应更精细、慎重，努力模仿体内环境，减少环境、人力等因素的影响。也期待更深入的基础研究成果指导临床。

二、性别决定

性别决定（sex determination）是指具有双潜能性腺发育成睾丸或卵巢的过程。性腺分化后，在性腺激素的诱导下性别分化发生，出现男性或女性的生理结构。性别分化是一个复杂的过程，正常的性别分化是指在染色体、性腺和组织水平上一个良好、协调的发育过程。目前关于性别分化的大部分知识来源于动物模型和对性别分化异常（disorder sex determinatiom，DSD）患者的病例资料分析的结果。

（一）正常性别决定及生殖器官发育

哺乳动物胚胎发育的最早阶段，雄性和雌性的性腺发育是相同的。人类胚胎大约在 6 周，小鼠胚胎大约在 10 天，流浪的原始生殖细胞迁移到生殖腺嵴，在那里它们被性索、生殖嵴的上皮生长所包围，形成一个原始性腺。无论胚胎的性染色体如何，早期胚胎的性腺嵴在解剖、组织结构及功能上都没有差异，都具有皮质区域发育成卵巢，或（和）髓质形成睾丸的双潜能性。

1. **睾丸分化** 人类 Y 染色体在性别决定中起关键作用。人类的 Y 染色体是第三小的染色体，占二倍体人类基因组的 1%，约包括 60×10^6bp 的 DNA。Y 染色体从短臂的假常染色体边界到着丝粒以及从长臂的着丝粒到异染色质的区域是一个特别的区域，包含了 Y 染色体特异性基因，如睾丸决定因子（testis-determining factor，TDF）、无精子症因子（azoospermia factor，AZF）、生长控制基因等。Y 染色体性别决定区（sex-determining region Y gene，SRY）在男性性别分化中起决定性作用，SRY 是 Y 染色体最小的性别决定区域，是睾丸决定因子，位于 Y 染色体短臂的最远端，靠近假常染色体边界的 35 Kb 区域。大多数 XX 男性的基因组中存在 SRY，而在 XY 女性的基因组中发现 SRY 缺失或突变。SRY 基因诱导未分化的性腺发育为睾丸。在大多数哺乳动物胚胎中，SRY 瞬时表达，映射到 Y 染色体，触发了一系列的基因相互作用，最终双潜能性腺嵴分化成睾丸。随后的男性性别分化很大程度上是睾丸分泌的雄激素刺激的结果。睾丸组织由间质细胞和支持细胞组成，间质细胞分泌的雄激素诱导外生殖器的雄性化，中肾管（沃尔夫管）、泌尿生殖窦和外生殖器衍生物分化发育为男性生殖系统。支持细胞分泌 AMH 抑制米勒管（副中肾管）

发育，使之退化。在 Y 染色体及 SRY 基因缺失的情况下，睾丸决定途径无法启动，胚胎性腺自然发育为卵巢，米勒管发育形成输卵管、子宫和阴道的上三分之一，女性生殖系统的发育形成。SRY 表达的时间和水平对于睾丸的正常分化至关重要，SRY 表达的延迟或表达降低会导致睾丸分化发育不良。同时导致睾丸组织中间质细胞和支持细胞发育不良，睾丸产生 AMH 和雄激素的能力不足，影响男性内、外生殖器的分化程度，最终导致胎儿性别发育异常。

2. 卵巢分化　在缺乏 SRY 基因的情况下，胚胎会启动卵巢发育的级联信号系统，在稍晚于睾丸分化的基因表达时间点表达，双潜能性腺被激活，皮质部分发育形成卵巢，随后米勒管形成输卵管、子宫和阴道上部，女性生殖系统发育形成。

WNT 信号通路是卵巢发育的一个关键性通路。*WNT4* 是卵巢生殖细胞存活因子，首先 *WNT4* 具有稳定 β 联蛋白（β-catenin）的作用，促进卵巢基因的表达，如卵泡抑制素（follistatin，FST）和 *FOXL2*；FST 促进颗粒细胞的分化，抑制 *FGF9*、*SOX9* 和激活素 A 和 B（activin A and B），从而抑制体腔血管的形成；通过上调 DAX1，*WNT4* 也可以拮抗 SF1，从而抑制雄激素的生物合成。在小鼠中，*FOXL2* 持续抑制 *SOX9* 直到成年，从而阻止卵巢细胞转分化为"睾丸样"细胞。由此可见，*WNT4* 的缺失会导致部分性别逆转和卵泡缺失。*WT-1* 是与细胞生长和增殖有关的基因，*WT-1* 表达异常，可导致卵泡膜细胞分化或功能破坏，导致卵巢相关疾病发生，如多囊卵巢综合征、卵巢早衰和卵巢癌。

（二）性别决定相关基因

SRY 基因是正常的男性表型的主要决定基因，除此之外，许多常染色体和 X 连锁基因也参与睾丸形成及男、女性生殖系统的分化过程。SRY 作为一个基因开关，在性别决定的过程中，作为抑制剂或激活剂，或两者兼有，与"上游"和"下游"的其他基因相互作用，通过转录控制对其他基因产生影响。SRY 基因或受 SRY 调控的基因突变都可能导致性逆转或性腺发育不良。

1. SRY 基因　如前所述，在位于 Y 染色体短臂的最远端 TDF 区域，包含有 35 Kb 的区域开放阅读框（open read frame，ORF），被命名为 SRY 基因，由 2151 bp 核苷酸序列组成，有两个包含 99 个和 223 个氨基酸的开放阅读框架，不同的框架有所重叠。较大的 ORF 编码的 S 蛋白与一些蛋白具有同源性，包括非组蛋白、HMG1（high mobility group 1）和 HMG2（high mobility group 2）、人类转录因子 hUBF（人类上游结合因子）、转录因子 LEF-1（the transcription factor）和 TCF-1 等。这些蛋白质都包含 79 个氨基酸序列的共同基序，称为 HMG 盒。所有在 HMG-box 区域与 SRY 的氨基酸序列相似性超过 60% 的基因均被命名为性别决定相关基因（SRY box，SOX）。

2. 睾丸前基因（pro-testicular genes）

（1）*SOX9*：是一个属于转录因子（SRY 相关 HMG-box）家族的转录调控因子，包含一个高度保守的 HMG 结构域。*SOX9* 在人类位于 17q24.3，在多组织表达，包括睾丸中的支持细胞。*SOX9* 作为转录激活因子或抑制因子对支持细胞分化至关重要，并启动 AMH 表达。在没有 SRY 的情况下，*SOX9* 在 XX 性腺中表达增加也会诱导睾丸分化，导致胎儿男性化。在过量 *SOX9* 的转基因 XX 小鼠中，睾丸分化并具有雄性生殖器发育。

（2）*SOX3*：是 SRY 相关蛋白的另一个成员，是一个定位于 Xq27.1 的单个外显子基因编码。*SOX3* 对男性性腺发育不是必需的，但当它在胚胎 XX 性腺中过表达时，会引发睾丸分化。其潜在机制是 *SOX3* 和 SF1 协同发挥 *SOX9* 的表达作用，从而激活 XX 性腺嵴中的支持细胞分化。同样，在 46,XX SRY 阴性个体中，*SOX3* 位点的重复会使睾丸组织发育，导致生殖器部分或完全男性化。

（3）*SOX10*：定位于人类染色体 22q13.1，与 *SOX3* 一样，*SOX10* 在正常睾丸分化中的功能尚未被明确证实。可疑 *SOX3* 和 *SOX10* 在胚胎睾丸发育中起冗余作用，其功能的丧失不会产生异常表型。然而，在转基因 XX 小鼠性腺嵴中，*SOX10* 过表达驱动男性性腺发育。在人类，在 SRY 阴性的 46,XX 睾丸或卵睾 DSD 病例中发现了包含 *SOX10* 位点的 22 号染色体的重复病例。

（4）*FGF9*：基因位于染色体 13q11-q12 上。FGF 家族的因子参与了多种器官的发育，包括四肢、肺、腺垂体和性腺嵴。*FGF9* 敲除 XY 小鼠在胚胎和胎儿期性腺发育受损，其生殖系统发育表型从低男性化到完全雌性。

（5）*DMRT1*：基因定位于人类染色体 9p24.3，其特征是 DM 结构域，这是一个保守的 DNA 结合基序。*DMRT1* 通过激活许多睾丸基因和下调卵巢基因，编码一种参与脊椎动物睾丸分化的雄性特异性转录因子。在睾丸异常的 46,XY DSD 患者中，发现包括 DMRT 集群所在的染色体 9p 缺失。

3. 前卵巢基因 / 抗睾丸基因（pro-ovarian/anti-testicular genes）

（1）*WNT4*：位于染色体 1p36.12，在胎儿生殖器官发育中起到多种作用（参与卵巢分化和米勒管形成）。XX 小鼠敲除 *WNT4* 会出现雄性化，中肾管发育，米勒管缺失。人类 *WNT4* 过表达，会出现 46,XY DSD 女性表型。

（2）*RSPO1*：定位于人类染色体 1p34.3，编码 r-spondin 家族的一个蛋白，在胎儿发育过程中广泛表达。*RSPO1* 与 *WNT4* 在 XX 性腺中协同稳定 β- 连环蛋白，这对正常卵巢发育至关重要。在 XX 小鼠中，*RSPO1* 和 *WNT4* 敲除的性腺表型相似，从小睾丸到卵睾。

（3）*FOXL2*：是定位于人类 3q22.3 的单外显子基因，在大多数脊椎动物中，*FOXL2* 是胎儿卵巢分化的最早标志物之一，在小鼠中，虽然 *FOXL2* 似乎对卵巢发育不是必需的，但在 XY 胎儿中的过表达会损害睾丸分化。*FOXL2* 的表达在出生后持续存在，如果成人发生其消融，可导致卵巢向睾丸转化。

4. 其他基因

（1）*NR5A1*（SF1）：在人类中定位于 9q33.3，编码 SF1，也称为 Ad4BP 和 FTZF1，这是一种在性腺发育和功能中起关键作用的核受体。在 XY 胚胎中，SF1 与 SRY 协同作用，通过上调 *SOX9* 来启动雄性发育途径。在 XX 胚胎中，在没有 SRY 的情况下，SF1 诱导 *WNT4* 和 *RSPO1* 的表达，导致 *FOXL2* 和其他卵巢特异性因子以及抗睾丸因子上调。

NR5A1 的功能缺失突变程度不同，出现多种性别发育异常，包括生殖器模糊、完全或部分睾丸发育不良、女性生殖器或男性不育，以及原发性卵巢功能不全。

（2）*WT-1*：定位于人类染色体 11p13，编码一种含有四个锌指（zinc finger）的 DNA 结合蛋白，对正常哺乳动物泌尿生殖系统发育至关重要。传统上，其致病性变异与睾丸及肾发育异常相关，导致 46,XY DSD 和早期儿童期皮质抵抗性肾病性蛋白尿，随后是肾功能衰竭和肾母细胞瘤。与所有其他 DSD 病例相比，*WT-1* 缺陷患者发生性腺母细胞瘤的风险增加。

（3）*NR2F2*（COUP-TF2）：定位于人类染色体 15q26.2，编码转录因子蛋白上游启动子转录因 2（COUP-TF2），作为人类的"前卵巢"和"抗睾丸"因子，在性腺发育上起作用。与 *COUP-TF2* 变异相关的睾丸发育的机制仍有待确定。*COUP-TF2* 在早期人类性腺发育过程中可能需要通过抑制参与睾丸决定的基因来影响性腺向卵巢分化。

（三）性逆转 DSD

"性发育障碍"（DSD）定义为在先天性条件下，其染色体、性腺或解剖结构的发育出现非典型正常状态。可以理解为同一个体在染色体、性腺及其解剖结构发育的性别存在非一致性，是源于染色体、性腺分化、激素产生或激素反应等环节的非常规状态。DSD 的发病率为 1/5000 ~ 1/4500 个活产。DSD 的临床表现多样，如果存在明显的外生殖器歧义，出生时就会被发现；但是多数 DSD，生殖器通常是男性或女性，但内部生殖解剖结构不一致，临床识别可能会推迟到青春期或成年期；这些疾病引起的健康后果是多方面的，包括激素紊乱、生育能力受损、性别焦虑、性心理困难、性腺肿瘤风险增加和社会歧义等。

从上述胎儿性别分化的正常机制可以推断，当出现 DSD 时，存在以下几种情况：①当包含 SRY 的染色体序列存在时，个体可以发生睾丸组织，这些个体被称为 SRY 阳性，但是染色体核型可能是纯的 46,XX 核型或 46,XX/46,XY 嵌合体。②睾丸的发育可能发生在没有 SRY 的情况下，这些病例被描述为 SRY 阴性。③男性外生殖器的发育可能会在睾丸组织缺失的情况下发生，例如先天性肾上腺增生，分泌雄激素的肾上腺或卵巢肿瘤，母亲使用合成代谢类固醇或胎盘芳香化酶缺乏等，这些不在本节讨论之中。

在 SRY 阳性的 XX 核型，性腺可以完全分化为睾丸，被称为"XX 男性"或"46,XX 睾丸性发育障碍（DSD）"。当睾丸和卵巢组织存在时，组织学证实同时存在生精小管、卵泡及卵母细胞，被称为"卵睾 DSD"。功能性睾丸组织的数量决定了内、外生殖器的解剖结构，因为卵巢组织的数量对新生儿的生殖器表型没有影响。双侧睾丸组织的比例可能不同，可以以一种组织类型为主，另一侧混合，或双侧均以一种组织类型为主。

1. DSD 中男性表型　在人类，根据芝加哥共识采用的命名法，XX 男性是指 46,XX 睾丸 DSD，最初是以"XX 男性"的概念被用来描述患者。表现为：男性表型，男性性心理识别，男性类型的睾丸，没有卵巢组织的宏观或显微镜证据，也没有女性生殖器官。大约 90% 的 XX 男性为 SRY 阳性。

如果在 46,XX 睾丸 DSD 胎儿发育过程中睾丸分化正常，临床特征相似。典型的病例通常在出生时和婴儿期因外阴男性生殖器发育而认为是男婴。更罕见的是，这些男孩直至青春期因为身材矮小或小生殖器才寻求就医。事实上，46,XX 男孩比年龄匹配的 XY 男性身材更矮，在年龄匹配的女孩范围内。其致病机制与 Y 染色体上存在生长基因相关。儿童时期的性腺大小是正常的，因为在这一时期，睾丸体积基本上取决于支持细胞数量，在 XX 男性中不受影响，一般在儿童期和青春期早期，支持细胞和间质细胞功能正常，睾丸激素和促性腺激素水平正常。但是到了青春期和成年期，睾丸会比正常水平小，如克兰费尔特综合征患者，睾丸功能障碍明显，睾丸体积增加减少，两个 X 染色体的存在导致生殖细胞减数分裂失败，生殖细胞急剧丢失。因此，这些患者均为无精子症。支持细胞标志物（如抑制素 B 和 AMH）极低或无法检测到，FSH 升高。间质细胞功能被保留，但轻度雄激素降低可导致轻度性功能障碍，LH 增加。与克兰费尔特综合征患者一样，雌激素水平升高，乳房发育。

2. DSD 中女性表型　46,XY 性发育异常的特征是 46,XY 核型，患者虽然有 Y 染色体，但是 SRY 缺失、突变或易位，影响 SRY 蛋白与 DNA 的结合，从而导致性逆转，发病率为 1/5000。XY 性发育障碍（DSD）涵盖了广泛的表型，从明确的女性生殖器到伴有尿道下裂或性腺发育不良的模糊男性生殖器。性腺发育障碍可以是完全无性腺发育，或部分性腺发育不良，或卵睾。存在雄激素合成和功能异常，如完全雄激素不敏感综合征或 5α- 还原酶缺乏。患生殖细胞肿瘤或癌症的风险增加。表型取决于 DSD 的原因，如果 SRY 完全缺失，表现为正常的女性外生殖器，完全不发育（条纹状）性腺，没有精子产生，不存在正常的米勒管结构。

3. DSD 中两性生殖器官表型　DSD 患者中虽然基因的结构正常，但是表达异常时，也会出现不同程度的性腺发育不良，性激素分泌不足而导致生殖器发育模糊。如前所述，当 SRY 基因表达延迟时，会导致睾丸组织的质量或功能容量减少，有些患者出现卵睾。雄激素分泌不足，会出现完全男性表现到轻度尿道下裂和隐睾，再到几乎完全女性生殖器表型，阴蒂肿大和小阴唇融合。外生殖器的男性化程度与内生殖器的男性化程度相关。米勒管衍生物与中肾管同时存在于男性化程度较低的患者中。睾丸发育不良，或睾丸和卵巢同时存在，或存在卵睾，或一侧有功能的睾丸组织较大，而对侧不对称。

AMH 和雄激素的循环水平通常低于男性范围，但较女性的循环水平高。雌二醇水平升高表明存在功能性卵巢组织。当存在卵巢分泌雌激素水平升高时，促性腺激素通常在正常范围内。FSH 水平升高提示性腺组织稀少。

虽然对于卵睾 DSD 中对性别选择应该考虑其原有的社会性别，但是卵睾 DSD 患者的卵巢组织可能在青春期发育后产生卵母细胞，并有生育可能。因此，在这些病例中，从生育角度建议首选女性，在手术过程中鼓励保存卵巢组织。睾丸组织需要被切除，以避免在青春期发生男性化。尽管如此，卵睾 DSD 患者妊娠的病例报道不多。由于生殖道异常，早产和分娩过程并发症的发生率增加。

对于以男孩长大的卵睾 DSD 患者，需要在青春期前切除卵巢组织，以防止暴露于 FSH 升高而导致的卵泡发育潜在并发症，并避免雌激素暴露导致的妇科乳房发育。此外，在极少数情况下，患者以男性长大，在儿童时期没有完全诊断，青少年期可能出现周期性血尿，随后的超声检查、膀胱尿道造影和（或）膀胱镜检查显示有血液经子宫和阴道流入阴茎、尿道。

DSD 患者的管理取决于病因、出生性别分配、性别取向、激素治疗、生殖器手术和随之而来的心理社会影响。由于 DSD 不同亚群的临床和生化参数重叠，在某些病例中只能做出初步的病因学诊断，需要进行长期随访的遗传学研究才能明确诊断。

SRY 基因是性别分化的决定基因。"前睾丸"，如 SOX 家庭成员，以及"前卵巢"基因表达异常，也会出现性别分化异常，基因组技术的出现为性别分化新的机制发现提供了条件。性别分化需要通过性腺产生激素、组织水平的激素转换、受体激活和细胞内效应等一系列作用过程。性别决定和分化过程中任何一个环节出现异常，均会导致不同程度的 DSD。

（北京大学人民医院妇产科　田　莉　伍　宁）

第三节　人子宫内膜变化特征与胚胎着床

胚胎着床是胚胎的滋养外胚层、子宫内膜表面和腺上皮之间的级联相互作用的过程。胚胎的成功着床是建立妊娠的开始。在到达子宫内膜腔时，胚胎通过与黏附蛋白分子的相互作用来对抗子宫内膜上皮细胞（endometrial epithelial cells，EECs）（贴壁期）。胚胎被引导到特定的子宫内膜位置进行植入，将其胚胎极与内细胞团（inner cell mass，ICM）朝向上皮细胞定向，促使自由浮动的成熟囊胚滋养外胚层附着于 EECs 上。一旦定位，人类囊胚透明带消失。胚胎通过与滋养层细胞衍生的胎儿纤连蛋白和子宫内膜黏附分子（如 αv/β3 整合素）相互作用而紧密黏附在子宫内膜表面（黏附期）。在侵袭阶段，滋养外胚层细胞发生分化，胚胎滋养层获得侵袭性并穿透上皮，突破基底膜进入间质到达母体脉管系统并形成胎盘。胚胎的成功着床有赖于三个重要因素：具有着床能力的胚胎、良好的子宫内膜容受性和胚胎 - 子宫内膜的同步性发育。除了胚胎本身的发育缺陷以外，子宫内膜发育缺陷、容受性降低和胚胎 - 子宫内膜发育不同步是造成着床失败的重要原因。胚胎着床涉及子宫内膜中多种激素、免疫球蛋白、细胞因子和其他因素的作用。此外，有证据表明，当胚胎与子宫内膜之间的不同步大于 ±1.5 天时，人类胚胎着床率会显著降低。

一、子宫内膜上皮细胞生理变化与着床

子宫内膜的主要生理功能是为着床做准备，它由三层组成，即基底层、海绵层和致密层；后两层在月经周期中经历显著的形态和生理变化而被定义为功能层。子宫内膜是一种独特的动态变化的组织混合物，它在卵巢衍生的雌激素和孕激素的驱动下经历增殖、分化、破坏和更新的周期性过程，即月经周期。子宫内膜的周期性重塑是人类生殖的基础，可分为三个主要阶段：月经期、增殖期和分泌期。在正常月经周期中，子宫内膜在卵巢分泌的雌、孕激素的作用下，子宫内膜的功能性上层（即功能层）发生周期性变化，在月经期间脱落。在月经周期前半段（增殖期，月经周期的第 5 ~ 14 天）对应卵巢的"卵泡期"，卵巢卵泡分泌的高水平的雌激素刺激子宫内膜上皮细胞、子宫内膜间质细胞（endometrial stromal cells，ESCs）和血管内皮的增殖以再生子宫内膜。排卵后，由黄体产生的黄体酮诱导子宫内膜发生蜕膜化而转变为分泌期，此时对应的是卵巢的"黄体期"，黄体酮的产生是维持妊娠所必需的。分泌早期的标志是子宫内膜增厚，孕酮刺

激内膜腺体开始分泌，间质细胞分化，同时子宫内膜水肿，为着床做准备。随后子宫内膜间质成纤维细胞暴露于高水平的孕酮会转化为分泌性上皮样蜕膜细胞，这些蜕膜细胞提供营养和接受的细胞微环境，与此同时，上皮细胞停止增殖，这对于胚胎植入和胎盘继续发育至关重要。在月经周期的第 20～24 天，子宫内膜获得一段允许囊胚黏附的、短暂的、自限性的时期，通常被称为"种植窗"，是胚胎植入到子宫中的最佳时期，也是确保获得妊娠的最佳时机。在没有存活胚胎的情况下，窗口期会自发过渡到不应期，导致黄体溶解、激素撤退和月经来潮，从而重置周期（周期第 0/28 天）。相反，植入的囊胚则会分泌绒毛膜促性腺激素来维持黄体功能，从而有利于妊娠。目前研究表明，大约有 75% 的妊娠失败是由于植入失败造成的。相应地，子宫内膜可以接受胚胎着床时的状态成为"子宫内膜容受性"，它决定着胚胎着床的成功与否。子宫对植入囊胚的容受性受到卵巢类固醇激素雌激素和孕酮的调节。因此，正确判断子宫内膜的容受状态是辅助生育治疗中胚胎着床的关键举措。目前有临床研究利用了一种基于子宫内膜转录组学图谱的子宫内膜容受性阵列（endometrial receptivity array，ERA）来识别子宫容受性和定制胚胎移植时间，发现潜在的子宫内膜容受性生物标志物。并且一项大型前瞻性研究证实相比于常规的组织学活检，ERA 在诊断子宫内膜日期和容受状态上具有较高的特异性和敏感性，并显示出与 LH 峰较高的一致性。不过支持 ERA 的已发表数据是有限的，仍然需要等待国际、随机、多中心试验的结果来充分评估 ERA 的临床价值。

二、子宫内膜间质细胞蜕膜化与着床

孕酮持续作用于内膜孕激素受体会引发子宫内膜蜕膜化，这是一个重塑过程，涉及子宫内膜间质细胞的形态和功能分化、子宫腺体的分泌转化、免疫系统的调节，最后是细胞外基质和血管重组。因此，蜕膜化能够允许胚胎植入，并为生长中的胎儿提供母体血液供应，同时创造一个防止胚胎受到免疫排斥的微环境。在子宫内膜蜕膜化过程中，ESCs 会从细长形转变为圆形形态，然后诱导孕激素依赖性蛋白的表达，包括催乳素、糖原、组织因子、胰岛素样生长因子结合蛋白 1（insulin-like growth factor-binding protein 1，IGFBP1）和叉头框转录因子 O 亚族 1（forkhead box transcription factor O1，FOXO1）。子宫内膜的蜕膜化是由细胞内产生的 cAMP 启动的，随后可扩散到腔上皮，因此蜕膜化可发生在胚胎植入的子宫内膜区域。并且子宫内膜的蜕膜化反应也在胚胎植入时发生的广泛的滋养层侵袭中发挥重要作用。有研究表明，妊娠早期蜕膜化缺陷导致的滋养细胞侵入不足时，可能会导致流产的发生，而在妊娠晚期则可能会出现胎儿生长受限和子痫前期等问题。

三、不同时期子宫内膜的细胞组成变化与着床

子宫内膜的组成细胞类型包括上皮细胞、间质细胞、血管细胞和免疫细胞。子宫内膜上皮细胞主要有腔上皮和腺上皮两种，由纤毛细胞和分泌细胞的混合物组成。腔上皮位于子宫内膜表面胚胎附着的部位。长管状腺体开口于腔上皮，产生并分泌胎盘生长所必需的一些生长因子和脂质。经典的移植实验表明，尽管胚胎可以植入并侵入绝大多数组织，但在子宫并没有这种效应，只有在激素正常调控分泌的情况下胚胎才能植入。研究发现，在子宫内膜腔上皮受损的情况下，即使没有激素启动，胚胎也会发生着床。这表明子宫内膜上皮细胞是决定胚胎能否着床的关键组分。有研究利用早分泌期和中分泌期的子宫内膜样本同源细胞群的基因表达谱与全组织转录组进行比较，估计了不同细胞亚群在全组织活检中的相对比例，该分析显示，早分泌期子宫内膜中间质细胞的比例高达 65%，上皮细胞的比例约为 30%。中分泌期子宫内膜样本中间质细胞的比例为46%，种植窗时上皮细胞增加到约 50%，这提示子宫内膜上皮细胞和间质细胞的比例在胚胎着床前状态到着床时处于动态变化过程中，这个过程中上皮细胞逐渐占据主导地位。

四、子宫内膜容受性

子宫内膜容受性是指子宫内膜接受胚胎着床的能力，在规律月经周期中，子宫内膜只有在特殊时期才具备对胚胎的接受能力，并且受到多种因素的调节，这个时期通常称为着床窗，一般在排卵后 6～10 天，也就是正常月经的第 20～24 天。子宫内膜能否获得容受性是成功妊娠的一个限速步骤。一些黏附分子、细胞因子、生长因子、脂质等在不同时期的差异表达对调控子宫内膜容受性和胚胎着床的发生具有重要的意义。

（一）雌激素和孕酮

雌激素和孕酮可以通过多种旁分泌和自分泌因子以时空方式协调子宫内膜功能。雌激素和孕酮分别通过雌激素受体（estrogen receptor，ER）和孕激素受体（progesterone receptor，PR）发挥作用。增殖期子宫内膜在雌激素的作用下，ESCs 中胰岛素样生长因子 1 基因表达和 EECs 中 ER 磷酸化激活，激活 PI3K-AKT-GSK3β-cyclin D1-pRb 信号通路，诱导细胞增殖以再生子宫内膜。雌激素与其受体结合后还会促进血管内皮生长因子（vascular endothelial growth factor，VEGF）家族及血管生成素 1/2（angiogenin 1/2，ANG-1/2）及其受体 TIE2 通路相关因子的分泌，从而促进功能层血管生长。分泌期 EECs 增殖减少，在高水平孕酮的作用下间质细胞分化形成蜕膜细胞，以便为植入做准备。这可能与孕酮下调 ER 表达拮抗雌激素作用有关。同时分泌期子宫内膜螺旋动脉屈曲延长和上皮下毛细血管网形成也与 ANG-TIE 通路激活有关。

（二）白血病抑制因子

雌激素作用的一个主要介质是白血病抑制因子（leukemia inhibitory factor，LIF），它属于 IL-6 细胞因子家族的成员。LIF 对子宫容受性和胚胎着床至关重要。它不仅在子宫腺体中对雌激素产生反应，而且在着床时由囊胚周围的间质细胞产生。子宫内膜 LIF 表达在不孕女性中的水平较低。在分泌中期子宫腔上皮和腺上皮中 LIF 的水平显著升高，并且该因子的分泌减少与复发性流产的发生密切相关。有研究显示，相比于增殖期，分泌期 LIF 的表达增加了 2.2 倍。

（三）环氧合酶

环氧合酶（cyclooxygenase，COX）是花生四烯酸转化为前列腺素 H2 的限速酶，以两种异构体存在：组成型（COX-1）和诱导型（COX-2）。胚胎植入需要前列腺素的生物合成。COX 表达在月经期和增殖期最显著，并且主要定位于上皮细胞和血管周围细胞。在子宫内膜中，COX-1 的产生随着孕酮和雌二醇的作用而减少，在月经周期的黄体中期，子宫内膜中 COX-1 的含量在着床前急剧下降。相反，COX-2 的产生不受类固醇激素的影响，仅局限于胚胎植入部位，并取决于是否有准备植入的囊胚的存在。

（四）同源框基因 A10

同源框基因 A10（homobox A10，HOXA10）是一种同源盒基因，它可以通过调节子宫内膜间质细胞增殖和上皮细胞形态变化来介导子宫内膜接受胚胎植入过程的发生。在种植窗，HOXA10 响应雌激素的刺激，导致其表达显著上调，随后通过激活下游的 IGFBP1 和 β3 整合素的表达来调控胚胎着床。已有研究证明，HOXA10 缺陷可导致小鼠胚胎植入失败。并且在人类分泌中期子宫内膜中，HOXA10 表达缺陷与各种疾病（如子宫内膜异位症、子宫腺肌病、多囊卵巢综合征、黏膜下子宫平滑肌瘤和输卵管积水）密切相关，这些疾病都可能与着床异常有关。

（五）前列腺素

前列腺素（prostaglandin，PG）作为血管活性因子，在排卵、受精和导致分娩的晚期妊娠过程中发挥重要作用。前列腺素 E 合酶（prostaglandin E synthase，PGES）及其产生的前列腺素 E_2（prostaglandin E_2，PGE_2）在月经周期的所有阶段在人类子宫内膜中都有表达，并在分泌后期表达明显减少。此外，PGE_2 可能在增殖期诱导腺上皮细胞增殖。值得注意的是，有研究表明，白介素

1（interleukin-1，IL-1）还可以通过增加 COX-2 来增强 PG 的表达，提示 PG 调控种植窗启动的过程中可能与其他分泌因子发挥协同作用。

（六）整合素

整合素与子宫内膜容受性和胚胎着床密切相关。大多数整合素在整个月经周期中都有表达，在黄体中期表达增加的整合素被认为是种植窗的潜在标志物。在人类月经周期的第 20 ~ 24 天，人类子宫内膜共表达三种周期特异性整合素：α1β1、α4β1 和 αVβ3，但只有 β3 mRNA 亚基表达在第 19 天后显示增加。此外，αVβ3 整合素及其配体骨桥蛋白在子宫内膜腔上皮中表达，提示αVβ3 可能作为胚胎附着的潜在受体。此外，增殖期高水平的雌激素通过雌激素受体 -α（estrogen receptor-α，ERα）来抑制整合素的表达。随后孕酮升高，会下调这些受体的数量，从而间接抑制雌激素对整合素的抑制作用，导致整合素表达水平显著增加。孕酮也可能通过增加旁分泌因子（例如 EGF 和 HB-EGF）来诱导子宫内膜上皮细胞 β3 整合素的表达。除了这些因素之外，*HOXA10* 也能够显著增加 β3 亚基的表达。既往研究也发现，异常的 αVβ3 整合素表达模式与不明原因的不孕症、子宫内膜异位症、输卵管积水、黄体期缺乏症以及多囊卵巢综合征的发生有关。

（七）选择素

选择素属于细胞黏附分子家族的一类糖蛋白，包括 P- 选择素、L- 选择素和 E- 选择素。在胚胎植入过程中发挥重要作用的人 L- 选择素，它由一个大的高度糖基化的细胞外结构域、一个跨膜结构域和一个小的细胞质尾部组成。研究表明，选择素的配体 MECA-79 或 HECA-452 在种植窗的表达上调。滋养层细胞表达的 L- 选择素与其子宫内膜表达的配体之间的相互作用可能构成植入过程的初始步骤。不过，关于选择素在胚胎植入中的作用知之甚少，需要更多的研究来阐明其介导胚胎着床的分子机制。

（八）降钙素

降钙素是胚胎植入的潜在调节剂，由孕酮诱导分泌，在分泌中期其水平显著增加。E- 钙黏着蛋白是一种细胞表面跨膜糖蛋白，降钙素触发的细胞内钙的短暂升高会抑制细胞接触部位的 E- 钙黏着蛋白表达。在胚胎着床的初始阶段，E- 钙黏着蛋白需要在细胞表面表达以保证胚胎的正常黏附，随后 E- 钙黏着蛋白的表达下调有利于子宫内膜上皮细胞的分裂和胚胎的侵袭。

（九）白介素

IL-11 在子宫内膜腺体和管腔上皮中都有表达。并且在分泌后期和妊娠早期的子宫内膜蜕膜细胞中观察到了 IL-11 和 IL-11Rα 的 mRNA 和蛋白质的表达。在 ESCs 蜕膜化过程中，IL-11 的表达受到雌激素的刺激和孕酮的抑制。在早期流产的无胚胎妊娠女性的蜕膜和滋养层细胞中，IL-11 mRNA 表达和蛋白表达都显著降低。并且在不孕症和子宫内膜异位症女性的种植窗，子宫内膜中 IL-11 和 IL-11Rα 的表达也显著降低。与子宫内膜容受性和胚胎着床紧密相关的另一细胞因子 IL-6 的 mRNA 表达在分泌中后期逐渐增加，在分泌后期减少。IL-6 在种植窗间表达增强，并且在胚泡和子宫内膜中均发现其受体，表明 IL-6 在植入期具有旁分泌或自分泌作用。此外，在不明原因反复流产的女性子宫内膜中 IL-15 的水平显著升高。但目前仍需要更多的研究来阐述这些细胞因子影响子宫内膜容受性和胚胎植入的机制。

（十）子宫内膜转录组结果

近年来，随着组学技术的发展，为容受期子宫内膜的可能基因表达模式提供了大量信息，发现了大量的子宫内膜容受性和胚胎着床相关的潜在生物标志物。其中在七项最大的研究中交叠筛选出的基因分泌型磷蛋白 1（secreted phosphoprotein 1，SPP1），也称骨桥蛋白。SPP1 是一种参与细胞黏附和迁移的糖蛋白。它是大多数报道过的子宫内膜容受性基因组共有的唯一基因，并且是介导人类胚胎植入的一个关键介质。SPP1 在所有研究中都始终上调，并且在不同阶段的子宫内膜组织中参与脂代谢、免疫反应、细胞周期调节和离子结合等重要生理病理过程。此外，WNT 信号抑制因子 Dickkopf-1 能够调节子宫内膜细胞增殖和蜕膜化，从而在子宫内膜容受性和早期妊娠中具有重要作用。

五、超促排卵与子宫内膜容受性

超促排卵治疗是辅助生殖治疗的重要步骤，明显提高了体外受精和胚胎移植治疗效率，但是超促排卵带来超生理水平的雌孕激素水平，引起子宫内膜容受性受损，特别是孕酮过早升高的控制性卵巢刺激患者在种植窗血脂变化图谱的代谢组学研究发现，在晚卵泡期中，磷脂酰胆碱、磷脂酰乙醇胺、溶血磷脂酰胆碱、二酰基甘油、神经酰胺、磷脂酰肌醇和磷脂酰丝氨酸的浓度显著增加，并且磷脂酰乙醇胺和磷脂酰丝氨酸与孕酮呈显著负相关，这提示脂质稳态异常可能会损害子宫内膜容受性和干扰早期胚胎植入。一项蛋白组组学研究发现，与分泌中期相比，增殖中期差异蛋白主要参与细胞结构和运动、信号转导、细胞周期和免疫过程。其中膜联蛋白（annexin）家族是研究最广泛的植入相关标志物之一，被认为参与免疫应答、细胞增殖、分化和凋亡等过程。膜联蛋白 A1 主要在子宫内膜的腺体和管腔上皮细胞中表达。膜联蛋白 A4 是子宫内膜蛋白质组中研究较多的蛋白质之一，它位于腺体和腔子宫内膜上皮中，可通过调节离子和水的运动从而影响子宫内膜功能。膜联蛋白 A5 是一种已知的生长抑制剂，在分泌性子宫内膜中被发现上调，这可能在促进子宫内膜凋亡和为即将到来的胚胎着床做准备方面发挥作用。此外，膜联蛋白 A5 也已被证明具有有效的抗凝和抗炎作用。研究发现，膜联蛋白 A5 的紊乱与复发性自然流产有关。然而，需要进一步的研究来探究膜联蛋白影响子宫内膜容受性的潜在机制。另一项蛋白质组学研究报道了肌酸激酶 B 型、纤维蛋白原 β 链和其他 316 种蛋白质在增殖期和分泌中期子宫内膜表达存在显著差异。膜细胞骨架连接蛋白 Ezrin 参与微绒毛的形成和维持细胞形态、细胞运动、膜运输和细胞黏附，这些都是种植窗过程中子宫内膜发育的关键，提示 Ezrin 在胚胎着床中发挥重要作用。另一项蛋白组组学研究发现，与分泌早期子宫内膜相比，S100 家族成员的蛋白质 S100-A10 和 S100-A11 在分泌中期显著上调。S100-A10 表达缺陷与子宫内膜上皮和间质细胞的迁移、蜕膜和分泌转变的功能受损密切相关。并且子宫内膜 S100-A11 的下调还与胚胎着床率降低和不良妊娠结局有关。除此之外，还有研究表明，相比于增殖期子宫内膜，种植窗子宫内膜中纤维蛋白原 γ 链（fibrinogen gamma chain，FGγ）的蛋白表达显著下调。此外，与分泌早期相比，凝血因子 XIIIa 在分泌中期的表达也降低。在种植窗，这些凝血因子的下调可能有助于为胚胎侵入和发育形成一个凝血性较低的微环境。

综上所述，子宫和胚胎之间的有序对话是着床的关键，胚胎的成功着床是激素促发子宫和成熟囊胚之间复杂分子相互作用的结果。全面了解该过程中涉及细胞组分、基因表达、分子功能和代谢物质差异改变，有助于更好地了解人类子宫容受性、植入和蜕膜化的分子基础。此外，胚胎成功着床是由子宫容受性精确控制的，而子宫内膜容受性现在似乎也成为了辅助生殖技术的瓶颈。目前临床上缺乏能够准确确定种植窗的有效措施，因此，能否在良好的子宫内膜容受状态下进行胚胎着床是提高体外受精受孕率和改善妊娠结局的重要因素。因此，更好地了解影响子宫内膜容受性和胚胎植入的分子机制可能有助于提高临床医师治疗不孕症、预防早期妊娠丢失和开发新的避孕方法的能力。

（北京大学第三医院妇产科　叶臻泓　李　蓉）

第四节　人胎盘形成过程遗传与表观遗传调控

一、胎盘结构与功能简介

正常情况下，发育成熟的人类足月分娩的胎盘整体呈圆盘状，重量大约为 500 g，平均直径为 22 cm，中心厚度为 2 ~ 3 cm。胎盘主体在结构上可大致分为由胚胎滋养外胚层（trophectoderm，TE）和胚外中胚层（extraembryonic mesoderm）发育而来的胎儿面和包含底蜕膜的母体面。胎儿面上最外侧覆盖有羊膜，靠近中央处附着长 55 ~ 60 cm 的脐带。脐带内部包含两条动脉和一条静脉，在绒毛膜上可见由附着处向胎盘边缘呈现放射状分布的血管分支。绒毛膜上生发出 50 ~ 70 个相对独立的绒毛干，其呈现多级分支的树状结构，即绒毛树（villous trees）。绒毛树结构上由外部的滋养层细胞包裹着内部的绒毛间质和胎儿血管，部分末端固定于母体来源的底蜕膜（decidua basalis），其他分支末端则呈游离状态。这些绒毛树进一步由底蜕膜形成的胎盘隔（placental septum）不均等分隔入 15 ~ 20 个绒毛小叶。绒毛树之间的间隔被称为绒毛间隙（intervillous space），而滋养层细胞对子宫螺旋动脉血管内皮的侵蚀使得母体血液流入绒毛间隙，绒毛外部滋养层细胞和母血直接存在直接交互。人胎盘也因为这一特征被归类为血窦绒毛胎盘（haemochorial placenta）。

　　胎盘这一体外器官的主要功能是与子宫内膜相互作用，并通过脐带联系胎儿与母亲，一方面参与介导母体适应妊娠；另一方面滋养和保护胎儿，为胎儿宫内的正常发育提供支持。尽管在胎儿出生后即被丢弃，但是其发育要早于胎儿，其功能也随着妊娠进程不断改变。在妊娠早期，胎盘发挥的主要功能包括：对子宫内膜的侵袭、母胎免疫耐受的建立、母体螺旋动脉重塑。在之后，胎盘主要参与母胎免疫耐受的维持，胎儿 - 胎盘及母亲 - 胎盘之间的血流调节，胎儿养分输送和废物排出，保护胎儿免受感染和其他不良暴露，并且执行着多种器官和系统（包括发育中的胎儿肺、肾、肝、胃肠道和免疫系统）的功能。作为妊娠期间主要的内分泌器官之一，胎盘还分泌 100 余种调节母体生理的肽和类固醇激素，包括人胎盘催乳素（human placental lactogen，hPL）、人绒毛膜促性腺激素（human chorionic gonadotropin，hCG）、雌激素（estrogen）和孕酮（progesterone）等。

二、人胎盘发育动态

　　人卵子于输卵管内受精后将快速分裂发育为桑葚胚（morula），并大约在受精后第 3 天到达子宫腔内。在第 5 ~ 6 天发育成形态清晰的囊胚（blastocyst），在第 7 天左右从透明带（zona pellucida）孵出，植入到处于容受状态的子宫内膜里，胎盘子面则主要源于在囊胚外层的滋养外胚层（TE）。囊胚内细胞团（inner cell mass，ICM）相邻的极滋养层细胞（polar TE）和子宫腔上皮表面发生识别与黏附的区域被称为胚胎植入点。胚胎着床是启动胎盘发育的第一步。在植入过程中，胚胎植入点处的 TE 初步融合，形成合体滋养层（syncytiotrophoblast，STB），即初级合体滋养层。这一时期因 STB 内部均质且连续，也被称为胎盘发育的前腔隙时期（prelacunar phase）。初级合体滋养层穿过上皮侵入蜕膜（decidua），最终囊胚在受精后 14 天左右完全嵌入蜕膜并被上皮覆盖。在这个期间，初级合胞体下方的细胞滋养细胞（cytotrophoblast cell，CTB）不断增殖，部分融入合体滋养层使其逐步增厚、扩展，最终包绕整个胚胎外周。合体滋养层内部则在受精后 8 天于植入点处首先出现空腔，此后快速增大、融合，形成完整的腔隙结构（lacunae），胞质也被划分为类似骨小梁（trabeculae）的片状或柱状形态，因此这一时期被称为胎盘发育的腔隙时期（lacunar stage）。合胞体在腔隙形成期间也会侵蚀蜕膜腺，流入腔隙的蜕膜分泌物则是早期胎盘发育的营养物质的重要来源。约在受精后第 12 天，胎盘发育进入绒毛时期（villous stage），大量增殖的 CTB 朝向蜕膜方向形成滋养细胞柱（trophoblast cell column，CCC）。最终穿透 STB 的 CTB 还会横向扩展，并在受精后第 14 天在合胞体和蜕膜之间形成一个完整连续的细胞滋养层鞘（cytotrophoblast shell）围绕胚体。CTB 在这期间还会推动 STB 向腔隙发出分支，这些被合体滋养细胞包绕着 CTB 核心的分支形成初级绒毛（primary villi），腔隙此后则被正式称为绒毛间隙。在受精后第 16 天前后，胚外中胚层（extraembryonic mesoderm）将侵入绒毛核心，形成含间充质细胞（mesenchymal cell）的次级绒毛（secondary villi）。到第 18 天之后，绒毛中胎儿毛细血管出现，标志着第三级绒毛（tertiary villi）的形成。在腔隙内的绒毛经过这一系列的增殖和分支最终形成了绒毛树，绒毛树继续迅速扩大形成绒毛树系统。绒毛树中与细胞滋养层鞘接触的部分称之为锚定绒毛，具游离末端的部分则被称为漂浮绒毛。

胚胎外还存在致密的嗜酸性纤维基质层（Nitabuch's fibrin）将其与蜕膜隔开，细胞滋养层鞘中的部分细胞能够穿过纤维基质层浸润子宫内膜及其脉管系统，这一过程与上皮-间质转化（epithelial-mesenchymal transition，EMT）非常相似。这些游离的 CTB 被称为绒毛外滋养细胞（extravillous trophoblast cell，EVT），一部分 EVT 被称为间质 EVT（interstitial EVT，iEVT），它们能够侵入内膜深处乃至子宫肌层上部；另一部分侵入螺旋动脉的 EVT 则被称为血管内 EVT（endovascular EVT，enEVT），它们能够替换血管平滑肌细胞和内皮细胞，还能够形成 enEVT 栓堵塞动脉口，防止母血流入绒毛间隙，在妊娠 10 周前维持了绒毛发育所需的生理性低氧环境。enEVT 栓大约在受精后第 10 周开始溶解，动脉口的逐步开放允许了富含氧气的母血向绒毛间隙内部灌注，氧气水平从 2.5% 逐渐上升到 8% 左右。胎儿-母体循环到妊娠早期结束的妊娠第 12 周左右基本建立，其主要特征即为高阻抗的子宫螺旋动脉向低阻抗的子宫-胎盘动脉转变，低氧到富氧环境的转换。子宫-胎盘开放式血液循环由此至妊娠第 21 周左右逐步完善，保障了胎儿在生长发育过程中稳定的血液供应以及营养物质需求。由于中央的滋养层侵入和螺旋动脉转化更充分，循环更多地发生在胎盘中心而非外围。营养供应差异也导致了胎盘发育过程中不同朝向绒毛发育程度差别显著：靠近宫腔的包蜕膜（decidua capsularis）一侧的绒毛逐渐退化成平滑绒毛膜（chorionic laeve）。而远离宫腔的底蜕膜一面的绒毛营养供给充分，继续增殖发育成丛密绒毛膜，并且伴随着隔膜形成和结构改变，构成胎盘实质的主体。

三、人胎盘发育过程的关键遗传因子

（一）植入阶段的分子调控

胚胎植入依赖囊胚和子宫内膜之间广泛的细胞间互作，涉及一系列生长因子、细胞因子和黏附分子的协调表达。有研究者认为植入过程可以分为三个阶段：定位（apposition）、黏附（adhesion）和侵入（invasion）。着床前的囊胚通过分泌绒毛膜促性腺激素（chorionic gonadotropin，CG）调节子宫内膜容受性并激活滋养细胞，但是内膜的容受状态持续时间不足 3 天，被称为种植窗（window of implantation），此后子宫内膜便会抵抗囊胚植入。在定位过程中，尽管囊胚的任何区域均可能与子宫内膜上皮产生接触，但是内细胞团和邻近的极 TE 似乎能够通过在种植窗特异性高表达 EGF 受体引导胚胎附着在合适的植入点处。滋养外胚层细胞与子宫内皮上层细胞之间的互作涉及多种糖蛋白和黏附分子介导的细胞通信和多种信号通路，包括整合素（integrin）、CD43、CD44、ICAM-1/2、PECAM-1（CD31）和 Fas 配体等，它们也多在种植窗特异性表达。囊胚引导蜕膜细胞骨架的改变以及滋养层产生的相关重塑分子对子宫内膜的细胞外基质的降解共同促进蜕膜细胞与基底层之间连接的松解。有报道称，蜕膜中氧张力能够负调节 PlGF 基因表达，参与囊胚侵入方向和胎盘生长的引导。侵袭过程中涉及的重塑分子包括丝氨酸内肽酶（serine endopeptidases）和金属蛋白酶（metalloproteinase），包括胶原酶（collagenase）、明胶酶（gelatinase）和溶基质素（stromelysins）。STB 分泌的 TNF-α 会降解细胞黏附分子，进而导致钙黏着蛋白（cadherin）和 β-连环蛋白（beta-catenin）的表达抑制。在滋养层细胞和蜕膜中观察到的基质金属蛋白酶和对应抑制分子的同时表达则表明这些分子表达的平衡对于妊娠早期基质的快速重塑和侵袭过程的调控至关重要。IGFBP1 和胰岛素样生长因子 2（insulin-like growth factor 2，IGF2）可能通过旁分泌和（或）自分泌的方式激活 MAPK 信号通路促进滋养细胞的迁移，TGF-β则有报道称对侵袭存在负调节作用。哺乳动物雷帕霉素靶蛋白（mammalian target of rapamycin，mTOR）也可通过对基质重塑酶的调节以及 STAT3 的丝氨酸磷酸化介导滋养层细胞的侵袭。在 EVT 对蜕膜的侵袭过程中，滋养细胞以及内膜基质细胞中多种细胞因子、趋化因子和血管生成因

子也存在显著改变。EVT 中上皮钙黏素的表达下调有助于其迁移，而整合素 β3 的表达水平则在 enEVT 中上调。植入部位 EVT 表达的黏附分子 Mel-CAM 与肌层平滑肌上的配体之间的互作似乎调控了滋养层入侵的程度。侵袭过程中如何诱导母体免疫耐受同样重要，三类滋养层细胞中 STB 不表达任何 HLA，因此不会被免疫细胞识别，而 CTB 则会产生免疫抑制细胞因子 IL-10，EVT 则特异性地表达 HLA-G 以避免免疫排斥。

（二）滋养层谱系建立过程的分子调控

滋养外胚层（trophectoderm，TE）谱系的早期分化过程受一系列转录因子（transcription factor，TF）的时序性调控。小鼠中的研究显示桑葚胚时期 Hippo 信号通路中的 Tead4 因子的表达促进了 TE 中 CDX2 表达上调。TCFAP2C 与其增强子的结合能够对 CDX2 的表达起一定的调控作用。CDX2 的上调则会抑制 OCT4 的表达，由此导致这两个分子在 ICM 和 TE 中的显著差异。GATA2/GATA3 的共表达确保了滋养层谱系细胞的发育，而 ELF5 作为滋养层谱系细胞的标志性分子，其表达受表观遗传状态调控，而且通过 CDX2 和 EOMES 相关的正反馈回路得到加强。相比较而言，人类 TE 谱系确定似乎具有更高的可塑性，CDX2 仅在囊胚期表达，但到发育第 6 天仍能够在 TE 中观察到 OCT4 的表达，有部分 ICM 细胞则在第 7 天还有保留有 TE 特性。有研究指出，人合子阶段 OCT4 的缺失会同时损害人胚胎中 ICM 和 TE 的正常发育。

一般推测人绒毛滋养层细胞源于极 TE。除了 EOMES 外，GATA2、GATA3、TFAP2C/A 和 Tead4 这些在小鼠滋养层干细胞中表达的 TF 同样在具有增殖能力的 CTB 中表达。而且近期有研究称，GATA2、GATA3、TFAP2A 和 TFAP2C 这四个 TF 即可诱导人类多能干细胞分化出类滋养层细胞谱系。另外，尽管 ELF5 基因的启动子区域在 CTB 和 EVT 中均为低甲基化，但是仅在前者中存在表达。在妊娠前期的早期，CTB 广泛表达上皮干细胞特有的 TF（TP63），其中靠近绒毛膜的部分 TP63 阳性 CTB 还表达 CDX2。但除了这一部位外，CDX2 的表达水平在整个随之下调。不过，由于当前已报道的人滋养层干细胞（human trophoblast stem cell，hTSC）样细胞群中并不表达 CDX2，其是否为 hTSC 的标志物还存在争议。相比于其他滋养层细胞类群，CTB 还表达包括 EGFR、MET 和 WNT 家族的特定蛋白在内的一系列表面标志物。这些信号通路对 CTB 增殖非常关键。妊娠前期早期的细胞滋养层细胞柱（cytotrophoblast cell columns，CCCs）中也存在增殖性的 CTB，之后这些细胞的数量逐渐减少，在 12 周时绝大部分存在于 CCCs 的基部。处于这一"生发性生态位（generative niche）"的 CTB 表达 Notch1、ITGA2 和 CD31，在转录组上与其他 CTB 以及 EVT 相比均差异显著。这些细胞是单独产生 EVT，还是同时产生 EVT 和 CTB 仍然未知。

STB 源于 CTB 的合胞化，而人类内源性逆转录病毒蛋白（human endogenous retroviral protein，HERV）在促合胞化过程中发挥关键作用（包括多种合胞素）。CTB 退出细胞周期并获得融合能力是合胞化的关键步骤。绒毛膜癌细胞系中的研究显示蛋白激酶 A（PKA）信号通路中环腺苷酸的上调会引起 GCM1 表达上调，进而诱导融合蛋白合胞素 1（syncytin 1）和合胞素 2（syncytin 2）的表达。CTB 中融合蛋白的表达介导了细胞膜解体并将细胞质掺入 STBs。合胞素的特异性受体 ASCT2（合胞素 1）和 MFSD2（合胞素 2）分别在 CTB 和 STB 中表达。另外，STB 表达的 hCG 与 CTB 上的 LH-CG 受体结合后会诱导环腺苷酸信号，从而促进合胞体基因以及 hCG 的上调，构成一个正反馈循环。PKA 信号通路的激活还能够通过细胞绒毛蛋白［埃兹蛋白（ezrin）］与连接蛋白 43（Cx43）的磷酸化耦合，从而诱导间隙连接打开和 CTB 与 STB 之间融合信号的转导。另外，通过 EGF 和 EGFR 起作用的 MAPK 信号通路、通过 SMAD4 起作用的 GM-CSF 信号传导和激活素 A（activin A）信号通路，均可能在合胞化过程中发挥作用。在合胞化过程调节方面，有报道称，STB 产生的 TGF-β 可以抑制融合，另外一种干扰素刺激的基因 IFITM3 也会抑制合胞素介导的 CTB 向 STB 的融合。

从 CCCs 迁移到蜕膜的 EVT 显示出大量 EMT 的特征，比如上皮钙黏素和 ZO-1 等紧密连接蛋白的下调；顶基极性（apical-basal polarity）的改变；整合素表达的转换（从整合素 α6β4 到

整合素 α1β1 和 α1β5）；细胞大小增加和糖原积累。MCAM、VE- 钙黏着蛋白（VE-cadherin）和金属蛋白酶 MMP2、MMP3 和 MMP9 等内皮标志物的表达也在 EVT 中上调。EVT 的分化伴随着增殖能力的丧失，其最显著的特征是非经典 MHC Ⅰ类分子 HLA-G 和 HLA-C 的表达上调。多种生长因子受体 EGFR、MET、PRLR 和 BMPR1A 的表达下调，而 ERBB2 则相反。EVT 还会分泌 TGF-β1、卵泡抑制素（follistatin）和高糖基化的 hCG。EVT 在分化过程中会发生核内复制（endoreduplication），形成四倍体细胞。值得注意的是，尽管激活素 A 能够维持小鼠滋养层干细胞的增殖，但是它刺激人胎盘外植体的 EVT 分化。驱动 EVT 分化为 enEVT 和 iEVT 的信号和转录因子仍然未知。动脉栓中的 enEVT 和 iEVT 在形态上差异很大，enEVT 表达 CD56（NCAM），而 iEVT 特异性表达 PLAC8。侵袭到底蜕膜深处的 iEVT 最终可能与此处的胎盘床巨细胞融合。有研究指出，在 2% O_2 中进行培养时，能够产生更多的 HLA-G 阳性 EVT，因此妊娠早期的生理性低氧环境也可能通过缺氧诱导因子 1α（hypoxia-inducible factor 1-alpha，HIF1A）诱导 EVT 分化。

四、人胎盘发育过程的关键表观遗传调控

DNA 甲基化和组蛋白修饰等表观遗传机制可通过调节转录因子和其他调节蛋白对 DNA 的可及性来调节发育过程和组织分化中的基因表达，非编码 RNA（non-coding RNA，ncRNA）还能发挥转录后的基因表达水平调节功能，它们在胎盘发育过程中发挥着重要作用。

（一）DNA 甲基化

胎盘中研究得最深入的表观遗传机制是 DNA 甲基化修饰，即胞嘧啶上共价连接甲基（—CH3）；其中胞嘧啶 - 磷酸 - 鸟嘌呤二核苷酸位点（CpG）又是研究得最多的位点类型。与其他器官相比，胎盘基因组整体上呈现低 DNA 甲基化水平。这些低甲基化区域在分布上并不均质，> 100 Kb，多处在部分甲基化结构域（partially methylated domain，PMD）中。PMD 存在组织类型特异性，而胎盘 PMD 中的基因也体现出一定的组织特异性；与体细胞相比，其启动子区域 DNA 甲基化水平更高，而表达水平下调。兆碱基规模的低甲基化模块可用于区分妊娠早期和晚期的绒毛，特定的低甲基化模块还能够用于区分妊娠 8 ~ 10 周前和妊娠 12 ~ 14 周后的 CTB。处于这些区域内的基因多与癌症表型相关，并且部分抑癌基因的启动子甲基化状态在发育中的胎盘和人绒毛膜癌细胞表现出一定的相似性。这些研究均强调了胎盘发育早期与恶性肿瘤在 DNA 甲基化组上的相似性。同源框基因家族（homeobox gene family，HOX）的转录因子在人类胎盘发育中发挥重要作用。大多数 HOX 基因在整个妊娠期间均维持着低甲基化状态，但总体甲基化水平仍随着妊娠而上升。TLX1、HOXA10 和 DLX5 在妊娠期间的相关甲基化水平轻微上调，而 mRNA 表达水平下调；在原代滋养细胞中，抑制这些基因的表达会导致抑制增殖并上调分化标志物的转录表达水平，这支持 DNA 甲基化对部分胎盘细胞发育相关基因的调节作用。公认的 hTSC 类群的缺乏限制了对滋养层细胞分化早期阶段的 DNA 甲基化作用的研究。对妊娠早期胎盘中分离出的类 hTSC、CTB 和 EVT 类群均显示出各自独特的 DNA 甲基化组。类 hTSC 中的特异性甲基化模式相关基因和 miRNA 参与了细胞周期调节、分化和多能性调节过程，而 CTB 和 EVT 类群的特异性甲基化模式相关基因则主要涉及上皮 - 间质转化（EMT）和转移性癌症通路。总体上，当前研究认为尽管 CpG 甲基化参与了滋养层细胞的分化调控，但它并不是唯一的调节机制。

（二）组蛋白修饰

组蛋白尾部修饰较为多样，包括甲基化、乙酰化、磷酸化和泛素化等。甲基化多存在于组蛋白 H3 和 H4 的特定位置的赖氨酸（K）和精氨酸（A）残基上。组蛋白赖氨酸甲基化对基因表达的调控作用取决于它的具体位置，H3K9、H3K27 和 H4K20 被认为是重要的"失活"标记，而 H3K4 和 H3K36 的甲基化则多被认为是"激活"标记。但当前对组蛋白在人类胎盘中的作用了解相对较少。H3K4me3、H3K27me3、H3K9me3 和 H4K20me3 的免疫组化染色展示了 STB 和 CTB 核中染色质的表观遗传特征上的差异。STB 细胞核中的 H3K9me3 和 H3K27me3 信号水平要

低于 CTB，但 STB 细胞核富含 H4K20me3。随着妊娠进行，H3K9me3 阳性以及 H4K20me3 阳性的 STB，H3K27me3 阳性的 CTB 的细胞比例均有所降低，而 H3K9me3 阳性的 CTB 细胞比例有所上升。CTB 中 H3K4me3 的状态具有一定异质性，并且可能在不同妊娠周数差异较大。此外，也有研究报道 STB 中 H3K4me2 与活性 RNAP Ⅱ 存在共定位。H3K9/27me3 水平能够调控 MMP-2 和 MMP-9 等基质金属蛋白酶（matrix metalloproteinase，MMP）和相关抑制蛋白（TIMP）的表达，进而影响 EVT 的侵袭能力。

组蛋白乙酰化酶（HAT）介导的赖氨酸乙酰化通常与染色质的活化或开放有关，而组蛋白脱乙酰酶（HDAC）对赖氨酸残基去乙酰化，导致染色质浓缩和基因转录失活。氧浓度对胎盘发育的影响部分即是由组蛋白甲基化密码所介导的。缺氧诱导因子 1（hypoxia inducible factor-1，HIF-1）可以招募和调节 HDAC，其还能够结合在 H3K9 去甲基化酶（JMJD1A、JMJD2A、JMJD2B 和 JMJD2C）的启动子上，诱导其表达以去除 H3K9me2 或者 H3K9me3 的甲基化基团。动物模型上的研究表明了 HIF 和 HDAC 之间的交互在调节滋养层细胞分化中发挥了重要作用。另外，CREB 结合蛋白（CBP）作为一种乙酰转移酶介导了对组蛋白 H2A 和 H2B 的乙酰化，从而能够让小鼠 TSC 保持干性，并且降低其侵袭能力。CBP 介导的 GCMa 乙酰化能够激活介导滋养细胞发生合胞化的 cAMP/PKA 信号通路，进而促进合胞素的表达。抑制 JEG-3 细胞系中 HDAC 能够增加细胞滋养层分化的早期标志物：人妊娠特异性糖蛋白（PSG）基因启动子上 H3 乙酰化水平，进而上调 PSG 蛋白与转录水平。

（三）非编码 RNA

非编码 RNA（ncRNA）是指各类不翻译成蛋白质的 RNA 分子，主要可以分为转移 RNA（transfer RNA，tRNA）、核糖体 RNA（ribosomal RNA，rRNA）和微 RNA（microRNA，miRNA）三大类。miRNA 是由约 22 个核苷酸组成的单链小 RNA，其通过将 Argonaute（AGO）蛋白引导到 mRNA 转录物的 3′ 非翻译区（UTR），促进翻译抑制和目标 mRNA 转录物的降解，而最终介导了基因沉默。迄今已发现超过 2500 种人类 miRNA，能够调控大约 50% 的人类 RNA。胎盘中的不同 miRNA 在调控滋养层发育、增殖、分化和侵袭中发挥着不同的作用（比如 Let-7a、miR-377、miR-145、miR-17_92 簇、miR-106a_363、miR-106b_25 簇、miR-155、miR-34、miR-141-3p、miR-200a-3p、miR-431、miR-106a~303、miR-34）。母系印记 19 号染色体 miRNA 簇（maternally imprinted chromosome 19 miRNA cluster，C19MC）作为人类基因组中最大的 miRNA 簇，其所含 46 个内含子 miRNA 基因，共表达 58 种 miRNA。这些 miRNA 不仅表现出灵长类动物的特异性，而且几乎只在胎盘中表达。实际上，尽管这些 miRNA 在 hESC 中有一定表达，但其在滋养层中的表达要高得多。C19MC 区域包含有 Alu 重复序列，有研究者认为 C19MC miRNA 可能能够靶向并降解 Alu 元件的转录物。C19MC miRNA 在人胎盘中的表达不晚于妊娠第 5 周，其表达水平也随着妊娠逐渐增加。在胚胎和干细胞进行分化时，C19MC miRNA 的表达显著下降；特定 miRNA 在 CTB 中的表达水平也要比 EVT 高许多，这凸显了其在维持细胞未分化状态中的作用。在绒毛外滋养细胞系 HTR8/SVneo 中过表达 C19MC 簇则会导致其迁移能力下降。同样在胎盘表达的 14 号染色体 miRNA 簇（C14MC）包括了 miR-127、miR-345、miR-370、miR-431 和 miR-665，它们的表达水平整体上随着妊娠下调，参与了免疫抑制、抗炎反应的调节以及缺血 / 缺氧反应的调节。H19 lncRNA 的第一个外显子表达 miR-675，该 miRNA 的表达水平上调会限制鼠胎盘生长，降低细胞增殖能力。

长非编码 RNA（long noncoding RNA，lncRNA）是长度大于 200 个核苷酸的 ncRNA，它们能够通过充当骨架、信号分子和反义诱饵等，参与调节基因表达、转录后修饰和表观遗传修饰，以及基因组印记和 X 染色体失活等过程。在 HTR8/SVneo 或 JEG-3 的体外试验表明，许多 lncRNA 的表达紊乱会干扰滋养层细胞的增殖、迁移和侵袭能力（例如 SPRY4-IT1、MIR503HG、LINC00629、MEG3、MALAT1、RPAIN 和 TUG1）。位于 11 号染色体上的 H19 作为母源印记的

lncRNA，其在胎盘中的表达水平受 PLAGL1 调节。妊娠 10 周之前胎盘中 *H19* 的表达呈现一定的双等位基因表达，并且在三个主要滋养层细胞类群中 *H19* 仅在 CTB 和 EVT 中表达。如前文所述，*H19* 不仅是 miRNA mir-675 的来源，而且可以作为结合 miRNA 和蛋白质的骨架。其在滋养层细胞中的过表达会抑制增殖、迁移和侵袭。

（四）基因组印记

胎盘发育的表观调控机制中最为突出的是大量印记基因（imprinting gene）的存在，其表达受基因组印记（genomic imprinting）调控，父母源等位基因仅一方的基因能够表达。在已知的 92 个人印记基因中有 72 个在胎盘中表达，约一半与细胞增殖和生长有关，其中许多与胎盘发育和功能有关。事实上，进化过程中基因组印记的出现本身即与胎生密切相关，许多基因仅在胎盘组织中产生印记，一些对胎盘发育很重要的印记基因在真兽类哺乳动物中是高度保守的。"父母冲突假说（parental conflict of interest）"是解释胎盘发育中基因组印记功能最为流行的理论。这一理论认为父母亲为子女分配资源方面存在一定的利益冲突：父亲基因组倾向于让自己的后代最大限度地利用资源，然而母体基因组倾向于在自己后代间平均分配资源；严格调节胎盘过程并限制胎盘生长对于母亲的生存也是至关重要的。对哺乳动物中许多印记基因的分析支持这一理论，生长促进基因主要从父源基因组中表达，而母源等位基因则沉默。最初对小鼠的原核移植实验显示雄性单亲二倍体（androgenote）导致胎盘过度生长和早期胎儿死亡，而雌性单亲二倍体（gynogenote）则会导致胎盘发育不全。母源印记的 *IGF2* 的双等位基因表达导致过度生长，而在小鼠研究中父源印记的 IGF2 受体基因 *Igf2r* 对生长具有相反的作用。值得注意的是，在小鼠中几乎所有已知的胎盘特异性印记基因都是父本印记的。人类胎盘中基因组印记的模式与小鼠相似，但许多小鼠胎盘印记基因在人类中似乎是双等位基因。*PHLDA2* 和 *CDKN1C* 均为父源印记基因，前者的母源等位基因失活可导致胎盘显著增大，后者的表达缺失会导致小鼠滋养细胞肥大、胎盘肿大和人葡萄胎中的滋养层增生。另一个父源印记基因 *GRB10* 的母源等位基因似乎在 CTB 中特异性表达，其沉默则会导致胚胎过度生长以及胎盘过大。其他一些胎盘特异性印记基因，如 *CTNNA3*、*HERC4*、*MAWBP*、*STOX1* 和 *KCNKMA1*，在人类胎盘中也都是父源印记。印记基因在基因组上经常成簇存在，并且和体细胞中发现的印记基因不同之处在于，胎盘中基因组印记的维持主要依赖于包括组蛋白去乙酰化和甲基化在内的非 DNA 甲基化机制。小鼠中的研究显示，印记的启动和维持机制主要是从印记起始中心中产生非编码 RNA 以包覆印记簇，随后组蛋白 H3K4 去乙酰化，而 H3K9 和 H3K27 上加甲基化，这最终导致多梳复合蛋白募集到受抑制的父系染色体区域。此外，胎盘中两个人特异性的 miRNA 簇（C19MC 和 C14MC）也分别受父源印记（C14MC）和母源印记（C19MC）调控，这体现了基因组印记与 miRNA 调节之间的调节网络对胎盘发育的重要影响。

（五）印记 X 染色体失活

X 染色体失活在平衡女性细胞中的基因剂量方面发挥极为关键的作用。在小鼠和有袋动物胎盘中，父系 X 染色体在胚胎外组织中优先印记和沉默，这种印记性 X 染色体失活（imprinted X chromosome inactivation）存在于植入前胚胎所有细胞，但是最后仅在胚外组织保留，而胚胎在发育后期将 X 染色体的印记失活转换为随机失活。如前文所提到的，尽管 DNA 甲基化是胚胎中随机 X 失活的主要机制，但是胎盘中印记性 X 染色体失活与之关系不大，而是由雌性胎盘细胞中父源表达的 Xist 非编码 RNA 覆盖整个父源 X 染色体，并招募多种组蛋白修饰分子，进而沉默整条 X 染色体。然而，在人类胎盘组织中，X 染色体失活的模式和胎体一样呈现随机性失活的特征。此前研究显示，仅妊娠早期自然流产的绒毛细胞中失活 X 染色体可能被逆转，而妊娠早期选择性终止获得的绒毛细胞则无法诱导其发生逆转。这种差异和组蛋白 H4 乙酰化、DNA 甲基化或 *XIST* 表达差异无关。因此人胎盘内部 X 染色体的印记模式维持可能在很大程度上还是取决于组蛋白去乙酰化和甲基化途径，而不是 DNA 甲基化。此外，在人胎盘，X 染色体失活可能会和一些常染色体印记一样表现出各细胞群之间的异质性。

五、胎盘发育相关机制研究的展望

作为胎儿发育过程的重要组成部分，妊娠期胎儿的健康发育离不开胎盘发育的协同作用。当前研究者已经部分揭示胎盘发育中一些关键过程（如植入、滋养层细胞的谱系分化、合胞化或EVT迁移和侵袭）的遗传和表观遗传调控机制，并且尝试在此基础上确定能够评估、监测胎盘发育进程以及病理改变的潜在生物学标志物和干预靶标。但哺乳动物胎盘类型之间的巨大差异意味着动物模型在理解人类胎盘发育方面的用途相当有限；当前对不同妊娠阶段胎盘发育相关的转录因子和表观遗传修饰动态变化的描绘仍较为欠缺，尤其是缺乏对不同分子层面的互作和调控作用的精确图谱。而且作为一个高度异质性的器官，胎盘中不同细胞类群在发育过程中分子水平的异质性也有待于进一步探索。相信诸如 3D 类器官、干细胞培养系统和单细胞测序（包括转录组和表观基因组）等新工具的应用，将会为这一领域带来许多新的见解。

（北京大学第三医院妇产科　陈　伟　乔　杰）

第五节　妊娠期微 RNA

一、miRNA 在人类胎盘中的表达及胎盘发育中的作用

（一）miRNA 概述

微 RNA（microRNA，miRNA）是内源性的、高度保守的、小单链 RNA 分子，长 21～23 个核苷酸，属于非编码 RNA 中的一类，可以作为反义 RNA，在转录后水平调节基因表达。首个 miRNA 于 1993 年在线虫中被发现，后来在哺乳动物（包括人类）中也发现多种 miRNA。现普遍认为这些小分子能够与大量靶基因相互作用，调控基因表达，参与几乎所有的生长发育进程及病理生理机制。

miRNA 的生成需经过一系列步骤（图 3-5-1）。DNA 在 RNA 聚合酶 II 的作用下转录成初级转

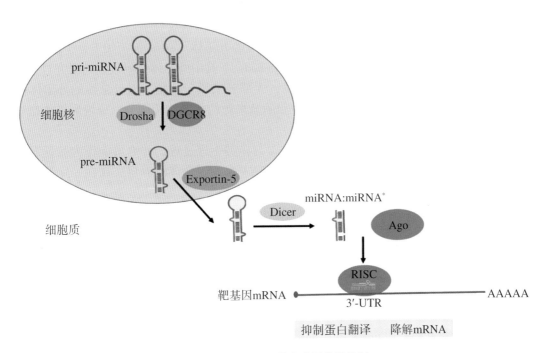

图 3-5-1　miRNA 的合成及作用机制

录产物（pri-miRNA），长 300～1000 个核苷酸，该 pri-miRNA 折叠形成茎 - 环结构。双链 RNA 特异性核糖核酸酶 Drosha 和 DGCR8 将 pri-miRNA 剪切成长度为 70～75 核苷酸的 pre-miRNA。pre-miRNA 经输出蛋白（Exportin-5）主动运输出细胞核。在细胞质中被 Dicer（一种核糖核酸酶 Ⅲ 超家族）进一步剪切产生短的双链 miRNA：miRNA*。最后，双链分开，其中 miRNA 装载至含 Argonaute（Ago）蛋白核心的效应蛋白复合体上，称为 RNA 诱导沉默复合物（RNA-induced silencing complex，RISC），最终作为成熟 miRNA 被保留，而另一条互补链 miRNA* 则被降解。miRNA-RISC 通过碱基互补配对方式与靶基因 mRNA 的 3′ 端非翻译区（3′-UTR）结合，导致靶 mRNA 的降解或蛋白翻译的抑制。大多数 miRNA 仅在称为种子区域（seed region）5′ 末端的 2～7 个碱基与靶基因互补，通过碱基互补配对结合，miRNA 与其靶基因之间存在着复杂的调节网络关系。单个 miRNA 可以通过相同或相似的结合位点调节许多靶基因的表达，单个基因也可能通过 3′-UTR 的不同结合位点被许多 miRNA 调节。

（二）miRNA 在人类胎盘中的表达及胎盘发育中的作用

1. miRNA 在胎盘中的表达

（1）miRNA 在胎盘中的表达：人类胎盘中大量表达多种 miRNA，并且有些 miRNA 具有胎盘特异性表达谱。至今报道已有超过 600 个 miRNA 在人类胎盘中表达。大部分胎盘 miRNA 来源于 3 个胎盘特异性的 miRNA 基因簇，分别为 C19MC、C14MC 和 miR-371-3 基因簇。C19MC 是灵长类特异性的 miRNA 基因簇，定位于染色体 19q13.41 的父源表达印记基因，长约 100 Kb，编码 59 个成熟 miRNA。C14MC 是位于染色体 14q32 的母源表达印记基因，跨 40 Kb，编码 52 个 miRNA。miR-371-3 簇位于 19 号染色体，C19MC 上游长 1050 bp 的区域内，包括 miR-371a-3p、miR-372、miR-373-3p、miR-371-5p、miR-373-5p 与 miR-371b-3p 共 6 个成员。这 3 个基因簇在妊娠期的表达均随时间发生变化：C19MC 和 miRNA-371-3 簇从妊娠早期到晚期表达水平上升，而 C14MC 则表达下降。除了胎盘特异性表达的 miRNA 外，胎盘也产生多种表达水平较低的 miRNA，这些 miRNA 在胎盘发育的不同阶段也呈现了时间特异性的表达模式。

（2）胎盘 miRNA 的转运：妊娠过程中，胎盘产生的大量 miRNA 释放至细胞外，并运送到母体外周血中。为抵抗血液中核酸酶降解作用，miRNA 至少以两种形式存在：非囊泡形式及囊泡形式。非囊泡形式的 miRNA 与特异性的脂蛋白（包括 Ago2、高密度脂蛋白与磷酸核仁蛋白等）形成复合体；囊泡形式的 miRNA 包裹于细胞外囊泡的磷脂双分子层。血液中主要存在三种形式的细胞外囊泡，根据直径大小分为 40～100 nm 的外泌体（exosome）、0.1～1 μm 的微囊泡（microvesicle）和 1～5 μm 的凋亡小体（apoptotic body）。其中外泌体受到较多的研究与关注。妊娠期间母体血液中的生物活性外泌体明显升高，大部分来源于胎盘，胎盘来源的外泌体携带特异性的胎盘碱性磷酸酶（PLAP），与外周血中非胎盘来源的外泌体相区分，分娩后母体血浆中的 miRNA 含量迅速下降。

胎盘来源的 miRNA 释放到母体外周血中，参与多种生理过程，并有可能作为胎盘发育异常的生物标志物。大部分释放到母体外周血中的 miRNA 来源于合体滋养层，这在一定程度上可反映胎盘的状态。

（3）胎盘 miRNA 的表达调控：胎盘 miRNA 的表达受到多种因素调节。许多研究表明，低氧是一个重要的调节因素。胚胎植入至螺旋动脉改建完成前，胎盘处于生理低氧环境中。低氧状态下，包括 Drosha、Exportin-5 与 Ago2 在内的 miRNA 生物合成蛋白表达均不发生变化，但 Dicer 表达水平下降。多种 miRNA 受到低氧刺激而产生差异表达。miR-210 是最受关注的低氧诱导 miRNA，其编码基因上游具有低氧反应元件（hypoxia response element，HRE），在低氧下受 HIF-1 转录激活。此外，低氧可以诱导滋养层细胞中多种 miRNA 表达差异，如 miR-93、miR-149、miR-203、miR-205 等表达升高，而 miR-7-5p、miR-33b-3p、miR-424 等表达下降。

miRNA 编码基因的甲基化也能够影响 miRNA 表达。许多胎盘特异性 miRNA 的表达均受表观遗传调控。其中胎盘特异性的基因簇 C19MC 也受到甲基化的表观遗传调控，去甲基化试剂 5- 氮杂 - 脱氧胞苷处理可以逆转大多数细胞中 C19MC 的低表达。miR-503 与 miR-424 受到甲基化影响，并可能参与调节滋养层细胞的浸润与迁移。

2. miRNA 在胎盘发育中的作用　现有的实验证据显示，miRNA 通过众多靶基因，在胎盘发育调控及胎盘功能维持中发挥重要作用，越来越多的证据表明 miRNA 具有调控滋养层细胞的增殖、凋亡、迁移和浸润的功能。大多数研究关注于 miRNA 对滋养层细胞迁移和浸润的研究，例如，miR-210 不仅可通过靶向 Notch1 通路抑制滋养层细胞浸润，也可通过调控靶基因，包括 *THSD7A*、*ERK*、*MAPK*、*KCMF1*、*EFNA3*、*HOXA9*，抑制滋养层细胞浸润。miR-135b 通过 CXCL12 抑制滋养层细胞的浸润。

miRNA 对滋养层细胞增殖与凋亡的作用同样受到关注，例如，miR-141 在妊娠早期的滋养层细胞、HTR8/SVneo 和 JEG-3 细胞中高表达，下调 miR-141 可降低滋养层细胞增殖能力。在 HTR-8/SVneo 中，miR-155 通过下调周期蛋白 D1/p27 的表达来抑制细胞增殖，miR-378a-5p 可通过下调 nodal 而增强滋养层细胞的增殖和生长。miR-128a 能够诱导 HTR8/SVneo 细胞凋亡，而 miR-18a 通过 ESRα 对细胞凋亡起抑制作用。

有些 miRNA 也参与了胎盘的其他功能的执行。例如，miR-152 抑制 JEG-3 细胞的 HLA-G 表达，并促进 NK 细胞对 JEG-3 的杀伤作用。miR-29b 通过 MCL1 抑制滋养层细胞的血管形成能力。miR-155、miR-335 与 miR-584 抑制 eNOS，可能对妊娠期间的血管内皮稳态维持产生影响。

目前 miRNA 对滋养层细胞的调控作用的进展主要集中在体外研究，而这些 miRNA 在实际胎盘发育过程及胎盘功能维持中的生理作用及具体机制还需体内研究的进一步证明。

二、miRNA 在妊娠期并发症中的研究

（一）子痫前期

子痫前期（preeclampsia，PE）属于妊娠期高血压疾病，指妊娠 20 周后孕妇出现高血压并伴有蛋白尿、水肿、头晕等，病情严重的情况下，可伴随全身多脏器病变，严重者危及孕产妇及胎儿的生命。子痫前期在全球范围内的发病率为 3% ~ 5%，且随着孕妇年龄增加，发生子痫前期的风险相对升高。另外，子痫前期是导致孕产妇及新生儿死亡的主要原因之一。迄今为止，子痫前期的发病机制尚未完全阐明，众多研究表明子痫前期的发生呈现多因素、多通路、多机制的特点，主要致病因素包括遗传因素、免疫因素、胎盘缺血缺氧、血管内皮细胞功能障碍等，而发病机制的"两阶段"理论已得到普遍认同。子痫前期发病的"两阶段"理论认为，在正常妊娠过程中，绒毛外滋养细胞（extravillous trophoblast cell，EVT）侵入子宫蜕膜及肌层中的螺旋动脉，替代血管内皮细胞，破坏血管的基层与弹性组织，扩大螺旋动脉管径，降低血管阻力，使子宫至胎盘的血流增加，满足胎儿的生长发育需求。在子痫前期发病的第一阶段，绒毛外滋养细胞对子宫螺旋动脉改建不足，胎盘血流灌注不足造成低氧，导致内皮损伤，诱导胎盘分泌多种有害因子释放至母体血液循环内。这些反应引起第二阶段的病理变化。胎盘释放的因子诱导母体产生一系列的炎症反应与血管内皮细胞功能紊乱，进一步导致多器官受累，包括心血管系统、肾、肝、大脑等，最终出现高血压、蛋白尿等多系统相关的临床症状。

1. miRNA 在子痫前期中的基础研究　自 2007 年首个研究发现子痫前期胎盘组织存在 miRNA 的差异表达，越来越多的研究报道子痫前期胎盘组织、母体外周血（包括外周血细胞、血浆及血清）中差异表达 miRNA。虽然不同研究所得子痫前期差异表达的 miRNA 不尽相同，但这仍提示 miRNA 在子痫前期发病过程中发挥重要作用。综合近年来的文献，总结出报道较多的差异表达的 miRNA（表 3-5-1）。多种 miRNA 在子痫前期患者胎盘中上调，包括 miR-210、miR-518b、miR-181a、miR-584、miR-18a、miR-16 等，而 miR-223、miR-363、miR-126、miR - 139 等发生降调。此外，母体外周血中的 miRNA 也受到广泛关注。子痫前期患者外周血中，miR-210、

miR-518b、miR-181a、miR-584、miR-18a 等表达升高，而 miR-223、miR-126 等表达降低。近年来，许多研究还发现，胎盘来源的外泌体含有丰富的 miRNA，释放至母体外周血中，发挥作用。在妊娠早期及妊娠中期，母体外周血中胎盘外泌体 miR-134、miR-136、miR-376c、miR-486、miR-494、miR-495、miR-590 表达升高，而 miR-520a、miR-517、miR-525 等表达下降。且在整个孕期母体外周血中胎盘外泌体 miR-486-1-5p、miR-486-2-5p 表达均升高。

miRNA 在子痫前期中存在差异表达，其与子痫前期相关的发病机制研究也受到广泛关注。尽管 miRNA 在子痫前期发病机制中发挥的作用尚不能完全阐明，但结合 miRNA 的生物信息分析及功能研究结果，考虑 miRNA 可能通过转录调控，影响组织发育、血管生成、炎症反应、细胞增殖、凋亡、迁移及浸润，最终影响子痫前期发病。其中研究得最多的是 miR-210，其是低氧诱导的 miRNA，在子痫前期胎盘组织及外周血中均一致性表达升高，研究发现其主要表达于合体滋养细胞中，HIF 及 NF-κB 转录因子 p50 可调节 miR-210 的表达。miR-210 可调节 *EFNA3*、*HOXA9*、*THSD7A*、*KCMF1* 的表达，影响滋养层细胞迁移及浸润功能，并且调节 STAT6 及 IL-4 的表达，介导炎症反应。报道较多的还有 miR-155，在子痫前期胎盘及外周血中表达均升高，受 NF-κB 影响表达升高。miR-155 可下调 *cyclin D1*、*eNOS*、*CYR61* 的表达，抑制滋养层细胞的浸润，并且调节 *SHH* 基因的表达，影响滋养细胞凋亡及氧化应激反应。

对子痫前期胎盘与血浆中差异 miRNA 的筛查及功能研究已有大量报道，但众多研究中所发现的共同差异分子并不多见，一致性不足，未来的研究工作有必要进一步制定标准化的方法与技术路线。此外，目前研究显示的 miRNA 功能可能仅是开始，后续需要进行更多研究，以揭示及阐明 miRNA 与子痫前期的关系。

表 3-5-1　子痫前期中部分差异表达的 miRNA

miRNA	表达	组织	靶基因	功能
miR-210	上调	胎盘，母体血清、血浆	*THSD7A*、*ERK*、*MAPK*、*KCMF1*、*EFNA3*、*HOXA9*、*STAT6*、*IL-4*、	细胞迁移、浸润，炎症相关通路
miR-155	上调	胎盘，母体	*cyclin D1*、*eNOS*、*CYR61*、*SHH*	细胞增殖、浸润，氧化应激
miR-518b	上调	胎盘，母体血清、血浆、外周白细胞	*EGR1*、*RAP1B*	细胞增殖、迁移，血管生成
miR-181a	上调	胎盘，母体血清、血浆	*LIF*、*EMX2*、*BIRC6*、*CBX5*	细胞浸润，炎症相关通路
miR-584	上调	胎盘，母体血清、血浆	*eNOS*	细胞浸润
miR-18a	上调	胎盘，母体血浆	*SMAD2*、*ESRalpha*	细胞凋亡、浸润
miR-16	上调	胎盘	*VEGFA*	细胞增殖，血管生成
miR-223	下调	胎盘，母体血浆	*GZMB*、*STAT3*、*E2F1*、*FOXO1*	细胞凋亡、浸润，氧化应激
miR-363	下调	胎盘	*CDKN1A*	细胞凋亡
miR-126	下调	胎盘，母体血清、血浆	*PIK3R2*、*EVH1*、*VEGF*、*EFNB2*	血管改建
miR-139	下调	胎盘	*VEGFR*、*PTEN*	细胞浸润，血管生成

2. miRNA 在子痫前期中的临床应用　子痫前期母体外周血中存在 miRNA 的差异表达，且 miRNA 稳定性较好，研究者期望将 miRNA 应用于临床中，首先着眼于 miRNA 对子痫前期发病的预测及诊断作用。其中研究最多的仍是表达上调的 miR-210 和 miR-155，结果显示两者作为预测子痫前期发病的生物标志物，绘制受试者工作曲线后，曲线下面积（AUC）均大于 0.7，具有较好的预测效果。还有研究联合多个 miRNA 共同预测子痫前期发病，获得了更好的预测效果。此外，近年来外周血中外泌体来源的 miRNA 研究受到广泛关注，因外泌体 miRNA 稳定性更高，且

其为胎盘特异来源，更有可能成为子痫前期的无创性预测及诊断工具。研究显示，妊娠 20 周前子痫前期患者血液外泌体中的 miR-136、miR-494 和 miR-495 明显升高，以上 miRNA 可在出现临床症状前预测子痫前期发病，且具有较高的敏感性和特异性。综上所述，母体外周血中 miRNA 可能作为子痫前期的预测及诊断标志物，具有良好的应用前景。

（二）妊娠糖尿病

妊娠糖尿病（gestational diabetes mellitus，GDM）是一种常见的妊娠期并发症，其病理生理学特征是妊娠中、晚期的慢性胰岛素抵抗，因此直到妊娠中期晚期或妊娠晚期初期才得以诊断。由于各国对 GDM 的诊断标准缺乏一致性，全球范围内发病率为 1.8% ~ 31%。GDM 对孕妇及子代健康产生多种不利影响。GDM 患者发生子痫前期、胎膜早破、肩难产等不良妊娠结局风险较高，产后更易患上 2 型糖尿病。此外，子代可能患有长期的代谢紊乱性疾病，如肥胖、2 型糖尿病及心血管疾病。因此，对 GDM 病理生理学特征进行研究，探索 GDM 的早期预测指标，对于改善母儿预后具有重要意义。

1. miRNA 在妊娠糖尿病中的基础研究　过去的 10 年中，越来越多的研究探讨了胎盘源性 miRNA 的生物学功能及其作为生物标志物在 GDM 中的应用。已证实的是，母体对这些胎盘源性的 miRNA 存在异常的代谢适应。因此，胎盘相关 miRNA 表达变化可能预示着母体代谢适应机制的改变，从而为深入了解 GDM 的发病机制提供依据。

研究发现，在妊娠 37 ~ 40 周时，与正常孕妇相比，GDM 患者胎盘中 miR-518d 表达显著上调，进一步研究证实胎盘组织中 miR-518d 含量与过氧化物酶体增殖物激活受体（PPAR）表达呈负相关。PPAR 在炎症、氧化应激和胰岛素信号通路中发挥关键作用。另外的研究则对来自 12 例 GDM 患者和 12 例健康孕妇外周血中 miRNA 水平进行研究，发现与对照组相比，GDM 组 miR-33a-5p 显著上调，且 miR-33a-5p 表达与血糖呈正相关。值得注意的是，在高糖条件下，大鼠胰岛细胞瘤细胞中过表达或抑制 miR-33a-5p 可显著抑制或促进细胞生长和胰岛素产生。已发现 miR-33a-5p 直接靶向其下游基因 ABCA1，而 lncDANCR 以海绵吸附方式发挥拮抗 miR-33a-5p 功能的作用，提示 lnc-DANCR-miR-33a-5p-ABCA1 信号通路可能在调控 GDM 发生、发展中发挥重要作用。有研究通过 RNA 测序和 qRT-PCR 验证，证实了 GDM 患者胎盘中存在一些失调的 miRNA。预测这些差异表达的 miRNA 参与胎盘形态与发育。其中，miR-138-5p 在 GDM 患者胎盘中表达显著上调，在 HTR-8/SVneo 滋养细胞中过表达 miR-138-5p 能显著抑制其增殖及迁移能力。其他研究则鉴定了 29 个差异表达的胎盘源性 miRNA。通过 miRNA 芯片筛选和 qRT-PCR 检测，验证了 9 个异常调控的 miRNA（miR-508-3p、miR-27a、miR-9、miR-137、miR-92a、miR-33a、miR-30d、miR-362-5p 和 miR-502-5p）。这些 miRNA 可以靶向 EGFR/ PI3K/ AKT 信号通路中涉及的关键基因。其中，miR-508-3p 可直接调控 EGFR 的反向调节因子 PIKfyve。miR-508-3p 上调可抑制 PIKfyve 表达，并异常激活 EGFR/ PI3K/AKT 信号通路。因此，miR508-3p 的失调可能潜在地促进 GDM 相关巨大儿的发生与发展。值得注意的是，miRNA 也可以作为一种保护机制。研究显示，在 GDM 胎盘组织中发现了另外两种差异表达的 miRNA，并揭示了它们在胎盘病理生理学中的潜在作用。具体来说，与 4 例对照样本相比，在妊娠晚期 4 例 GDM 胎盘中分离的胎盘内皮细胞中发现 miR-221 和 miR-222 表达上调。更重要的是，miR-221 和 miR-222 被证实负向调控 ICAM1 蛋白，这些 miRNA 可能导致 ICAM-1 下调，并作为一种保护机制，防止 GDM 期间高血糖介导的炎症从血液向胎盘转移。

2. miRNA 在妊娠糖尿病中的临床应用　除了以上 miRNA 在 GDM 中的基础研究，还有一些研究报道了其对 GDM 治疗的靶向作用。有研究通过微阵列分析，鉴定了参与调控筏蛋白（flotillin2，FLOT2）的差异表达基因和 miRNA。结果显示，miR-351 与 FLOT2 呈负相关，且存在靶区关系。具体来说，研究者用一系列的模拟物（mimic）、抑制剂（inhibitor）和小干扰 RNA 处理 GDM 小鼠，研究 miR-351 在胰岛素抵抗、胰腺组织细胞凋亡和肝糖异生中的生物活性。结果表明，miR-351 上调可通过下调 GDM 小鼠的 PI3K/AKT 通路抑制 FLOT2 的表达，进而影响肝糖异生。这些结果表明，miR-351 具有预防 GDM 发生的作用，miR-351 被确定为干预 GDM 的治疗靶点。另一项研究则探讨了 miR-335-5p 通过下调 GDM 小鼠 VASH1 表达激活 TGF-β 信号通路，对胰岛素抵抗和胰岛 β 细胞分泌的作用。该研究观察到 miR-335-5p 的过表达和 VASH1 的抑制可能导致胰岛素和胰岛素释放水平的下调。这些发现为 miR-335-5p 通过下调 VASH1 进而激活 TGF-β 通路，在 GDM 小鼠胰岛素抵抗的发生和胰岛 β 细胞的抑制中发挥作用提供了证据，从而为 GDM 治疗提供了更多的临床见解。以上研究均为 GDM 的治疗提供了新思路。

（三）胎盘植入谱系疾病

胎盘植入谱系疾病（placenta accreta spectrum，PAS）胎盘绒毛侵入超过子宫肌层上 1/3 甚至穿透子宫肌层或浆膜层，严重时累及膀胱甚至直肠，危及产妇生命。根据胎盘侵入子宫肌层的深度，可将胎盘植入分为三类：粘连性胎盘（placenta accreta）、植入性胎盘（placenta increta）与穿透性胎盘（placenta percreta）。近年来，由于生育年龄推迟、既往剖宫产率增加、流产及引产等宫腔手术的增多，胎盘植入的发生率明显增加。有许多研究显示剖宫产史、宫腔手术史、高龄、前置胎盘、吸烟等是胎盘植入的高危因素，其中前置胎盘与前次剖宫产是胎盘植入的独立高危因素。胎盘植入是产科严重并发症之一，当临床中诊断延误或处理不当时，会引起难以控制的甚至致命性出血，最终需行子宫切除术以挽救患者生命。研究显示，胎盘植入引起的子宫切除占围产期子宫切除率的 73.3%，胎盘植入引起的孕产妇死亡率可以高达 7%。目前胎盘植入的发病机制尚未明确。在胎盘发育及植入过程中，正常的胎盘绒毛滋养层细胞的侵袭力与蜕膜组织之间保持着平衡，但在胎盘植入患者中，这种平衡被打破，大多数研究认为胎盘植入的可能的发病机制是子宫内膜缺陷或蜕膜化不足、滋养层细胞浸润能力升高、蜕膜与滋养层细胞协同作用，最终引起胎盘植入的发病。

1. miRNA 在胎盘植入谱系疾病中的基础研究 2013 年有研究报道了 miRNA 在胎盘植入中的作用，该研究发现 miR-34a 在胎盘植入中表达下降，且体外试验发现，在 JAR 滋养细胞系中下调 miR-34a 的表达后，可能通过调控纤溶酶原激活物抑制物 -1（plasminogen activator inhibitor-1，PAI-1），JAR 细胞浸润能力升高。之后陆续有研究报道了其他 miRNA 在胎盘植入中的作用，发现胎盘植入患者的胎盘组织植入部位 miR-29a/b/c 表达明显下降，miR-29a/b/c 可直接作用于 MCL1 基因的 3′-UTR，抑制 MCL1 基因的表达，在 HTR-8/SVneo 滋养细胞系中过表达 miR-29a/b/c 导致细胞凋亡，因此认为 miR-29a/b/c 可通过作用于靶基因 MCL1，抑制胎盘植入部位的滋养细胞凋亡，最终导致胎盘植入的发病。此外，miR-125a 在胎盘植入患者的胎盘组织植入部位表达明显下降，而 MCL1 基因则表达升高，在 HTR-8/SVneo 细胞中过表达 miR-125a 可诱导细胞凋亡，miR-125a 也可通过作用于靶基因 MCL1 的 3′-UTR，诱导细胞发生凋亡。还有研究者通过检测胎盘植入患者胎盘组织中差异表达的 lncRNA 及 mRNA，构建出 lncRNA 相关的竞争性内源性 RNA（competing endogenous RNA，ceRNA）调控通路，并且认为 RP5-875H18.4--miRNA-218--SLIT2 调控通路是胎盘植入发病的潜在调节机制，这其中 miRNA 作为 ceRNA 发挥作用的媒介，具有重要的调控作用和意义。有研究者在滋养层细胞体外试验中发现 TGF-β 通过激活 Smad2 促进 miR-7 转录表达，miR-7 抑制靶基因 SNAIL、SLUG、TWIST 的表达，抑制下游基因 N-cadherin、vimentin、VE-cadherin、MMP9 的表达，降低上皮 - 间质转化（epithelial-mesenchymal transition，EMT），导致滋养层细胞的迁移及浸润能力下降。有研究者检测了胎盘植入及对照组的胎盘组织中差异表达的 lncRNA、miRNA 和 mRNA，并构建了 ceRNA 调控通路，其中 miR-490-3p、miR-133a-3p、miR-488-3p 表达升高，miR-34b-5p 表达下降，并且 miR-490-3p 和 miR-133a-3p 与术中出血量呈正相关。虽然研究报道数量有限，但以上研究均提示 miRNA 在胎盘植入中可能发挥重要作用。

2. miRNA 在胎盘植入谱系疾病中的临床应用 有研究者着眼于 miRNA 在胎盘植入患者外周血中的差异表达，并初步探讨提出了外周血 miRNA 对胎盘植入的发病具有一定的诊断作用，可作为胎盘植入诊断的生物标志物。研究发现，胎盘植入患者血清中 miR-139-3p、miR-196a-5p、miR-518a-3p 和 miR-671-3p 表达下降，并且对胎盘植入具有一定的诊断价值，AUC 曲线下面积为 0.59 ~ 0.74，敏感性为 54% ~ 80%，特异性为 62% ~ 76%，当将以上四个 miRNA 与其他临床指标组合作为诊断标准后，诊断价值明显升高，AUC 为 0.91，特异性为 92%。还有研究发现胎盘植入患者血浆中 miR-17-5p、miR-21-5p、miR-25-3p、miR-92a-3p 和 miR-320a-3p 表达升高，且与胎盘植入的严重程度成正比，而胎盘植入患者血浆中凝聚素则明显下降，且与上述五种 miRNA 表达成反比。将血浆凝聚素与 miR-21-5p、miR-320a-3p 及 miR-92a-3p 组合后作为胎盘植入的诊断标准，敏感性可达 88.8% ~ 100%，特异性可达 91.6% ~ 100%，可辅助提高超声及磁共振成像等胎盘植入常规诊断方法的诊断价值。这提示母体外周血中 miRNA 也可能作为胎盘植入的预测及诊断潜在标志物。

综上所述，目前已初步阐述了 miRNA 在妊娠期中初步的基础研究及临床应用研究，为临床管理提供了基础，后续需要更多的研究来推动 miRNA 在临床中的应用。

（北京大学第三医院妇产科　史晓明　赵扬玉）

第六节　早产的遗传学和基因组学

一、早产的定义、分类及危险因素

世界卫生组织将早产（premature delivery）定义为妊娠满 37 周前的分娩或自女性最后一次月经第 1 天起，少于 259 天的妊娠，根据孕龄进一步细分为：极早早产（< 28 周）、早期早产（28 ~ 32 周）、中期或晚期早产（32 ~ 37 周）。在美国，早产的发病率为 12% ~ 13%，在欧洲及其他发达国家，早产的发病率为 5% ~ 9%，而在发生早产的人群中，有 60% 发生在南亚和撒哈拉以南非洲。早产发生的时间越早，早产儿预后越差，这是引起围产儿发病和死亡的主要原因，也会导致呼吸窘迫综合征、颅内出血、坏死性小肠炎以及远期的神经系统损害，如脑瘫。

在早产中，30% ~ 35% 为有指征早产，即因为母体和胎儿病理因素需提前终止妊娠来保证母体及胎儿安全；40% ~ 45% 是胎膜完整的自发性早产；由于未足月胎膜早破（preterm premature rupture of the membranes，PPROM）引起的早产占 25% ~ 30%，胎膜完整的自发性早产和 PPROM 统一定义为自发性早产。约有 50% 的自发性早产发生在低危妊娠孕妇中，80% ~ 84% 的早产儿为低体重儿。自发性早产最常见于白种人女性的早产，而黑种人女性 PPROM 最常见。尽管早产的预后不良，但几乎没有有效的干预措施，这可能是由于缺乏对包括正常妊娠期在内的生育时间调控途径的了解。临床上关于早产的危险因素主要有既往自然早产史（早产最重要的危险因素）、感染、子宫过度膨胀（羊水过多、多胎妊娠）、宫颈缩短、宫颈操作史、子宫畸形、妊娠中期或晚期阴道出血以及母体的精神因素（如抑郁、焦虑）等。以上这些因素可能与母体和胎儿的基因组在基因表达调控方面相互作用，最终影响表型的表达，导致早产发生。本节将从遗传学和基因组学的角度出发，阐述其与早产发生的关系和可能的机制。

二、早产的遗传学和基因组学

早产的发生是多基因、多步骤的过程。大量的流行病学研究发现早产与感染、年龄、体重、社会地位、经济状况、心理压力、生活习惯、遗传和种族有关。随着基因组学技术的进步，对早产发生的遗传因素开展了较多研究。早产和妊娠持续时间是一种复杂的表型，受母体和胎儿两个基因组单独或相互作用影响，且母体的基因型可能起决定性作用。个人或家族早产史是早产的强烈风险因素，也有多项研究显示人种对早产发生的影响。现有多种方法进行基因组的检测，它们各有优势，根据研究目的和群体的不同，选择合适的方法能够提供给我们更多的遗传信息。

1. 早产史与早产胎龄　早产史被认为是早产重要的潜在预测及风险因素。有过早产经历的女性，其早产复发风险可达15%~50%或以上，Mercer等的研究显示，有过早产经历的女性在下次妊娠时早产风险会增加2.5倍，再发早产的风险与前次早产的孕周成反比，在妊娠23~27周有过自然早产经历的妊娠女性，其发生复发性自然早产的风险为无在此孕周有过早产经历女性的3倍，且与本次妊娠早期自然早产（妊娠<28周）的相关性最高。而对于既往有过极早期自发性早产（妊娠13~22周）的女性来说，与其本次妊娠发生早产的关系并不强烈。复发性早产的机制尚不明确，但有过自发性早产的女性，在下次妊娠时有极大可能重复这个过程，连续2次早产的女性有近1/3会发生第三次早产。

2. 家族早产史　尽管早产史是早产的独立危险因素，但其对初产妇并不适用。研究报道，早产家族史也是早产的风险和预测因子。在一项前瞻性队列回顾性分析中，对受试者三代以内的家族早产史进行询问，结果显示孕妇家族中早产史是早产发生的一个十分有价值的独立指标，且家族史阳性的女性发生早产的比例随着孕龄的降低而增加。对于初产发生早产的孕妇来说，其姐姐的早产史是其最大的危险因素；相应的，无早产史及早产家族史的经产妇发生早产的风险极低。另外，孕妇本人是早产儿，为其发生早产的最大个体遗传风险因素。并且，在关系更远的女性亲属中，如祖母或姑姑的早产史，可能会增加此次妊娠早产的风险。对早产家族史的询问有助于评估无早产史女性（如初产妇或未发生过早产的经产妇）的早产风险，能够为医师和孕妇提供更多信息，预防不良妊娠结局的发生。

3. 早产与种族　早产与种族也有关联，遗传变异可以部分解释美国不同祖先群体之间早产率的差异。在美国和英国，被分类为黑种人、非裔美国人以及加勒比黑种人的女性，其早产率均较高，与白种人5%~9%的早产率相比，黑种人的早产率达16%~18%，其中20~35岁人群的患病率为11%~12%，17岁以下或40岁以上人群的患病率超过15%，且黑种人女性的极早早产率（胎龄<28周）是其他种族或民族的3~4倍。2013年的一项系统回顾研究显示黑种人发生早产的 OR 值为2.0（95%CI 1.8~2.2），而亚洲人、西班牙人和白种人与早产无显著关系。因此美国和其他国家早产率的差异或许是因为美国黑种人人口的高早产率导致的。而随着时间推移，黑种人和白种人女性早产率差异基本未发生变化，原因也尚不清楚，这就导致了不良妊娠结局的循环，对社会和医疗造成了极大负担。另外，西班牙裔黑种人女性的复发性早产率也较高。在一项有644 462名在密苏里州出生的人群研究中，与白种人母亲相比，黑种人母亲有更高的复发性早产风险（aOR = 4.11，95%CI 3.78~4.47），且发生胎膜早破的发生风险也较高（aOR = 6.4，95%CI 3.7~11.0）。

4. 早产与基因组学检测方法　早产的病理生理学在很大程度上是未知的，但遗传易感性可能是一个重要的组成部分，且主要取决于母亲的遗传易感性。有研究者认为，妊娠持续时间是作为母系特征传递的。一些家庭和全基因组关联研究已经建立了支持遗传影响妊娠持续时间的初步证据体系。一项研究利用美国犹他州人口数据库评估了1945年后200多万出生人口的孕周遗传能力，孕周的狭义遗传力为13.3%。广义遗传力为24.5%，而母体效应（包括母体基因组效应）占遗传变异的15.2%，其余60.3%由个体环境效应贡献。候选基因和全基因组关联研究已被广泛应用于了解遗传背景在环境流行病学领域中的作用。

传统的候选基因研究方法关注于触发早产的事件，这些基因能够影响炎症反应或抵抗感染、影响子宫收缩、胎膜的抗张强度或宫颈扩张，还有一些能够影响胎盘功能、分化和应激，对环境毒素的反应，以及维持妊娠所必需的激素活动。目前，诸多研究已对数百个早产相关基因变异进行评估，并发现变异具有显著趋势，然而这些发现并没有被重复验证，或仅存在统计学上的关联。但不能否认的是，研究基因所采用的技术手段是合理的。

人类的整个基因组包含约31亿个碱基对，而整个外显子组包含约180 000个外显子，3500

万个碱基对和 22 000 个基因（约占全基因组序列的 1.2%）。迄今为止，基因组用于研究复杂疾病的最常用方法是全基因组关联研究（genome-wide association studies，GWAS）。通常情况下，芯片包含 20 万至 200 万个单核苷酸变异（single nucleotide variant，SNV）。基因组研究的扩展方法包括全外显子组序列（whole exome sequence，WES）和全基因组序列（whole-genome sequence，WGS）分析。在类似早产的多因素表型中，与疾病相关的基因变异通常在编码区之外，因此 WGS 方法越来越重要。另外，拷贝数变异（copy number variation，CNV）、插入或缺失（indels）变异和线粒体 DNA（mtDNA）检测也通常包含在基因组分析中。

应用这些基因组检测方法，能够帮助我们筛选更多有价值的基因。在首次对早产的基因组分析中，使用常染色体标记对来自芬兰北部的 7 个大家族的早产结果进行分析，结果显示，编码 1 型胰岛素样生长因子受体（IGFR1）的基因与早产有关；该研究还鉴定了几个受早产影响家庭共有的单倍型，且结果在一项病例对照研究中得到验证。IGFR1 影响生长、分化、炎症、免疫和感染易感性。X 连锁分析显示，早产与雄激素受体（AR）外显子变异之间存在关联。这种早产相关的变异包括外显子上的长 CAG 重复序列。降低 AR 活性与早产易感性相关。X 染色体中 cxcr3 的内含子变异也与早产相关，这种趋化因子受体在滋养细胞中十分丰富，在早产的脐带血中，易感基因 cxcr3-SNV 在 rs220964 上高表达，这种表达增加与脐带血中 CXCL9（CXCR3 配体）的高水平相关。对与快速系统发育相关的 150 个基因和大约 8400 个 SNV 与早产的关系进行分析显示，在高加索（包括芬兰）人群中，FSHR 包含与早产相关的 10 个 SNV 中的 8 个，非裔美国人也有一种 FSHR 基因的单倍型，并与早产有关。FSH/FSHR 能够影响子宫收缩性和孕激素受体的表达。

WES 方法涉及高早产率的家庭，该分析方法提供了非常多的变异信息。对 10 位母亲（包括 2 对来自早产高发家庭的母女）进行 WES 分析和通路分析，发现与早产最相关的是补体及凝血级联途径。这一发现在 565 名芬兰母亲的病例对照研究中进一步得到验证，涉及 cfh、cr1、f13b、f5、cr2 和 c4bpa 的 67 个编码区 SNV，其中 cr1 的错义变异与早产显著相关。在易发 PPROM 的非裔美国人中，选择性 WES 分析发现编码纤维胶原蛋白和参与胶原合成的蛋白质的基因中存在潜在破坏性错义变异。另一项研究应用 WES 对发生过复发自发性早产的 17 名女性进行检测，她们均为芬兰北部血统，对罕见的外显子变异进行分析（频率 < 1%），确定可能影响复发性早产易感性的基因和通路。在每名女性有过 2 ~ 4 次早产史的亚组中，糖皮质激素受体信号通路中的基因变异最显著（$P < 1.7 \times 10^{-8}$）。在这一通路中的热激蛋白家族 A（Hsp70）1 样蛋白（HSPA1L），包含两个可能具有破坏性的错义等位基因，且在四个不同的芬兰家族中被发现。一项在欧洲开展的大型早产 GWAS 中，其中一个变异（rs34620296）在早产组中的频率高于对照组。计算机分析预测 rs34620296 产生的额外磷酸化位点可能会影响分子伴侣活性或 HSPA1L 蛋白稳定性。体外功能试验显示 HSPA1L 活性和蜕膜化之间存在联系。

大规模且精准的 GWAS 和荟萃分析将为确定疾病可靠候选基因提供支持。将环境相互作用结合到 GWAS 中，可以识别在单独的遗传变异分析中可能缺失的新位点。在美国，第一项对 2072 名单胎妊娠母亲及新生儿进行的早产相关 GWAS，该团队验证了 493 名母亲及其后代的 96 个 SNV，即与 ccdc25 和 dcp1a 相关的变异 P 值最低，为 1×10^{-6}。另一项 GWAS 包括了来自挪威出生队列的 1921 名母亲和 1199 名儿童，结果显示重要候选基因 dpp6 与 PPROM 介导的早产相关。一项发表在新英格兰杂志上的研究对 43 568 名欧洲女性进行大规模 GWAS 检测，以分娩孕周是否小于 37 周为结局，并在北欧的芬兰、丹麦和挪威收集的三组出生队列中进行验证。最终有 4 个基因（EBF1、EEFSEC、AGTR2 和 WNT4）差异显著，并均在北欧队列中得到验证，这些位点参与了子宫发育、母体营养和血管生成的机制。对 WNT4 位点的功能分析表明，可能的致病变异改变了 ESR1 的结合。WNT 基因家族由编码分泌信号蛋白的结构相关基因组成，这些蛋白质与一些发育过程有关。在胎盘形成过程中，WNT4 是骨形态发生蛋白 2（BMP2）的下游靶点，BMP2 是 TGF-β 超家族成员；BMP2 激活 WNT4 可诱导子宫内膜间质细胞增殖并向蜕膜间质细胞分化。此研究还发现，WNT4 变异影响蜕膜化过程中雌激素受体（ESR1）的结合亲和力，包括内皮成纤维细胞向分泌蜕膜细胞的分化，雌激素对蜕膜形成过程中的血管化起主要作用。因此妊娠早期子宫内膜分化为蜕膜，为胎盘形成奠定了基础，并可能影响妊娠持续时间。ADCY5 和 RAP2C 在联合分析中被显著复制并达到全基因组显著性。EBF1、EEFSEC 和 AGTR2 的常见变异也与早产相关，并具有全基因组差异。对母婴的分析显示，这些基因的差异可能是由母体基因组导致的。

在其他基因组分析方法中，将遗传与胎盘蛋白质组分析相结合。最近的一项分析研究了 10 个胎儿基因中的 SNV（n=77），这些基因编码与妊娠持续时间相关的胎盘蛋白，只有 cpped1 中的 SNV 与妊娠持续时间相关。胎盘的 CPPED1 蛋白和 mRNA 均与产程和妊娠持续时间有关。一项用 siRNA 抑制滋养细胞来源细胞 CPPED1 表达的通路分析显示，CPPED1 可能影响参与血管生成和近端 PI3K/AKT1 信号通路的基因表达。

单核苷酸多态性（single nucleotide polymorphism，SNP）也被证明与早产相关。SNP 在基因组中分布广泛，数量多，且高度稳定，SNP 的差异导致密码子改变，进而影响基因转录活性，体现在不同个体在相同环境下对疾病的不同易感性。研究表明，细胞因子在早产的机制中发挥重要的作用。当 DNA 序列中单个核苷酸的突变、酶切位点之间重复序列数目的变异及 DNA 中段的插入或删除，或在基因非编码区内存在个体间不同的重复序列，导致产生相应的细胞因子基因多态性，继而通过影响细胞因子的转录与表达调控，影响细胞因子表达水平，这是早产具有遗传易患性的基础。

免疫系统的作用（特别是母亲的炎症反应）在早产的发病机制中发挥着重要作用。因此，与早产相关的遗传变异分析主要集中在识别与炎症通路相关的基因多态性上。一项基于非裔美国女性的队列对收集到的母体 DNA 样本使用定制的 1536-SNP 基因分型阵列芯片进行分析，评估与炎症有关的基因，并基于等位基因和基因型，分析自发性早产和目标单核苷酸多态性（SNP）位点之间的联系。在 833 名非裔美国女性中，有 9.2% 的女性发生自发性早产。基于等位基因的分析显示，与蛋白激酶 C-α（PRKCA）基因相关的 4 个 SNP 与 < 37 周的自发性早产风险增加相关，而与酪氨酸激酶 1（flt1）相关的单个 SNP 与 < 34 周的自发性早产相关。基于基因型的分析显示，与 PRKCA 基因相关的 SNP 与自发性早产之间存在类似的关联。此外，与基质金属蛋白酶 -2（MMP2）、基质金属蛋白酶组织抑制剂（timp2）和白细胞介素（il16）相关的 SNP 与 < 37 周的自然早产相关。与 MMP2、基质金属蛋白酶 -1（MMP1）和白血病抑制因子受体反义 RNA-1（LIFR-AS1）相关的基因变异与较高的 < 34 周早产率相关。其中，17 号染色体区域内编码 PRKCA 的遗传变异在早产的发病机制中发挥重要作用。PRKCA 在不同的细胞过程中起着中心作用，包括通过多种蛋白质磷酸化的细胞信号传导。PRKCA 在心肌细胞、血管、结肠平滑肌细胞以及子宫肌细胞中影响其收缩功能，PRKCA 活性下降可能导致早产和分娩。

肿瘤坏死因子 -α（tumor necrosis factor，TNF-α）是一种炎性细胞因子，在早产的羊水、宫颈和阴道分泌物中显著增高。TNF-α 能够促进 MMP 的合成，导致胎膜和宫颈的胶原蛋白降解，使胎膜早破和宫口扩张，同时加强蜕膜和胎膜磷酸酯酶活性，使花生四烯酸代谢增加，产生大量前列腺素，最终引起宫缩导致早产。也有研究显示，它在感染时可以诱导胎盘滋养细胞凋亡，提高凋亡相关因子介导的滋养细胞凋亡的敏感性，解除母胎免疫耐受，诱发分娩。TNF-α 存在多个 SNP，其多态性可改变转录活性，进而影响其表达。TNF-β 及其他亚型的基因多态性与不同人种、不同类型早产的关系也均有报道。然而 SNP 存在种族差异，因此国外研究结果并不适用于中国人群。国内有研究报道，汉族人的 TNF-α 基因启动子 -308 位点基因多态性与早产易感性有关，但其结果仍有争议。

5. 早产与双胎妊娠 随着生育年龄的延后及辅助生殖技术的开展，国内多胎妊娠发生率明显增高。多胎妊娠与胎儿和婴儿发病和死亡的风险增加有关，早产并发症使死胎、死产的发生风险增加约 5 倍，使新生儿的死亡风险增加约 7 倍，早产并发症是 5 岁以下儿童死亡的主要原因，多胎妊娠的早产风险是单胎妊娠的 6 倍，而在 32 周之前分娩的风险是单胎妊娠的 13 倍。

比较单卵双胎（monozygotic，MZ）与双卵双胎（dizygotic，DZ）的结局，是评估遗传和环境影响特殊表型的经典双胎研究方法。对单卵双生子的研究表明，早产的遗传率高达 40%。对出生在 1959 年前的双胞胎，在 1973—1993 年分娩单胎的女性进行调研，与 DZ 相比，后代的妊娠持续时间与 MZ 相关性更强。来自澳大利亚的研究证实了这种差异，早产遗传率为 17% ~ 27%。荷兰的一项研究提供了更多的信息，研究者评估了 1390 名双胞胎及他们的 644 名一级亲属（DZ 或双胞胎的兄弟姐妹）的第一个出生的后代的胎龄。结果显示，MZ 的女性与早产的相关性大于 MZ 男性，同样的结果在他们的双胎均为女性的一级亲属中也被发现，但女性 - 男性及男性 - 男性双胎与早产的关系并不显著。以上研究提示母体基因对早产的发生有显著的贡献。父亲对于早产的影响相关研究较少，结论尚不统一。有研究表明，同母异父的两个新生儿早期早产发生率有差异。也有研究者提出，如果父亲是黑种人，在校正了其他重要的社会人口风险因素之后，父亲的基因组依旧会增加白种人母亲早产的风险。

6. 早产的表观遗传学 对早产的筛查方法包括监测宫颈长度和胎儿纤维连接蛋白，但预测能力有限。研究表明，确定早产相关表观基因组标志物将有助于提高对早产潜在分子机制的理解，并可以利用更容易获得的生物样本作为辅助诊断工具。在过去的 10 年中，对表观遗传的研究已将生命早期环境影响与婴儿期、儿童期和成年期的健康问题联系起来。表观基因组包括 DNA 甲基化、组蛋白修饰、高水平染色质结构和染色质可及性。其中，DNA 甲基化是研究早产的主要表观遗传机制。尽管甲基化是 DNA 复制和转录所必需的正常调控过程，但胞嘧啶 / 鸟嘌呤（CpG）双核苷酸中的胞嘧啶残基共价结合甲基基团时，DNA 发生甲基化，导致转录活性降低，影响基因表达。DNA 甲基化可以通过成本相对较低的 Illumina DNA 甲基化阵列和基于测序的方法（如亚硫酸氢盐全基因组测序）来捕获。有报道称，产前砷和镉水平会导致胎盘组织和脐血中多个位点的 DNA 甲基化变化，如 PLA2G2C、loci-SQSTM1、SLC4A4 和 IGH；近年来，全表观基因组关联研究（epigenome-wide association studies，EWAS）表明，许多与早产有关的产前暴露也与脐带血中 DNA 甲基化水平变化有关，如母体叶酸水平（甲基供体）、吸烟、空气污染物。

研究结果表明，早产在整个基因组中存在广泛的表观遗传效应。一项基于 Illumina HumanMethylation 27 芯片检测，包括 259 名新生儿的研究，在全基因组范围内定位了大约 28 000 个 CpG 位点，并覆盖人类基因组中近一半的基因，识别了大量与妊娠持续时间有关的候选基因。而最近的一项基于 Illumina HumanMethylation 450 芯片检测和来自雅芳父母和儿童纵向研究队列（ALSPAC）的数据发现，DNA 甲基化和孕周之间的关联似乎在儿童早期就消失了。另一个队列对 DNA 甲基化是否能够有效预测分娩孕周进行研究，应用 Illumina HumanMethylation 450 芯片对挪威母婴出生队列中的 1753 名新生儿脐血 DNA 甲基化进行测量，并将队列分为训练队列和预测队列。在校正协变量后，有 5474 个 CpG 与超声估测的孕周相关，且对超声估测孕周的预测比应用末次月经计算的孕周更准确。而来自美国的一项研究检测新生儿全基因组甲基化，最终在全基因组显著性水平上发现了 3 个与 NFIX、RAPGEF2 和 MSRB3 基因邻近的差异甲基化区域，三个区域均通过焦磷酸测序得到了验证，RAPGEF2 的 DNA 甲基化水平与基因表达水平呈负相关。这三个基因在骨骼、大脑和造血系统等器官的发育中都发挥着重要作用。因此通过它们，可以初步了解早产造成的不良健康结局的发育基础。

印记基因是负责胎儿发育调控的关键生长效应因子，这些基因的甲基化程度较高与胎儿生长受限相关，特异性印记基因（如 IGF2 和 PLAGL1）调控区 DNA 甲基化程度降低与出生体重较低相关，回顾性研究报道了成年人为早产儿的印记基因的甲基化水平改变。其中，PLAGL1 的功能是抑制细胞生长，可能与胎儿早熟有关。意大利的一项研究检测了不同类型的早产儿脐血甲基化水平差异，极早早产儿的脐血 PLAGL1 甲基化水平与刚出生时以及从新生儿重症监护病房出院时的高度相关，均低于足月新生儿，因此 PLAGL1 低甲基化可能是极早早产儿出生的潜在表观遗传标记。类似的研究还有很多，将来的研究需要进一步探索这种基因的低甲基化谱对早产儿后期健康和疾病的影响，这也可能是临床研究的一个有前途的研究方向。

在绝大多数情况下，单一的候选基因或单一的环境暴露都不足以导致早产。同样，单一的病因也不太可能解释观察到的种族和民族之间的早产发病率差异。遗传易感性与环境因素的交互协同作用能显著增加早产的发生率。虽然许多研究对母体的风险因素和遗传特征进行了深入的评估，但少有研究涉及父亲和胎儿的影响。随着生物信息学技术的发展及研究方法的复杂，可以结合多种新的技术分析关键临床变量、社会因素、环境暴露、微生物组和遗传因素，这将提高综合识别早产发生风险的能力，并为预防和治疗开发新的解决方案。

（北京大学第三医院妇产科　魏　瑗　宫晓丽）

第三章综合思考题解析

综合思考题

1. 辅助生殖技术中有部分患者需要应用卵胞质内单精子注射技术，在体外将男方单个精子直接注射进入女方卵母细胞，请简述这种操作可能解决了哪些因素导致的不孕问题。

2. 卵母细胞和精子在胚胎发育中分别发挥了怎样的作用？

3. 卵母细胞基因及胚胎基因是如何调控胚胎早期发育的？简述胚胎基因激活影响因素及意义。

4. 如何理解正常的性别分化？DSD 定义及临床最常见类型是什么？

5. 子宫内膜容受性相关标志分子是如何随着月经周期发生变化的？

6. 随着组学技术的高速发展，有哪些技术手段可能运用于更精准地预测子宫内膜的容受状态？

7. 胎盘发育相关的妊娠疾病有哪些？分别可能源于哪些方面的异常？

8. 以妊娠早期复发性流产为代表的胎盘异常相关疾病在遗传层面的病因探讨方法以及潜在治疗方式是什么？

9. 对于表观遗传修饰异常相关的胎盘疾病，是否有潜在的介入治疗方法？

10. 哪些分子特征可以用于胎盘发育的妊娠期监测？

11. 胎盘的遗传和表观遗传检测对于胎儿健康的检测意义和局限性是什么？

12. 怎样寻找与妊娠疾病相关的 miRNA，可能的临床转化方向有哪些？

13. 选择一个文中提到的或感兴趣的与早产相关的基因，深入阅读文献，总结其能够导致或预测早产的机制。

参考文献

［1］CARLSON B M. Human embryology and developmental biology E-book［M］. Philadelphia：Elsevier Health Sciences，2018.

［2］MENCHERO S，RAYON T，ANDREU M J，et al. Signaling pathways in mammalian preimplantation development：linking cellular phenotypes to lineage-decisions［J］. Developmental Dynamics，2017，246（4）：245-261.

［3］ZHU P，GUO H，REN Y，et al. Single-cell DNA methylome sequencing of human preimplantation embryos［J］. Nature genetics，2018，50（1）：12-19.

［4］XU Q，XIE W. Epigenome in early mammalian development：inheritance，reprogramming and establishment［J］.

Trends in Cell Biology，2017，28（3）：237-253.

［5］李蓉，乔杰.生殖内分泌疾病诊断与治疗［M］.北京：北京大学医学出版社，2013.

［6］SISSY E，WAMAITHA，KATHY K. Human pre-gastrulation development. CHAPTER TWELVE［J］. Current Topics in Developmental Biology，2018，128：296-322.

［7］BAILEY A T，WEATHERBEE，TONGTONG CUI，et al. Modeling human embryo development with embryonic and extra-embryonic stem cells［J］. Dev Biol，2020，474：91-99.

［8］KATHY K，NIAKAN，JINNUO HAN，et al. Human pre-implantation embryo development［J］. Development，2012，139（5）：829-841.

［9］ROMINA P，GRINSPON，RODOLFO A，et al. Molecular characterization of XX maleness［J］. Int J Mol Sci，2019，20（23）：6089.

［10］ANDREW H，SINELAIR. Human sex determination［J］. The Journal of Experimental Zoology，1998，281（5）：501-505.

［11］杨增明，孙青原，夏国良.生殖生物学［M］.北京：科学出版社，2005.

［12］LESSEY B A. Assessment of endometrial receptivity［J］. Fertil Steril，2011，96（3）：522-529.

［13］NORWITZ E R，SCHUST D J，FISHER S J. Implantation and the survival of early pregnancy［J］. N Engl J Med，2001，345（19）：1400-1408.

［14］DÍAZ-GIMENO P，HORCAJADAS J A，MARTÍNEZ-CONEJERO J A，et al. A genomic diagnostic tool for human endometrial receptivity based on the transcriptomic signature［J］. Fertil Steril，2011，95（1）：50-60，e1-15.

［15］DÍAZ-GIMENO P，RUIZ-ALONSO M，BLESA D，et al. The accuracy and reproducibility of the endometrial receptivity array is superior to histology as a diagnostic method for endometrial receptivity［J］. Fertil Steril，2013，99（2）：508-517.

［16］SCHATZ F，GUZELOGLU-KAYISLI O，ARLIER S，et al. The role of decidual cells in uterine hemostasis，menstruation，inflammation，adverse pregnancy outcomes and abnormal uterine bleeding［J］. Hum Reprod Update，2016，22（4）：497-515.

［17］SUHORUTSHENKO M，KUKUSHKINA V，VELTHUT-MEIKAS A，et al. Endometrial receptivity revisited：endometrial transcriptome adjusted for tissue cellular heterogeneity［J］. Hum Reprod，2018，33（11）：2074-2086.

［18］CHA J，SUN X，DEY S K. Mechanisms of implantation：strategies for successful pregnancy［J］. Nat Med，2012，18（12）：1754-1767.

［19］ACHACHE H，REVEL A. Endometrial receptivity markers，the journey to successful embryo implantation［J］. Hum Reprod Update，2006，12（6）：731-746.

［20］GENBACEV O D，PRAKOBPHOL A，FOULK R A，et al. Trophoblast L-selectin-mediated adhesion at the maternal-fetal interface［J］. Science，2003，299（5605）：405-408.

［21］RUIZ-ALONSO M，BLESA D，DÍAZ-GIMENO P，et al. The endometrial receptivity array for diagnosis and personalized embryo transfer as a treatment for patients with repeated implantation failure［J］. Fertil Steril，2013，100（3）：818-824.

［22］TURCO M Y，MOFFETT A. Development of the human placenta［J］. Development，2019，146（22）：dev163428.

［23］HUI P. Developmental biology of the placenta［M］. In：Gestational Trophoblastic Disease. Springer，2012：15-39.

［24］王红梅，杜美蓉.人类胎盘滋养层细胞的分化与妊娠相关疾病［J］.生命科学，2017，29（1）：16-20.

［25］KNOFLER M，HAIDER S，SALEH L，et al. Human placenta and trophoblast development：key molecular mechanisms and model systems［J］. Cell Mol Life Sci，2019，76（18）：3479-3496.

［26］MCANINCH D，ROBERTS C T，BIANCO-MIOTTO T. Mechanistic insight into long noncoding RNAs and the placenta［J］. Int J Mol Sci，2017，18（7）：1371.

［27］GEBERT L F R，MACRAE I J. Regulation of microRNA function in animals［J］. Nat Rev Mol Cell Biol，2019，20（1）：21-37.

［28］ZENG H，HE D，XIE H，et al. H19 regulates angiogenic capacity of extravillous trophoblasts by H19/miR-106a-5p/ VEGFA axis［J］. Arch Gynecol Obstet，2020，301（3）：671-679.

［29］APICELLA C，RUANO C S M，MEHATS C，et al. The role of epigenetics in placental development and the etiology of preeclampsia［J］. Int J Mol Sci，2019，20（11）：2837.

［30］AMERES S L，MARTINEZ J，SCHROEDER R. Molecular basis for target RNA recognition and cleavage by human RISC［J］. Cell，2007，130（1）：101-112.

［31］VAN DEN BEUCKEN T，KOCH E，CHU K，et al. Hypoxia promotes stem cell phenotypes and poor prognosis through epigenetic regulation of DICER［J］. Nat Commun，2014，5：5203.

［32］APICELLA C，RUANO C，MÉHATS C，et al. The role of epigenetics in placental development and the etiology of preeclampsia［J］. Int J Mol Sci，2019，20（11）：2837.

［33］HU X Q，ZHANG L. MicroRNAs in uteroplacental vascular dysfunction［J］. Cells，2019，8（11）：1344.

［34］XU P，MA Y，WU H，et al. Placenta-derived microRNAs in the pathophysiology of human pregnancy［J］. Front Cell Dev Biol，2021，9：646326.

［35］谢幸，孔北华，段涛. 妇产科学［M］. 9版. 北京：人民卫生出版社，2018.

［36］ACOG practice bulletin no. 127：Management of preterm labor［J］. Obstet Gynecol，2012，119（6）：1308-1317.

［37］SCHAAF J M，LIEM S M，MOL B W，et al. Ethnic and racial disparities in the risk of preterm birth：a systematic review and meta-analysis［J］. Am J Perinatol，2013，30（60）：433-450.

［38］BOHLIN J，HÅBERG S E，MAGNUS P，et al. Prediction of gestational age based on genome-wide differentially methylated regions［J］. Genome Biol，2016，17（1）：207.

［39］HALLMAN M，HAAPALAINEN A，HUUSKO J M，et al. Spontaneous premature birth as a target of genomic research［J］. Pediatr Res，2019，85（4）：422-431.

第四章

生殖内分泌疾病遗传机制

学习目标

◎ **基本目标**

1. 概括遗传学和基因组学在生殖内分泌疾病发生及发展中的作用。
2. 运用遗传学研究方法和遗传与环境因素交互作用的知识，解释生殖内分泌疾病相关的遗传机制。
3. 描述遗传因素导致复发性流产的基础理论，说明遗传因素导致复发性流产的诊断技术选择及分析过程。
4. 说出胚胎染色体畸变导致流产的理论，描述胚胎植入前遗传学检测及产前诊断的指征及基本步骤。
5. 概括正常情况下生殖道菌群的组成及生殖道和肠道菌群紊乱对人类生殖的影响。

◎ **发展目标**

1. 运用基因组学知识，分析与子宫内膜异位症（EMT）病灶侵袭性生长相关的基因改变和潜在的作用通路。
2. 运用多囊卵巢综合征遗传机制的知识，分析多基因疾病的发病机制。
3. 运用复发性流产遗传因素诊断及治疗的流程知识，尝试完成临床问诊、遗传学分析及为患者提供恰当的遗传咨询和管理建议。
4. 通过深入理解微生物稳态与失衡在人类生殖中的作用，培养从微生物角度探索生殖内分泌疾病的病因和病理变化机制的兴趣与能力。

第一节 生殖内分泌疾病的遗传背景研究进展

生殖内分泌疾病是涉及生殖系统功能改变的一组疾病，多发生于育龄妇女。临床特征多样，具有高度异质性，可能伴发内分泌、代谢等多种变化，往往伴随着不孕症与不良妊娠结局的发生。生殖内分泌疾病临床种类较多，主要包括多囊卵巢综合征（polycystic ovary syndrome，PCOS）、早发性卵巢功能不全（premature ovarian insufficiency，POI）、子宫内膜异位症（endometriosis，EMT）、反复妊娠丢失（recurrent pregnancy loss，RPL）等。其中，多囊卵巢综合征是育龄妇女最常见的生殖内分泌疾病之一，也是导致女性无排卵性不孕发生的主要原因，全球发病率为 5% ~ 10%，在中国汉族育龄妇女中的发病率为 7.8%，且近期调查结果显示有增高趋势。根据 2003 年鹿特丹标准，其典型临床特征为高雄激素血症、稀发排卵或无排卵以及卵巢多囊样改变。早发性卵巢功能不全指女性在 40 岁之前出现卵巢功能减退，是卵巢功能衰竭的早期阶段，引起患者生育能力明显降低，研究报道其发病率在 1% ~ 5%，主要表现为月经异常（闭经、月经稀发或频发）、促性腺激素 FSH 水平升高、AMH 水平降低、雌激素波动性下降等。子宫内膜异位症是有活性的内膜细胞种植在子宫内膜以外的位置而形成的一种常见妇科疾病，影响约 10% 的育龄妇女。另外，反复妊娠丢失是指发生 2 次或 2 次以上 24 周之前的妊娠丢失，育龄妇女 RPL 发生率为 1% ~ 5%，该类患者再次妊娠发生自然流产的概率高达 70% ~ 80%。

生殖内分泌疾病的病因复杂多样。既往研究表明，其与下丘脑 - 垂体 - 性腺轴的异常具有密切关系。此外，近年来发现一些生殖内分泌疾病的发生呈现明显的家庭聚集性，即患者的一级亲属及后代患病率明显升高，这提示遗传因素在生殖内分泌疾病的发生、发展中可能具有重要作用。近年来，随着二代测序（next generation sequencing，NGS）技术、全外显子组测序（whole exome sequencing，WES）技术、全基因组关联研究（genome-wide association studies，GWAS）的发展及应用，遗传相关因素在生殖内分泌疾病中发挥的作用逐渐得到揭示，也发现了众多疾病相关易感基因及位点，进一步明确了生殖内分泌疾病的遗传发病特征。

一、家庭聚集性

研究表明，PCOS 作为最常见的生殖内分泌疾病之一，其发病呈现明显的家庭聚集性。一项探究 PCOS 患者一级女性亲属发生 PCOS 概率的研究发现，患者的母亲（约 24%）和姐妹（约 32%）罹患 PCOS 的可能性明显升高，且显著大于普通人群的发病率。不仅如此，对于存在有 PCOS 患者的家系，不仅其一级女性亲属发生 PCOS 相关的一些内分泌代谢改变的概率明显增加（为对照组的 1.5 ~ 4 倍），如高血压、高脂血症，而且此种患病率的升高在男性一级亲属中也有所体现。另外，作为一种复杂的生殖内分泌相关疾病，子宫内膜异位症的遗传因素占比高达 51%。而针对其家庭聚集性相关的研究也同样发现子宫内膜异位症的一级亲属罹患此疾病的风险为 4% ~ 7%，约为对照组女性发病风险的 7 倍。不仅如此，RPL 患者的母亲和姐妹发生流产的概率也显著提高，分别为 32% 和 25%，值得注意的是，RPL 患者的流产史也对其一级男性亲属的生育史产生了不良影响。因此，生殖内分泌疾病的发生与遗传因素密不可分，家庭聚集性为该类疾病的一个显著遗传发病特征。

二、多基因联合作用

在绝大多数情况下，生殖内分泌疾病的发生不是由于单一基因的变异导致的，其往往伴随多基因变异联合效应。针对 PCOS 基因层面的研究发现，与类固醇激素生成有关的 CYP11a、CYP21、CYP17 和 CYP19 以及参与其后续作用的雄激素受体 AR 基因和性激素结合球蛋白 SHBG 基因，同时包括与 1 型糖尿病相关的 CAPN10 基因，均与 PCOS 的发生密切相关。另外，GWAS 也提示了 11 种与中国汉族人群 PCOS 发病相关的易感基因，分别是 INSR、FSHR、LHCGR、DENND1A、C9orf3、RAB5B、THADA、TOX3、HMGA2、YAP1 和 ZNF217，而进一步的研究发现，这些基因与 PCOS 患者的雄激素、胰岛素水平以及颗粒细胞的增殖具有密切关系。另外，虽然目前 POI 的易感基因定位较为困难，但已有的研究提示 POI 患者中存在诸多基因的突变。这些突变基因包括转化生长因子（transforming growth factor，TGF）家族的 BMP15，介导颗粒细胞抗凋亡作

用的 *PGRMC1*，参与 PI3K/AKT/CDKN1B 途径的 *FOXO4*，参与非肌动蛋白纤维结合的 *POF1B* 以及位于 *POF1* 和 *POF2* 基因区域内的 *DACH2*。研究表明，这些位于 X 染色体上的基因发生改变之后，会通过降低患者的排卵数以及生育能力，同时增加颗粒细胞的凋亡，来促进 POI 的发生及发展。当然，作为 POI 患者中最常见的基因突变类型——*FMR1* 基因前突变，其与 POI 的发生、发展关系密切。数据提示，发生 *FMR1* 前突变的女性中有 20% 会伴随 POI 的发生。而 RPL 的发生、发展也不例外，其也与多种易感基因的异常存在密切关系。一项探究亚甲基四氢叶酸还原酶（*MTHFR*）基因多态性对于中国女性 RPL 发生风险的研究发现，*MTHFR* C677T 多态性与 RPL 的发生具有显著联系，血管紧张素转换酶（ACE）的基因多态性也已被证实是女性 RPL 患者疾病发生、发展的一个重要危险因素，其能够参与纤溶过程，从而保持凝血和纤溶过程之间的平衡，肿瘤坏死因子 -α（TNF-α）基因的 308G/A 多态性以及参与减数分裂染色体正确分离的 *SYCP3* 基因异常也与女性 RPL 发生风险增高密切相关。另外，诸多基因（如 *SYCP3*、*F2*、*ANXA5*、*NLRP7* 和 *KHDC3L*）在 RPL 患者中均表现出常染色体相关的显性或隐性遗传模式。针对来自意大利、波兰、巴西和伊朗等不同国家的子宫内膜异位症患者的易感基因研究发现，相较于正常女性，*ACP1*、*CETP*、*CYP17A1*、*CYP19A1*、*DRD2*、*FOXP3*、*TP53*、*VEGF* 及 *GSTM1* 等基因均在子宫内膜异位症女性患者中存在显著性改变。因此，生殖内分泌疾病的发生、发展常常受到多种易感基因的联合作用，从而最终对患者的生育能力以及预后产生影响。

三、染色体相关遗传

生殖内分泌疾病遗传背景复杂，研究提示其与染色体关系十分密切。针对 PCOS 家系的研究发现，卵巢多囊样改变（PCO）的传递与染色体相关的遗传模式存在一定联系，即表现为常染色体遗传或 X 染色体相关性遗传。RPL 作为生殖内分泌疾病相关的疾病之一，其与染色体异常关系十分密切。已有的资料表明，50% ~ 60% 的复发流产病例是由于胚胎时期的染色体错误导致的。而对于反复流产的夫妻双方，至少有一方携带有异常染色体的概率为 4% ~ 8%，这些异常的染色体种类众多，包括染色体的罗伯逊易位、46,XX/45,X 嵌合体、X 染色体的断臂缺失以及染色体的倒置等。而在一项针对 15 名子宫内膜异位症患者的染色体组型分析的研究中，也同样发现了 45,X/46,XX 嵌合体的发生，其频率高达 13.3%，虽然在子宫内膜异位症患者中并未发现克隆性染色体核型异常，但是主要累及 11、19、9、20 号染色体和 X 染色体的散发性染色体畸变却非常常见，频率高达 69.2%。另外，POI 患者的卵巢发育不全以及卵泡发育障碍与特纳综合征联系十分密切，该综合征表现为一条 X 染色体丢失，可出现 45,X 核型。而 POI 患者 Xq25 或 Xq26 位点的末端缺失能导致卵巢早衰的发生。不仅如此，在 POI 患者中，还可观察到 X- 常染色体易位。总之，染色体异常在生殖内分泌疾病的发生、发展中扮演着重要的角色，其多样化的异常类型与生殖内分泌疾病的发生、发展密切相关。

四、表观遗传因素影响

表观遗传变化是不同于 DNA 序列改变而引起的基因组变化，其通过基因组的表观遗传修饰，通过有丝分裂和减数分裂进行传递，包括 DNA 甲基化改变、组蛋白翻译后修饰以及非编码 RNA 三个方面。在 PCOS 患者的卵巢颗粒细胞中，已发现多种基因的甲基化水平发生了下调，其中包括 *MDGA1*、*NCOR1*、*YAP1*、*CD9*、*NR4A1*、*EDN2*、*BNIP3* 以及 *LIF* 等，但是这些甲基化下调的基因，其表达量却出现了升高。当然，在 PCOS 患者的其他组织中，如皮下脂肪组织、外周血和骨骼肌中也同样发现了基因的甲基化水平改变。而最近的研究提示，表观遗传机制在 PCOS 的表型跨代遗传中也具有一定作用。不仅如此，DNA 甲基化的异常还是早期流产的潜在因素，针对 RPL 患者绒毛膜绒毛和蜕膜组织的研究提示，RPL 患者存在 DNA 甲基转移酶的下调和 DNA 去甲基酶的上调。研究表明，miR-22-3P 与卵巢的储备功能密切相关，而在 POI 患者的血浆中，其表达水平明显降低，这可能是引起 POI 患者卵巢功能下降的一个可能原因。与之相反的是，POI 患者血浆中还存在一些上调的 miRNA 分子，其中包括了与凋亡相关的 miR-23a，其能够降低颗粒细胞中 XIAP 以及 *caspase-3* 的表达水平，造成 POI 患者颗粒细胞凋亡，继而引起卵巢功能降低。而另外一些与凋亡和激素刺激有关的 miRNA，如 miR-27b、miR-190、miR-151 和 miR-672，也存在一定的上调。

因此，生殖内分泌疾病与遗传相关因素密切相关，其遗传发病特征涉及多个方面，包括可能的家族聚集性、多基因联合作用、染色体相关遗传以及受到表观遗传因素的调控。目前对于生殖内分泌疾病遗传特征方面取得的重要进展也为临床相关疾病诊治提供了潜在分子靶点。对于关键基因的联合作用机制以及遗传与环境因素的协同作用效应，仍需要进一步的探究。

（北京大学第三医院妇产科　赵　越　李　蓉）

第二节　早发性卵巢功能不全相关遗传机制

正常女性的卵巢功能在 45 ～ 55 岁开始出现衰退的迹象，继而发生绝经（menopause），平均自然绝经年龄为 48.8 岁。早发性卵巢功能不全（premature ovarian insufficiency，POI）是指女性在 40 岁以前出现卵巢功能减退的临床综合征，以月经紊乱（如停经或月经稀发）伴有高促性腺激素和低雌激素为特征。根据 2016 年欧洲人类生殖与胚胎协会（European Society of Human Reproductive and Embryology，ESHRE）发布的指南，POI 的诊断标准为年龄＜ 40 岁，出现停经或月经稀发至少 4 个月，并连续 2 次间隔 4 周以上的卵泡刺激素（follicle-stimulating hormone，FSH）＞ 25 U/L。

"POI" 一词最早由 Albright 等于 1942 年提出。随后，许多其他专业术语也用于描述该疾病，包括卵巢早衰（premature ovarian failure，POF）、过早绝经（premature menopause）、高促性腺激素性腺功能减退症（hypergonadotropic hypogonadism）、高促性腺素性闭经（hypergonadotropic amenorrhea）、性腺发育不全（gonadal dysgenesis）、卵巢发育不全（ovarian dysgenesis）和绝经期提前（early menopause）等。2016 年，ESHRE 指南提出首选专业术语 POI 用于实验研究和临床实践。POI 可以代表一个连续的卵巢功能异常状态，有学者将其分为隐匿期、生化异常期和临床异常期。据统计，临床上诊断为 POF 的患者有 5% ～ 10% 可以成功自然妊娠并分娩。所以，POF 这一概念存在局限性，无法体现疾病的进展性和多样性，仅代表 POI 的终末阶段。此外，POI 这一术语不仅可以提醒我们早期诊断、早期治疗，同时还避免了"衰竭（failure）"这一词对患者带来的心理压力。

POI 是一种严重危害患者生育能力和整体健康的内分泌疾病。在高加索人群中，POI 发病率在 40 岁前约为 1%，30 岁前约为 0.1%，20 岁前约为 0.01%。然而，中国人群中 POI 的发病率目前仍缺乏准确的临床数据报道。

一、概述

POI 病因较为复杂，主要包括遗传学因素、医源学因素、免疫因素、感染因素、环境和心理因素以及特发性 POI 等。其中，遗传学因素一直被认为是 POI 的重要病因，包括染色体异常（chromosomal abnormalities）和基因突变（gene mutation），4% ～ 31% 的患者具有阳性家族史。近年来，随着染色体微阵列分析（chromosomal microarray analysis，CMA）、全基因组关联研究（genome-wide association studies，GWAS）、全外显子组测序（whole exome sequencing，WES）、靶向二代测序（targeted next generation sequencing，T-NGS）等高通量遗传检测技术的发展，越来越多的 POI 致病基因被发现，这对深入了解 POI 的发病机制具有重要意义。POI 的遗传学病因难以分类，因为存在许多可能受损的途径和细胞功能，例如性腺发育、基因复制、基因修复、减数分裂、激素信号传导、免疫功能和代谢。根据患者是否伴有除 POI 以外其他的特殊临床表现，可以将 POI 分为非综合征型 POI 和综合征型 POI，列于表 4-2-1 和表 4-2-2 中。

表 4-2-1　与非综合征 POI 相关的基因

	基因	基因全称	基因的 MIM 编号	染色体定位
X 染色体上的基因	BMP15	bone morphogenic protein 15	*300247	Xp11.22
	AR	androgen receptor	*313700	Xq12
	POF1B	premature ovarian failure，1B gene	*300603	Xq21.1
	DACH2	homolog of drosophila dachshund gene	*300608	Xq21.2
	DIAPH2	diaphanous homolog 2	*300108	Xq21.33
	PGRMC1	progesterone receptor membrane component 1	*300435	Xq24
	BHLHB9	basic helix-loop-helix domain containing，class B，9	*300921	Xq22.1
	FMR1 premutation	fragile X mental retardation gene 1	*309550	Xq27.3
	FMR2	fragile X mental retardation gene 2	*300806	Xq28
	ESR1，ESR2	estrogen receptor 1，estrogen receptor 2	*133430，*601663	6q25.1-q25.2，14q23.2-q23.3
	XPNPEP2	X-prolyl aminopeptidase 2	*300145	Xq26.1
	CHM	CHM Rab escort protein	*300390	Xq21.1
	USP9X	ubiquitin specific peptidase 9 X-linked	*300072	Xp11.4
	ZFX	zinc finger protein X-linked	*314980	Xp22.11
	FOXO4	forkhead box O4	*300033	Xq13.1
常染色体上的基因	GPR3	G protein-coupled receptor 3	*600241	1p36.11
	WNT4	wingless-type MMTV integration site family，member 4	*603490	1p36.12
	LHX8	LIM homeobox 8	*604425	1p31.1
	HSD3B2	hydroxy-δ-5-steroid dehydrogenase，3β-and steroid δ-isomerase 2	*613890	1p12
	LHCGR	luteinizing hormone/choriogonadotropin receptor	*152790	2p16.3
	FSHR	follicle stimulating hormone receptor	*136435	2p16.3
	AMHR2	anti-Müllerian hormone receptor，type II	*600956	12q13.13
	FIGLA	folliculogenesis specific bHLH transcription factor	*608697	2p13.3
	TGFBR3	TGF，beta receptor Ⅲ	*600742	1p22.1
	EIF5B	eukaryotic translation initiation factor 5B	*606086	2q11.2
	INHA	inhibin alpha	*147380	2q35

续表

基因	基因全称	基因的 MIM 编号	染色体定位
ADAMTS19	ADAM metallopeptidase with thrombospondin type 1 motif，19	*607513	5q23.3
SOHLH1	spermatogenesis and oogenesis specific basic helix-loop-helix transcription factor 1	*610224	9q34.3
SOHLH2	spermatogenesis and oogenesis specific basic helix-loop-helix 2	*616066	13q13.3
GDF9	growth-differentiation factor 9	*601918	5q31.1
MSH5	mutS homolog 5	*603382	6p21.33
MSH4	mutS homolog 4	*602105	1p31.1
FOXO1	forkhead box O1	*136533	13q14.1
FOXO3A	forkhead box O3	*602681	6q21
ESR2	estrogen receptor 2	*601663	14q23.2-q23.3
ESR1	estrogen receptor 1	*133430	6q25.1-q25.2
PTEN	phosphatase and tensin homolog	*601728	10q23.31
NOBOX	newborn ovary homeobox	*610934	7q35
POU5F1	POU class 5 homeobox 1	*164177	6p21.33
NR5A1/SF-1	nuclear receptor subfamily 5，group A，member 1	*184757	9q33.3
FSHB	FSH β subunit	*136530	11p14.1
SALL4	spalt-like transcription factor 4	*607343	20q13.2
SPO11	meiotic protein covalently bound to DSB	*605114	20q13.31
Ybx2	Y box-binding protein 2	*611447	17p13.1
NOG	noggin	*602991	17q22
NANOS1，NANOS2，NANOS3	nanos homolog 1，2，3	*608226，*608228，*608229	10q26.11，19q13.32，19p13.12
LHB	LH beta polypeptide	*152780	19q13.33
CDKN1B	cyclin-dependent kinase inhibitor 1B	*600778	12p13.1
KITLG	KIT ligand	*184745	12q21.32
DMC1	DMC1 dosage suppressor of mck1 homolog，meiosis- specific homologous recombination	*602721	22q13.1
BRCA1	breast cancer susceptibility gene 1	*113705	17q21.31
NUP107	nucleoporin 107	*607617	12q15
CITED2	Cbp/p300-interacting transactivator，with Glu/Asp-rich carboxy-terminal domain，2	*602937	6q24.1
STAG3	stromal antigen 3	*608489	7q22.1
HFM1	helicase for meiosis 1	*615684	1p22.2

续表

基因	基因全称	基因的 MIM 编号	染色体定位
MCM8	minichromosome maintenance 8 homologous recombination repair factor	*608187	20p12.3
MCM9	minichromosome maintenance 9 homologous recombination repair factor	*610098	6q22.31
ERCC6	ERCC excision repair 6，chromatin remodeling factor	*609413	10q11.23
SYCE1	synaptonemal complex central element protein 1	*611486	10q26.3
FANCM	FA complementation group M	*609644	14q21.2
EIF4ENIF1	eukaryotic translation initiation factor 4E nuclear import factor 1	*607445	22q11.2
PSMC3IP	PSMC3 interacting protein	*608665	17q21.2

表 4-2-2　与综合征 POI 相关的基因

基因	基因全称	基因的 MIM 编号	染色体定位	并发症	表型的 MIM 编号
AIRE	autoimmune regulator	*607358	21q22.3	自身免疫性多分泌腺综合征Ⅰ型（autoimmune polyglandular syndrome type 1，APS1）	#240300
FOXL2	forkhead box L2	*605597	3q22.3	小睑裂综合征（blepharophimosis-ptosis-epicanthus inversus syndrome，BPES）	#110100
TP73L	tumor protein p63	*603273	3q28	拉普 - 霍奇金综合征（Rapp-Hodgkin syndrome）	#129400
BMPR1B	bone morphogenetic protein receptor 1B	*603248	4q22.3	Demirhan 综合征（Demirhan syndrome）	#609441
SIL1	S.cerevisiae homolog 1	*608005	5q31.2	遗传性共济失调 - 侏儒 - 智力缺陷综合征（Marinesco-Sjögren syndrome）	#248800
STAR	steroidogenic acute regulatory protein	*600617	8p11.23	脂质先天性肾上腺增生（lipoid congenital adrenal hyperplasia）	#201710
GALT	galactose-1-phosphate uridyltransferase	*606999	9p13.3	半乳糖血症（galactosemia）	#230400
CYP17A1	cytochrome P450，family 17，subfamily A，polypeptide 1	*609300	10q24.32	17α-OH 缺乏导致的先天性肾上腺增生症（congenital adrenal hyperplasia due to 17α-OH deficiency）	#202110
CYP19A1	cytochrome P450，family 19，subfamily A，polypeptide 1	*107910	15q21.2	芳香化酶缺乏症（aromatase deficiency）	#613546
ATM	ataxia telangiectasia mutated	*607585	11q22.3	毛细血管扩张性共济失调综合征（ataxia telangiectasia，AT）	#208900

续表

基因	基因全称	基因的MIM 编号	染色体定位	并发症	表型的MIM 编号
EIF2B1，EIF2B2，EIF2B3，EIF2B4，EIF2B5，AARS2	eukaryotic translation initiation factor 2B, subunit 2	*606686，*606454，*606273，*606687，*603945，*612035	12q24.31，14q24.3，1p34.1，2p23.3，3q27.1，6p21.1	卵巢性脑白质营养不良（ovarian leukodystrophy，OLD）	#603896，#615889
POLG	DNA polymerase gamma	*174763	15q26.1	进行性眼外肌麻痹（progressive external ophthalmoplegia，PEO）	#157640
PMM2	phosphomannomutase 2	*601785	16p13.2	先天性糖基化障碍Ⅰa 型（congenital disorder of glycosylation type Ⅰa）	#212065
FANCA，FANCC，FANCG	fanconi anemia complementation groups	*607139，*613899，*602956	16q24.3，9q22.32，9p13.3	范科尼贫血（Fanconi anemia）	#227650，#227645，#614082
XIST	X-inactivation gene	*314670	Xq13.2	家族性偏斜 X 染色体失活（familial skewed X-inactivation）	#300087
FMR1	fragile X mental retardation gene 1	*309550	Xq27.3	脆性 X 综合征（fragile X syndrome，FXS）	#300624
HSD17B4，HARS2，CLPP，LARS2，C10orf2/TWNK，ERAL1	hydroxysteroid（17-beta）dehydrogenase 4; histidyl-tRNA synthetase 2, mitochondrial; caseinolytic mitochondrial matrix peptidase proteolytic subunit; leucyl-tRNA synthetase 2, mitochondrial; chromosome 10 open reading frame 2	*601860，*600783，*601119，*604544，*606075，*607435，*609947	5q23.1，5q31.3，19p13.3，3p21.31，10q24.31，17q11.2，14q13.2	佩罗综合征（Perrault syndrome，PS）	#233400，#614926，#614129，#615300，#616138，#617565
GNAS	guanine nucleotide-binding protein, alpha stimulating	*139320	20q13.32	假性甲状旁腺功能减退症Ⅰa 型（pseudohypopara thyroidism type 1a，PHP1a	#103580
NBN	nibrin	*602667	8q21.3	Nijmegen 断裂综合征（Nijmegen breakage syndrome，NBS）	#251260
NOG	noggin	*602991	17q22	近端指间关节融合综合征 1A 型（proximal symphalangism syndrome1A，SYM1A）	#185800
RECQL4	recQ like helicase 4	*603780	8q24.3	罗特 - 汤姆逊综合征（Rothmund-Thomson syndrome，RTS）	#268400
ANTXR1	ANTXR cell adhesion molecule 1	*606410	2p13.3	GAPO 综合征（GAPO syndrome）	#230740

续表

基因	基因全称	基因的MIM 编号	染色体定位	并发症	表型的MIM 编号
WRN/RECQL2	*rec Q protein-like 2*	*604611	8p12	沃纳综合征（Werner syndrome，WS）	#277700
BLM/RECQL3	*DNA helicase rec Q protein-like-3*	*604610	15q26.1	布卢姆综合征（Bloom syndrome，BS）	#210900
LMNA	*lamin A/C*	*150330	1q22	Hutchinson-Gilford 综合征（Hutchinson-Gilford progeria syndrome，HGPS）	#176670
LMNA	lamin A/C	*150330	1q22	马方综合征（Marfan syndrome）	#212112
C2orf37/DCAF17	chromosome 2 open reading frame 37	*612515	2q31.1	Woodhouse-Sakati 综合征（Woodhouse-Sakati syndrome）	#241080
RCBTB1	RCC1 and BTB domain containing protein 1	*607867	13q14.2	视网膜营养不良伴或不伴眼外异常（retinal dystrophy with or without extraocular anomalies）	#617175
MGME1	mitochondrial genome maintenance exonuclease 1	*615076	20p11.23	线粒体 DNA 耗竭症候群 11 型（Mitochondrial DNA depletion syndrome 11，mtdps11）	#615084
PREPL	prolyl endopeptidase like	*609557	2p21	重症肌无力综合征先天性 22 型（Myasthenic syndrome，congenital，22）	#616224
XRCC4	X-ray repair cross complementing 4	*194363	5q14.2	身材矮小、小头畸形、内分泌功能障碍（Short stature，microcephaly，and endocrine dysfunction）	#616541

二、染色体异常

染色体异常（chromosomal abnormalities）是 POI 的主要致病原因之一，包括染色体数目和结构异常。研究表明，10% ~ 13% 的 POI 患者存在染色体异常，其中 94% 为 X 染色体异常。此外，约 2% 的 POI 患者与常染色体重排（autosomal rearrangements）相关。因此，应该对所有无医源性因素背景的 POI 患者进行核型检查（karyotype testing）。2016 年 ESHRE 指南指出，除非有证据表明存在特定突变，否则并不建议对 POI 患者进行常染色体基因突变的检测和筛查。

（一）45,X 和 45,X/46,XX

特纳综合征（Turner syndrome，TS）是由一条 X 染色体缺失或结构异常导致的先天性卵巢发育不全，其主要临床表现为身材矮小、颈蹼、肘外翻、卵巢发育不良、先天性心脏缺陷和淋巴水肿等。据统计，TS 发病率为 1/2500 ~ 1/2000 活产女婴，是常见的人类染色体异常疾病之一。TS 中的 POI 与卵泡加速闭锁有关，通常在儿童期出现。45,X 单体型和 45,X/46,XX 嵌合型是 TS 患者的典型核型。与嵌合型 TS 患者相比，45,X 单体型患者可能会出现更严重的表型，其发病率和病死率也更高。

（二）47,XXX

47,XXX 女性可能会出现月经稀发（oligomenorrhea）、继发性闭经（secondary amenorrhea）和绝经期提前（early menopause）。Goswami 等研究发现，POI 患者中 47,XXX 的患病率为 3.8%，然

而一项国内研究发现，47,XXX 的患病率为 1.5%（8/531）。先天畸形导致卵巢发育异常或局部卵巢自身免疫可能是 47,XXX 女性发生 POI 的潜在病因。此外，逃避 X 灭活基因的过度表达也可能导致 47,XXX 女性中的 POI。

（三）X 染色体短臂（Xp）缺失

卵巢功能的正常发挥依赖于 2 条结构正常的 X 染色体，POI 患者 X 染色体短臂（Xp）缺失经常涉及短臂近端 Xp11.2 ~ p22.1，提示该区域对卵巢功能具有重要作用。一项研究表明，X 染色体短臂缺失通常会导致原发性闭经（primary amenorrhea），而 X 染色体长臂缺失会导致原发性或者继发性卵巢功能障碍。

（四）X 结构异常和 X 常染色体易位

X 染色体长臂（Xq）上存在卵巢功能和生殖寿命所必需的关键区域——POF1（Xq26 ~ q28）和 POF2（Xq13 ~ q21），其发生异常时，会导致卵泡闭锁加速，引起 POI。POF1 位点染色体缺失导致的 POI 一般在 24 ~ 39 岁发病，而涉及 POF2 位点的 POI 发病更早，通常提前至 16 ~ 21岁。Rizzolio 等认为，Xq13 ~ q21 对卵母细胞中常染色体基因的表达具有重要的表观遗传学调控（epigenetic control）。所有源自 Xq13 的末端缺失与原发性闭经、乳房发育不足和卵巢功能障碍有关。而在 Xq25 或 Xq26 发生的末端缺失的常见表型是卵巢早衰。另外，与近端缺失相比，在 Xq27 或 Xq28 出现的远端缺失对身高和生殖功能的影响更小。

（五）常染色体重排

目前，在比利时、美国、日本和中国的 POI 散发病例中，观察到罗伯逊易位（Robertsonian translocation）和相互易位（reciprocal translocation）。这可能与这些区域中存在单倍性或中断关键基因，减数分裂配对的非特异性缺陷以及连续基因的位置效应有关。

三、与非综合征型 POI 相关的基因

许多基因在卵巢发育过程和 POI 进展中发挥重要作用，包括卵泡发育特异性转录因子（如 *NR5A1*、*NOBOX*、*FOXL2*、*FIGLA*）、卵泡发育相关转化因子（如 *BMP15*、*GDF9*、*INHA*）、激素合成的相关基因（如 *FSH*、*FSHR*、*LH*、*LHR*）、与 POI 相关的减数分裂基因（如 *HFM1*、*DMC1*、*MSH4*、*MSH5*、*SPO1*、*STAG3*、*SYCE1*、*POLR2C*、*MCM8*、*MCM9*）。

（一）位于 X 染色体上的基因

1. *BMP15* 基因 位于 X 染色体（Xp11.22）的短臂上，由 1 个内含子和 2 个外显子组成。BMP15 是由卵母细胞通过自分泌或旁分泌产生的一种生长因子，属于转化生长因子 -β（transforming growth factor-β，TGF-β）超家族。BMP15 的主要作用包括：促进卵泡生长及成熟；调节颗粒细胞对 FSH 的敏感性；防止颗粒细胞凋亡；促进卵母细胞的发育潜能；调节排卵率（ovulation quota）。相比于多排卵物种（如小鼠），BMP15 在单排卵物种（如人和羊）中发挥更加重要的作用。据报道，*BMP15* 基因在不同种族 POI 患者中的突变率为 1.5% ~ 15%。2004 年，人类 *BMP15* 基因突变（p.Y235C）首次在一对以原发性闭经和卵巢发育不全为特征的意大利姐妹中被报道。Rossetti 等研究表明，POI 早期发病的机制可能为 *BMP15* 基因突变导致具有生物活性的蛋白分泌显著降低。因此，卵泡液中分泌足够量的 BMP15 是女性维持正常生育力的关键。

2. *PGRMC1* 基因 孕酮受体膜组分 1 蛋白（progesterone receptor membrane component-1，PGRMC1）是膜相关孕激素受体蛋白家族成员之一，在卵巢的颗粒细胞和黄体细胞中高度表达。Mansouri 等报道了一对患有 POI 的母女，她们均携带 X 常染色体易位 [t（X；11）（q24；q13）]。该易位发生在 X 染色体上维持卵巢正常功能的关键区域。两名患者 *PGRMC1* 基因的表达水平均降低。此外，通过对 67 名 POI 患者进行基因筛查，发现一名患者的错义突变（p.H165R）位于 PGRMC1 的细胞色素 b5 结构域。这些发现表明，*PGRMC1* 基因的错义突变破坏了孕酮（progesterone）在卵巢细胞中的抗凋亡作用，使卵巢卵泡过早丢失，最终导致 POI。

3. *DACH* 基因　1999 年，Heanue 等在脊椎动物中发现了与黑腹果蝇 *DACH* 基因同源的 *DACH2* 基因。*DACH2* 基因定位于染色体 Xq21.3 上，共包含 12 个外显子。Bione 等研究表明，人类 DACH2 蛋白的改变可能通过影响卵泡的分化导致卵巢功能障碍。

4. *AR* 基因　雄激素在男性和女性生殖器官的发育和功能维持中均发挥重要作用。雄激素通过雄激素受体（androgen receptor，AR）起作用。*AR* 基因位于染色体 Xq12 上，包含 8 个外显子，是 X 染色体上唯一的性激素受体基因。在女性中，AR 主要在卵巢颗粒细胞中表达。AR 的失活导致雌性小鼠出现 POI 表型，这表明维持卵泡形成需要 AR 介导的雄激素信号传导。*AR* 基因外显子 1 中 CAG 的重复长度是否与卵巢功能障碍相关仍然存在争议。

5. *ZFX* 基因　定位于染色体 Xp22.1 ~ 21.3，是身材矮小和 POI 的候选基因。一项研究发现，*ZFX* 基因突变小鼠出现卵母细胞耗竭、生育能力下降和生殖寿命缩短。XPNPEP2 是一种膜结合金属蛋白酶，由位于染色体 Xq25 上的 *XPNPEP2* 基因编码，可催化去除氨基酸序列中脯氨酸 N 端 P1 位点的氨基酸残基。Prueitt 等研究表明，POI 的发生可能与 *XPNPEP2* 基因表达量的减少有关。除了上述基因以外，X 染色体上的其他基因（如 *POF1B*、*DIAPH2*、*FOXO4*）也是 POI 的候选基因。

（二）位于常染色体上的基因

1. *GDF9* 基因　人 *GDF9* 基因位于染色体 5q31.1 上，包含 1 个内含子和 2 个外显子。GDF9 是由卵母细胞分泌的一种生长分化因子，属于 TGF-β 超家族，是早期卵泡发育过程中重要的调控因子。*GDF9* 基因的突变率为 1.4%，其主要影响蛋白前区域的编码序列。Norling 等研究发现，NOBOX 结合元件（NOBOX-binding elements）和 E-box 的重复可能引起 *GDF9* 基因表达改变，最终导致 POI。此外，越来越多的证据表明，GDF9 和 BMP15 之间存在协同关系，两者可以共价结合形成异源二聚体（heterodimer），在调节颗粒细胞功能和提高卵母细胞质量方面发挥重要作用。此外，多项研究提示，一些罕见的 *GDF9* 基因突变可能通过共同的机制来影响孪生和 POI。

2. *INHA* 基因　抑制素（inhibin，INH）是由卵巢颗粒细胞分泌的一种异二聚体糖蛋白激素。与 BMP15 和 GDF9 一样，INH 也是 TGF-β 超家族成员之一，其主要作用是抑制垂体 FSH 的合成和分泌。INH 包括抑制素 α（inhibin alpha，INHA）、抑制素 βA（inhibin beta A，INHBA）和抑制素 βB（inhibin beta B，INHBB）。INHA 具有肿瘤抑制活性，是性腺基质细胞（gonadal stromal cell）增殖的关键负调节因子。据报道，*INHA* 基因在不同种族之间的突变率为 0 ~ 11%。shelling 等筛查了 43 例 POI 患者的三种 *INH* 基因突变，发现 *INHA* 基因 769G > A 突变会使 FSH 浓度增加，卵泡过早耗竭，最终导致 POI。另一项研究表明，*INHA* 基因 769G > A 突变可能通过降低 INHB 的生物活性，进而导致 POI 的易感性增加。

3. *FIGLA* 基因　定位于染色体 2p13.3 上，共包含 5 个外显子，在人类卵巢中特异性表达。*FIGLA* 基因编码一种在生殖细胞中特异性表达的碱性螺旋 - 环 - 螺旋（bHLH）转录因子，在调节原始卵泡的发育、透明带基因的表达以及透明带的形成中发挥重要作用。多项研究表明，*FIGLA* 基因在雌性生殖细胞中的表达远高于雄性生殖细胞，并且在早期卵子发生过程中上调雌性特异性基因的表达，同时下调雄性特异性基因的表达。敲除 *FIGLA* 基因的小鼠在出生后由于无法形成原始卵泡，导致卵母细胞大量丢失和卵巢功能障碍。Zhao 等对 100 例中国 POI 女性进行了 *FIGLA* 基因突变的筛查，并在 4 名女性中检测到 3 种新的杂合突变（c.11 C > A、c.15 - 36del 和 c.419 - 421delACA）。最近，在两个来自近亲家庭的 POI 患者中发现了一个新的纯合突变（c.2 T > C）。

4. *NOBOX* 基因　是一种卵母细胞特异性表达的同源基因，在早期卵泡形成过程中发挥关键作用。Rajkovic 等研究发现，敲除 *NOBOX* 基因的雌鼠在出生后卵母细胞丢失加速，初级卵泡发育障碍，卵巢被纤维组织（fibrous tissue）填充并出现 POI。一项研究提出，*NOBOX* 缺陷小鼠出现 POI 是因为胚胎发育过程中体细胞和种系成分之间的错误信号传导。2007 年，Qin 等对 96 例高加索人种 POI 患者进行了 *NOBOX* 基因突变筛查，发现两种新的错义突变（p.Arg355His 和 p.Arg360Gln）。这些突变不仅影响同源异形域（homeodomain）与 DNA 结合元件（DNA-binding element）结合，还影响 *NOBOX* 对下游调控基因 *GDF9* 的转录激活。值得注意的是，*NOBOX* 基因突变导致 POI 发生具有种族异质性，在白种人和非洲 POI 人群中的发生率远高于亚洲 POI 人群。

5. *NR5A1* 基因 NR5A1 又称类固醇生成因子 1（steroidogenic factor 1，SF1），是调节多种靶基因的重要转录因子，对正常的生殖生理和内分泌功能至关重要。NR5A1 由位于染色体 9q33.3 上的 *NR5A1* 基因编码，属于核受体超家族成员，主要在生成类固醇的组织中高表达，是肾上腺和生殖发育和功能的关键调节剂。NR5A1 调节参与性分化和生殖的关键基因的转录，包括 *STAR*、*CYP17A1*、*CYP11A1*、*LHB*、*AMH*、*CYP19A1* 和 *INH*。在成熟的卵巢中，NR5A1 主要在卵泡膜细胞、颗粒细胞和黄体细胞中表达。颗粒细胞中 NR5A1 的特异性失活会导致小鼠卵泡储备减少、黄体缺乏、发情周期异常和生育力下降，这表明 NR5A1 在小鼠卵巢发育和功能中发挥着重要作用。2009 年，Lourenço 等研究发现，*NR5A1* 基因突变与 46,XX POI 和 46,XY 性腺发育障碍相关。据报道，*NR5A1* 基因在 POI 人群中的突变率约为 1.4%。Philibert 等在 26 例 46,XX POI 患者中发现了 *NR5A1* 基因的两种突变（c.763C > T 和 c.437G > C）。

6. *FSHR* 基因 FSH 是垂体前叶腺细胞分泌的一种糖蛋白激素（glycoprotein hormone），通过与卵巢颗粒细胞膜表面的 FSHR 结合，在促进卵泡生长和调节卵巢功能方面发挥重要作用。FSHR 是 G 蛋白偶联受体（G protein-coupled receptor）超家族的成员之一，具有该蛋白家族典型的七次跨膜结构域。人类 *FSHR* 基因位于 2 号染色体（2p21 ~ p16），跨越 54 Kb，包含 10 个外显子与 9 个内含子。*FSHR* 基因的失活突变可能导致原发性或继发性闭经、不孕症和 POI。1995 年，Aittomaki 等在 6 名患有高促性腺激素卵巢发育不全的芬兰女性中首次发现了 *FSHR* 基因的纯合突变 c.566C > T。这种突变导致 FSHR 与配体的结合力和信号转导力显著降低，但对配体的亲和力是正常的。c.1723C > T（p.Ile418Ser）突变是由 Katari 等在两名印度 POI 女性中发现的，该突变位于 *FSHR* 基因第 10 外显子上，影响 FSHR 蛋白的第二个跨膜螺旋。然而，*FSHR* 基因突变具有显著的种族差异性，目前仅在芬兰 POI 人群中报道较多，而在其他种族人群中比较罕见。

7. *SOHLH1* 基因和 *SOHLH2* 基因 SOHLH1 是生殖细胞特异性转录调控因子，具有螺旋 - 环 - 螺旋结构域，优先在始基卵泡和初级卵泡中表达，对卵泡早期发育至关重要。*SOHLH1* 基因位于第 9 号染色体（9q34.3），包含 7 个外显子。一项研究表明，*SOHLH1* 基因缺陷可能通过下调 *KIT* 基因和抑制 KIT/PI3K/AKT 通路来影响小鼠卵巢中原始卵泡的激活。Zhao 等通过对中国汉族和塞尔维亚 POI 患者进行 *SOHLH1* 基因突变筛查，发现了 3 种新发致病突变，包括 c.950C > T、c.1126G > A 和 c.*118C > T。*SOHLH2* 基因是另一种生殖细胞特异性基因，位于染色体 13q13.3 上，在早期卵泡形成和卵母细胞分化中同样至关重要。敲除 *SOHLH2* 基因的雌性小鼠在出生后由于卵母细胞的加速丢失最终丧失生育能力。2014 年，Qin 等通过对中国汉族及塞尔维亚 POF 患者进行 *SOHLH2* 基因突变筛查，发现了 11 种新的杂合突变。*SOHLH2* 基因可能通过 c-KIT/PI3K/AKT/Foxo3a 信号通路来调节小鼠卵母细胞凋亡。Shin 等研究发现，*SOHLH1* 或 *SOHLH2* 基因缺陷会破坏卵母细胞分化因子 NOBOX 和 LHX8 的表达，但对减数分裂 I 期没有明显影响。

四、与综合征型 POI 相关的基因

（一）半乳糖血症

半乳糖血症（galactosemia）是一种常染色体隐性遗传病，由位于染色体 9p13.3 上的 GALT 基因突变导致半乳糖 -1- 磷酸尿苷酰转移酶（galactose-1-phosphate uridyltransferase，GALT）缺乏所引起。1979 年 Kaufman 等首次发现，患有半乳糖血症的女性出现了卵巢功能减退。GALT 的缺乏会导致半乳糖及其代谢物在高 GALT 表达的组织（如肝、肾、卵巢、心脏和神经系统）中积聚。目前，360 多种 GALT 基因突变被证实与经典半乳糖血症有关，其中 Q188R 和 K285N 这两种错义突变占 70% 以上。关于半乳糖血症女性患者出现 POI 的机制尚不明确，有以下几个假说：①半乳糖及其代谢物的毒性诱导卵母细胞凋亡；②破坏原始生殖细胞（primordial germ cell，PGC）的迁移；

③瘦素失调（leptin dysregulation）、FSH 功能障碍和糖基化途径失调；④下调 PI3K/AKT 生长信号通路；⑤氧化应激（oxidative stress）。Balakrishnan 等研究发现，内质网应激抑制剂 Salubrinal 可以减轻 GALT 缺陷小鼠卵母细胞的消耗。

（二）小睑裂综合征

小睑裂综合征又称睑裂狭小 - 上睑下垂 - 倒向型内眦赘皮综合征（blepharophimosis，ptosis，epicanthus inversus syndrome，BPES），是一种常染色体显性遗传病，其患病率为 1/50 000。临床特征为睑裂狭小、上睑下垂、倒向型内眦赘皮和内眦间距增宽。BPES 有两种临床亚型：Ⅰ型患者除了典型的眼睑畸形以外，女性患者还患有 POI；而Ⅱ型患者仅表现为眼睑畸形。主要致病基因——*FOXL2* 基因是一个长为 2.9 Kb 的单外显子基因，定位于染色体 3q22.3，在卵巢发育中发挥着重要的调控作用。到目前为止，已经鉴定出 260 余种 *FOXL2* 基因突变。*FOXL2* 基因的不同突变引起两种不同临床表现的 BPES 亚型，导致产生截断蛋白（truncated proteins）的突变可能导致 BPES Ⅰ型，引起聚丙氨酸区域扩增使其编码的蛋白质延长的突变可能导致 BPES Ⅱ型。据报道，一例 BPES 患者通过体外受精（in vitro fertilization，IVF）实现了妊娠。

（三）卵巢性脑白质营养不良

白质消融性白质脑病（leukoencephalopathy with vanishing white matter disease，VWMD）是一种多见于儿童早期的常染色体隐性遗传性白质脑病，其主要特征为小脑性共济失调和不同程度的痉挛。1997 年，Schiffmann 等首次使用卵巢性脑白质营养不良（ovarian leukodystrophy，OLD）来描述与卵巢功能障碍相关的 VWMD 病例。伴有 POI 的患者既可以表现为原发性闭经，也可以表现为继发性闭经。此外，神经系统症状的发病年龄与卵巢功能障碍的严重程度相关，这表明两者可能存在共同的病理机制。真核起始因子 EIF2B 是一种鸟苷酸交换因子（guanine nucleotide exchange factor），在真核细胞翻译启动阶段发挥重要的调节作用。编码 EIF2B 的 *EIF2B1 ~ 5* 中任一个基因突变均可导致 OLD 的发生。在许多 VWMD 病例中，*EIF2B5* 基因的 p.Arg113His 突变最常见，多为纯合突变。有关 *EIF2B5* 基因突变与卵巢功能障碍的关系目前尚不明确，推测可能是因为 *EIF2B5* 基因突变促进卵泡凋亡增加所致。此外，有研究报道，*AARS2* 基因、*LARS2* 基因和 *KARS* 基因突变也与 OLD 和 POI 相关。

（四）毛细血管扩张性共济失调综合征

毛细血管扩张性共济失调综合征（ataxia telangiectasia syndrome）是一种罕见的累及神经、血管、皮肤和内分泌等多系统的常染色体隐性遗传病。1995 年，Savitsky 等研究发现，毛细血管扩张性共济失调综合征是由位于染色体 11q22.3 上的 *ATM* 基因突变引起的。*ATM* 基因编码的丝氨酸/苏氨酸蛋白激酶（serine/threonine kinase）分布于细胞核和细胞质，参与 DNA 损伤修复、细胞周期调控等信号转导通路。多项研究报道，*ATM* 基因突变导致患者卵巢缺乏成熟的卵母细胞。然而，毛细血管扩张性共济失调综合征患者出现 POI 的机制目前尚不明确，还需进一步的研究以阐明。

（五）自身免疫性多内分泌腺病综合征Ⅰ型

自身免疫性多内分泌腺病综合征Ⅰ型（autoimmune polyglandular syndrome type Ⅰ，APS Ⅰ）也称为自身免疫性多内分泌腺病 - 念珠菌病 - 外胚层营养不良（autoimmune polyendocrinopathy-candidiasis-ectodermal dystrophy，APECED），是一种罕见且复杂的常染色体隐性遗传病，由 *AIRE* 基因的多种突变导致。主要临床特征为慢性黏膜皮肤念珠菌病（chronic mucocutaneous candidiasis）、甲状旁腺功能减退症（hypoparathyroidism）和艾迪生病（Addison's disease，AD）。*AIRE* 基因位于染色体 21q22.3，包含 14 个外显子，编码的 Aire 蛋白由 545 个氨基酸组成。Aire 蛋白在胸腺上皮细胞发育过程中发挥着关键作用，通过诱导胸腺髓质内多种组织特异性抗原的表达来调节胸腺上皮细胞的阴性选择。据统计，在 APS Ⅰ中，40% ~ 70% 的女性患者会出现 POI。多项研究表明，通过检测肾上腺皮质自身抗体（adrenal cortex autoantibody，AAA）和类固醇细胞抗体（steroid cell antibody，SCA），可以预测 APS Ⅰ 患者发生 POI 的风险。此外，Reato 等研究发现，在 APS Ⅰ 患者中，POI 往往在艾迪生病发病后发生。

（六）早衰综合征

1. 沃纳综合征（Werner syndrome，WS） 又称为成人早衰症，是一种罕见的常染色体隐性遗传病，属于早衰综合征（premature aging syndrome）。沃纳综合征患者通常在童年发育正常，在青春期发病，其临床表现复杂多样，常累及皮肤、结缔组织、神经系统、内分泌及代谢系统、免疫系统等，并可导致多种肿瘤发生。此外，据报道，沃纳综合征患者的平均死亡年龄为 53～54 岁，主要死亡原因是癌症和心肌梗死。德国科学家 Werner 于 1904 年首次报道了 4 例同胞病例。1996 年，Yu 等通过定位克隆法发现沃纳综合征是由位于染色体 8p12 上的 *WRN* 基因发生功能缺失性突变引起的。WRN 蛋白（RecQ2）属于人类 RecQ 解旋酶家族，是一种由 1432 个氨基酸残基组成、分子质量为 160 kDa 的多功能核蛋白。WRN 蛋白除了在 DNA 复制、重组、修复和转录过程中发挥重要作用外，对于维持端粒稳定也至关重要。目前已经在沃纳综合征患者中鉴定出 85 种不同的致病性 *WRN* 基因突变。据研究报道，约 80% 的沃纳综合征患者会出现卵巢功能障碍。关于沃纳综合征患者出现 POI 的确切机制，目前尚不明确。

2. 布卢姆综合征（Bloom syndrome，BS） 又称为面部红斑侏儒综合征，是一种罕见的常染色体隐性遗传病，以生长迟缓（growth delay）和光敏感性皮肤损害（photosensitive skin changes）为主要特征，易患肿瘤。1954 年，皮肤科医师 Bloom 首次报道了 3 例患有毛细血管扩张性红斑（telangiectatic erythema）和身材矮小的儿童。BS 是由位于染色体 15q26.1 上的 *BLM* 基因突变所导致的。*BLM* 基因变异导致 RecQ3 解旋酶功能异常，不能修复 DNA 复制过程中出现的各种 DNA 结构异常，导致染色体不稳定。据统计，*BLM* 基因共鉴定出 80 余种致病突变。BS 患者的生育力普遍下降。Masmoudi 等报道了两名成年女性，她们在 19 岁时出现青春期延迟，随后在 28 岁和 39 岁出现绝经期提前和 FSH 水平升高。

3. 早老症 又称哈 - 吉二氏综合征（Hutchinson-Gilford syndrome，HGPS），是一种极为罕见的遗传病，以全身加速衰老为主要特征。患儿的平均寿命为 14.6 岁，其主要死亡原因为动脉粥样硬化（atherosclerosis）的并发症。本病于 1886 年由 Hutchinson 首次提出，1904 年由 Gilford 再次详细描述，后将其命名为 HGPS。Eriksson 等研究发现，大多数 HGPS 是由位于 1q22 上的 *LMNA* 基因的 11 号外显子发生点突变所导致的。此外，Malouf 综合征可能是由 *LMNA* 基因发生杂合突变所引起的，其主要临床特征包括扩张型心肌病（dilated cardiomyopathy）、卵巢发育不全、智力低下、皮肤病变以及骨骼异常等。

4. 生长迟缓 – 脱发 – 埋伏牙 – 视神经萎缩综合征（growth retardation-alopecia-pseudoanodontia-optic atrophy syndrome，GAPO syndrome） 是一种罕见的常染色体隐性遗传病，其主要临床特征包括生长迟缓、脱发、埋伏牙、视神经萎缩和典型面部特征。2013 年，Stránecký 等研究发现，生长迟缓 - 脱发 - 埋伏牙 - 视神经萎缩综合征是由 *ANTXR1* 基因的纯合子或复合杂合子突变引起的。*ANTXR1* 基因位于染色体 2p13.3，含 18 个外显子，编码一种分子量为 85 kDa 的 Ⅰ 型跨膜蛋白。Benetti-Pinto 等研究表明，生长迟缓 - 脱发 - 埋伏牙 - 视神经萎缩综合征患者出现卵巢功能障碍是由于 *ANTXR1* 基因突变导致大量细胞外基质（extracellular matrix）沉积所引起的。

此外，糖类缺陷型糖蛋白综合征 1 型的致病基因 *PMM2*（16p13.2）、芳香化酶缺乏的致病基因 *CYP19A1*（15q21.2）、先天性肾上腺皮质增生症 17α- 羟化酶缺乏的致病基因 *CYP17A1*（10q24.32）、类脂性先天性肾上腺皮质增生症的致病基因 *STAR*（8p11.23）等也会导致 POI。

五、脆性 X 综合征

脆性 X 综合征（fragile X syndrome，FXS）是一种 X 连锁的遗传性智力障碍，发病率仅次于 21 三体综合征。FXS 是由位于 X 染色体长臂（Xq27.3）上的 *FMR1* 基因 5′ 端非编码区的三核苷酸重复序列（CGG）扩增引起的。*FMR1* 基因编码的脆性 X 智力低下蛋白（fragile X mental retardation protein，FMRP）是一种选择性 RNA 结合蛋白，在大脑和睾丸组织中高度表达，在调节神经突触的形成和大脑的发育方面发挥着重要作用。当 *FMR1* 基因突变时，会出现甲基化（methylation）诱导的沉默，导致 FMRP 表达减少和功能异常。

1. **遗传学分类** 美国医学遗传学学会根据 CGG 重复扩增次数，将 *FMR1* 基因进行遗传学分类：①（CGG）n 为 5 ~ 44 属于正常范围；② 45 ~ 54 为中间区或灰区；③ 55 ~ 200 为前突变（premutation），即突变携带者；④＞ 200 为全突变（full mutation），表现为 FXS。前突变携带者在传代过程中会发生 CGG 过度扩增，经逐代传递后可能出现全突变。中间区相对稳定，但部分携带者在子代传递过程中可以扩增为前突变。前突变携带者无 FXS 表现，但可能会出现一些特殊的临床症状，如脆性 X 相关震颤 / 共济失调综合征（fragile X-associated tremor/ataxia syndrome，FXTAS）和脆性 X 相关 POI（fragile-X-associated premature ovarian insufficiency，FXPOI），详见图 4-2-1。

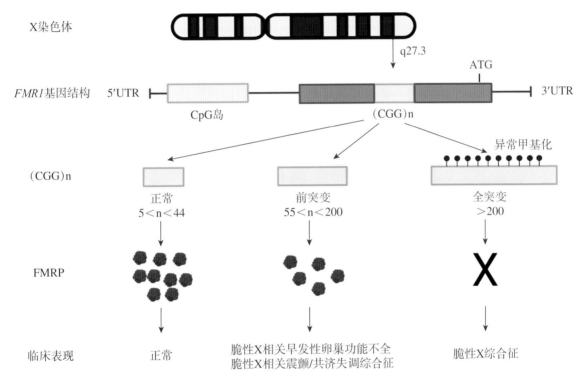

图 4-2-1 *FMR1* 基因突变的致病机制

2. **流行病学** *FMR1* 基因被认为是卵巢储备和卵泡发生的关键基因。*FMR1* 前突变携带者中 FXPOI 的患病率为 13% ~ 26%。据估计，11% ~ 14% 的家族性 POI 病例和 2% ~ 6% 的散发性 POI 病例与 *FMR1* 前突变有关。然而，西方国家 POI 患者中 *FMR1* 前突变的携带率远远高于亚洲国家。在一项研究中，中国 POI 女性 *FMR1* 前突变的携带率仅为 1.6%。此外，值得注意的是，CGG 重复扩增次数与 FXPOI 患病率之间存在非线性关系：（CGG）n 为 80 ~ 99 时，FXPOI 患病率最高；（CGG）n 为 55 ~ 99 时，发病率随重复次数增加而增加；（CGG）n ≥ 100 时，FXPOI 患病率趋于稳定或者开始下降。

3. **发病机制** 目前，与 *FMR1* 前突变相关的卵巢功能障碍的可能机制如下：① mRNA 的毒性作用。携带 *FMR1* 前突变的小鼠表现为卵泡数量减少，生育力降低。Elizur 等研究发现，*FMR1* 前突变携带者中 CGG 的重复次数与 mRNA 表达水平之间也存在显著的非线性关系，当（CGG）n 为 80 ~ 120 时，卵巢颗粒细胞中 mRNA 的表达水平最高。扩增的 CGG 重复序列会直接或通过蛋白质伴侣隔离 30 多种特定的 RNA 结合蛋白（如 lamin A/C、Pura、hnRNP、Sam68 和 drosha），它们对于正常细胞功能来说至关重要。这些蛋白的功能丧失后会引起早期卵泡丢失，最终导致卵巢功能障碍。②含聚甘氨酸蛋白（polyglycine-containing protein，FMRpolyG）的积聚。Todd 等发现，CGG 重复扩增通过触发非起始密码子 AUG，启动翻译一种含甘氨酸聚糖蛋白，并将其称之为 FMRpolyG。FMRpolyG 通过与 LAP2β 蛋白结合，导致核层解体和神经元细胞死亡，最终导致 FXTAS。此外，在 FXPOI 患者的卵巢基质细胞中检测到 FMRpolyG 阳性包涵体。Friedman-Gohas 等发现，FMRpolyG 也在 *FMR1* 前突变携带者的卵巢壁颗粒细胞中积累。但是，卵巢中 FMRpolyG 阳性包涵体对女性生殖功能的影响仍不清楚。③长链非编码 RNA（long non-coding RNA，lncRNA）的积累可能在 FXPOI 的病理生理学中发挥作用。LncRNA 通过多种机制调控基因表达，是正常发育的关键调节因子。Khalil 和 Pastori 等报道了新的 lncRNA，包括 FMR4、FMR5 和 FMR6，它们起源于 *FMR1* 基因位点。FMR6 是由 *FMR1* 的 3′ 非翻译区反向折叠转录形成的一种 lncRNA，与 *FMR1* mRNA 3′ 端互补。FMR6 在 FXS 患者和前突变携带者的脑组织中表达下调。Elizur 等研究发现，与 *FMR1* mRNA 相似，FMR6 的表达水平与 CGG 的重复次数之间呈非线性关系，当（CGG）n 为 80 ~ 120 时，前突变携带者的卵巢颗粒细胞中 FMR6 的表达水平最高。因此，*FMR1* mRNA 和 FMR6 在卵巢颗粒细胞中的积累可能是 FXPOI 女性卵巢功能不全的原因。

4. 监测管理　美国妇产科医师学会（ACOG）建议正在考虑妊娠或已妊娠的妇女、40 岁之前出现原因不明的卵巢功能不全的女性进行 *FMR1* 基因的筛查。*FMR1* 基因检测（FMR1 gene testing）对于遗传咨询、产前诊断和降低出生缺陷具有重要意义，因此，有必要对生育能力低下和反复生育失败的患者开展筛查。建议前突变携带患者在可行的情况下可以考虑提前生育，或通过卵母细胞和（或）胚胎冷冻保存保留生育能力。

六、线粒体基因异常

线粒体是一种双膜结合的细胞器，普遍存在于真核细胞的细胞质中，其主要功能是通过氧化磷酸化（oxidative phosphorylation）为细胞产生能量。成熟卵母细胞中的线粒体数量约为 500 万个，是所有细胞中含量最高的。它不仅为卵母细胞成熟、受精和胚胎发育提供能量，还调节钙稳态（calcium homeostasis）、细胞凋亡（apoptosis）、自噬（autophagy）等生命活动。Jansen 等研究发现，线粒体可能在细胞凋亡导致的卵母细胞耗竭中发挥重要作用。

线粒体是一种半自主细胞器，其功能组分由受线粒体基因组（mitochondrial genome，mtDNA）和核基因组（nuclear genome，nDNA）共同编码。mtDNA 是包含 37 个基因的双链环状 DNA 分子，编码呼吸链复合体（respiratory-chain complex）的 13 种线粒体蛋白、22 种转移 RNA 和 2 种核糖体 RNA（12S 和 16S）。由于 mtDNA 缺乏保护性组蛋白和有效的 DNA 修复机制，mtDNA 的突变率约为 nDNA 的 25 倍。此外，据统计，目前已经有超过 350 个基因突变可引起线粒体疾病。其中与 POI 相关的基因包括 *HARS2*、*CLPP*、*LARS2*、*TWNK*、*ERAL1*、*POLG*、*AARS2*、*MRPS22* 和 *LRPPRC* 等，这些基因在线粒体 DNA 复制、基因表达、蛋白质合成和降解中发挥重要作用。

（一）佩罗综合征

佩罗综合征（Perrault syndrome，PS）是一种罕见的具有遗传异质性的常染色体隐性遗传病，主要临床特征为 POI 和感觉神经性耳聋（sensorineural hearing loss，SNHL）。PS 可分为 6 种亚型，致病基因分别为 *HSD17B4*、*HARS2*、*CLPP*、*LARS2*、*TWNK* 和 *ERAL1* 基因。这些基因大多与线粒体功能相关。

HARS2 基因位于染色体 5q31.3，由 13 个外显子组成，编码高度保守的线粒体组氨酰 -tRNA 合成酶（mitochondrial histidyl-tRNA synthetase）。2011 年，Pierce 等首次提出 *HARS2* 基因是 PS 的致病基因。目前，已经有 16 种 *HARS2* 基因突变与 PS 相关。*HARS2* 基因的错义突变不仅会降低合成酶的活性，还会影响线粒体蛋白质翻译。

CLPP 基因位于染色体 19p13.3，其编码的线粒体 ATP 依赖性蛋白酶（mitochondrial ATP-dependent chambered protease）参与未折叠或错误折叠蛋白的降解。*CLPP* 基因突变引起的线粒体蛋白质稳态异常导致了 PS3。Rabia 等提出，通过激活线粒体蛋白水解可能是改善 PS3 患者卵巢功能的潜在治疗方法。

LARS2 基因编码的线粒体亮氨酰 -tRNA 合成酶（mitochondrial leucyl-tRNA synthetase），在线粒体翻译（mitochondrial translation）过程中将亮氨酸连接到其同源 tRNA 的 3′ 末端以完成线粒体蛋白质合成。Pierce 等研究证实，*LARS2* 基因突变会导致 PS 患者的听力损伤和卵巢功能障碍。

TWNK 基因又称为 *C10orf2* 基因，位于 10 号染色体（10q24.31）的长臂上。Twinkle 蛋白由 *TWNK* 基因编码，是一种 DNA 解旋酶（DNA helicase），对于线粒体 DNA 的复制至关重要。PS5 是由 *TWNK* 基因突变导致的线粒体 DNA 缺失所引起的。Morino 等研究表明，PS5 女性患者均表现为原发性闭经。

ERAL1 蛋白位于线粒体基质中，与线粒体 12S ribosomal RNA 结合并参与线粒体核糖体小亚基（small ribosomal subunit）的组装，在线粒体翻译中至关重要。三名患者的全外显子组测序揭示了与 PS 相关 *ERAL1* 基因的一个纯合错义突变（p.Asn236Ile）。Szczepanowska 等研究发现，当 *CLPP* 基因突变时，ERAL1 蛋白不能及时从核糖体小亚基中去除，造成线粒体翻译效率降低，进而导致线粒体蛋白质合成减少。

HSD17B4 基因突变引起的 D- 双功能蛋白（D-bifunctional protein，DBP）缺乏，会导致过氧化物酶体脂肪酸 β 氧化障碍。2010 年，Pierce 等首次提出 *HSD17B4* 基因突变是 PS 的致病基因。目前已知与 PS 相关的 *HSD17B4* 基因突变包括 p.Y217C、p.Y568X、p.G16S、p.V82F、p.R106H、p.I559V 和 p.A100S 等。

最近研究发现，*KIAA0391* 基因突变与 PS 相关。*KIAA0391* 基因位于染色体 14q13.2，其编码的蛋白质 RNase P 是线粒体 RNase P 复合物的一个亚基。此外，Faridi 等研究发现，两个纯合突变共同导致了 PS，其中一个是引起 SNHL 的 *CLDN14* 基因，另一个是引起 POI 的 *SGO2* 基因。

（二）进行性眼外肌麻痹

进行性眼外肌麻痹（progressive external ophthalmoplegia，PEO）是 *POLG* 基因突变所导致的一种常染色体显性或隐性遗传病。*POLG* 基因位于染色体 15q26.1 上，其编码的线粒体 DNA 聚合酶 γ 参与线粒体 DNA 的复制和修复。常染色体显性遗传性 PEO 与 POI 最相关，因为 *POLG* 基因突变发生在聚合酶部分。Pagnamenta 等研究发现，同时患有 PEO 与 POI 的三代女性均携带 *POLG* 基因的 p.Y955C 突变。另一项研究报道，在 201 例 POI 女性患者中，只有 1 例患者发生了 *POLG* 基因突变（p.R953C）。

另一个与 PEO 和 POI 相关的基因是位于染色体 2p25.3 上的 *RNASEH1* 基因。*RNASEH1* 基因编码的核糖核酸酶 H1（ribonuclease H1，RNase H1）是一种内切核酸酶（endonuclease），位于细胞核和线粒体中。*RNASEH1* 基因突变严重影响了线粒体 DNA 复制，从而导致线粒体 DNA 缺失和耗竭。

（三）*AARS2* 基因

AARS2 基因定位于染色体 6p21.1，包含 22 个外显子，编码线粒体丙氨酰 -tRNA 合成酶（mitochondrial alanyl-tRNA synthetase）。*AARS2* 基因突变可以导致两种不同表型的疾病，一种是致命性早发型心肌病；另一种是迟发性脑白质营养不良。*AARS2* 基因在卵巢中表达量最高。2014 年，Dallabona 等共报道了 6 例 OLD 患者，其中 5 名女性患者均出现卵巢功能障碍。Zhou 等研究表明，*AARS2* 基因突变通过影响线粒体蛋白质的合成，破坏氧化磷酸化功能，最终导致细胞代谢紊乱和细胞凋亡，这可能是 POI 的发病原因。

（四）*LRPPRC* 基因

亚急性坏死性脑脊髓病（利氏病）是一种进行性神经退行性疾病，其主要临床特征包括发育迟缓、特征性面部特征和肌张力减退。2003 年，Mootha 等鉴定出 *LRPPRC* 基因突变是导致法裔加拿大人发生亚急性坏死性脑脊髓病的原因。富含亮氨酸的三角状五肽重复结构蛋白（leucine rich pentatricopeptide repeat containing，LRPPRC）是一种 RNA 结合蛋白，在 RNA 剪切、编辑、降解和翻译等多方面发挥重要作用。亚急性坏死性脑脊髓病患者的预期寿命通常在 5 年以内，只有少数患者可以存活到成年。Ghaddhab 等研究发现，存活到青春期的女性患者，除神经系统症状以外，还出现了 POI。

（五）*MRPS22* 基因

线粒体核糖体蛋白 S22（mitochondrial ribosomal protein S22，MRPS22）是线粒体核糖体 28S 小亚基的一个组成部分，参与翻译 mtDNA 编码的多肽。MRPS22 在线粒体核糖体的组装和稳定性维持中发挥着重要作用。多项研究表明，*MRPS22* 基因突变会导致 POI 的常染色体隐性遗传。

（六）*M3T-ATP6/8* 基因

线粒体呼吸链酶复合物 V 结构异常会导致线粒体产能障碍。Kytövuori 等研究发现，编码该复合物两个亚基的 *MT-ATP6/8* 基因突变（m.8561C > G）会导致线粒体疾病综合征，包括小脑性共济失调（cerebellar ataxia）、周围神经病（peripheral neuropathy）、糖尿病（diabetes mellitus）和 POI。

七、治疗

POI 病因复杂，致病机制尚未明确，病程不能逆转，目前尚无有效的治疗方法恢复卵巢功能。POI 的基本治疗包括激素补充治疗（hormone replacement therapy，HRT）、生育管理和长期管理。HRT 可以有效地缓解雌激素缺乏症状，在一定程度上还能预防心血管疾病、骨质疏松、认知功能减退等远期慢性疾病的发生。目前，女性生育力保护方法包括卵母细胞冷冻保存（oocyte cryopreservation）、胚胎冻存（cryopreservation of embryos）、卵巢组织冷冻（cryopreservation of ovarian tissue）、卵泡体外激活（in vitro activation of dormant follicles）和促性腺激素释放激素激动剂（gonadotropin-releasing hormone agonists）等。其中，卵母细胞冷冻保存和卵巢组织冷冻尚存在的管理、技术、伦理以及安全性等问题，还需进一步研究和探讨。

基因治疗作为近年来新兴的治疗手段之一，为 POI 患者保存生育力带来了新希望。然而，针对 POI 遗传病因的靶向治疗仍需要进一步的研究和论证。近年来，随着高通量遗传检测技术的发展，越来越多的致病基因被克隆，这对育龄妇女的遗传咨询、生育指导和遗传诊断等方面具有重要意义。相信随着更多 POI 致病基因的发现，我们能够更好地理解 POI 的病因，并以相关遗传变异、突变或多态性的研究为基础，为 POI 的治疗提供靶点，从而改进 POI 的生育管理和长期管理。

（北京大学人民医院妇产科　徐馨宇　昌晓红）

第三节　多囊卵巢综合征相关遗传机制

多囊卵巢综合征（polycystic ovary syndrome，PCOS）是育龄妇女常见的一种生殖内分泌、代谢紊乱和心理障碍疾病，也是导致排卵障碍性不孕症的主要原因。PCOS 的病因尚未明确，被认为是一种多基因相关疾病，表现为复杂的遗传方式。临床表现为异质性，基本特征包括雄激素过多、排卵障碍和（或）卵巢多囊样改变、胰岛素抵抗和肥胖等。

由于 PCOS 患者呈现多种症状、体征，病因不明，这使得明确 PCOS 的诊断标准尤为重要。目前常用的是 2003 年欧洲人类生殖与胚胎协会（European Society for Human Reproduction and Embryology，ESHRE）和美国生殖医学学会（American Society for Reproductive Medicine，ASRM）

在鹿特丹制定 PCOS 的诊断标准：①稀发排卵或无排卵；②高雄激素血症或高雄激素的临床表现（如多毛、痤疮）；③卵巢多囊样改变。这三条诊断标准中至少符合两条即可诊断。2018 年 PCOS 卓越研究中心与 ESHRE、ASRM 等多个组织联合，基于循证医学研究，制定了 PCOS 评估和管理的国际循证指南。明确 PCOS 的诊断标准有助于学者研究 PCOS 的遗传学特点。本节主要对 PCOS 的遗传学研究进展进行阐述。

一、多囊卵巢综合征的家系遗传学研究

家族聚集性现象是疾病遗传学的一个重要特征，有证据表明 PCOS 具有明显的家族遗传模式。Kahsar-Miller 等发现 PCOS 患者的母亲和姐妹的 PCOS 患病率分别为 24% 和 32%。由 1332 对单卵双胎和 1873 对双卵双胎组成的大型队列研究中，单卵双胎中患 PCOS 的相关性高，是双卵双胎的 2 倍。单变量遗传模型提示 PCOS 患者中 66% 的变异可以由遗传因素解释，29% 由环境因素解释。这些研究提示遗传因素对 PCOS 的发病有影响，但是不符合孟德尔遗传定律，表现为复杂的遗传模式。由此可见，家族聚集现象说明遗传因素在 PCOS 的发病中起到了一定的作用。

二、多囊卵巢综合征的分子遗传学研究

基于上述家族聚集性发病的特征，人们采用分子遗传学研究方法研究 PCOS 的遗传问题。早期采用单核苷酸多态性（single nucleotide polymorphism，SNP）进行候选基因关联研究。随着全基因组关联研究（genome-wide association studies，GWAS）的兴起，PCOS 分子遗传学研究进入一个崭新的阶段。

1. **多囊卵巢综合征的候选基因研究**　大多数学者认为 PCOS 是多基因遗传病。某个家族中的特定基因可能具有主导作用，影响该综合征的表型表现。研究发现的 PCOS 主要候选基因是编码参与雄激素合成、转运、调节和发挥作用的基因。其他候选基因是参与胰岛素代谢因素的基因，例如胰岛素受体、负责将胰岛素与其受体结合的信号级联蛋白、胰岛素生长因子系统、其他生长因子和编码 Calpain-10 酶的基因，以及负责胰岛素分泌和运输的基因。还有"促炎症"基因，如编码 TNF-α、IL-6 和 IL-6 受体的基因多态性也与 PCOS 之间存在关联等。

知识拓展

全基因组关联研究（GWAS）是一种应用 SNP 作为分子标记进行全基因组水平相关性分析的方法，通过比较影响复杂基因变异的策略，从而了解复杂疾病的遗传学模式。该方法分为单阶段和两阶段/多阶段研究。单阶段研究即在有了足够大的病例和对照样本数量后，一次性地对其所有选中的 SNP 进行基因分型，然后分析每个 SNP 与目标性状的关联，计算其关联强度和 OR 值。由于样本数量需求量大，单阶段研究基因分型一般耗资巨大。两阶段/多阶段研究在第一阶段进行小样本的全基因组范围 SNP 基因分型；第二阶段进行更大数量的样本阳性 SNP 进行基因分型；第三阶段是基于家系的传递不平衡检验分析（TDT）遗传标记与疾病数量表型和质量表型的关联，排除人群混杂对于关联分析的影响，确定易感基因。这种方法是在基因组中搜索单核苷酸变异，这些变异在患有特定疾病的人群中比在没有疾病的人群中出现的频率更高。目标是确定常见疾病的遗传风险因素。

2. **多囊卵巢综合征的全基因组关联研究**　全基因组关联研究（GWAS）提高了 PCOS 的分子遗传学研究效率。我国学者在汉族女性中开展了两项 GWAS，确定了与 PCOS 的关联风险很强的 11 个位点，有 17 个 SNP。在一项欧洲白种人研究中，GWAS 在自我报告的 PCOS 患者中观察到

6 个不同的基因位点，其中 4 个为新位点。在一项大型荟萃分析中，综合以鹿特丹标准、NIH 标准和自我报告的 PCOS 之间的结果，确定了 14 个与 PCOS 风险独立相关的基因位点，除了先前报告的 11 个位点外，还发现了 3 个新位点。这些基因位点适用于所有诊断组，并在调整年龄和 BMI 后依然保留，表明不同人群中存在相似的遗传风险特征。然而，风险等位基因的频率在不同人群中却存在显著性差异。GWAS 确定的与 PCOS 关联风险很强的基因位点包括 *LHCGR*、*FSHR*、*FSHB*、*DENND1A*、*INRS*、*THADA*、*HMGA2*、*RAB5B*、*SUOX*、*YAP1*、*ZNF217* 等，列于表 4-3-1，主要涉及生殖内分泌、神经内分泌和代谢相关途径。这些研究结果为探究 PCOS 分子遗传学发病机制提供了新的见解。

表 4-3-1　GWAS 确定的与 PCOS 关联基因位点

SNP	染色体定位	邻近的基因	等位基因	最初发现的人群	研究内重复	文献
rs13405728	2p16.3	*LHCGR*	G/A	黄种人	黄种人	Chen 等
rs13429458	2p21	*THADA*	C/A	黄种人	黄种人	Chen 等
rs12468394			A/C			
rs12478601			T/C			
rs10818854	9q33.3	*DENND1A*	A/G	黄种人	黄种人	Chen 等
rs2479106			G/A			
rs10986105			C/A			
rs2268361	2p16.3	*FSHR*	T/C	黄种人	黄种人	Shi 等
rs2349415						
rs4385527	9q22.32	*C9orf3*	A/G	黄种人	黄种人	Shi 等
rs3802457						
rs1894116	11q22.1	*YAP1*	G/A	黄种人	黄种人	Shi 等
rs705702	12q13.2	*RAB5B*，*SUOX*	G/A	黄种人	黄种人	Shi 等
rs2272046	12q14.3	*HMGA2*	C/A	黄种人	黄种人	Shi 等
rs4784165	16q12.1	*TOX3*	G/T	黄种人	黄种人	Shi 等
rs2059807	19p13.3	*INSR*	G/A	黄种人	黄种人	Shi 等
rs6022786	20q13.2	*SUMO1P1*	A/G	黄种人	黄种人	Shi 等
rs804279	8p32.1	*GATA4/NEIL2*	A/T	白种人	白种人	Hayes 等
rs11031006	11p14.1	*KCNA4/FSHB*		白种人	白种人	Hayes 等
rs11031006						
rs1351592	2q34	*ERBB4*	G/C	白种人	白种人	Day 等
rs13164856	5q31.1	*RAD50*	T/C	白种人	白种人	Day 等
rs11031006	11p14.1	*FSHB*	A/G	白种人	白种人	Day 等
rs1275468	12q21.2	*KRR1*	C/T	白种人	白种人	Day 等
rs10739076	9p24.1	*PLGRKT*	C/A	白种人	白种人	Day 等
rs1784692	11q23.2	*ZBTB16*	A/G	白种人	白种人	Day 等
rs853854	20q11.21	*MAPRE1*	A/T	白种人	白种人	Day 等

鉴于基于人群的 GWAS 数据存在如人口分层、环境因素和遗传异质性的问题，可能会出现假性关联的问题。因此，有必要开展 TDT 研究。有研究团队对使用 TDT 检验进行 PCOS 患者病例 - 父母三个人群分析，在 GWAS 鉴定的 18 个重要 SNP 位点中，仅发现定位于 2p21 的 *THADA* 基

因内含子区域的 SNP rs13429458、定位于 2p16.3 的 *FSHR* 基因内含子区域的 rs2349415 和定位于 9q22.32 的 *C9orf3* 基因的内含子区域的 rs3802457 可能是 PCOS 的致病基因。

在上述 GWAS 发现的多个风险 SNP 的基础上，有学者进行了 PCOS 的遗传风险评分（genetic risk scores，GRS）。GRS 跨越基因组，聚合了多个 SNP 信息，形成一个参数进行遗传风险评估。如将 PCOS 相关的 11 个 SNP 位点（*LHCGR*、*THADA*、*DENND1A*、*FSHR*、*KHDRBS3*、*C9orf3*、*YAP1*、*RAB5B*、*TOX3*、*INSR*、*SUMO1P1*），按照纯合子为 2，杂合子为 1，无风险等位基因为 0，得出 11-SNP GRS 的总分在 0 到 22 之间。PCOS 患者的 GRS 与游离睾酮、月经次数/年、卵巢体积和卵泡数有显著相关性。按照 PCOS 患者的症状、体征分为不同类型，同时具有排卵稀发、高雄激素血症、卵巢多囊状态和具有排卵稀发、卵巢多囊状态的这两组患者的 GRS 评分高，显著地高于正常的对照人群。由此可见，GRS 在研究 PCOS 的遗传学机制中有一定的应用价值。

分子遗传学技术发现了多个参与 PCOS 发病的关键基因组。然而，GWAS 确定的这些基因组仅能解释不足 10% 的 PCOS 遗传机制。针对 PCOS 这一复杂的疾病，需要整合 GWAS、基因表达、表观基因组学、蛋白质组学、蛋白质翻译后修饰和基因-环境研究等，来探究 PCOS 的发病机制。

三、多囊卵巢综合征的胎源学说

健康和疾病发育起源（developmental origin of health and disease，DoHAD）学说是指妊娠期间关键的暴露因素可能会导致胎儿的生理和（或）形态永久性地改变，增加成年后患病风险。虽然 DoHAD 的潜在机制是多因素的，但是普遍认为表观遗传调控与母体环境干扰引起的胎儿、胎盘发育障碍相关。DoHAD 学说在 PCOS 表型表达中也起重要作用。流行病学研究表明，先天性肾上腺皮质增生症患者的子代患 PCOS 的风险增加。研究证实，在 PCOS 妇女妊娠期循环中雄激素和抗米勒管激素（anti-Müllerian hormone，AMH）水平较高，且 PCOS 妇女的子代患 PCOS 的风险增加 5 倍；多种动物实验模型也证实胎源学说在 PCOS 发病中的作用，即胎儿期高雄激素和高 AMH 暴露会引起神经内分泌紊乱和代谢异常，并出现跨代传递现象。

动物实验发现，产前暴露于睾酮的大鼠出现卵泡募集和排卵模式紊乱。通过妊娠晚期注射 AMH（称为 F0 代），诱导产生具有 PCOS 样排卵稀发、体质含量升高、体重增加的小鼠雌性 F1～F3 后代。通过妊娠晚期注射二氢睾酮后，检测 F1～F3 子代的卵母细胞，发现卵母细胞的线粒体结构异常和 mtDNA 增多，部分基因表达异常，说明宫内雄激素暴露能通过生殖细胞实现跨代遗传。通过卵巢组织的转录组学分析，发现 F3 子代卵巢组织的基因表达出现变化。其中 *FoxO* 信号通路相关基因表达下调，这与细胞的调节、原始卵泡静止的周期和控制、卵巢颗粒细胞的类固醇生成、凋亡和胰岛素信号相关。上调的基因主要是 *TGF-β* 信号通路，也参与卵泡发育、卵巢功能、炎症、葡萄糖和能量平衡等。甲基化组学分析发现，F3 子代卵巢组织也出现表观遗传学改变，其中低甲基化基因主要富集在代谢途径和 2 型糖尿病通路。高甲基化基因富集在 γ-氨基丁酸能突触通路。进一步研究发现，参与去甲基酶活性的关键基因位点的 DNA 甲基化如 10-11 易位甲基胞嘧啶双加氧酶 1（Tet1）和负责 DNA 甲基化维持的因子，如泛素样含 PHD- 和环指域 1（Uhrf1）均显著降低。这些改变不仅出现在卵巢组织，还出现在其他组织，如下丘脑、肝、脂肪组织。总之，这些研究证实宫内暴露后卵巢组织中诸多基因、通路及 DNA 甲基化谱改变均与 PCOS 表型改变和跨代的生殖、代谢表型相关。

四、多囊卵巢综合征的神经内分泌学说

PCOS 患者多伴有 GnRH 分泌异常，其中 75% 的 PCOS 患者表现为单次 LH 升高，高达 94% 的 PCOS 患者表现为 LH/FSH 比值升高。以检测 LH 水平来反映 GnRH 脉冲变化，发现 PCOS 患者表现为高频、高振幅的 GnRH 分泌，且与肥胖无关，如图 4-3-1 所示。高 GnRH 脉冲频率刺激，

优先合成 LH，而较慢的 GnRH 脉冲频率有利于 FSH 合成。这种 GnRH 分泌模式的改变不仅导致下游卵巢病变，也提示与调节促性腺激素分泌的上游（即下丘脑）病变有关。

LH 脉冲频率升高和 LH/FSH 比值增加会影响下游卵泡的发育，并改变类固醇激素的分泌。在 PCOS 患者中，促进卵泡发育、成熟所需要"FSH 阈值"经常无法达到，导致卵泡停滞在小窦卵泡状态，出现 PCOS 患者卵巢标志性的多囊样改变。在卵泡发育过程中，LH 作用于卵泡膜细胞，产生睾酮和雄烯二酮，进而它们被用作颗粒细胞合成雌激素的底物。PCOS 患者的 LH 升高通过促进雄激素合成和刺激卵泡膜细胞增生，均导致高雄激素血症。

目前，尽管 PCOS 中 GnRH 高分泌的机制仍不清楚，但 PCOS 患者性激素负反馈受损的临床证据提示调节 PCOS 患者的 GnRH 神经元负反馈所必需的神经回路受到干扰。进一步研究发现，青春期雄激素过高、肥胖和 GnRH/LH 分泌紊乱模式之间有密切关系。哺乳动物模型证实，GnRH 脉冲产生、脑内类固醇激素信号和神经网络损伤都与高雄激素相关。

GnRH 活动的调节在很大程度上受外因的影响，且依赖于传递稳态线索的集成神经元网络，包括类固醇激素反馈和脉冲式分泌。GnRH 神经元上不表达与反馈相关的类固醇激素受体，如雌激素受体 α（ERα）、孕酮受体（PR）或雄激素受体（AR），因此类固醇激素反馈只能依赖于上游的神经网络。在与 GnRH 神经元连接的诸多神经网络中，kisspeptin 网络在生殖中起着决定性作用。在小鼠中已经确定 kisspeptin 神经元的弓状核群是外在 GnRH 脉冲发生器。弓状核群 kisspeptin 神经元显示同步化钙事件（synchronized calcium events，SEs），这些 SEs 先于 LH 脉冲，SE 间期中表现出变化与 LH 频率、类固醇激素反馈是平行的。kisspeptin 神经元对雌二醇、孕酮和雄激素信号敏感，并与性腺类固醇激素反馈密切相关。然而，类固醇激素反馈也可能依赖于其他神经网络，包括经典信号传导的电路神经递质 γ- 氨基丁酸（GABA）。目前已经确定了部分与 PCOS 相关弓状核神经元群，即 kisspeptin/ 神经激肽 B/ 强啡肽表达的"KNDy"神经元和 GABA 能神经元。并通过动物实验证实 PCOS 的神经内分泌病理学变化。

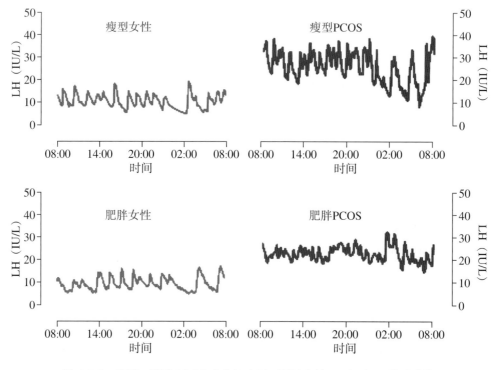

图 4-3-1　瘦型、肥胖 PCOS 患者与瘦型、肥胖女性 24 小时 LH 脉冲曲线

五、环境因素对 PCOS 发病的影响

1. **环境内分泌干扰物在 PCOS 发病中的作用** 近年来的研究表明，人类暴露于环境内分泌干扰物（endocrine disrupting chemicals，EDC），可导致妇女 PCOS 的发病率增加。EDC 在环境中随处可见，可以通过饮食摄入、吸入和皮肤接触等途径进入人体。世界卫生组织于 2002 年将 EDC 定义为"改变内分泌系统功能的外源性物质或混合物，从而在完整生物体或其后代或（亚）种群中引起不良健康影响"。迄今为止，已有 1000 余种物质被确定为 EDC，分为不同的功能类别，主要包括农药、食品包装、食品添加剂、洗涤剂、阻燃剂、玩具、防晒霜、纺织品、抗菌肥皂和化妆品。EDC 存在于日常生活中使用的许多产品中，累积的日常暴露量相当可观，并且多种不同浓度的 EDC 混合在一起，具有鸡尾酒效应。它们模仿类固醇激素，并"干扰合成、分泌、运输、代谢、结合作用或拮抗体内激素的作用。二者之间的相互作用提示 EDC 可能在 PCOS 的发病机制中起重要作用。然而，人类流行病学数据仍然有限。有研究发现，PCOS 患者的体液中 BPA浓度较高，BPA 水平与高雄激素水平呈较强的相关性。另外，环境因素暴露时机是 PCOS 发生的关键因素。妊娠期尤其是早期胚胎发育阶段，EDC 暴露将会直接影响胚胎器官发生，间接影响胎儿发育至关重要的激素环境，这种从胚胎到青春期长期的持续性暴露将影响易感基因的表达，进而导致 PCOS 表型。通过动物模型发现，增塑剂（邻苯二甲酸盐和双酚 A 等）通过影响 DNA 甲基化导致 PCOS 样表型，这种不良健康影响可以到第三代（F3）。

2. **肠道微生物群在 PCOS 发病中的作用** 丰富的胃肠微生物区系多样性不仅对获取营养、维持代谢稳态和免疫是重要的，并且与生殖健康相关。有研究报道了 PCOS 妇女肠道微生物群与健康妇女相比存在差异，外阴类杆菌显著升高，伴甘氨脱氧胆酸和牛磺尿脱氧胆酸水平下降。小鼠实验证实，移植 PCOS 女性粪便微生物群的小鼠出现与 PCOS 模型一致的卵巢功能失调、加剧胰岛素抵抗、胆汁酸代谢改变、白细胞介素 22（IL-22）分泌减少和不孕症。进一步研究发现，糖脱氧胆酸通过 GATA 结合蛋白 3 诱导肠道第 3 组固有淋巴细胞 IL-22 的分泌，IL-22 反过来可以改善 PCOS 的表型。这一研究证实肠道微生物失衡可能在 PCOS 的病理生理学中起着因果作用。

六、遗传和环境因素交互作用对 PCOS 发病的影响

PCOS 的发生和表型可能涉及从遗传到环境的多种因素及其交互作用。遗传易感性与宫内或青春期前的早期环境因素暴露相结合，可能导致神经内分泌、内分泌、卵巢和代谢系统的重组改变，最终导致 PCOS 表型（图 4-3-2）。有学者提出"两次打击假说"，即宫内高激素血症（第一次打击），随后对下丘脑 - 垂体 - 卵巢轴的干扰（第二次打击），最终导致排卵障碍和持续高雄激素血症，即 PCOS 表型，并通过动物实验证实（图 4-3-3）。总之，仅有遗传、宫内暴露可能不足以

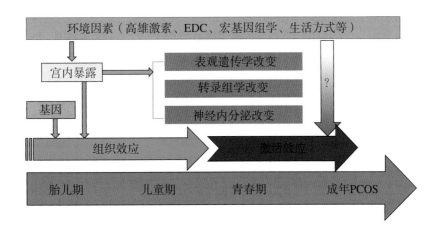

图 4-3-2 PCOS 患者发病过程中组织效应和激活效应的时间轴（序贯组织和激活事件说明 PCOS 起源和表型表现）

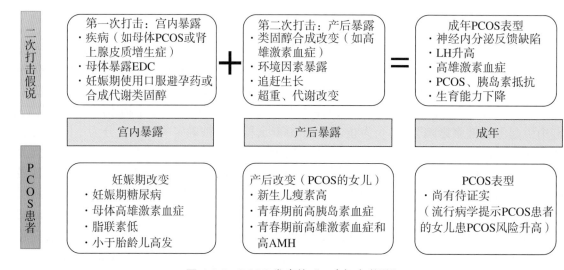

图 4-3-3　PCOS 发病的"二次打击学说"

导致 PCOS 的表型发生，但是出生后的持续性环境因素暴露，可能通过激活效应，放大遗传和宫内暴露产生重组改变效应，诱发 PCOS 表型出现。

综上所述，PCOS 的发生可能是遗传和环境共同作用的结果。遗传易感性、宫内暴露可能会导致神经内分泌、内分泌和代谢系统的重组改变，环境因素暴露最终激发了 PCOS 表型的发生。PCOS 相关遗传学研究不仅能探究发病机制，也为今后有效地治疗和预防 PCOS 发生提供了理论依据。

（北京大学人民医院妇产科　鹿　群）

第四节　子宫内膜异位症的遗传学和基因组学

子宫内膜异位症（endometriosis，EMT）是指具有生长功能的子宫内膜组织（腺体和间质）出现在子宫腔以外部位引起病变，病变局部随卵巢激素变化而发生反复周期性出血，主要症状为痛经、慢性盆腔痛、性交痛和不孕症。病变绝大多数位于盆腔脏器和壁腹膜，以卵巢、宫骶韧带最常见。育龄妇女中 EMT 发病率约为 10%，由于确诊需手术后的组织病理学结果，故真实发病率尚不确定，不同的研究对象和诊断方法下的患病率差别较大；不孕症女性中患病率为 5% ~ 50%，因慢性盆腔痛需住院治疗女性中患病率为 5% ~ 21%，而在药物治疗欠佳的慢性盆腔痛的青少年中的患病率则高达 75%。月经初潮早、月经周期短、月经量大、低体重指数、宫内雌激素暴露、EMT 家族史等均是其发生的高危因素。EMT 虽为良性疾病，但却具备恶性肿瘤的局部种植、浸润性生长和远处转移的能力，严重影响女性的生殖健康和生活质量。此外，EMT 还会增加卵巢和乳腺肿瘤、自身免疫病、哮喘、癌症性肠炎、心血管疾病等多种慢性病的发病风险。

目前，学术界提出了多种理论，尝试对 EMT 的病因和发病机制进行解释，但尚无统一结论。1920 年 Sampson 提出的经血逆流学说是腹膜型 EMT 的主要致病机制。其他的理论还包括体腔上皮化生学说、脉管内转移学说等。宫腔脱落子宫内膜组织沿输卵管逆行种植于盆腔腹膜，种植后在体内雌激素的作用下继续生长、神经血管生成，随着激素水平撤退，局部脱落出血、吸收及纤维化形成，引起腹膜型 EMT，局部粘连形成、解剖结构改变导致疼痛和不孕。然而，90% 的女性均存在经血逆流，仅有 10% 的女性发生 EMT，提示经血逆流仅是 EMT 发病的前提条件，异位内膜组织本身的遗传学和特定属性的改变、免疫清除缺陷等在 EMT 的发生及发展中也发挥重要的作用。盆腔外 EMT 则可能为淋巴管等脉管内转移所致。EMT 发生及发展的遗传和基因易感性尚不清楚，但是越来越多的证据已经揭示了遗传（基因）、环境、生活方式（表观遗传和风险暴露）等的重要价值（图 4-4-1）。

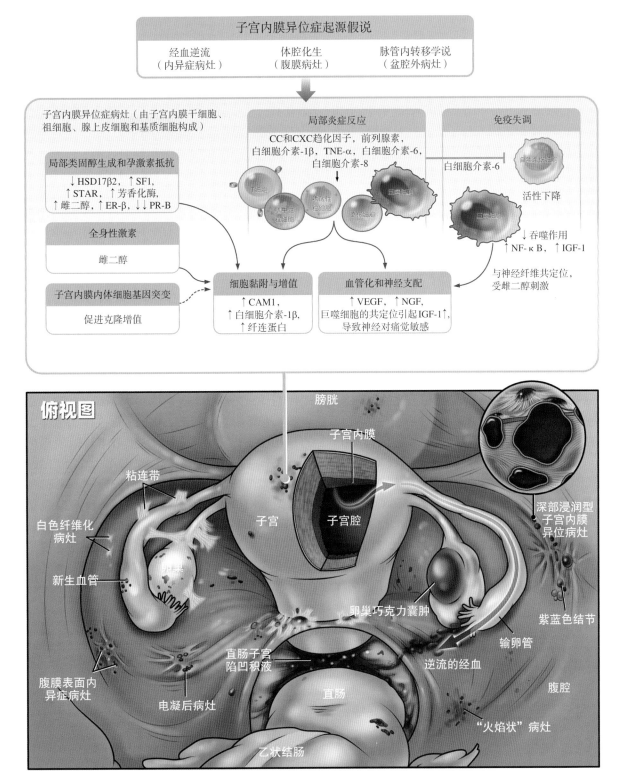

图 4-4-1　EMT 的发病机制和病理生理过程

2000 年以来，人类基因组计划、国际 SNP 联盟、HapMap 和 1000 基因组计划、ENCODE 计划、NIH 表观遗传基因组路线图计划、基因型组织表达（GTEx）计划等一直致力于对人类基因组、表观基因组和转录组数据进行高通量分析，同时结合强大的生物信息学手段，为人类疾病的病理生理机制探索和个体化靶向治疗提供新的诊疗思路。针对 EMT 的盆腔疼痛、不孕等方面，利用先进的基因和基因组学手段，也开发了有针对性的、个性化的、极具创新性的诊断及治疗和预后评估工具。

一、EMT 的遗传学和基因组学

（一）EMT 的遗传特点

EMT 的遗传学和基因组学研究始于 20 世纪 80 年代，Sampson 对 123 名手术病理诊断的 EMT 女性的母亲和姐妹进行了研究，发现她们的一级女性亲属 EMT 的发病率为 6.9%，而作为对照的男方配偶的一级女性亲属的患病率还不到 1%，首次提出了 EMT 的家族聚集倾向。随后，澳大利亚的 Treloar 在 1999 年对单卵双胎和双卵双胎的研究进一步证实了遗传因素在 EMT 发生过程中的重要作用。越来越多的研究已经证实了 EMT 的遗传倾向，但是遵循了何种遗传方式尚不清楚，且没有特定的候选基因，EMT 一级亲属的遗传风险低于单基因遗传病但又高于单纯的多基因遗传病，有的又表现出孟德尔遗传定律，由此推断，表型异质性反映了遗传异质性，不同临床表型的 EMT 遗传学发病机制可能完全不同。

（二）全基因组关联研究

全基因组关联研究（genome-wide association studies，GWAS）利用高通量基因分型技术和全面的生物信息学分析方法，改变了人们对复杂疾病遗传学机制的认识。GWAS 技术能够成功地识别与人类疾病和表型相关的 DNA 序列变异和高危基因位点。迄今为止，共有 7 项针对 EMT 的 GWAS。这些研究主要在日本和欧洲血统人群中进行，且在不同的种族和人群中的一致性和可重复性很强。截至 2016 年，共发现了 12 个 EMT 特异性的单核苷酸多态性（single nucleotide polymorphism，SNP），包括：染色体 9p21.3 上的 CDKN2B-AS 基因中的 rs10965235，染色体 2q23.3 上的 rs1519761，染色体 1p36.12 上 WNT4 基因附近的 rs7521902，染色体 2p25.1 上的 GREB1 基因中的 r13391619，染色体 2p14 上的 rs4141819，染色体 6p22.3 上 ID4 基因附近的 rs7739264，染色体 7p15.2 上的 rs12700667 和 7 号染色体上 miRNA-148a 上游 99 Kb 和 NFEL2L3 基因上游 290 Kb 的基因间区，染色体 9p21.3 上 CDKN2B-AS1 基因附近的 rs1537377，染色体 12q22 上 VEZT 基因附近的 rs10859871，染色体 4q12 上 KDR 基因附近的 rs17773813，染色体 9p22 上 t/tC39B 基因的 rs519664 和 IL1A 基因附近的 rs6542095。另一项针对 11 个 EMT 的 GWAS 病例对照数据集（包括 17 045 例 EMT 病例和 191 596 例对照）的 Meta 分析，再次确认了 9 个先前报道的位点，又发现了 5 个与 EMT 发病高风险的新的基因位点（FN1、CCDC170、ESR1、SYNE1、FSHB），这些位点主要参与了类固醇激素的代谢（表 4-4-1）。

表 4-4-1　多个数据集的荟萃分析提示的与 EMT 高风险相关的 14 个遗传区域（19 个独立位点）

染色体	位点	基因组位置，最近的基因	高危/非高危核苷酸	OR；（95%CI）；P 值	
				所有 EMT	III/IV 期 EMT
1	rs12037376	Intronic，WNT	A/G	1.16；1.12~1.19；8.9×10^{-17}	1.28；1.18~1.36；2.7×10^{-9}
2	rs11674184	Intronic，GREB1	T/G	1.13；1.10~1.15；2.7×10^{-17}	1.18；1.10~1.24；1.9×10^{-6}

续表

染色体	位点	基因组位置，最近的基因	高危/非高危核苷酸	OR；（95%CI）；P 值	
				所有 EMT	Ⅲ/Ⅳ期 EMT
	rs77294520（secondary）[b]	Intronic，*GREB1*	C/G	1.16；1.11～1.21；9.9×10^{-13}	1.29；1.18～1.42；1.5×10^{-8}
	rs6546324	Intronic，lincRNA AC007422.2	A/C	1.08；1.05～1.11；3.0×10^{-8}	1.19；1.11～1.26；3.7×10^{-7}
	rs10167914	Regulatory region，near IL1A and IL1B	G/A	1.12；1.08～1.15；1.1×10^{-9}	1.15；1.11～1.26；7.6×10^{-5}
	rs1250241	Intronic，*FN1*	T/A	1.06；1.03～1.09；6.2×10^{-5}	1.23；1.15～1.30；3.0×10^{-9}
4	rs1903068	Intergenic，near *KDR*	A/G	1.11；1.07～1.13；1.0×10^{-11}	1.33；1.24～1.40；2.6×10^{-15}
6	rs760794	Intronic，near *ID4*	T/C	1.09；1.06～1.12；1.8×10^{-10}	1.17；1.10～1.24；8.7×10^{-7}
	rs1971256	Intronic，*CCDC170*	C/T	1.09；1.06～1.13；3.7×10^{-8}	1.28；1.19～1.36；1.5×10^{-10}
	rs71575922	Intronic，*SYNE1*	G/C	1.11；1.07～1.15；2.0×10^{-8}	1.35；1.24～1.43；2.9×10^{-12}
	rs2206949（secondary）[b]	Intronic，*ESR1*	T/C	1.10；1.06～1.14；2.7×10^{-7}	1.09；1.01～1.17；0.025
	rs17803970（secondary）[b]	Intronic，*SYNE1*	A/T	1.15；1.09～1.21；7.0×10^{-8}	1.35；1.18～1.53；4.8×10^{-6}
7	rs12700667	Intergenic	A/G	1.10；1.07～1.13；9.1×10^{-10}	1.28；1.19～1.36；6.7×10^{-11}
	rs74491657	Intronic，lincRNA AC004870.4	G/A	1.08；1.03～1.13；1.2×10^{-3}	1.46；1.28～1.59；2.2×10^{-8}
9	rs1537377	Regulatory region，near *CDKN2B-AS1*	C/T	1.09；1.06～1.12；1.3×10^{-10}	1.21；1.13～1.27；6.3×10^{-9}
	rs10757272（secondary）[b]	Intronic，*CDKN2B-AS1*	C/T	1.07；1.04～1.10；2.6×10^{-7}	1.09；1.02～1.16；0.011
	rs1448792（secondary）[b]	Upstream，lincRNA1239	G/A	1.08；1.05～1.12；1.8×10^{-7}	1.06；0.98～1.14；0.12
11	rs74485684	Intergenic，near *FSHB*	T/C	1.11；1.07～1.15；2.0×10^{-8}	1.26；1.15～1.35；7.8×10^{-7}
12	rs4762326	Intronic，*VEZT*	T/C	1.08；1.05～1.11；2.2×10^{-9}	1.15；1.08～1.21；1.1×10^{-5}

注：N Engl J Med，382；13 nejm.org March 26，2020.

　　虽然上述基因位点的变异有一部分是位于基因间区的，但 *WNT4*、*GREB1*、*FN1*、*CCDC170*、*ESR1*、*SYNE1*、*FSHB* 这 7 个基因的变异确实与其生理作用密切相关。GWAS 中涉及的 WNT/β 联蛋白信号通路在女性生殖系统的发育中起到至关重要的作用，也是周期性子宫内膜剥脱的关键因素。在其他器官和组织的 GWAS 中也发现了上述多态性表现与其他疾病和症状相关。与骨密度

相关的位点在 *WNT4* 附近，青光眼、胶质瘤、颅内动脉瘤和冠状动脉疾病等与 *CDKN2B-AS1* 区域的变异有关，VEZT 与化疗不良反应相关。染色体 7p15.2 基因间区的变异与脂肪分布（腰臀比和BMI）关系密切，且也是通过 WNT/β 联蛋白信号通路起作用。此外，新近对 GWAS 数据的信号通路分析揭示了丝裂原活化蛋白激酶 MAP3K4 基因的一个新的异构体以及多个基因相关生物信息通路，包括Ⅰ/Ⅱ期 EMT 的 MAPK 相关信号通路、Ⅲ/Ⅳ期 EMT 的细胞外基质/纤维化信号通路、白细胞介素信号通路、凋亡信号通路和 GnRH 信号通路。

GWAS 已经证实不同的基因变异与 EMT 的严重程度相关，且随着疾病严重程度的增加，基因的变异程度也加深。但是对于不同手术病理分型的 EMT 特异性的变异基因和相关信号通路还不是很清楚。随着进一步细化数据分析方法和研究的深入开展，将有利于定位具体的基因变异和对应的信号通路。目前发现的全基因组显著相关的基因变异可以解释 5% 的遗传性特性，结合所有生殖系统常见变异的综合分析，可以涵盖 EMT 高危位点的 26%，后续仍需进行更精细的GWAS 及信号通路，以揭示剩余 21% 的遗传特性。

（三）基因表达的遗传调控

某个特异基因型的改变是否能够影响基因的表达，最终影响组织功能，一直是一个难题，大量的研究已经证实基因的表达受遗传调控，遗传效应［表达数量性状基因座（expression quantitative trait loci，eQTLs）］可以影响基因在不同组织内的差异表达。2017 年有学者应用全基因组分型技术分析了整个月经周期子宫内膜的基因表达数据，确定了 198 个特异性的 eQTLs，对比分析恒定表达和周期性表达特点后发现了 1851 个差异基因和 1037 个周期表达基因。由此可见，基因型影响子宫内膜的基因表达，EMT 患者与非 EMT 患者子宫内膜基因存在明显的表达差异。然而，基因变异是否影响在位内膜中特异性基因的差异表达，以及这些变异是否直接导致了异位病灶的生长而最终形成 EMT 尚不清楚，不同的研究结果也有差异，不同的种族和人群的异质性、疾病严重程度分期、疼痛及不孕等相关伴随症状的差异、月经周期的不同阶段、样本量小、分析平台和数据分析方法的差异、药物治疗和其他暴露因素不统一等因素均影响研究结果的一致性。进一步通过细化疾病分型、扩大样本量以及选择有代表性的人群将有助于更准确地了解基因表达调控和相互作用在 EMT 发病中的真正作用。

EMT 相关的 GWAS 变异通常位于内含子或基因间区，说明 EMT 的发生与基因表达的遗传调控更加密切而非直接产生致病蛋白。对 EMT 在位子宫内膜差异表达的 eQTLs 基因进行分析后发现，在 1p36.12 染色体上的长链非编码 RNA LINC00339/HSPC157 区域有一个顺式 eQTLs 与 EMT密切相关，但主要问题是 eQTLs 相关研究的样本量均偏小。GTEx 项目的结果显示，70% 以上的eQTLs 是多组织共享的，在血液样本中观察到的位于染色体 1p36 和 12 号染色体上的 3 条 eQTLs相关信号通路与 EMT 相关的两个基因区域重叠。子宫内膜组织内遗传因素对 VEZT 基因的影响程度与血液样本中一致，在全基因组范围内则不显著。1p36 染色体顶端的 SNP 显著影响血液和子宫内膜组织中 LINC00339 基因的表达水平以及细胞分裂调控蛋白 42（cell division control protein，CDC42）在血液中的表达，且遗传效应在不同组织中的调控方向和程度是一致的。然而，对 1p36染色体上染色质相互作用的分析表明，LINC00339 和 CDC42 都是此区域 EMT 风险的遗传效应靶基因。这些发现体现了功能研究的价值，将遗传数据与基因表达和表观遗传学分析相结合，识别出受 GWAS 变异影响的基因，而非仅基于基因与信号的相似性得出结论。

（四）基因结构变异

EMT 虽然有腹膜型、卵巢型、深部浸润型等不同的类型，但所有的病灶在组织病理学上均由良性的子宫内膜上皮细胞、间质成纤维细胞、血管成分和免疫细胞组成，却具有浸润生长、新生血管生成、增殖和细胞迁移增强、抗凋亡、远处转移和复发等恶性生物学行为。细胞遗传学研究也证实了 EMT 病变存在等位基因的杂合性丢失（loss of heterozygosity，LOH）、染色体非整倍体和拷贝数异常，这些改变均与恶性肿瘤相似。采用比较基因组杂交（comparative genomic hybridization，CGH）微阵列分析 EMT 病灶中激光剥离的腺上皮细胞，发现不同部位的病变（腹膜或卵巢）有共性，也有各自的特点。研究已经证实，EMT 的异位内膜基因组发生了 LOH、染色体缺失、重复、易位等变化，其中一些变异是常见变异。EMT 患者子宫内膜的基因组先发生了改变，之后逆流至盆腔发生种植生长可能是 EMT 发病的原因。此外，盆腔环境的改变，包括炎症、血红素和游离铁诱导的氧化应激以及类固醇激素等进一步促使发生基因改变的逆流至盆腔的子宫内膜组织致病。

（五）基因表达的多态性

单核苷酸多态性（single nucleotide polymorphism，SNP）是人类最常见的遗传变异类型。SNP 如果出现在基因编码区，可以产生同义或非同义突变；如果出现在内含子或基因间区，则会导致基因产物的改变。随着分子生物学技术，特别是聚合酶链反应（polymerase chain reaction，PCR）技术的发展，发现某些基因的多态性与 EMT 的病理生理机制密切相关。

1. **性激素合成和受体激活相关基因**　EMT 患者在位和异位内膜均会随着性激素变化而改变。编码雌激素受体的 ESR-2 基因多态性与重度 EMT 的发生风险相关；孕激素受体基因的多态性会导致配体 - 受体功能受损，降低组织对孕激素的敏感性，增强雌激素活性；雄激素可通过抑制雌激素对细胞的增殖作用在 EMT 的病理生理过程中发挥重要作用，雄激素受体（androgen receptor，AR）基因的多态性可作为诊断 EMT 的标志物。

2. **炎症反应和免疫应答相关基因**　炎症在 EMT 的病理生理过程中发挥着重要作用。很多研究已经证实炎症相关基因的多态性与 EMT 的易感性相关：转化生长因子 -β1（transforming growth factor-β1，TGF-β1）基因启动子区域的 509C/T、白介素 -10（interleukin 10，IL-10）基因启动子区域的 627A/C、IL-2β 受体基因启动子区域的 881T/C 均与之相关。TGF-β1 通过上调血管内皮生长因子（vascular endothelial growth factor，VEGF）的表达增加缺氧程度而参与 EMT 的病理生理过程，TGF-β1 可以使 VEGF 的表达水平提高 87%，同时 TGF-β1 本身也可加速缺氧进程。而在炎症急性期和调节免疫反应中起关键作用的 TGF-α 则可能与 EMT 无关。多项研究已经证实，EMT 的免疫特征是免疫系统的特异性修饰，特别是赋予 EMT 细胞逃避免疫监视机制的能力，从而促进子宫内膜在异位的着床和生长。

人类白细胞抗原（human leukocyte antigens，HLA）在免疫识别、抗原抗体结合、自我识别、产生针对 T 细胞效应因子的免疫抑制或促凋亡因子等方面发挥着重要作用。HLA 和主要组织相容性复合体（major histocompatibility complex，MHC）是人类基因组中最具多态性的基因复合体。基于 2001 例中国女性的研究显示，HLA-B 基因的多态性与 EMT 易感性密切相关，HLA-DRB1*1403 和 HLA-DQB1*03031 等位基因则与日本女性 EMT 易感性密切相关。此外，与 T 淋巴细胞和 B 淋巴细胞受体反应性蛋白的编码基因 PTPN22（C1858T）可作为 EMT 易感性的标志物之一。

3. **组织重塑和新生血管生成相关基因**　VEGF 和内皮生长因子受体（endothelial growth factor receptor，EGFR）是参与调节新血管生成、组织重塑和增殖的重要分子，也是异位子宫内膜组织生长所必需的因子。VEGF 可以诱导内皮细胞增殖、迁移、分化和毛细血管形成，EMT 患者的腹水和血清中 VEGF 水平明显升高，mRNA 和蛋白表达增加。此外，VEGF 还可以引起血管通透性增加和基质金属蛋白酶（metalloproteases，MMPs）的释放增加。MMPs 能够切断基质和基底膜的蛋白质，在细胞侵袭和组织重塑方面发挥重要作用。VEGF 还可抑制细胞凋亡，VEGF 基因的多态性可能在 EMT 的病情进展中发挥作用。EGFR 是一种跨膜糖蛋白，在细胞的生长、分化和运动调控中发挥重要作用。EGFR +2073A/T 的多态性可能作为 EMT 易感性的候选基因之一。

4. **DNA 损伤修复相关基因**　氧化应激作用在 EMT 的发生、发展中也发挥着重要作用。过量的活性氧会导致 DNA 损伤、碱基修饰和染色体畸变，氧化应激诱导的 DNA 修复系统涉及 X 射线修复交叉互补基因 1 和 3（XRCC1 和 XRCC3）、切除修复交叉互补基因（ERCC），这些基因的功能缺陷可能导致 EMT 病灶的进展。

（六）EMT 相关卵巢癌

早在 1925 年，Sampson 就提出了 EMT 与卵巢恶性肿瘤之间的潜在相关性。1953 年 Scott 进一步完善了子宫内膜异位症相关卵巢癌（endometriosis associated ovarian cancer，EAOC）的诊断标准。其后大量的流行病学研究进一步证实了二者的相关性，EMT 使女性罹患卵巢癌的风险增加了 50%。EAOC 主要发生在卵巢型的 EMT 女性，腹膜型和深部浸润型 EMT 几乎不会进展为卵巢癌。大多数 EAOC 的病理类型是子宫内膜样癌、透明细胞癌和低级别浆液性癌。遗传易感性位点相关性研究结果显示，与 EMT 遗传相关最强的是卵巢透明细胞癌（Rg 0.51，95%CI 0.18 ~ 0.84），其次是子宫内膜样癌（Rg 0.48，95%CI 0.07 ~ 0.89）和低级别严重癌（Rg 0.40，95%CI 0.05 ~ 0.75），起源于输卵管上皮的卵巢高级别浆液性癌也与 EMT 有遗传相关性（Rg 0.25，95%CI 0.11 ~ 0.39）。流行病学联合遗传学分析不仅能够从宏观的角度发现变化趋势，同时也能量化风险值，便于充分评估疾病的严重程度和恶变风险。

有研究在 EAOC 中发现体细胞突变和其他基因组畸变，包括 AT 丰富结构域 1A（AT-rich interactive domain 1A，ARID1A）、鼠类肉瘤病毒基因（kirsten rat sarcoma，KRAS）、磷脂酰肌醇 -3- 激酶催化亚单位 α 基因（phosphoinositide-3-kinasecatalytic alpha polypeptide gene，PIK3CA）突变、癌症转化相关的单核苷酸多态性（single nucleotide polymorphism，SNP）等。ARID1A 通过调节细胞周期或促进细胞凋亡，抑制 EAOC 卵巢透明细胞癌细胞系和子宫内膜样癌细胞系的细胞增殖和移植肿瘤的生长。同时 ARID1A 可通过参与 DNA 损伤修复和错配修复，防止染色体序列突变和结构畸变来维持基因组稳定性。GWAS 测序结果显示，EAOC 患者体细胞中 ARID1A 的突变率为 30% ~ 57%，86% 的非典型 EMT 中可见 ARID1A 的缺失，但 ARID1A 基因突变并不是 EAOC 的必要条件。在 EAOC 相关的卵巢透明细胞癌中，同样检测到了 PIK3CA 突变，且与 ARID1A 突变或蛋白表达缺失伴发，提示 PIK3CA 突变可能与 ARID1A 突变协同作用促进 EAOC 的发展。此外，在 67% ~ 80% 的 EAOC 病灶或不典型 EMT 区域检测到了 BAF250a 表达的缺失，而 BAF250a 蛋白表达缺失可能是 BAF250a 阴性 EMT 相关卵巢癌发生的早期分子事件。KRAS 基因表达异常所致的补体通路异常进一步促进了肿瘤组织的恶性生长。但是，目前的研究尚无法解释不同类型的 EMT 是否存在相同的遗传变异、这些变异是否与疾病的严重程度相关、在位子宫内膜是否会发生同样的改变、这些改变与疾病对不同药物治疗的反应性不同是否相关以及是否与恶变相关。相关基因缺失和突变的深入研究将有助于进一步揭示 EAOC 的机制，也为寻找有效的治疗靶点和预后监测指标奠定基础。

二、EMT 与表观遗传学

表观遗传学是指研究非 DNA 序列变化情况下，相关性状的遗传信息通过 DNA 甲基化、染色质构象改变等途径保存并传递给子代机制的学科。作为雌激素依赖、孕激素抵抗的炎症性疾病之一的 EMT，DNA 甲基化、组蛋白修饰异常和 miRNA 的差异表达已经在 EMT（和非 EMT）女性在位子宫内膜、异位子宫内膜组织细胞中得到充分证实（图 4-4-2）。越来越多的证据表明，EMT 可能是一种表观遗传病。这些表观遗传学修饰发生在转录过程中、转录后和翻译后等不同的水平，在 EMT 发病机制和病理生理学中发挥关键作用。同时，大多数表观遗传学的改变是可逆的，这也为 EMT 的诊断和治疗提供了新的途径。

（一）DNA 甲基化异常

DNA 甲基化是指在甲基转移酶的催化下，DNA 的 CG 两个核苷酸的胞嘧啶被选择性地添加甲基基团的化学修饰现象，通常发生在 5′ 胞嘧啶位置上，具有抑制基因表达和保护该位点 DNA 不受特定限制性内切核酸酶降解的作用。DNA 甲基化可引起染色质结构、DNA 构像、DNA 稳定以及与蛋白质相互作用方式的改变，高甲基化可以抑制基因表达，低甲基化可导致转录增加和蛋白活化。参与细胞周期调控、细胞增殖、黏附过程、类固醇激素作用、炎症反应等与 EMT 发生及

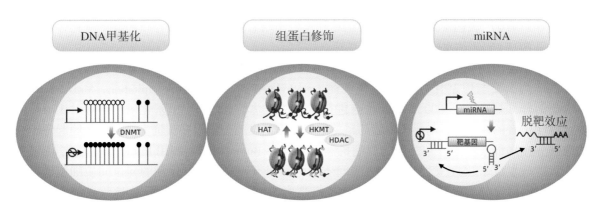

图 4-4-2　表观遗传学修饰方式

发展机制相关基因的异常甲基化一直是研究的热点。研究表明，EMT 病灶中 ESR2、类固醇生成因子 -1（steroidogenic factor-1，SF-1）、芳香化酶 Cyp19A1、环氧合酶 2（cyclooxygenase 2，COX2）和合胞素 -1 基因启动子低甲基化，PGR、HOXA10 和上皮钙黏素（E-cadherin）基因启动子高甲基化，并伴随相应基因产物的上调和下调。

1. **类固醇生成因子 -1（steroidogenic factor-1，SF-1）基因**　EMT 是雌激素依赖性疾病，异位内膜组织中雌激素水平明显升高。SF-1 是激活多种类固醇基因合成雌激素的重要转录因子。在正常的子宫内膜组织中，甲基化 CpG 结合域蛋白 1（methyl-CpG-binding domain protein 1，MBD1）与高度甲基化的 SF-1 启动子结合，抑制 SF-1 基因的表达，因此在正常子宫内膜组织中几乎测不到 SF-1；而在 EMT 的异位内膜组织中，SF-1 启动子出现低甲基化，导致其与 MBD2 结合受阻，SF-1 mRNA 和蛋白表达水平明显升高，进一步通过上调芳香化酶的表达，引起雌激素生成增加。

2. **雌、孕激素受体基因**　雌、孕激素受体的异常表达也参与了 EMT 的病理生理过程。雌、孕激素受体均有 α 和 β 两种亚型。编码 ERα 的基因位于 6 号染色体，编码 ERβ 的基因位于 14 号染色体。EMT 的在位子宫内膜组织中 ERα 和 ERβ 均呈高表达，而卵巢子宫内膜异位囊肿上皮及间质细胞中 ERα 呈低表达、ERβ 表达水平则显著升高。正常子宫内膜组织的上皮和间质细胞在排卵前雌激素的作用下，孕激素受体表达达到高峰之后下降，而 EMT 的异位内膜组织中 PRβ 的启动子区域出现高度甲基化，导致 PRβ 表达下调，抑制了孕激素的作用，表现为孕激素抵抗。慢性炎症等炎症因子持续作用，可通过上调肿瘤坏死因子 -α（TNF-α）诱导 PRβ 启动子区域甲基化而降低 PRβ 表达。

3. **上皮钙黏素（E-cadherin）基因**　E-cadherin 基因编码的钙黏着蛋白是在胚胎发育、形态发生、上皮极性和完整性维持等方面发挥作用的一类重要的黏附分子。它同时能够促进旁分泌信号的传递，起到信息传递和稳定细胞的作用。EMT 的异位内膜细胞中 E-cadherin 表达降低，引起细胞之间解聚，降低内膜细胞之间的黏附作用，并使促进细胞移动的生长因子受体分泌升高，因此异位内膜细胞更容易在其他部位种植。E-cadherin 表达降低还导致子宫内膜上皮细胞 MMP-2 的分泌显著增加，使细胞易于从宫腔表面脱落，侵袭浸润能力增强。EMT 的细胞系研究发现上皮钙黏素基因启动子区特别是 CpG 岛表现为高度甲基化状态，并且可以通过组蛋白脱乙酰酶抑制剂曲古抑菌素 A 处理诱导其表达。

4. **HOXA10 基因**　HOXA10 是 HOX 基因家族成员之一，位于 7 号染色体、由高度保守的 183 个碱基对构成。HOXA10 基因在女性子宫内膜上皮、间质和肌层中表达，与胚胎子宫发育、子宫内膜生长及子宫内膜容受性等相关。正常内膜的 HOXA10 表达呈周期性，在增殖期与分泌早期表达量均较低，而在分泌中期（即着床期）表达显著升高，HOXA10 高表达的时间受雌、孕激素调控，并且与子宫内膜容受性相一致。HOXA10 在 EMT 的在位内膜和异位内膜表达模式不同，且不受雌激素调控、无周期性变化。大部分的研究提示，在位内膜中 HOXA10 表达下降，而异位

内膜中 *HOXA10* 的表达模式不同研究的结论相悖。*HOXA10* 启动子区域存在高度甲基化，可能是在位内膜 *HOXA10* 表达水平降低的分子基础。

5. 全基因组甲基化分析 为 EMT 病理生理机制的探索开辟了新的视角。2010 年 Borghese 等将微阵列杂交与甲基化 DNA 共免疫沉淀（methylated DNA immunoprecipitation，MeDIP）两种技术相结合，对超过 25 000 个 CpG 位点进行研究，建立了全基因组甲基化谱，通过对比分析发现，EMT 患者的在位内膜与异位内膜的整体甲基化谱高度相似，进一步证实了异位内膜起源于在位内膜并在局部发生了异常修饰的致病机制。2014 年 Bulun 和同事利用 Infinium 甲基化 450k 芯片技术进一步对非 EMT 女性的子宫内膜间质细胞和卵巢子宫内膜异位症的异位间质细胞进行了全基因组甲基化分析，两种组织的甲基化特点高度相似，并发现异常甲基化导致异位内膜组织的 GATA 转录因子，尤其是 *GATA6*、类固醇生成因子 1（*SF-1*）和编码雌激素受体 2 的 ERβ 表达均明显上调。2017 年 Yotova 等对 EMT 在位子宫内膜和卵巢子宫内膜异位症异位内膜的成纤维细胞的全基因组甲基化珠阵列分析，发现编码转运蛋白的 *SLC22A23* 基因、信号成分基因（*BDNF*、*DAPK1*、*ROR1* 和 *WNT5A*）和与 P4 耐药表型相关的基因（*GATA* 家族成员、*HAND2*、*HOXA* 簇、*NR5A1*、*OSR2*、*TBX3*）均存在异常甲基化现象。采用 5aza-dC（一种低甲基化药物）处理子宫内膜间质成纤维细胞，可通过激活 *DAPK1* 和 *SLC22A23*，抑制 *HAND2*、*JAZF1*、*OSR2* 和 *ROR1* 基因 mRNA 的表达，这些表观遗传特征的改变，有可能成为 EMT 潜在的治疗靶点。对人类子宫内膜组织全基因组甲基化分析的研究结果显示，正常女性在月经周期的不同阶段甲基化的变化存在差异，尤其是孕激素主导的分泌期变化最大，且变化的甲基化位点同时出现在 CpG 岛和非 CpG 岛；而 EMT 女性分泌期甲基化的变异最突出，且几乎均集中在 CpG 岛，尤其是重度 EMT 这一现象更明显，这些变化的生物学意义有待进一步阐述。已知的变异与 EMT 的发生、发展密切相关，比如涉及细胞周期调节的基因（如 *CDKN2B*）、炎症和免疫反应的基因（如 *PLEK*、*CCL3*、*BST2*）等在细胞黏附、细胞迁移、氧化应激保护等过程中发挥重要作用。

此外，年龄与 EMT 在位和异位内膜差异 DNA 甲基化模式密切相关。Rahmioglu 研究团队根据不同个体间、组织内的不同细胞成分和不同分析技术进行分类，分析了在位和异位内膜组织的 DNA 甲基化和 RNA 表达谱，发现相同疾病、组织细胞类型和检测技术下，不同个体间的差异 DNA 甲基化高达 10% ~ 50%，且同一个体的在位和异位内膜在 WNT 信号通路、血管生成、钙黏着蛋白信号通路和促性腺激素释放激素受体通路等方面均有显著差异，因此在进行 DNA 甲基化差异结果分析时，应进一步根据患者的特点进行更深入的分层分析。子宫内膜组织由多种不同类型的细胞组成，不同类型细胞的异质性对研究结果的影响不容小觑，单细胞技术有可能帮助解决这一难题，还需进一步的探索和研究。

（二）组蛋白修饰异常

组蛋白修饰是指发生在组蛋白上的翻译后修饰，可影响组蛋白与 DNA 和核蛋白的结合，从而参与组蛋白结合的 DNA 区域的表达调控。组蛋白修饰主要包括甲基化、乙酰化、磷酸化、泛素化和 ADP‐核糖基化等修饰类型，乙酰化修饰是其中研究最多的。

组蛋白乙酰化修饰由功能相互拮抗的两种蛋白酶催化完成：组蛋白乙酰基转移酶（histone acetyltransferase，HAT）和组蛋白脱乙酰酶（histone deacetylase，HDAC）。HAT 将乙酰基转移到组蛋白赖氨酸残基上，中和组蛋白电荷，使转录因子、调节因子复合物和 RNA 合成酶更接近 DNA，使基因更容易表达。相反，HDAC 的去乙酰化作用恢复了组蛋白的正电荷，增加了 DNA 与组蛋白之间的引力，使核小体变得十分紧密，不利于特定基因的表达，目前人体内发现 18 种 HDAC，根据与酵母的同源性分为 Ⅰ ~ Ⅳ 型。生理状态下，HAT 与 HDAC 对组蛋白乙酰化作用的调控处于平衡状态，而当细胞发生转化时，HDAC 的表达明显增加，破坏平衡状态，引发疾病。HDAC1 蛋白在 EMT 在位内膜和异位内膜组织的表达明显高于正常子宫内膜，而 EMT 在位内膜与异位内膜之间 HDAC1 的表达无明显差异，说明两者来源的遗传一致性，异常高表达的 HDAC1 抑制了细胞的凋亡能力，促使内膜细胞更易在宫腔以外的地方继续生长而形成异位病灶。

HDAC1 及 HDAC2 在 EMT 异位内膜中存在组织分布异常，E2 和 P4 可明显降低子宫内膜上皮细胞 HDAC1 表达水平，而 E2 可升高子宫内膜腺上皮 HDAC2 表达水平，与 P4 同时作用时，则可降低 HDAC2 的表达。HDAC 抑制剂可降低异位内膜细胞 VEGF 基因表达，减少 VEGF 蛋白的分泌，同时抑制异位内膜上皮细胞组蛋白脱乙酰酶活性，诱导组蛋白乙酰化，抑制异位内膜上皮细胞增殖，促进其凋亡。

（三）非编码 RNA 表达异常

微 RNA（microRNA，miRNA）是一种内源性的非编码单链 RNA，长度为 20 ~ 24bp。miRNA 可以在不改变 DNA 序列的前提下，通过与携带同源序列的 mRNA 结合，抑制转录和翻译过程，进而修饰基因表达。此外，miRNA 还可以靶向作用于 DNA 甲基转移酶，触发组蛋白修饰而调节表观遗传学修饰。miRNA 还参与人体内大量的病理生理过程，如细胞增殖、分化、凋亡、血管生成和细胞基质重塑。

无论是 EMT 患者的在位子宫内膜和异位子宫内膜的比较，还是与健康女性的正常子宫内膜比较，miRNA 表达谱均存在差异，miR-202-3p、miR-424-5p、miR-556-3p 可能对卵巢子宫内膜异位症和深部浸润型 EMT 的血管生成产生抑制作用，miR-449b-3p 和 miR-29c-3p 可能导致异位内膜组织的重塑能力下降；相反，腹膜型 EMT 则呈现出一个侵袭性表达模式，表现为血管生成能力增加、细胞外基质侵袭能力增强的特点。不同研究 miRNA 表达的不一致性可能与患者的年龄、种族、疾病的严重程度和临床分型不同等相关。此外，miRNA 的表达也受月经周期、昼夜规律变化等影响。

miRNA 在 EMT 的发病机制中也发挥潜在作用。miR-20a 上调 COX-2 和 PGE_2 表达水平，参与炎症反应；miR-23a 和 miR-23b 上调 SF-1 表达，诱导雌激素合成；miR-145、miR-183 和 miR-196b 等通过参与细胞增殖、血管生成和凋亡过程而发挥作用。近期的研究显示，EMT 患者在位子宫内膜组织中 H19 lncRNA 水平的下降会增加 let-7 miRNA 的活性，进而在转录后水平抑制 Igf1r 的表达，这一变化可能会引起抑制子宫内膜间质细胞增殖，最终导致子宫内膜容受性下降和不孕。miR-9-1、miR-139、miR-149、miR-197、miR-326 和 miR-339 表达的上调可能与子宫腺肌病的发生相关。目前尚无不同类型子宫腺肌病 miRNA 表达谱的研究。

三、遗传学和基因组学在 EMT 诊断、治疗中的应用

EMT 首次出现症状到疾病诊断的平均时间间隔为 7 年，其原因可能与早期症状不典型、对疾病认识不足、确诊需手术病理诊断等因素相关。因此，研究非侵入性诊断方法（生物标志物）迫在眉睫，遗传学和基因组学方法可能成为推动其发展的重要手段。miRNA 的表达谱具有疾病和组织特异性，且能够游离于细胞之外，稳定存在于血浆或血清中，对温度、酸碱环境的耐受性好，具备成为 EMT 分子生物标志物的潜质。此外，血液中的 miRNA 水平与组织中的 miRNA 水平具有高度一致性，因此可以考虑使用外周血中的 miRNA 作为早期诊断、监测疾病复发的有效手段之一。目前的研究发现 EMT 女性外周血中 miR-199a、miR-122 和 miR-451a 水平显著升高，而 miR-145、miR-141、miR-542-3p、miR9、miR-17-5p、miR-20a 和 miR-22 水平显著降低，随后学者对差异表达的 miRNA 进行联合分析，发现 miR-200a-3p、miR-200b-3p 和 mir141-3p 同时下调表达可有效地区分 EMT 和非患病女性。但是目前的相关研究尚处于探索阶段，且受到月经周期、昼夜规律等的影响，尚未发现适合一般群体的理想的血清标志物。而在 miRNA 应用于 EMT 的治疗方面，尚处探索阶段，可考虑选择 miRNA 拮抗剂作为治疗的方法之一，通过诱导与 miRNA 前端互补的序列进入靶细胞中竞争结合靶 RNA 位点，释放内源性靶 mRNA，从而减低 miRNA 的抑制作用；或者通过模拟 EMT 中上调表达 mRNA 所对应的 miRNA，加强对靶 mRNA 表达的抑制作用，可能对 EMT 起治疗作用，其中参与 EMT 发病机制的 let-7 和 miR-210 有可能作为潜在的治疗靶点。

大多数组蛋白修饰是可逆的，这也为 EMT 的治疗提供了新的途径。HDAC 表达上调促进了 EMT 的发生和发展，组蛋白脱乙酰酶抑制剂（histone deacetylase inhibitor，HDACI）通过抑制细胞核小体的组蛋白脱乙酰酶的活性，改变组蛋白乙酰化水平而松弛染色质结构，通过调控特定基因的表达而达到抑制细胞生长的目的。HDACI 的相关研究已成为抗肿瘤药物研究中非常活跃的一个领域。EMT 虽是一种良性病变，但它具有恶性肿瘤的一些生物学特性，如浸润、远处转移、异常血管形成。分子水平已揭示 EMT 和癌症之间的相似性。因此，HDACI 也有可能成为治疗 EMT 的候选药物，目前大部分 HDACI 处于临床前研究阶段。曲古抑菌素 A（trichostatin A，TSA）属于羟肟酸类 HDACI，也是目前在 EMT 的治疗中研究得最多的一类 HDACI。体外研究已经证实，TSA 通过抑制异位内膜细胞 TNF-α 激活 NF-κB、阻滞细胞周期进展和促进 p21 的表达、抑制子宫内膜细胞 IL-1 引起的 COX-2 的表达、上调内膜细胞 *PPARγ* 基因的表达和激活 *E-cadherin* 基因的表达等机制抑制异位内膜增殖和侵袭，且能有效地保护在位子宫内膜以维持其生理功能。此外，动物模型实验发现，TSA 不仅可以抑制异位病灶的进一步扩大，同时对 EMT 引起的痛觉过敏现象有缓解作用，因此，TSA 将会是一种理想的治疗 EMT 的新型药物。丙戊酸（valproic acid，VPA）属于短链脂肪酸类 HDACI，与 TSA 一样可以抑制正常子宫内膜间质细胞的生长，对 EMT 异位内膜细胞的生长同样有抑制作用。在卵巢子宫内膜异位囊壁的间质细胞中加入 VPA 后，可以明显提高组蛋白 H3、H4 的乙酰化水平，下调 p21、p27、chk2 等细胞周期调控基因（如抗凋亡基因 *bcl-2*、*bcl-xl*）的表达水平，而激活促凋亡基因 *caspase-3*、*caspase-9*，最终抑制 EMT 异位内膜细胞的增殖和促进细胞的凋亡。子宫腺肌病患者服用 VPA 治疗 3 个月后，子宫体积缩小 1/3 且患者的痛经症状完全消失，动物模型也验证了 VPA 具有缓解痛觉敏感的作用，因此 VPA 有望成为治疗 EMT 的候选药物。罗米地新（romidepsin）是从青紫色素杆菌中分离出来的一个天然的 HDACI，属于环四肽类，已经上市用于临床肿瘤治疗的 HDACI，在 EMT 患者中，罗米地新同样可以抑制异位内膜细胞的增殖。此外，它还能通过减少缺氧诱导因子 HIF-1 的表达抑制血管内皮生成因子（VEGF）基因的表达及分泌，产生抗血管生成作用，因此其有望成为一种新型的治疗 EMT 的药物。虽然 HDACI 在子宫内膜异位症的研究目前尚处于起始阶段，但随着对 HDACI 的进一步研究，将为子宫内膜异位症的治疗带来新的希望。

四、总结与展望

基因组学、遗传学和表观遗传学的发展为探索 EMT 的发病机制和病理生理学提供全新的视角，然而目前我们对这一领域的认识仍然肤浅且局限。随着科学技术的不断发展、进步，临床分型的细化和研究取样的标准化，将对进一步阐明 EMT 复杂的致病过程、独特的表型和并发症提供帮助，同时也为无创性疾病诊断和靶向治疗提供方向。相信在不久的将来，科学的技术手段将帮助更多饱受困扰的女性治愈疾病，彻底改善生活质量。

（北京大学第三医院妇产科　王　洋　马彩虹）

第五节　反复妊娠丢失的遗传学和基因组学

反复妊娠丢失（recurrent pregnant loss，RPL）又称为复发性流产（recurrent spontaneous abortion，RSA），给女性带来身体的创伤。反复宫腔操作增加了子宫内膜损伤、宫腔粘连及感染的风险，同时带来的心理伤痛，可引发抑郁、焦虑等心理疾病，其诊治非常重要。

对复发性流产的定义存在争议。2011 年英国皇家妇产科学院（Royal College of Obstetricians and Gynaecologists，RCOG）将其定义为 3 次及以上连续的自然流产，其中对于自然流产的定义为 24 周之前的妊娠丢失。2013 年美国生殖医学学会（American Society for Reproductive Medicine，

ASRM）定义为 2 次及 2 次以上失败的临床妊娠，对于连续 2 次的临床妊娠失败，应给予评估，其中临床妊娠是指由超声确诊或组织病理学证实的妊娠，明确排除生化妊娠。我国 2016 年发布的复发性流产诊治专家共识中，将其定义为 3 次或 3 次以上妊娠 28 周之前的胎儿丢失，但连续 2 次流产即应重视并予以评估。2017 年欧洲人类生殖与胚胎协会（European Society of Human Reproduction and Embryology，ESHRE）定义为 2 次及 2 次以上妊娠 24 周前的自然流产，包括自然和辅助生殖技术后的妊娠丢失，并强调为妊娠达到 6 周的妊娠丢失，不包括异位妊娠和反复种植失败（表 4-5-1）。

表 4-5-1　不同指南对复发性流产的定义比较

比较项目	ESHRE（2017）	我国专家共识（2016）	ASRM（2013）	RCOG（2011）
妊娠的限定	包括临床妊娠和妊娠达到 6 周的生化妊娠，排除异位妊娠、葡萄胎和种植失败	临床妊娠	临床妊娠	未明确
自然流产次数	≥ 2	≥ 3	≥ 2	≥ 3
流产孕周上限	24	28	未明确	24
流产是否连续	未明确	连续	连续	连续
是否同一性伴侣	未明确	是	未明确	未明确

ESHRE. 欧洲人类生殖与胚胎协会；ASRM. 美国生殖医学学会；RCOG. 英国皇家妇产科学院

　　遗传因素是自然流产最常见的原因。妊娠早期临床流产有 40% ~ 50% 表现为染色体数目异常，复发性流产胚胎染色体异常更是占到 50% ~ 60%。除染色体因素，妊娠丢失也与单基因突变有关，然而目前对单基因在自然流产中的作用知之甚少。随着遗传学及基因组学研究的深入，找到了部分复发性流产的病因，对于遗传学异常并通过先进的遗传学技术进行阻断。本节从遗传学和基因组学角度介绍复发性流产病因及评估相关进展，并对临床评估、咨询和治疗进行介绍，以提高复发性流产的诊治和研究能力。

一、流产遗传学评估的实验室方法

（一）染色体核型分析

　　从 20 世纪 70 年代起，细胞遗传学检测的金标准是染色体 G 带核型分析，它可以诊断大于 5 ~ 10 Mb 的结构异常。标准的 G 带核型分析仍然是非常重要的，可以检出反复妊娠丢失夫妻是否携带平衡易位等异常。染色体核型分析需要经过细胞培养，培养时间较长，而且有细胞污染和培养失败的风险，其成功率不超过 60% ~ 70%。

（二）细胞基因组检测

　　随着新方法的不断出现，细胞基因组检测增加在整倍体胚胎中鉴别非整倍体的敏感性。荧光原位杂交（fluorescence in situ hybridization，FISH）、阵列比较基因组杂交（array comparative genomic hybridization，array-CGH）在临床应用。FISH 的有限性是探针只对特定的染色体做检查，因此不能查明其他染色体导致流产的原因。array-CGH 不被组织培养失败和由于母体细胞污染所致的假阴性所限制，具有较高的分辨率和检出率，有限性是不能确定平衡性重组和低水平的嵌合。基于 DNA 的 CGH 阵列技术克服了妊娠物常规细胞遗传学分析的许多局限性，同时提高了对胎儿染色体畸变的检测能力。array-CGH 可以检测亚显微拷贝数变异（copy number variation，CNV）和鉴定候选基因，可以解释整倍体流产。

　　单核苷酸多态性（single nucleotide polymorphism，SNP）可以用于全基因组的检测，而且能分辨近 250 种常见的染色体结构异常，并且在有足够样本量的情况下可以分辨嵌合体。但是 SNP 无法完全区分正常和平衡易位携带者的胚胎。SNP 作为全基因组测序方法中的一种，也时常用于胚胎基因的检测。

2018 年，美国妇产科医师学会（American College of Obstetricians and Gynecologists，ACOG）和其他组织建议，女性侵入性产前诊断推荐使用染色体微阵列分析（chromosomal microarray analysis，CMA）检测，因为较常规核型分析，CMA 具有更高的分辨率，能更全面地对整个基因组进行分析。国家儿童健康与人类发展研究所（National Institute of Child Health and Human Development，NICHD）对有不同产前遗传诊断指征的 4401 名女性进行了前瞻性产前细胞遗传芯片分析，所有胎儿染色体三体、性染色体异常和不平衡易位均能被常规核型分析和 CMA 两种方法检出。与单一核型分析结果相比，CMA 在 755 个超声发现具有结构异常或发育异常的胎儿中额外发现 6% 的病例具有临床意义的 CNV。当涉及两个或多个器官系统时，具有临床意义的 CNV 检出率更高（13%），而孤立的器官和结构异常检出率为 5.1%。即使没有明显的结构异常，CMA 显示的染色体异常比单一核型分析多 1.7%。正是由于这些原因，ACOG 和母胎医学会（Society for Maternal-Fetal Medicine，SMFM）推荐在评估一个或多个结构异常而接受侵入性诊断检测的患者中应用 CMA，取代传统的细胞遗传学核型分析。RCOG 和 ESHRE 也强调流产组织采用类似的检测很重要。与核型分析不同的是，CMA 无须进行细胞培养，而具有特别的优势。NICHD 死胎协作研究网络组织在对 532 例死胎评估中，CMA 获取病例检测有用信息的成功率（87.4%）高于传统核型分析（70.5%）。这是由于 CMA 较传统核型分析检测到更多的染色体异常信息（8.3% 对 5.8%）。CMA 的缺点在于一般不能区分平衡易位和正常核型。

高通量测序又称为二代测序（next generation sequencing，NGS），可在数百万个位点上同时进行阅读测序，能有效地监测差异性较小的基因，敏感度和特异度较之前的 aCGH 又上升了一步。核型定位（karyomapping）是一种胚胎植入前遗传学检测（preimplantation genetic testing，PGT）技术，配合体外受精使用。其原理是对比胚胎与父母和近亲的 DNA 样本，通过画出家系遗传图来筛查遗传病基因。核型定位能够将重组平衡载体的胚胎与完全正常核型的胚胎区分开来。

（三）细胞游离 DNA 检测

无创产前检测筛查（noninvasive prenatal testing screening，NIPS）可以检测母体血液循环中细胞游离 DNA，被广泛应用于妊娠期筛查 13 三体综合征、18 三体综合征和 21 三体综合征。这种方法在流产的管理中同样适用，母体血液样本能够提供关于流产胎儿是非整倍体还是整倍体的信息。应用大规模平行测序的分子方法可以在所有个体（妊娠或未妊娠）血液中检测细胞游离核酸（cell free DNA，cfDNA）。在妊娠期间，母体血液含有来自多个母体器官和胎儿组织（主要由胎盘产生）的 cfDNA。研究证明 NIPS 的检出率：21 三体综合征为 99.9%、18 三体综合征为 98%、13 三体综合征至少 80%。通常在妊娠 10～22 周进行 NIPS，除了可筛查常见的三体（13 三体综合征、18 三体综合征和 21 三体综合征）之外，还可用于性染色体异常的筛查。

孕期母体血液循环中潜在的数以百万计的 cfDNA 小片段（50～200bp）可以被同时检测，并比对到特定的染色体区域。21 号染色体相关 cfDNA 小片段的检测数量可以与已知的正常个体样本中 cfDNA 预期数量进行比较。较妊娠正常二倍体胎儿的母亲，妊娠 21 三体综合征胎儿的孕妇血液中存在相对更多的 21 号染色体片段计数。胎儿增多的染色体导致母体血浆中存在少量额外增多的相应染色体的特异性 DNA 片段，这足以区分整倍体妊娠或非整倍体妊娠。

目前商业上可用的 NIPS 检测只能筛查 13 号、18 号和 21 号染色体，因为只有这些染色体三体的胎儿可能存活下来并活产分娩。然而，实际在检测时，能够获得所有染色体 DNA 序列，测序结果能够提供妊娠物所有染色体的信息，但 13 号、18 号和 21 号以外其他染色体的结果被过滤掉而没有被披露。

为了使 NIPS 提供更多有关流产的可靠信息，至少 4% 的 cfDNA 必须来自胎儿。无论胎龄、母亲年龄、种族 / 族裔，妊娠 10～22 周的胎儿产生的 cfDNA 占总 cfDNA 的平均值为 10%，妊娠

10 周前占比更低。然而在对流产的评估中，其有效性应该是可靠的。因为当女性经历流产时，经历凋亡的胎盘释放更多的细胞游离 DNA 进入母体血液循环，母体血液中应该存在超过 4% 的胎儿 DNA。因此，流产染色体状态应该能够很容易被确定。这同样适用胎儿或胚胎死亡随后的几周，因为胎盘凋亡一直继续存在。

总之，应用 cfDNA 分析来确定流产物的染色体状态研究取得了良好的结果，cfDNA 分析将很快成为检测每一次流产胎儿染色体状态的标准方法。

二、复发性流产遗传学因素

在妊娠早期，植入前胚胎丢失是很常见的现象。在形态正常的胚胎中，50% ~ 80% 的胚胎出现染色体数量异常（非整倍体或多倍体）。非整倍体率随着女性年龄的增长而增加，45 岁及以上女性的胚胎非整倍体率可高达 85% ~ 100%。形态正常男性精子非整倍体率为 6%，而女性卵子非整倍体率为 20%。在复发性自然流产中，染色体异常包括胚胎染色体异常和夫妻染色体异常。因此，通常对妊娠组织和父母的血液进行遗传学研究。

（一）胚胎染色体异常

许多研究显示，在复发性流产中，胚胎染色体异常高达约 50%，随着年龄的增长，尤其女性超过 35 岁，胚胎染色体异常的概率急剧升高，年龄大于 40 岁的女性胚胎染色体异常率达 70% ~ 80%。胚胎染色体异常分为数目和结构的异常。

1. 胚胎染色体数目异常

（1）常染色体三体：约占细胞遗传异常自然流产的 50%，或所有流产的 25%。每条染色体均可观察到三体现象。在最具临床相关性的数据中，按降序排列，染色体异常频率依次为 16、22、21、15、13 和 14。16 三体综合征在流产中最常见，占染色体异常流产的 14%。

对于任何染色体三体，胎盘和胚胎之间相关性都是不确切的，混杂因素包括在胎儿死亡后、排出之前发生的非特异性绒毛变化。虽然有些研究应用胎盘组织来检测胚胎非整倍体和整倍体情况，但总体来看预测价值很低。不可存活的三体胚胎比可存活的三体胚胎（如 13 三体综合征、18 三体综合征、21 三体综合征）发育速度要慢。研究发现，当后者顶臀长为 20.65 mm 时，前者只有 10.66 mm。原因可能是非致死性三体比致死性三体存活时间更长，或者致死性三体胎儿表现出更显著的宫内发育迟缓，或者两者兼而有之。非致死性三体（13 三体综合征、18 三体综合征、21 三体综合征）流产往往表现出与足月活产三体婴儿相似的异常，这些在妊娠中期及更大孕周的筛查中更容易辨认。

常染色体三体多来源于女性减数分裂Ⅰ不分离，这些异常的发生率随着女性年龄的增长而增加，但不同染色体的相关影响并不相同。在非整倍体中，减数分裂Ⅰ产生的三体相对于减数分裂Ⅱ产生的三体的比例是不同的。几乎所有的 16 三体综合征都是起源于母源减数分裂Ⅰ。在 13 三体综合征和 21 三体综合征中，90% 是母源的，同样通常发生在减数分裂Ⅰ时。不同的是，18 三体综合征中 90% 是母源的，其中有 2/3 发生在减数分裂Ⅱ。但近期有些研究有不同的发现，即在卵细胞减数分裂期间，姐妹染色单体提前分离较常见，减数分裂Ⅰ错误的染色体单体可能在减数分裂Ⅱ过程发生修正。因此，在卵子的形成过程中，减数分裂Ⅰ错误的比例仅比减数分裂Ⅱ错误发生率略高（41.7% 对 35.2%），分裂错误也可同时发生在减数分裂Ⅰ和减数分裂Ⅱ。

染色体数目异常与女性高龄有关，可能为减数分裂重组减少或缺失所致。同源染色体之间必定发生重组，确保同源染色体之间的物理接近，直到有序分离产生两个等效的单倍体产物。在女性生育年龄早期排出的卵母细胞被认为更有可能经历充分的重组，从而使得卵母细胞 / 胚胎不容易发生不分离现象。然而，又有新的理论认为也可能源于卵母细胞染色单体过早分离而产生非整倍体。

父源减数分裂错误仅占涉及近端着丝粒染色体（13、14、15、21 和 22）三体的 10%。在非近端着丝粒染色体三体中，父亲的减数分裂错误同样可能发生在减数分裂Ⅰ或减数分裂Ⅱ。父源的减数分裂错误出现于 10% 的 21 三体综合征和一些 2 号染色体三体综合征病例中，而在其他三体综合征中并不常见。

（2）双三体：在所有流产中占 1% ~ 2%，这个频率高于预期。在一项包含 517 例流产病例的研究中，321 例成功获得核型分析结果的样本中有 2.2% 为双三体。按降序排列，涉及双三体最常见的染色体是 X 染色体，常染色体为 21、18、16、22、13、2、15。另有研究团队对 178 例双三体列表总结了确切组合，发现父母高龄是一个显著特征：母亲年龄 39.7 ± 3.4 岁，父亲年龄 43.4 ± 8.7 岁。在分析的 7 例病例中，4 例起源于母源减数分裂，其他 3 个病例的起源无法确定。研究中发现双三体流产的胎龄为 8.7 ± 2.2 周，而单三体流产的胎龄为 10.1 ± 2.9 周；母亲平均年龄为 35.9 ± 5.3 岁；性别比例大致相同。

形态学检查发现双三体在流产时通常只显示空囊，形态正常的双三体不常见。在一项研究中，7 例双三体中，5 例没有显示形态细节，1 例有类似胎芽结构，1 例 48,XXX+18 只显示出水泡样改变。

（3）常染色体单体：通常是致死性的。已有 56 例常染色体嵌合单体（如 46,XX/45,XX,-21）的活产报道。大多数涉及较小的染色体（如 21 或 22）。对于植入前胚胎检测，嵌合体发生率为 5% ~ 10%。即使移植，妊娠也能产生正常的整倍体（淋巴细胞中非嵌合型）后代。可能的解释包括：少数单倍体细胞在活检中被意外获得，整倍体细胞的选择性生长，或单倍体并未在内细胞团中出现。包含小于 20% 的单体或三体的 DNA 水平被认为是正常的范围（背景噪声），而大于 80% 的则认为是非整倍体。DNA 非整倍体在 20% ~ 80% 范围内是目前讨论的热点问题，一些数据表明，如果选择一个嵌合胚胎进行移植，嵌合比例不超过 40% 可能是一个可以接受的阈值，以获得满意的结果。

（4）三倍体：由三个单倍体组成。双雄三倍体（含 2 个父源单倍体）和二倍体葡萄胎之间存在相关性。三倍体通常表现为"部分性葡萄胎"，水泡样组织和胎儿组织共存。部分性葡萄胎（三倍体）可以和常见的完全性葡萄胎相鉴别，后者核型常常是 46,XX，且均为父源单体，仅由绒毛组织组成。

双雄三倍体的胎盘表现包括不成比例的较大妊娠囊、胎盘绒毛的局灶性水泡变性和滋养细胞增生。胎盘水泡样变化是进行性的，很难在妊娠早期识别。不论染色体状况如何，胎盘绒毛在胎儿死亡后都会发生非特异性的水肿变性，因此对组织学研究以推断细胞遗传学异常就会很困难。胚胎形态和亲本来源（双雄受精或双雌受精）之间似乎没有明显的相关性。在三倍体流产中常见的畸形包括神经管缺陷和脐膨出，这两种异常也发生在三倍体妊娠至足月活产，面部畸形和肢体畸形也有报道。三倍体流产核型通常为 69,XXY 或 69,XXX。推测起源可能是双精受精，2 个单倍体精子受精或 1 个二倍体精子受精所致。

（5）四倍体：四倍体（4n = 92）比三倍体少见，很少存活至胚胎发育的 2 ~ 3 周。胚胎组织中的四倍体应与在临床上少见的、羊水中发现的无关紧要的四倍体细胞区分开来，后者的基础是多核合体滋养细胞。活产的四倍体是存在的，但很罕见，实际上常常是二倍体 / 四倍体嵌合型。分子研究表明，起源可能是细胞质分裂的失败，导致 92,XXXX/92,XXYY。

（6）X 染色体单体：占染色体异常流产的 15% ~ 20%。早期 X 染色体单体流产物通常只包括脐带残端。如果一个 45,X 的胚胎存活到妊娠后期，可能会出现特纳综合征的异常表现，包括水囊瘤、全身水肿和心脏缺陷。与大多数活产的 45,X 婴儿不同，流产婴儿存在卵巢生殖细胞。大约 80% 活产的 X 染色体单体是由父源性染色体缺失导致的。

（7）性染色体多体：47,XXY 和 47,XYY 在活产男婴中各占 1/800，47,XXX 在活产女婴中占 1/800。X 或 Y 染色体多体在流产中仅比在活产中高 10%。因此，性染色体多体几乎没有额外的致死性，其发生可能是增加了异常比例（如心脏）。

2. 胚胎染色体结构异常　除了染色体数目的异常，还有由于染色体断裂而导致的染色体结构异常。染色体断裂的原因可能包括电离辐射、病毒感染、药物等。结构异常的类型包括易位、等臂染色体、缺失、重复、倒位、插入、环状及隐蔽重排等。

3. 复发性非整倍体及其临床结局

（1）复发性非整倍体的概念：在复发性流产中，连续妊娠非整倍体发生率比预期的偶然性要高。在一个指定的亲缘中，染色体组成更可能是反复的整倍体或者反复的非整倍体（表 4-5-2）。如果第一次流产的染色体组成异常，那么第二次流产的染色体出现异常的可能性就会增加。同样，在植入前非整倍体检测（preimplantation genetic testing for aneuploidy，PGT-A）中，如果前一个周期滋养外胚层细胞活检结果显示非整倍体胚胎比例高，那么再次周期非整倍体胚胎比例也会相对高。在一组进行卵裂期 PGT-A 的女性中，观察到同样的情况。

表 4-5-2　反复出现的非整倍体与连续妊娠丢失核型的关系

首次流产染色体核型	再次流产染色体核型					
	正常	三体	X 单体	三倍体	四倍体	染色体重组
正常	142	18	5	7	3	2
三体	33	30	1	4	3	1
X 单体	7	5	3	3	0	0
三倍体	7	4	1	4	0	0
四倍体	3	1	0	2	0	0
染色体重组	3	0	0	0	0	1

引自：CARP HOWARD J A. Recurrent Pregnancy Loss：Cause，Controversies And Treatment［M］.3rd ed. London：CRC Press，2020.

复发性非整倍体通常涉及三体，在连续流产中，第一次流产可能涉及一个致命性的染色体（如 12 号染色体），而随后的流产可能涉及一个可能活产的染色体三体（如 21 号染色体）。因此产前诊断对于此类患者尤为重要。

复发性非整倍体的生物学基础尚不清楚，对其原因的解释也不统一。有研究者认为，连续妊娠中非整倍体流产的非随机分布仅仅反映了产妇年龄的增长，但很多后续研究否定了这一解释。还有研究认为常染色体隐性基因可以干扰减数分裂，导致许多单基因遗传病发生。杂合子对某些疾病可能表现为癌症患病率的增加（如毛细血管扩张性共济失调综合征）。DNA 修复、染色体联会和同源重组缺陷都会扰乱染色体分离过程，导致染色体数目异常，且经常为复发性，但不一定是连续性的流产。

（2）复发性非整倍体和流产次数：随着流产次数的增加，妊娠物细胞遗传学检测正常的可能性会增加。通常认为的"非遗传因素"的母源因素导致流产的可能性更大，特别是流产次数超过 4 次时。连续多次复发性流产也可能与女性所处的有害环境有关。子宫畸形等也容易导致妊娠中期流产，此种情况预期非整倍体所致的流产可能性小。Carp 等研究发现，经历 3 次及以上流产的女性，流产物具有异常核型的总体可能性为 29%；如果流产物为非整倍体，随后活产的可能性为 68%（13/19）；如果流产物为整倍体，随后的活产率为 41%（16/39）。

（二）夫妻染色体结构重排

对复发性流产夫妻孕前行双方染色体检查，多采用染色体 G 显带核型分析。据报道，约 5% 的复发性流产夫妻在两条非同源染色体之间携带平衡易位或者某条染色体倒位。父母一方携带平衡易位可能导致子代的不平衡易位，其表型取决于特定的重复或缺失的染色体片段。由于许多胚胎不平衡，无法产生可存活的妊娠，因此在限定的周期内成功妊娠的可能性降低。在罗伯逊易位中，两条近端着丝粒染色体发生着丝粒融合，染色体数目减少到 45 条。核糖体基因在小短臂上不表达独特的序列。近端着丝粒染色体的短臂编码核糖体 DNA，并与其他近端丝粒染色体短臂 DNA 冗余。

有文献报道，在 1284 对 RPL 的夫妻中，58 对（4.5%）有易位，11 对是罗伯逊易位。易位携带者流产的频率明显高于核型正常人群，这些个体在减数分裂后有高比例的不平衡配子，导致胚胎染色体异常。其中平衡易位和罗伯逊易位最为常见，约占复发性流产患者总染色体异常的 20.0%。平衡易位携带者在一般人群中的比例为 0.2%，理论上当发生减数分裂时，易位染色体与正常染色体可形成 18 种合子，其中正常者仅 1 种，表型正常的易位携带者 1 种，其余 16 种均为不平衡配子，但体外研究发现，实际整倍体胚胎形成概率高于理论值。罗伯逊易位分为非同源和同源染色体之间的易位。非同源罗伯逊易位，生殖细胞减数分裂时可形成 6 种不同配子，其中 1 种为正常染色体，1 种为罗伯逊易位染色体，而其余 4 种均为异常染色体；同源染色体易位不能形成正常的配子，与正常核型的配偶婚配不能分娩正常的后代。

1. 易位杂合子的流产频率管理 经历反复妊娠丢失的夫妻中，1% ~ 5% 存在平衡易位，平均值大约为 2%。平衡易位的发生率女性高于男性，如果有死产或异常活产的家族史，则发生率更高。易位与女性年龄或流产次数无关。

（1）由于平衡易位而导致异常活产儿的可能性：传统上，检出夫妻之一携带有平衡易位将建议行产前遗传诊断。大多数指南推荐所有的夫妻进行亲本核型检测，但 RCOG 和 ESHRE 指南有所不同。RCOG 和 ESHRE 的理由是，平衡易位的总体检出率较低（2%），而出生异常胎儿的可能性更低。因此，亲本核型检测成本效益不高。基于女性年龄、既往流产次数以及是否有兄弟姐妹流产进行分类，表 4-5-3 提供估计夫妻存在平衡易位的可能性概率。25 岁以下经历复发性流产和有胞亲也经历过流产的女性存在易位的可能性最高。

表 4-5-3 复发性流产夫妻估计平衡易位的可能性（%）

发生再次流产时母亲年龄	既往流产史 ≥ 3 次	既往流产史 2 次	亲属发生自然流产或不发生（+ 或 −）
＜ 23 岁	10.2	7.3	+
	5.7	4.0	−
23 ~ 33 岁	10.0	7.2	+
	5.7	4.0	−
34 ~ 36 岁	5.8	4.1	+
	3.2	2.2	−
37 ~ 38 岁	4.0	2.8	+
	2.2	1.5	−
≥ 39 岁	1.8	1.2	+
	1.0	0.7	−

引自：FRANSSEN M T，KOREVAAR J C，LESCHOT N J，et al. Selective chromosome analysis in couples with two or more miscarriages: case-control study[J]. BMJ, 2005, 331（7509）：137-141.

（2）复发性流产或异常后代的理论风险和经验风险：对于特定的相互易位带来不良妊娠的风险评估经验数据很少。即使涉及相同的染色体，确切的断裂点也可能不同，临床上出现异常子代的理论风险总是大于经验风险。例如对于涉及 21 号染色体的罗伯逊异位父母生下 21 三体综合征活产儿的理论风险为 33%；但对于女性携带者，其经验风险值为 10%，而男性携带者风险只有 2%。不涉及 21 号染色体的其余染色体罗伯逊易位具有较低的经验风险值。以 t（13q；14q）为例，13 三体综合征活产的风险为 1% 或更低，这种较低的风险可能反映了许多染色体的分离产物（三体或单体）是致死性的。

经验风险值基于易位携带者性别和确诊的模式。因性别不同，罗伯逊易位携带者临床结局存在显著的差异，这一点不同于相互易位。在相互易位中，涵盖所有染色体的数据分析结果显示，无论携带者是男性还是女性，其异常后代的经验风险均为12%。

染色体重排也会在所涉及的两条或两条以上染色体之外产生负性效应。即使易位所涉及的染色体是正常传递的，也可能由于染色体间效应干扰染色体分离而出现独立的染色体数目异常。因此，对于有平衡易位夫妻的临床咨询也很重要。

2. 染色体倒位　倒位有两种类型：臂间倒位和臂内倒位。臂间倒位是指两个断裂点分别发生于长臂和短臂；臂内倒位是指两个断裂点同时发生于长臂或者短臂。在复发性流产夫妻中，倒位的发生率不到1%，可以通过核型分析检出。与平衡易位一样，因为DNA含量没有改变，典型的aCGH或者NGS平台均不能够鉴别倒位。

在倒位杂合子中，通过倒位片段的重组可能会产生倒位染色体的部分缺失和重复。在涉及不同染色体倒位的数据统计中发现，女性臂间倒位携带者异常活产的风险是7%，而男性是5%。无不良妊娠史但存在臂间倒位的夫妻，很少发生异常活产，这可能是因为其产生的不平衡胚胎是致死性的。当倒位涉及染色体总长度的一小部分时，导致致死性重组的可能性更大。原因可能为如在更大的倒位环（如占染色体总长度的30%～60%）中发生重组，胚胎更容易存活，原因可能为涉及的缺失和重复片段含有的DNA更少。研究表明，当倒位片段不超过50 Mb（染色体长度的40%）时，很少发生重组；不到100 Mb的倒位，或当倒位涉及总长度的40%～50%时，仅有轻度的重组风险增加；当倒位大于100 Mb时，重组发生的概率大得多。

涉及臂内倒位的复发性风险数据有限。从理论上讲，临床不平衡活产的风险几乎为零，因为所有的臂内倒位发生的重组都是致死性的。然而，也有报道即使在同一个家族中，流产和异常活产都有报道，不平衡存活子代的汇总风险为4%。

3. 复发性流产夫妻染色体多态性　关于染色体多态性，包括染色体长度多态、染色体随体大小和数目多态等，与复发性流产的关系并不明确。有研究表明，复发性流产患者中染色体多态性的比例（8.4%）较健康生育人群（4.9%）升高，最常见的染色体多态是9qh+。

（三）基因组学异常

有些研究者认为那些不显示染色体数目异常的流产在病因上是"非遗传的"，这种推论并不准确。在出生时，孟德尔病和多基因疾病都比染色体异常更常见。单基因和多基因遗传病占先天性异常的2%或更多，而染色体异常仅占0.6%。已知孟德尔病和多基因遗传病在胚胎死亡中起关键作用，然而这一方面很难研究，因此只有很少部分的基因被阐明。

有研究提示，复发性流产的发生与夫妻双方基因的多态性有关，基因的功能主要涉及免疫、凝血（如 *F2*、*F5*）、血管生成（如 *NOS3*、*VEGFA*）和代谢（如 *GSTT1*、*MTHFR*）。一项系统回顾包含了187个基因的472种变异，发现大多是研究为针对某个基因变异的小样本单次研究，并未发现明确的某个基因多态性与复发性流产相关。地中海贫血是由于珠蛋白生成障碍而导致的遗传性溶血性疾病，属于常染色体显性遗传病。由于胎儿宫内贫血，易导致胎死宫内，因此地中海贫血易导致复发性晚期流产。

确定单个基因在流产中的作用需要对人类胚胎进行研究，而不仅仅是基于动物研究的推断。需要全基因组或全外显子组测序，有研究已经确认基因缺陷导致流产的可能性。研究发现，非整倍体流产物通常表现出一种或多种外表异常，而许多整倍体胚胎也表现出同样的异常。因此单基因遗传病或多基因遗传病也可以导致胚胎异常及流产的发生。随着DNA测序成本的大幅下降，全外显子组测序甚至全基因组测序有望应用于发现流产组织的致病基因。目前在21 000个人类基因中，只有1/3的基因功能被阐明，许多未知病因的流产将被证明是由于细胞系和分化的关键基因被扰乱所致。

三、遗传因素导致复发性流产的临床处理

耐心倾听和详细询问病史，仔细进行系统检查，按照循证医学的证据进行治疗，对于疑难病例，在有循证医学和符合伦理学原则的基础上，与患者充分沟通，进行治疗。

1. 病史询问

（1）流产史：流产的次数、周数、特点和形式等。

（2）月经史：有无月经稀发和月经量减少。

（3）盆腔感染史：输卵管积水和子宫内膜炎。

（4）内分泌异常病史：与甲状腺功能、泌乳素、糖代谢、高雄激素血症等相关的病史。

（5）个人和家庭血栓史。

（6）与抗磷脂综合征相关的特征。

（7）其他自身免疫病史：如系统性红斑狼疮。

（8）生活方式：主要是接触毒物、吸烟、酗酒、肥胖、过量摄入咖啡因及孕期用药史。

（9）家族史，产科并发症史，与胎儿丢失相关的综合征史。

（10）过去的诊断和治疗史。

2. 检查

（1）体格检查

1）全身检查：有无肥胖、多毛，甲状腺检查，有无泌乳等。

2）盆腔检查：特别是有无生殖道畸形和感染等。

（2）辅助检查：①夫妻双方染色体及妊娠排出物染色体核型分析；②超声检查、宫腔镜检查；③同型半胱氨酸、叶酸代谢能力的基因检测、血常规、凝血因子、血小板聚集度、易栓因子（蛋白S、蛋白C、抗凝血酶原Ⅲ、纤溶酶原活性）、NK细胞亚群检查、抗心磷脂抗体或狼疮抗凝因子，抗β2糖蛋白-1抗体的检测（以上抗体间隔6周测定一次，至少2次）；④女方性激素六项和甲状腺激素及其自身抗体检查；⑤其他自身免疫病指标筛查；⑥男方精液常规检查及形态学分析；⑦双方血型和TORCH检查（TORCH不作为常规）。

（3）可能的胚胎组织遗传学分析：通过研究妊娠或胎儿组织，有可能查清早期的妊娠丢失是由于遗传学异常的胚胎还是胎儿的非整倍体。

专家建议在第二次流产时做妊娠组织的染色体核型分析以及母亲的复发性流产原因的检查，90%以上的RPL患者在结合流产组织的遗传检测和标准的ASRM复发流产评估时，会发现可能的或明确的原因。妊娠组织基因检测对后续的妊娠活产没有明确的预测作用，但能解释本次流产的原因。

3. 临床处理　高龄妇女胚胎染色体异常率明显升高。对于夫妻双方染色体正常人群，一项临床对照研究表明，随着PGT-A在3次或3次以上流产病例中的应用，妊娠丢失率降低到16.7%，与预期的37%相比，临床获益明显。然而也有研究团队进行了一项关于PGT-A的前瞻性研究，在夫妻双方没有染色体异常的不明原因的复发性流产中，在37岁以下和37岁以上患者的卵裂球中，异常率分别为43.85%和66.95%。PGT-A后的临床妊娠率分别为9/25（36%）和1/24（4.2%），并没有显示出临床获益。

对于夫妻携带染色体结构重排的人群，尽管携带平衡易位的夫妻获得累积妊娠率与一般人群相当（60%～70%），但减数分裂的干扰不可避免地导致妊娠延迟，这是由于胚胎出现染色体不平衡的频率导致，通常为40%～60%。尤其在年龄较大的女性中，延迟5～6年妊娠可能会妨碍活产。因此，胚胎植入前染色体结构变异遗传学检测（preimplantation genetic testing for chromosomal structural rearrangement，PGT-SR）被推荐用于鉴别和选择移植平衡或正常染色体的胚胎，以减少再次流产对子宫的损伤，当然须在与复发性流产的夫妻充分讨论和知情同意的情况下

进行，不绝对反对复发性流产夫妻尝试自然妊娠。在 PGT-SR 相关研究中发现，52%（38/73）可以达到成功妊娠并正常分娩。PGT-SR 可以显著降低易位患者的流产率，从 95% 降至 13%。当易位涉及同源近端着丝粒染色体［如 rob（13；13）或 rob（21；21）］时，就会发生一种特殊的情况：正常的活产婴儿在理论上是不存在的。如果父亲携带同源结构重排，供精可能是合适的选择；如果母亲携带同源结构重排，则应讨论供卵或胚胎捐赠。

（北京大学第三医院妇产科　杨　蕊　王海燕）

第六节　微生物群落与人类生殖

对于女性来说，生殖道菌群及肠道菌群在调节女性生理健康方面扮演着重要的角色，微生物群改变可能影响生殖健康。人体微生物组可能与整个生育过程中的各个环节有关，包括配子形成、授精、胚胎植入和发育等过程，以及流产、宫内感染、早产等不良妊娠结局，甚至对新生儿的健康有深远影响。关注生殖道与肠道菌群健康对女性生殖内分泌健康意义重大。

一、概述

人体中数量最多的成分并非人体细胞，而是数量 10 倍于细胞的共生微生物，包括细菌、真菌、支原体、衣原体、病毒等，其中人们对细菌的认识更为深入。细菌分布广泛，在人体口腔、胃肠道、呼吸道、生殖道和皮肤等微生态系统均存在着多种多样的细菌。近年来，针对人体不同器官微生物群的研究成为热点，人们对于微生物群在人类健康中作用的认知也不断加深，人体相关部位的微生物群之间存在着密切关系，微生物群失调或失衡与疾病的发生有关。既往研究结果显示，肠道菌群与生殖道菌群紊乱和体内环境变化相关，亦参与多种生殖内分泌疾病，如 PCOS、子宫内膜异位症的发生、发展及转归。当菌群失调时，可通过调节机体的免疫与炎症反应、代谢平衡等多种机制导致不同的疾病。因此，调节生殖道及肠道菌群，对女性生殖内分泌疾病的治疗具有重要意义。

二、宿主遗传与微生物群落

现已发现人类肠道中驻扎着数以千亿计的微生物，其数量多于人体总细胞数，所含有的基因数量更是远远高于人体基因数量，被称为"元基因组"，相当于人的第二基因组，被认为是人类后天获得的"器官"。微生物群携带的微生物基因组同宿主基因组一样，可以稳定地从上一代传递至下一代，从而延续物种和共生总体的特性。饮食参与调节肠道菌群改变，例如高纤维饮食可以维持跨代小鼠的肠道菌群多样性，而低纤维饮食能够显著降低跨代小鼠的肠道菌群多样性，并且这种多样性是不可逆转的。除了食物、药物等能够与肠道中微生物直接相互作用改变肠道菌群组成外，遗传因素也是影响肠道菌群的重要因素，宿主的整体遗传背景可影响微生物的组成，且遗传效应在不同的菌群中有所不同。研究显示，同卵双胞胎的肠道菌群相对于他们的兄弟姐妹与配偶的肠道菌群更相似。很多肠道菌群的丰度受宿主遗传背景的影响，例如，研究发现肠道双歧杆菌是可遗传的，并且全基因组关联性分析发现双歧杆菌的丰度与宿主的乳糖酶基因 LCT 显著相关，乳糖不耐受者的肠道双歧杆菌的含量较高，双歧杆菌能够分解乳糖，从而弥补人体基因的缺陷。目前，通过大规模全基因组关联性分析发现了多个与小鼠的肠道菌群相关的基因座，整个肠道微生物群的组成可以被看成是一种复杂的多基因调控的性状。比如，维生素 D 受体基因位点的遗传变异与肠道菌群的 β 多样性有关；一个位于 4 号染色体上的基因座中富含干扰素基因，可影响拟杆菌群和厚壁菌群的组成，而这两种菌群的比例与肥胖的发生密切相关。与艾克曼菌丰度有关的基因座位于 7 号染色体和 2 号染色体上，与活泼瘤胃球菌丰度有关的基因座位于 19 号染色体上，这些基因座上的基因主要与肥胖、脂质水平、免疫应答和胰岛素分泌相关，最终影响女性生殖内分泌功能。然而，目前的研究和分析仍然不足，还需要更多的科学研究来验证这些基因和菌群与生殖内分泌的关系。

三、女性生殖道微生物及影响因素

（一）阴道微生物及其影响因素

健康女性阴道侧壁黏膜中定植有数十种微生物，它们相互制约、相互作用，共同形成阴道常驻菌，包括乳酸杆菌、表皮葡萄球菌、大肠埃希菌、棒状杆菌、链球菌等，其中乳酸杆菌为优势菌，占阴道菌群总量的 90% 以上。乳酸杆菌通过多种机制保护阴道内环境稳定：首先，产生乳酸，形成阴道内酸性环境，产生过氧化氢、细菌素、表面活性物质等，抑制其他细菌生长；其次，乳酸杆菌结合到阴道上皮表面，以机械屏障方式阻止其他细菌与上皮细胞结合；最后，乳酸杆菌及其产物还可激活机体的先天免疫系统，对抗病原体。

多种外源性或内源性因素（如抗生素、阴道用药、激素水平、避孕药、阴道冲洗）会导致阴道局部环境改变，引起阴道菌群组成发生变化，其中卵巢激素（尤其是雌激素）对阴道菌群影响较大，正常阴道菌群对于女性生殖健康具有重要的作用。育龄妇女阴道内以乳酸杆菌为主，菌群的种类在月经期呈多样性；在排卵期及黄体中期最稳定；绝经后因雌激素降低导致乳酸杆菌定植显著减少。阴道内菌群失衡会改变生殖道生态环境，不仅会引发多种泌尿生殖系统疾病，如细菌性阴道病（bacterial vaginosis，BV）、性传播疾病、人类免疫缺陷病毒感染、尿路感染，同时可能危害女性生殖健康，导致流产、早产、盆腔炎性疾病、产后子宫内膜炎等产科合并症。阴道菌群紊乱不仅可引起生殖道局部炎症，还与多种原因引起的女性不孕症存在关联。全面审视阴道菌群影响因素、重建良好的阴道微生态体系将有助于减轻或逆转菌群紊乱所引发的一系列病理生理改变，为临床诊治提供更有效的策略及方案，为改善女性生育情况提供新的思路。

（二）宫腔微生物及其影响因素

子宫腔是否存在微生物争议较大。长期以来，人们普遍认为子宫腔是无菌环境，随着微生物研究技术的发展，这一观点受到挑战。子宫内膜保持适度的容受性是胚胎种植成功的关键因素之一。子宫内膜容受性受到多因素调节，现有证据显示子宫腔不但有微生物存在，而且宫腔微生物对子宫内膜容受性等生殖健康具有重要意义。研究显示，宫腔菌群以乳酸杆菌为主，另有丰富的链球菌科及双歧杆菌科。

宫腔微生物群与女性激素变化密切相关，在黄体中期较为稳定，其组成在子宫内膜分泌期和增殖期有明显差异，增殖期细菌繁殖多于分泌期，其随时间或月经周期改变的规律尚不明确。宫腔菌群还受到阴道、腹腔菌群及妊娠的影响。目前认为，宫腔微生物来源可能有以下途径：①子宫的血源性扩散，细菌通过口腔或肠道途径进入血液而到达宫腔。②通过宫颈上行。③其他途径传播，如经输卵管逆行至宫腔。宫内节育器的放置、取出过程也增加了细菌上行的可能。④精液微生物菌群，下生殖道的微生物由精子携带进入子宫腔。宫腔内菌群失调可能与子宫内膜异位症、子宫内膜息肉、反复着床失败、不良妊娠结局有关，但宫腔内微生物群影响正常生殖与辅助生殖过程的具体机制目前仍不清楚，有研究推测子宫内膜微生物群可能影响子宫免疫环境，从而影响胚胎着床、胎盘形成等过程。宫颈是宫腔和阴道微生态的通道与屏障，宫颈管黏液栓不仅保护宫腔不受阴道病原菌侵袭，而且具有抗菌和细胞毒活性。宫颈菌群目前对其研究较少，其与阴道微生物菌群非常相似，主要是乳酸杆菌和加德纳菌，但宫颈具有更多种类的病毒和细菌。宫颈微生物还可能与分娩发动有关，但宫颈微生物与分娩发动所需的宫颈软化和成熟过程的关系仍需进一步研究。

（三）输卵管微生物及其影响因素

在输卵管微生物群中，志贺菌属和拟杆菌属是最主要的分类群。女性子宫肌层、子宫内膜和输卵管的微生物群构成与阴道有显著差异；而且与阴道和子宫颈相比，卵巢、子宫内膜、子宫肌层和输卵管的微生物群在各自的组成上更多样。从阴道、宫颈到上生殖道，乳酸杆菌在微生物群中所占比例逐渐下降。在输卵管开口处，乳杆菌属相对丰度的中位数降至 1.69%，其标志性分类单元（operational taxonomic unit，OTU）包括假单胞菌属、丹毒丝菌属和费克蓝姆菌属。

输卵管微生物群对生殖健康有一定的影响，输卵管中细菌丰度较身体的其他部位低，不一定都有乳酸杆菌存在，输卵管壶腹部和峡部微生物群组成不同，左侧和右侧输卵管的群落分布也有显著差异，体现了微生物群的部位特异性差异。此外，绝经后女性输卵管较绝经前女性输卵管细菌多样性低，且有无宫内节育器输卵管微生物群组成也存在明显差异，说明激素变化可能对定植的输卵管微生物群有影响。输卵管性不孕主要病因是性传播疾病所引起的输卵管炎症，最常见的病原体为沙眼衣原体、淋病奈瑟球菌等，其血浆中相应抗体明显升高。输卵管积液的不孕女性在切除输卵管后，其助孕结局明显改善，除了与去掉输卵管积液的胚胎毒性、机械冲刷、子宫内膜容受性受损等不良影响因素外，还可能与去除了输卵管的内源性致病微生物有关。但目前关于输卵管的菌群研究数量有限，还需进一步探索。

（四）卵巢微生物及其影响因素

在卵泡期及排卵期，由于自发性子宫收缩，阴道后穹隆的细菌可穿过宫颈及子宫，上达输卵管，甚至到达优势卵泡内。有研究者在子宫肌瘤、子宫腺肌病及子宫内膜癌等患者的卵巢中发现了包括乳酸杆菌、棒状杆菌、布劳特氏菌等的微生物群，个体间差异较大，考虑与疾病状态有关。

到目前为止，对卵巢微生物群的研究尤为稀少，其中较大一部分研究集中在妇科肿瘤领域。比如，对 31 例行全子宫双附件切除术的患者行卵巢活检，在良性疾病组，卵巢微生物群优势菌属为寡养单胞菌属、黄单胞菌属和乳杆菌属，而拟杆菌属在子宫内膜癌组卵巢样本中占优势。另一项研究显示，变形菌门（52%）和厚壁菌门（22%）是卵巢癌组织中的优势菌门，正常卵巢组织中最常见的细菌包括变形菌门、放线菌门、拟杆菌门和厚壁菌门。

除卵巢组织外，也有研究对卵泡液中的微生物群进行探索。乳杆菌属和丙酸杆菌属在卵泡液中最常见，卵泡液中含量较高的雌激素和孕激素可以促进一些细菌的生长，如乳杆菌属、双歧杆菌属、链球菌属和大肠埃希菌属。而卵泡液中定植的微生物群与辅助生殖技术密切相关，双侧卵泡液内微生物群不同，其内固有的定植菌群会导致不良生殖结局，明显降低 IVF 成功率，而卵泡穿刺液中的乳酸杆菌有利于胚胎的成熟及移植。并且左侧卵巢卵泡液中的细菌种类均较右侧卵巢多，可能与两侧卵巢独立的血管系统导致血液供应不同有关。卵巢微生物群的组成与不同疾病状态有关，可能在卵泡发育、多囊卵巢综合征、卵巢早衰、癌症等疾病中发挥作用，但还需进一步深入研究。

四、生殖道微生物与女性生殖健康

（一）细菌性阴道病与阴道菌群失调

阴道菌群失调时，阴道菌群由正常的以乳酸杆菌为主变为各种细菌混杂，导致细菌性阴道病（BV）。BV 是育龄妇女最常见的阴道病变，患者的阴道微生物菌群从乳酸杆菌占优势转变为高度复杂的多菌群落，包括加德纳菌和厌氧菌混合感染，普氏菌属等代替优势菌居多。约有 68.5% 的女性阴道中存在普氏菌，它可产生氨，促进加德纳菌和消化链球菌生长，升高阴道 pH，使 BV 发病率增加。

与健康妇女相比，不孕症妇女无症状 BV 患病率较高。另外，BV 菌群失调可增加解脲支原体、沙眼衣原体、假丝酵母菌和淋球菌等微生物的感染概率；反之，这些感染也会促进 BV 的发展，最后导致子宫内膜炎、盆腔炎、不孕、流产、早产、低体重儿、羊膜绒毛膜炎、胎膜早破等多种并发症。在行 IVF 的女性中，高达 40% 的女性存在阴道菌群紊乱，且 BV 患者受孕率低于健康对照组。一项荟萃分析显示，不孕症女性中 BV 发生率高达 16.4%，其中输卵管性不孕者 BV 的发生率显著高于因其他原因不孕者，可能与 BV 相关细菌上行进入上生殖道引起输卵管的亚临床感染及继发炎性损伤，继而引起配子运输障碍有关。此外，PCOS 合并 BV 患者的受孕率比阴道菌群正常者低，予以药物治疗后，BV 组的受孕率较安慰剂治疗组显著提高。由此可见，阴道菌群紊乱可能参与 PCOS 患者不孕的病理生理变化，而 BV 治疗可部分逆转不孕情况，提高受孕概率。特发性不孕症患者的 BV 患病率显著升高，且特发性不孕症女性的宫颈黏液中炎症因子 TNF-α 和 IFN-γ 浓度均显著高于对照组，阴道菌群中乳酸杆菌构成与正常对照相比有显著差异，说明阴道菌群紊乱可能是引起特发性不孕症的原因之一，其可能通过改变机体炎症因子水平，引发生殖道慢性炎症状态，继而降低女性生育力引起不孕症。

阴道菌群失衡引起不孕症的机制可能有三方面：一是乳酸杆菌保护作用降低，阴道定植的乳酸杆菌数量减少、种类缺失，改变了阴道的 pH 和微生物稳态，使病原微生物容易定植入侵；二是阴道菌群紊乱可激活机体免疫系统，产生多种炎症因子，使机体处于慢性炎症状态，并使部分女性对精子形成抵抗，降低其受孕率；三是雌激素浓度可通过影响阴道菌群结构，参与阴道局部炎症等妇科疾病的发生过程，继而引发女性不孕症。但现阶段相关研究证据尚不充分，还需要更多研究证实这些推测。

（二）子宫内膜异位症与生殖道菌群紊乱

子宫内膜异位症（endometriosis，EMT）是指具有功能的子宫内膜出现在子宫腔以外的部位，常伴有严重的下腹痛、不孕、月经异常和盆腔粘连等症状，严重影响了育龄妇女的健康和生活质量。

EMT 也是一种与炎症反应密切相关的疾病，盆腔局部异常的炎症环境是导致异位内膜组织定植和生长的重要因素。近年的研究表明，EMT 与生殖道菌群关系密切。EMT 患者的宫颈和阴道表面微生物群不存在奇异菌属，并且加德纳菌的数量增多，两组间菌群结构的明显差异提示生殖道菌群失衡与 EMT 的发生具有一定的相关性。此外，EMT 患者的生殖道微生物群在参与鞭毛组装和芳香氨基酸生物合成的途径中尤为丰富，而非 EMT 患者的生殖道微生物群在磷酸转移酶系统和脂肪酸生物合成中较为丰富。另外，EMT 与非 EMT 不孕患者的腹腔液菌群属水平上存在差异，可推测在盆腹腔菌群失调的情况下，腹腔巨噬细胞大量分泌各种具有趋化促炎作用的细胞因子，形成了腹腔内的炎症状态，进而促进了异位子宫内膜病灶的形成。有研究对 EMT 和非 EMT 患者的子宫内膜、血浆和腹腔液进行免疫组织化学染色分析，发现 EMT 组患者腹腔液内活化的巨噬细胞数量增加，确定 EMT 是一种炎症状态。这说明 EMT 是一种免疫反应受损的相关慢性炎症性疾病，在菌群的调节下腹腔巨噬细胞的产物构造了腹腔液内的特殊微环境，进而促进了疾病的发展，此外 EMT 患者的抗菌能力下降，可能进一步导致微生物的失调。

然而，目前虽然已知菌群与 EMT 密切相关，但是微生物群中是否存在某类特征细菌来作为 EMT 的诊断标志物仍未知；能否通过调节菌群生态来对 EMT 进行临床治疗或者预防仍须深入探索。

（三）生殖道菌群对体外受精-胚胎移植的影响

一项纳入了 192 例行 IVF 患者的前瞻性研究发现，阴道样本中乳酸杆菌含量低的患者，新鲜胚胎移植后胚胎种植率较低。另有研究表明，移植当日患者的阴道微生物组学异常影响妊娠率，乳酸杆菌含量与 IVF 患者的临床妊娠率呈正相关。且阴道以乳酸杆菌为优势菌的患者，移植术后妊娠率比以大肠埃希菌、葡萄球菌等细菌为主的患者有较高的临床妊娠率。此外，非乳酸杆菌主导的微生物群可能会触发子宫内膜炎症反应，其释放的炎症介质在调节胚泡与子宫内膜壁的黏附中起着重要作用，可被视为植入失败和妊娠失败的原因。另外，在 IVF-ET 移植操作中，当移植管穿过宫颈到达宫腔时，宫颈的菌群及病原体会污染移植管并被带入宫腔，进而影响妊娠结局。在操作过程中，应尽量避免移出子宫内膜及子宫颈标本时对阴道造成交叉感染，未来应更加关注子宫内膜菌群，可在移植操作前进行子宫内膜微生物群检测，更好地了解宫颈、阴道菌群和导管污染对结果的影响，以便采取特定的干预措施来减少促炎细胞因子反应并建立正常的阴道菌群。在反复种植失败患者子宫内膜样本中，1/4 检测到了伯克霍尔德菌，而对照组样本均未检测到。此外，对第一次行冻融胚胎移植患者的阴道菌群检测发现，妊娠失败组较妊娠成功组的阴道微生态菌群多样性明显增加，阴道微生物中乳杆菌属丰度明显降低，加德纳菌属等相对丰度增加，说明除了胚胎质量、内膜厚度、移植时间窗等影响胚胎移植临床结局外，生殖道微生物菌群与胚胎成功植入也密切相关。因此，重视生殖道微生态，从另一维度加强维护了辅助生殖技术的安全，为不孕症患者获得良好助孕结局提供了新的思考方向。

（四）生殖道菌群和不孕不育与不良妊娠结局的关系

对比不孕症女性与健康女性阴道菌群后发现，不孕症组阴道菌群多为念珠菌和肠球菌；健康组则为乳酸杆菌和微球菌。在某些病理情况下，沙眼衣原体、淋病奈瑟球菌等阴道微生物上行感染可引起上生殖道炎症，改变女性上生殖道解剖形态及正常功能，并引起异位妊娠、慢性盆腔痛等并发症，甚至引起女性不孕症。在不孕症女性中，约 15% 的女性存在输卵管炎，其伴发的输卵管 - 卵巢功能不良是引起不孕的重要因素。一方面，阴道菌群紊乱可能增加子宫内膜异位症的发生率并加重病情程度，继而造成广泛的盆腹腔粘连，影响胚胎着床；另一方面，其并发的卵巢子宫内膜异位囊肿，可通过破坏卵巢功能、抑制排卵、影响卵子和胚胎质量等增加不孕风险。研究显示，患有宫颈炎、阴道炎的患者，子宫内膜异位症发病率显著高于对照组；在子宫内膜异位症患者中，阴道菌群紊乱的发生率也较对照组升高。国内一项研究取 95 例育龄妇女的下生殖道（阴道下部、阴道后穹隆、宫颈）和上生殖道（宫腔、输卵管、腹腔）6 个部位拭子，分析各部位菌群组成情况。结果发现，子宫内膜异位症引起的不孕症女性与未合并子宫内膜异位症的女性比较，阴道、子宫内菌群组成差异有统计学意义。

妊娠期阴道微生态和激素水平与非孕期有明显差别，妊娠早期乳酸杆菌数量增加，其他厌氧菌（如加德纳菌）减少，若此时乳酸杆菌减少就可能发生流产；在妊娠晚期，阴道微生物菌群逐渐稳定，但与正常育龄妇女相比，微生物菌群多样性降低。研究发现，胎膜早破与阴道微生物菌群高度多样性有关，说明在整个妊娠期间，维持稳定健康的阴道微生物菌群对良好的妊娠结局至关重要。母体生殖道微生物与新生儿健康也息息相关，如阴道加德纳菌可促进 B 组链球菌阴道定植，上行至宫腔导致围生期 B 组链球菌感染，增加了早产和新生儿感染风险。并且阴道内乳酸杆菌数量减少、加德纳菌和解脲脲原体增加的孕妇早产发生率较高，进而推测早产与阴道菌群 α 多样性相关。

因此，生殖道菌群（尤其是阴道菌群）紊乱不仅可引起生殖道局部炎症，还与多种原因引起的女性不孕症存在关联。未来还需要更多深入的研究了解阴道菌群在不孕症中引起的病理、生理变化，为临床诊治提供更有效的策略及方案，为改善女性生育情况提供新的思路。

（五）生殖道微生物与妇科肿瘤

乳酸杆菌占主导地位的正常阴道菌群可能对妇科肿瘤具有保护作用，存在潜在的治疗效果。女性生殖道菌群紊乱，乳酸杆菌减少，加德纳菌比例增高，可导致人乳头状瘤病毒（human papilloma virus，HPV）感染风险增加。研究发现，HPV 感染者阴道微生物多样性增加，厌氧菌的检出率是正常阴道菌群的 10 倍，且以普雷沃菌为主。HPV 感染可以改变黏膜的新陈代谢或宿主免疫，导致阴道微生物群落结构发生变化，阴道微生态失调加剧阴道感染。因此，阴道微生态失调结合致癌性 HPV 感染可能是宫颈肿瘤的危险因素，阴道加德纳菌和链球菌等大量繁殖，产生许多有害的代谢产物，又促进了宫颈癌的发展。多项研究表明，生殖道菌群紊乱与宫颈癌或癌前病变发生相关，增加妇科肿瘤的发生风险。另有研究指出，盆腔炎症是子宫内膜癌发病的危险因素，菌群失调可能通过诱导盆腔慢性炎症，间接诱导子宫内膜癌。生殖道感染（尤其是支原体、沙眼衣原体、葡萄球菌等感染）都是引起盆腔炎的主要病原体，盆腔炎性疾病可增加卵巢肿瘤的发病风险。卵巢癌患者阴道微生物菌群中乳酸杆菌占比低于 50% 的发生率明显高于年龄匹配的对照组。阿托波氏杆菌、单胞菌和阴道毛滴虫以及异常的阴道酸碱度（pH > 4.5）与子宫内膜癌关系密切。

五、肠道菌群与生殖内分泌激素相互作用

肠道菌群与代谢疾病、免疫疾病、胃肠道疾病甚至精神类疾病等相关联，此外，肠道微生物群可通过与雌激素、雄激素、胰岛素等内分泌激素相互作用，在女性的生殖内分泌系统中发挥重要作用。肠道微生物群组成的失衡可导致多种疾病，例如妊娠并发症、不良妊娠结局、PCOS、卵巢功能下降、子宫内膜异位症和癌症。了解肠道菌群及其内分泌影响因素，将肠道微生物作为一种新的治疗靶点和方向，将对生殖内分泌疾病的预防、治疗提供更加有力的支持。

（一）雌激素对肠道微生物的影响

雌激素是肠道微生物的重要调节剂，肠道微生物群不仅受雌激素的影响，雌激素反过来也可影响肠道微生物的稳态，肠道菌群的 α 多样性可能与血清雌二醇浓度呈负相关，但具体机制尚不清楚。雌激素对女性健康至关重要，雌激素受体 β 的表达和血清中类固醇激素（尤其是雌二醇）的浓度在女性整个生命周期中发生变化。肠道菌群在雌激素代谢中发挥重要作用，比如，已有研究表明，抗生素的使用会导致雌激素水平降低。微生物分泌的 β- 葡糖醛酸酶可以将雌激素从结合形式代谢为游离形式，肠道微生态失调和肠道微生物多样性的减少会降低 β- 葡糖醛酸酶活性，并导致雌激素和植物性雌激素解偶联成循环和活性形式的减少。循环雌激素的减少会影响雌激素受体的激活，并可能导致雌激素过高的相关疾病，如肥胖、代谢综合征、心血管疾病和认知能力下降；产生 β- 葡糖醛酸酶的相关细菌丰度增加会导致循环雌激素水平升高并引发相关疾病，如子宫内膜增生、子宫内膜异位症和癌症，最终可能会影响女性的生育能力。有研究发现，肠道微生物组介导了 17β- 雌二醇对代谢性内毒素血症和低度慢性炎症的预防作用，雌激素或雌激素样化合物可以降低肠道微生物群产生的脂多糖（lipopolysaccharide，LPS）和肠道通透性，从而减少代谢性内毒素血症。另一项研究观察到雌性比雄性小鼠更能抵抗肠道损伤，表明雌激素可以改变小鼠肠道上皮屏障的完整性。

雌激素还与多种性激素驱动的癌症有关，例如子宫内膜癌、宫颈癌、卵巢癌、前列腺癌和乳腺癌，这些癌症的肠道微生物群均发生了改变，表明肠道菌群可能在促进这些癌症中发挥重要作用。例如，雌激素代谢物以及肠道菌群多样性降低与绝经后妇女患乳腺癌的风险增加有关。在绝经后女性中，肠道菌群的多样性与尿液中雌激素代谢物的比例呈正相关，表明肠道微生物可能在绝经期调节雌激素水平和代谢方面发挥重要作用。此外，肠道微生物群可以代谢食物中的雌激素样化合物，如大豆异黄酮，并促进某些特定细菌的生长，补充大豆异黄酮会增加绝经后妇女肠道中双歧杆菌的丰度并抑制梭菌科细菌的丰度，而已知梭菌科细菌与炎症性疾病和肥胖有关。综上所述，这种宿主微生物与雌激素的相互作用可能会协同影响女性健康的各个方面，包括生育力、肥胖、糖尿病和癌症等。更全面地了解雌激素和肠道微生物群之间的相互作用，将为降低女性内分泌疾病的风险带来新的见解和新的方法。

（二）雄激素与肠道菌群互作

雄激素在维持女性生理健康方面起着重要作用。高雄激素血症是导致女性多毛症、痤疮、脱发和无排卵的主要原因，也是 PCOS 的一个重要特征。高雄激素血症严重影响女性健康，与之伴随的包括胰岛素抵抗、2 型糖尿病、高血压、肥胖和心血管疾病的发病风险升高。睾酮可能会影响女性肠道微生物群的组成，研究表明，PCOS 小鼠肠道内丰度降低的菌群与循环睾酮水平升高和葡萄糖代谢受损有关。清除肠道微生物群可增加雌性小鼠的循环睾酮浓度，但会降低雄性小鼠的循环睾酮浓度，这表明雄激素和微生物群之间存在双向相互作用。在双氢睾酮诱导的小鼠模型中，厌氧球菌的相对丰度在高雄激素组中显著升高，并且与总睾酮和游离睾酮的水平呈正相关。肠道菌群及其代谢产物可通过激活炎症通路、刺激脑 - 肠肽分泌和促进胰岛 β 细胞增殖，导致异

常或过度脂肪堆积、胰岛素抵抗和代偿性高胰岛素血症。

在环丙酸睾酮诱导的 PCOS 小鼠模型中，其粪便微生物群丰度增加的细菌与类固醇激素合成和短链脂肪酸（short chain fatty acid，SCFA）代谢产物的产生相关，小鼠的心血管功能也受到影响，这表明 PCOS 小鼠的雌性后代在生命早期暴露于高雄激素可能会影响肠道微生物组和心脏代谢功能。瘤胃球菌在新生产前高雄激素模型大鼠中显著增加，并且与血清睾酮水平呈正相关。另外，PCOS 患者女性肠道菌群的 α 多样性与总睾酮、高雄激素血症和多毛症之间存在负相关关系，表明肠道微生物群可能在性激素的调节中发挥作用，性激素可能会改变微生物多样性。然而，这些研究没有对肠道微生物组和雄激素之间相互作用的机制进行深入评估，在环境中已经观察到放线菌和变形菌能够降解雄激素，多种肠道微生物均可表达参与雄激素代谢的酶，有助于对雄激素进行合成与转化，可能成为未来治疗高雄激素血症的新靶点。

总之，过量的雄激素可能导致宿主肠道微生物组失调，肠道微生物组的变化也可能会影响女性生殖内分泌系统，未来的研究重点应集中在雄激素与菌群相互调控的具体机制，为高雄激素血症的诊断和治疗提供全面的理论基础和新的治疗靶点。

（三）肥胖影响肠道菌群

随着社会经济的发展及人民生活水平的提高，肥胖发生率呈逐年上升趋势，并且肥胖已成为全球性公共卫生问题。肥胖不仅与遗传、饮食及生活环境有密切关系，其发生、发展与肠道微生物也有着密切的联系。研究表明，患有肥胖症的妇女有许多生殖障碍，表现为干扰性激素的合成及分泌、影响卵母细胞分化和成熟、影响胚胎植入、排卵障碍、受孕率下降、不孕、早期流产、出生缺陷和辅助生殖技术成功率降低及增加妊娠期并发症等。此外，肥胖还可带来胰岛素抵抗、高雄激素血症、慢性低度炎症等代谢问题，而目前关于肥胖导致女性生殖障碍的机制尚不明确。

肥胖患者的肠道菌群多样性和丰度均显著下降，厚壁菌门 / 拟杆菌门的比值增加，有益菌群（双歧杆菌属、阿克曼菌）都有显著下降；而瘤胃球菌属和梭杆菌属显著升高。将肥胖患者的肠道菌群移植到无菌小鼠体内，小鼠的进食量增加，且身体总脂肪含量也显著增加，说明肥胖表型可以通过肠道菌群移植来传递，肠道菌群的不同可能会影响宿主的能量储存及肥胖的易感性。此外，妊娠期间肥胖母亲的肠道微生物群会影响后代微生物群的定植和代谢。在瑞典开展的一项大规模临床病例对照研究发现，肥胖且雄激素水平升高的母亲的女性后代更有可能被诊断出患有PCOS，但肠道微生物组的具体作用还不清楚。相关研究显示，肥胖女性肠道微生物组的失衡会导致体内 LPS、IL-6 和 IL-1β 增加，甚至导致内毒素血症，机体处于慢性炎症状态，炎症会降低卵母细胞的质量，破坏减数分裂和细胞质的成熟，并参与生殖疾病的发生和发展。肥胖小鼠肠道中毛螺菌科的丰度与卵巢转录的显著正相关性，且其丰度与卵母细胞特异性 Dppa3、Pou5f1 和 Bnc1转录物及卵巢中 TNF-α 的丰度显著正相关，提示肠道微生物可能间接影响卵巢炎症，改变卵巢基因的表达，最终导致肥胖小鼠的卵母细胞质量下降和不孕。减肥手术可以提高生育能力，降低妊娠并发症的风险，并改善胎儿健康。给肥胖患者补充益生菌可改善新陈代谢，双歧杆菌也被证明对人类具有一定的减肥效果。

总之，肠道微生物群可以改变宿主的新陈代谢，而肠道菌群失调在肥胖的发病机制中起着驱动作用。因此，探讨肠道菌群在肥胖导致的女性生育障碍中的作用机制，以及如何从肠道菌群入手，改善肥胖及生殖障碍，将是未来的研究重点。

（四）胰岛素抵抗与肠道菌群的关系

胰岛素抵抗和高胰岛素血症在高雄激素血症及 PCOS 等生殖内分泌疾病的发生、发展中起着重要的作用。许多证据均显示肠道菌群与胰岛素抵抗关系密切。胰岛素抵抗个体的血清代谢组的特征是支链氨基酸（branched chain amino acid，BCAA）水平升高，这与普氏菌和普通拟杆菌物种的丰度增加有关，拟杆菌是一种促炎细菌，通过炎症机制在胰岛素抵抗中起关键作用。普通拟杆菌可通过胆汁酸与肠道免疫因子调节脂肪组织能量代谢而导致小鼠胰岛素抵抗。普雷沃菌也可以诱导小鼠的胰岛素抵抗，加重糖耐量异常，并增加支链氨基酸的水平。

给小鼠补充桑黄多糖提取物可改变其肠道微生物群组成并增加 SCFA 水平，可通过抑制 JNK 和 NFκB 活化来改善胰岛素抵抗，从而降低 LPS 含量并改善全身炎症。SCFA 是肠道微生物群的主要发酵产物，包括丙酸盐、乙酸盐和丁酸盐，会影响宿主的代谢过程，尤其是胰岛素抵抗，肠道微生物群产生的代谢物丙酸和丁酸通过互补机制激活肠道糖异生。醋酸盐可通过结肠 L 细胞分泌的肠道激素 GLP-1 有益地影响宿主代谢并改善胰岛素抵抗，从而抑制食欲并降低脂肪分解和全身促炎细胞因子水平。二甲双胍可以改变肠道微生物群的组成并影响糖脂代谢途径，二甲双胍可以使产生 SCFA 的微生物群增加，代谢物丁酸和丙酸增加，进一步参与改善葡萄糖稳态和胰岛素抵抗。在二甲双胍治疗后，肠道中脆弱拟杆菌减少，甘熊去氧胆酸增加，同时抑制肠道 FXR 信号，从而改善糖尿病患者的代谢功能障碍。另外，微生物代谢物咪唑丙酸盐可通过 p38γ 依赖性抑制性 AMPK 磷酸化来削弱二甲双胍的降糖作用。

总的来说，肠道微生物组及其代谢物在胰岛素抵抗的发病机制中起着关键作用，胰岛素抵抗与女性生殖健康密切相关。然而，微生物 - 胰岛素抵抗性生殖疾病的潜在机制仍有待进一步研究。

六、肠道菌群与生殖内分泌

（一）妊娠期肠道菌群的改变与影响

肠道微生物群的组成在妊娠的不同阶段会发生变化，尤其是在妊娠晚期变化更明显。肠道菌群的改变会影响母亲的代谢、免疫和内分泌等系统，并可传递给胎儿，对胎儿的发育起着重要的作用。妊娠期激素水平的急剧变化（例如雌激素和孕激素的升高）也会影响肠道功能和菌群组成，伴随着独特的炎症和免疫变化。肠道微生物组可能通过影响短链脂肪酸、炎性细胞因子、胆汁酸代谢和代谢激素来调节母体代谢的稳定性，这些物质可以穿透胎盘屏障，对于胎儿发育、生长和免疫器官功能塑造至关重要。比如，妊娠期间肠道菌群的变化会导致妊娠期间免疫系统功能改变，使得母体的相关免疫抗体及免疫分子浓度产生变化，通过胎盘进入胎儿体内后，对胎儿器官功能发育以及免疫系统的建立产生影响。妊娠早期肠道中的微生物多样性与未孕妇类似，但随着孕期进行，与炎症相关的肠道细菌的丰度逐渐增加。妊娠早期肠道瘤胃菌科增多可能与代谢异常有关；增高的毛螺菌科、普雷沃菌科、拟杆菌科可能与母体能量代谢有关；红蝽菌科升高可能与糖耐量受损有关。妊娠晚期，变形菌、放线菌、肠杆菌和链球菌的丰度大幅增加，可能会导致母亲肥胖和胰岛素抵抗，因为它们可以促进能量储存和胎儿新陈代谢。此外，超重孕妇肠道中拟杆菌属和葡萄球菌属的相对丰度较高，这两个属还与孕妇和胎儿白色脂肪组织的增加有关，表明肠道微生物群可能调节母体和胎儿的全身能量代谢。妊娠糖尿病（gestational diabetes mellitus，GDM）女性和健康孕妇之间的微生物群差异与血糖水平相关，GDM 孕妇存在肠道菌群失调，说明肠道菌群在 GDM 的发生、发展中起重要作用。此外，妊娠期肥胖和高血糖会影响婴儿早期肠道微生物群的建立，从而影响后代的长期健康。简而言之，妊娠期是育龄妇女重要的生理时期，肠道菌群在妊娠期间会发生显著变化。肠道的重建可能会改变母亲的内分泌、代谢和免疫系统的状态，影响母亲和子代健康。

（二）肠道菌群与子宫内膜异位症

EMT 被认为是一种典型的多因素疾病，可能由遗传、免疫和环境因素决定，因具有凋亡减少、细胞因子水平升高和细胞介导异常等自身免疫病特征，被认为与免疫紊乱有密切关系。由于肠道菌群影响雌激素代谢、炎症和体内平衡，许多学者就 EMT 和肠道菌群之间的关系进行了深入研究。由于肠道微生物参与雌激素循环的调节，肠道菌群失调会增加循环雌激素的水平，这可能会刺激子宫内膜异位病变的生长和周期性出血。另外，许多免疫细胞和炎症因子在 EMT 中发生改变，腹腔液和血清中的炎症细胞因子水平也会发生变化。这些炎症细胞因子水平升高，侧面反映了肠道微生物群和肠道通透性的失调和改变。研究显示，EMT 模型大鼠肠道内体内厚壁菌门/拟杆菌门比值升高，意味着 EMT 可以导致肠道菌群失调，在猴体内验证得到了类似的结果，同时患有 EMT 的猴，老年猴体内乳酸杆菌的数量呈现下降趋势，革兰氏阴性需氧菌和兼性厌氧菌数量增加。另外，EMT 妇女更倾向于以志贺菌/大肠埃希菌为粪便微生物中的优势菌群。EMT 小鼠粪便中拟杆菌含量高于非 EMT 小鼠，给已经接受过药物处理、内膜异位病灶体积已明显减小的小鼠灌服 EMT 小鼠的粪菌后，受体小鼠的内膜异位病灶体积明显变大，说明特定的肠道菌群可以促进子宫内膜异位病灶的发展。虽然基因测序技术的出现使得研究者们能够对 EMT 患者的粪菌进行分析，比较精确地找出患者与非患者之间的菌群差异，然而到目前为止，尚不能证明肠道菌群与疾病谁是因谁是果，更无法阐明其中的作用机制，更多的观点倾向于 EMT 和肠道菌群之间是双向调节，后期仍需要设计良好的研究继续探索三者之间可能的联系，为临床治疗方案的改进指明方向。

（三）肠道菌群与 PCOS

PCOS 是育龄妇女无排卵性不孕最主要的原因，然而其具体发病机制仍未明确，致使对该病的治疗较为局限，以减重、口服激素、改善胰岛素抵抗类药物改善临床症状为主，而非根治。研究者认为，由不良饮食引起的肠道菌群紊乱会增加肠道黏膜通透性，将 LPS 释放到体循环中，激活免疫系统，并提高血清胰岛素水平，导致卵巢中雄激素的产生增加并干扰正常的卵泡发育，从而导致 PCOS。在来曲唑诱导的小鼠 PCOS 模型中，肠道菌群种类显著减少，拟杆菌减少，梭菌增加，大部分厚壁菌增加；在来曲唑诱导的大鼠 PCOS 模型中，乳酸菌、瘤胃球菌和梭菌减少，而普氏菌增多，给予乳酸菌和健康大鼠粪便移植，可以改善 PCOS 样大鼠的动情周期和卵巢形态。近年研究显示，PCOS 患者普遍存在肠道菌群谱的改变，其发生、发展与肠道微生态和肠道免疫失衡关系密切，肠道菌群参与 PCOS 的高雄激素血症、胰岛素抵抗、慢性炎症、排卵障碍、代谢紊乱等病理环节。北京大学第三医院团队发现 PCOS 患者肠道菌群紊乱，普通拟杆菌丰度显著升高，并通过粪菌移植、单菌种灌胃的方法研究了菌群对 PCOS 表型的调控作用，阐明了普通拟杆菌诱导 PCOS 表型是微生物群-宿主相互作用的结果，对其深一步的机制研究表明，肠道菌群-胆汁酸-GATA3-IL-22 轴在调节 PCOS 卵巢功能异常、胰岛素抵抗、脂肪棕色化中起重要的作用，为将肠道菌群和 IL-22 作为治疗 PCOS 患者的新靶点提供了理论依据。在其他机制方面，一方面，PCOS 菌群中有益菌的减少可能导致 SCFA 的产生减少，能通过影响糖类物质代谢、介导炎症效应等过程诱发机体代谢紊乱，从而导致 PCOS；另一方面，SCFA 参与肠内分泌细胞分泌脑-肠肽，如生长激素释放肽的过程，生长激素释放肽能通过延缓垂体释放 LH 脉冲强度，抑制其过度合成与释放，进而参与调控 PCOS 生殖系统的功能，表明脑肠轴可能参与调控 PCOS 的进展。乳酸菌可通过调节性激素相关的肠道微生物群改善 PCOS，为将益生菌干预治疗 PCOS 提供了治疗前景。另有研究报道，给 PCOS 大鼠亚麻籽油饮食，可通过性类固醇激素-微生物群-炎症轴改善 PCOS，有助于深入了解 PCOS 的发病机制并作为改善 PCOS 的干预措施。

综上所述，肠道菌群的调节有利于改善 PCOS，肠道菌群与代谢、免疫密切相关，有明显特异性，由肠道菌群着手，可为 PCOS 临床治疗开辟新的路径，通过饮食结构改善、调节肠道菌群，可以为实现 PCOS 患者的长期管理与预防远期并发症提供额外机制。同时，可以通过完善肠道菌群的检测为 PCOS 患者减少远期代谢性并发症提供新的预防途径。如何探究特征群体间的差异与个体化疗法为后续研究的要点。

（四）肠道菌群与卵巢功能下降

由于卵巢功能下降会使性激素波动或急剧减少，引起机体内分泌失调、免疫力低下和自主神经紊乱的症候群等。卵巢功能下降包括卵巢储备功能下降、早发性卵巢功能不全、卵巢早衰及围绝经期综合征等疾病。近年的研究结果显示，围绝经期综合征人群肠道中双歧杆菌数量显著减少，肠杆菌科及肠球菌数量显著增加，益生菌群与肠杆菌科结构发生改变，可能围绝经期综合征人群由于神经内分泌失调等健康状态的下降，引起肠道有益菌群与腐败菌比例发生变化，从而引起肠道微生态失调。切除雌性大鼠的卵巢可以改变其肠道微生物群，这些变化与其出现围绝经期相关症状有关。给其补充益生菌制剂，可预防因雌激素缺乏导致的大鼠围绝经期症状，其相关机制可能是有效地调整了机体消化道微生态环境，促进肠道内有益菌生长及有害物质排泄，并且与降低体内胆固醇及低密度脂蛋白水平，提高高密度脂蛋白水平有关。

卵巢功能减退患者肠道中拟杆菌属、双歧杆菌属、巨单胞菌属和普氏菌属显著增加，梭菌属、粪球菌属、粪肝菌属、罗斯氏菌属和瘤胃球菌属显著下降，雌激素水平与拟杆菌的相对比例和拟杆菌 / 厚壁菌比呈显著负相关，而与厚壁菌的丰度呈正相关，AMH 水平与拟杆菌、拟杆菌 / 厚壁菌比、丁酸单胞菌和粪杆菌的相对比例显著相关。拟杆菌和厚壁菌之间的平衡对于维持肠道稳态很重要，由此可以推测肠道稳态失调可能是卵巢功能减退患者的病因之一，这些变化可能通过某些菌株及其代谢物诱导免疫调节活性，进而影响卵巢功能减退的发展。然而，目前关于卵巢功能减退患者的肠道菌群研究数量有限，未来需要大样本量和多中心的进一步研究。此外，还需进行进一步的动物及机制试验，以探索潜在的因果关系。

七、微生物治疗

随着对生殖道及肠道菌群认识的不断深入，恢复和维持正常菌群组成结构和数量成为新的治疗手段。益生菌干预能够维持或者重建菌群平衡，对女性健康起到重要作用。比如，应用益生菌治疗能够改善 BV 患者阴道微生物菌群的整体结构及组成，调整阴道微生态，预防 BV 导致的早产及感染性疾病。益生菌可以抑制革兰氏阴性菌脂多糖的表达或产生短链脂肪酸，通过抑制炎症因子的产生而减少炎症反应，进而降低子痫前期的发生风险。给 PCOS 患者补充益生菌可显著提高血清性激素结合球蛋白和血浆总抗氧化能力，显著降低总睾酮水平，表明益生菌的干预治疗对PCOS 患者具有一定的效果。另外，双歧杆菌 V9 可改善 PCOS 患者的激素分泌，该作用可能与其对短链脂肪酸水平的影响相关。

不同的膳食成分会向结肠输送不同的糖类和植物营养素，饮食的改变可快速引起肠道菌群丰度的变化。饮食参与调节肠道菌群改变，例如高纤维饮食可以维持跨代小鼠的肠道菌群多样性，而低纤维饮食能够显著降低跨代小鼠的肠道菌群多样性，并且这种多样性是不可逆转的。低糖类饮食可以增加肠道短链脂肪酸的含量，高脂低糖类饮食可导致小鼠的肠道中典型的双歧杆菌属丰度显著减少，使糖尿病和肥胖发生率增加。膳食纤维可以改善肥胖及糖尿病患者的胰岛素抵抗、体内的慢性炎症状态等。

粪便菌群移植可通过改善肠道微生物结构来改善代谢综合征、肥胖、胰岛素抵抗等，但由于目前进行的大多数研究都是实验性的，因此还需要进一步的临床试验来证实粪便移植治疗肥胖及相关疾病的长期效果、疗效和安全性。

肠道菌群与人体健康息息相关，改善饮食结构或服用微生态制剂，进而调整肠道菌群的结构和数量，有利于生殖内分泌疾病的治疗和预防。未来研究应将饮食、活性益生菌定制品、粪菌移植等多种策略整合，实现对肠道菌群的个体化"精准"调控。

八、总结与展望

生殖道与肠道菌群是复杂多变且动态平衡的微生态系统，在维持人体健康方面发挥着重要作用。评估生殖道微生物群为阐释人类生殖、妊娠及新的生命体形成等重要生育事件的调控机制开创了新视角，对改善女性生殖健康具有重要意义。随着研究样本量的扩大，取材技术的改进，结合基因组学、转录组学、蛋白质组学、免疫组学、微生物组学及代谢组学新技术和新理论，人类将描绘出健康生殖道微生物群落结构和层级，阐释生殖道微生物的重要功能及微生物与宿主之间微妙的依存关系，及时识别菌群失调，调整和优化受孕时机，甚至靶向微生物干预，进一步改善人类生殖健康和提高生育力。

现代分子生物学技术在生殖道菌群失调和感染的早期检测方面的应用是当前该领域研究的前沿，对于我们进一步理解生殖道微生物菌群以及与不良生殖结局之间的关系至关重要。通过开发更好的保护和治疗策略、使用设计合理的微生物活性产品或代谢物来优化生殖道微生物菌群。为了更好地治疗生殖道疾病，促进生殖健康，找到更个性化的治疗方案也是我们需要不断探索和研究的方向。

（北京大学第三医院妇产科　齐新宇　庞艳莉）

 ## 综合思考题

第四章综合思考题解析

1.（多项选择题）分析肠道菌群与 PCOS 的关系，探究肠道菌群在 PCOS 发病中的作用机制。在 EMT 患者的腹盆腔明显升高，且与盆腔痛密切相关的是

　　A. TNF-α　　　　　　　　B. 肾上腺素　　　　　　　　C. 神经生长因子（NGF）
　　D. 单核细胞化学引诱物 -1（McP-1）　　　　　　　E. TGF-β1

2.（多项选择题）关于 EMT 发病机制的陈述，正确的是

　　A. 异位的子宫内膜组织高表达 17β - 羟基类固醇脱氢酶 2
　　B. 子宫内膜异位病灶表达芳香化酶细胞色素 450
　　C. EMT 以孕激素敏感为特性
　　D. 炎症是其主要致病因素之一
　　E. TNF-α 抑制 IL-8 的分泌

3. POF 和 POI 的区别及意义是什么？

4. 脆性 X 相关早发性卵巢功能不全的可能发病机制是什么？

5. 请设计一项关于多囊卵巢综合征相关遗传机制的研究。

6. 简述对于携带染色体结构重排夫妻遗传咨询及临床处理。

7. 简述染色体倒位的分类，非多态性染色体倒位的遗传咨询。

8. 生殖道及肠道菌群失调对女性生殖功能有什么影响？菌群紊乱可能会导致女性生殖内分泌系统发生什么改变？干预手段有哪些？

参考文献

［1］YANG R，LI Q，ZHOU Z，et al. Change in the prevalence of polycystic ovary syndrome in China over the past decade［J］. Lancet Reg Health West Pac，2022，25：100494.

［2］LI R，ZHANG Q，YANG D，et al. Prevalence of polycystic ovary syndrome in women in China：a large community-based study［J］. Hum Reprod，2013，28（9）：2562-2569.

［3］DI-BATTISTA A，MOYSÉS-OLIVEIRA M，MELARAGNO M I. Genetics of premature ovarian insufficiency and the association with X-autosome translocations［J］. Reproduction，2020，160（4）：R55-R64.

［4］GIUDICE L C，KAO L C. Endometriosis［J］. Lancet，2004，364（9447）：1789-1799.

［5］YILMAZ B，VELLANKI P，ATA B，et al. Metabolic syndrome，hypertension，and hyperlipidemia in mothers，fathers，sisters，and brothers of women with polycystic ovary syndrome：a systematic review and meta-analysis［J］. Fertil Steril，2018，109（2）：356-364，e32.

［6］DEIANA D，GESSA S，ANARDU M，et al. Genetics of endometriosis：a comprehensive review［J］. Gynecol Endocrinol，2019，35（7）：553-558.

［7］ SHI Y, ZHAO H, SHI Y, et al. Genome-wide association study identifies eight new risk loci for polycystic ovary syndrome ［J］. Nat Genet, 2012, 44（9）: 1020-1025.

［8］ QIN Y, JIAO X, SIMPSON J L, et al. Genetics of primary ovarian insufficiency: new developments and opportunities ［J］. Hum Reprod Update, 2015, 21（6）: 787-808.

［9］ TUR-TORRES M H, GARRIDO-GIMENEZ C, ALIJOTAS-REIG J. Genetics of recurrent miscarriage and fetal loss ［J］. Best Pract Res Clin Obstet Gynaecol, 2017, 42: 11-25.

［10］ MIMOUNI N E H, PAIVA I, BARBOTIN A L, et al. Polycystic ovary syndrome is transmitted via a transgenerational epigenetic process ［J］. Cell Metab, 2021, 33（3）: 513-530, e8.

［11］ LI Y, FANG Y, LIU Y, et al. MicroRNAs in ovarian function and disorders ［J］. J Ovarian Res, 2015, 8: 51.

［12］ ALEKSANDAR R, STEPHANIE A P, DANIEL B, et al. NOBOX deficiency disrupts early folliculogenesis and oocyte-specific gene expression ［J］. Science, 2004, 305（5687）: 1157-1159.

［13］ SZELIGA A, CALIKKSEPKA A, MACIEJEWSKA J M, et al. Autoimmune diseases in patients with premature ovarian insufficiency-our current state of knowledge ［J］. Int J Mol Sci, 2021, 22（5）: 2594.

［14］ ALLEN E G, SULLIVAN A K, MARCUS M, et al. Examination of reproductive aging milestones among women who carry the FMR1 premutation ［J］. Hum Reprod, 2007, 22（8）: 2142-2152.

［15］ ZHAO H, CHEN Z J, QIN Y Y, et al. Transcription factor FIGLA is mutated in patients with premature ovarian failure ［J］. Am J Hum Genet, 2008, 82（6）: 1342-1348.

［16］ HEIDI M M, MARGARET N, SYLWIA W. Mitochondria: more than just a powerhouse ［J］. Curr Biol, 2006, 16（14）: R551-R560.

［17］ ILPO H, OUTI H, ANTONIO L M, et al. Advances in the molecular pathophysiology, genetics, and treatment of primary ovarian insufficiency ［J］. Trends Endocrinol Metab, 2018, 29（6）: 400-419.

［18］ Persani L, Rossetti R, Pasquale E D, et al. The fundamental role of bone morphogenetic protein 15 in ovarian function and its involvement in female fertility disorders ［J］. Hum Reprod Update, 2014, 20（6）: 869-883.

［19］ WEBBER L, DAVIES M, ANDERSON R, et al. ESHRE guideline: management of women with premature ovarian insufficiency ［J］. Hum Reprod, 2016, 31（5）: 926-937.

［20］ QIN Y Y, JIAO X, SIMPSON J L, et al. Genetics of primary ovarian insufficiency: new developments and opportunities ［J］. Hum Reprod Update, 2015, 21（6）: 787-808.

［21］ SHIN Y H, REN Y, SUZUKI H, et al. Transcription factors SOHLH1 and SOHLH2 coordinate oocyte differentiation without affecting meiosis I ［J］. J Clin Invest, 2017, 127（6）: 2106-2117.

［22］ TEEDE H J, MISSO M L, COSTELLO M F, et al. Recommendations from the international evidence-based guideline for the assessment and management of polycystic ovary syndrome ［J］. Hum Reprod, 2018, 33（9）: 1602-1618.

［23］ CHEN Z J, ZHAO H, HE L, et al. Genome-wide association study identifies susceptibility loci for polycystic ovary syndrome on chromosome 2p16.3, 2p21 and 9q33.3 ［J］. Nat Genet, 2011, 43（1）: 55-59.

［24］ RISAL S, PEI Y, LU H, et al. Prenatal androgen exposure and transgenerational susceptibility to polycystic ovary syndrome ［J］. Nat Med, 2019, 25（12）: 1894-1904.

［25］ COYLE C, CAMPBELL R E. Pathological pulses in PCOS ［J］. Mol Cell Endocrinol, 2019, 498（C）: 110561.

［26］ LINDA C G, RICHARD O B, CHRISTIAN B, et al. Chapter 18-Genetics and Genomics of Endometriosis.In: PETER C K LEUNG, JIE QIAO. Human Reproductive and Prenatal Genetics ［M］. Pittsburgh: Academic Press, 2019: 399-426.

［27］ ZONDERVAN K T, BECKER C M, MISSMER S A. Endometriosis ［J］. N Engl J Med, 2020, 382（13）: 1244-1256.

［28］ ANGIONI S, D'ALTERIO M N, COIANA A, et al. Genetic characterization of endometriosis patients: review of the literature and a prospective cohort study on a mediterranean population ［J］. Int J Mol Sci, 2020, 21（5）: 1765.

［29］KONINCKX P R，USSIA A，ADAMYAN L，et al. Pathogenesis of endometriosis：the genetic/epigenetic theory［J］. Fertil Steril，2019，111（2）：327-340.

［30］IYSHWARYA B K，MOHAMMED V，VEERABATHIRAN R. Genetics of endometriosis and its association with ovarian cancer［J］. Gynecol Obstet Clin Med，2021，1（4）：177-185.

［31］WAPNER R J，MARTIN C L，LEVY B，et al. Chromosomal microarray vesrus karyotyping for prenatal diagnosis［J］. N Engl J Med，2012，367（23）：2175-2184.

［32］American College of Obstetricians and Gynecologists' Committee on Practice Bulletins—Gynecology. ACOG Practice Bulletin No. 200：Early Pregnancy Loss［J］. Obstet Gynecol，2018，132（5）：e197-e207.

［33］Practice Committee of American Society for Reproductive Medicine. Evaluation and treatment of recurrent pregnancy loss：A committee opinion［J］. Fertil Steril，2012，98（5）：1103-1111.

［34］Royal College of Obstetricians and Gynaecologists. The Management of Early Pregnancy Loss. Guideline No. 25［M］. London：RCOG，2011.

［35］European Society of Human Reproduction and Embryology. Recurrent Pregnancy Loss［J］. 2017 https：//www.eshre. eu/ Guidelines-and-Legal/Guidelines/Recurrent-pregnancy-loss. aspx.

［36］中华医学会妇产科学分会产科学组 . 复发性流产诊治的专家共识［J］. 中华妇产科杂志，2016，51（1）：3-9.

［37］CARP HOWARD J A. Recurrent pregnancy loss：cause，controversies and treatment［J］. 3rd ed. London：CRC Press，2020.

［38］REDDY U M，PAGE G P，SAADE G R，et al. Karyotype versus microarray testing for genetic abnormalities after stillbirth［J］. N Engl J Med，2012，367（23）：2185-2193.

［39］NORTON M E，JACOBSSON B，SWAMY G K，et al. Cell-free DNA analysis for noninvasive examination of trisomy［J］. N Engl J Med，2015，372（17）：1589-1597.

［40］BIANCHI D W，PARKER R L，WENTWORTH J，et al. DNA sequencing versus standard prenatal aneuploidy screening［J］. N Engl J Med，2014，370（9）：799-808.

［41］MUNNÉ S. Evolution of preimplantation genetic screening［J］. Fertil Steril，2018，110（2）：226-230.

［42］QI X，YUN C，PANG Y，et al. The impact of the gut microbiota on the reproductive and metabolic endocrine system［J］. Gut Microbes，2021，13（1）：1-21.

［43］QI X，YUN C，SUN L，et al. Gut microbiota-bile acid-interleukin-22 axis orchestrates polycystic ovary syndrome［J］. Nat Med，2019，25（8）：1225-1233.

［44］KOEDOODER R，MACKENS S，BUDDING A，et al. Identification and evaluation of the microbiome in the female and male reproductive tracts［J］. Hum Reprod Update，2019，25（3）：298-325.

［45］AL-NASIRY S，AMBROSINO E，SCHLAEPFER M，et al. The interplay between reproductive tract microbiota and immunological system in human reproduction［J］. Front Immunol，2020，11：378.

［46］MONIN L，WHETTLOCK E M，MALE V. Immune responses in the human female reproductive tract［J］. Immunology，2020，160（2）：106-115.

［47］BENNER M，FERWERDA G，JOOSTEN I，et al. How uterine microbiota might be responsible for a receptive，fertile endometrium［J］. Hum Reprod Update，2018，24（4）：393-415.

［48］POWER M L，QUAGLIERI C，SCHULKIN J. Reproductive microbiomes：a new thread in the microbial network［J］. Reprod Sci，2017，24（11）：1482-1492.

第五章

妇科相关遗传性肿瘤综合征

学习目标

◎ **基本目标**

1. 理解影响妇科肿瘤发生的遗传学因素，熟悉常见妇科遗传性肿瘤综合征。
2. 运用林奇综合征相关的子宫内膜癌遗传学的基础理论，理解遗传性子宫内膜癌筛查策略和流程。
3. 运用输卵管和卵巢浆液性癌起源学说的理论，理解遗传性乳腺癌 - 卵巢癌综合征筛查策略和流程，理解遗传性卵巢癌降低风险的四类手术方式的适应人群、优点及缺点。
4. 运用妇科肿瘤遗传咨询的流程知识，对于不同病理类型的卵巢癌高危人群能够提供恰当的遗传咨询和管理建议。
5. 运用完全性葡萄胎和部分性葡萄胎遗传学的基础理论，理解临床鉴别方法，了解对葡萄胎的临床监测和管理。
6. 运用家族复发性葡萄胎相关遗传基因的理论，理解临床筛查策略和流程。

◎ **发展目标**

1. 运用妇科肿瘤遗传咨询知识进行简单的肿瘤家族史采集、风险评估及相关遗传咨询。
2. 理解各种不同类型妊娠滋养细胞肿瘤的遗传特点，对妊娠滋养细胞肿瘤患者提供适当的遗传咨询和管理建议。

第一节　妇科肿瘤遗传学基础

一、肿瘤的基本生物学特征

肿瘤是一类疾病的总称，指机体在各种致癌因素作用下，局部组织细胞失去对其生长的正常调控，导致异常增生而形成的新生物。近一个世纪以来，随着细胞生物学、分子生物学、医学遗传学理论和技术的发展，人类对肿瘤的认识逐渐深入。

2011 年，肿瘤生物学家 Hanahan 和 Weinberg 总结了肿瘤细胞的 10 个基本生物学特征，包括持续性的增殖信号、逃避生长抑制、组织侵袭和转移能力、无限制的复制能力、诱导血管生成、抵抗细胞凋亡、细胞能量代谢异常、免疫逃逸能力、引发促进肿瘤的炎症反应、基因组不稳定性及突变。2022 年，Hanahan 对其进行了补充，在上述 10 个特征的基础上新增了 4 个特征，分别为：解锁表型可塑性、非突变表观遗传重编程、多态性的微生物组、衰老细胞。其中与遗传学相关的肿瘤基本生物学特征包括基因组不稳定性及突变（genome instability and mutation）和非突变表观遗传重编程（non-mutational epigenetic reprogramming）。

基因突变和基因组不稳定性是肿瘤细胞的重要特征。一些特定突变赋予细胞在局部组织环境中的选择性生长优势，类似的突变累积导致肿瘤的发生、发展。上述的基本生物学特征的获得也是肿瘤细胞基因组不稳定性及突变的结果。在精密的基因组损伤修复系统的保护下，正常细胞的自发突变率非常低，而肿瘤细胞的突变率明显升高，加速了突变累积的过程。

非突变表观遗传重编程是近年来肿瘤领域的研究热点，即 DNA 序列未发生改变，但是基因功能发生了可遗传性的改变。表观遗传学修饰主要包括 DNA 甲基化、组蛋白修饰、染色质重塑、非编码 RNA 调控等。越来越多的证据支持表观遗传学改变在肿瘤的发生和发展中起重要作用，为肿瘤学研究开辟了新的方向。本节将概述妇科肿瘤发生的遗传学基础。

二、肿瘤发生的遗传因素

肿瘤的发生是遗传因素和环境因素共同作用的结果。虽然 90% 以上的肿瘤由环境因素引起，但是某些肿瘤的发生具有明显的种族分布差异和家族聚集现象，这类遗传性肿瘤占全部肿瘤病例的 5% ~ 10%。本部分将重点介绍影响肿瘤发生的遗传因素。

（一）胚系突变与体系突变

根据变异发生的细胞来源，基因突变可分为胚系突变和体系突变。胚系突变（germline mutation）又称为生殖细胞突变，生殖细胞发生导致肿瘤的基因突变，由其发育的所有细胞均携带这种变异，并向下一代传递，进而导致子代对肿瘤的易感性。体系突变（somatic mutation）又称为获得性突变，导致肿瘤的基因突变为后天获得，在细胞分裂或暴露于环境因素（如化学致癌物、辐射）产生，发生于个体的部分细胞中。胚系突变的基因检测可帮助发现遗传性肿瘤家系，而体系突变的基因检测有助于寻找药物靶点、监测肿瘤负荷等。

1. **胚系突变**　遗传性肿瘤主要与癌变通路上高外显率基因（癌基因或抑癌基因）的胚系突变相关。胚系突变根据外显情况，可分为完全外显突变和不完全外显突变，妇科肿瘤多为不完全外显突变。根据外显率的高低，可进一步分为高外显率（high-penetrance）突变、适度外显率（moderate-penetrance）突变和低外显率（low-penetrance）突变。

（1）高外显率突变：将导致较高的发病风险，癌变通路上关键基因的高外显率突变常导致遗传性肿瘤综合征的发生。例如，*BRCA1*、*BRCA2* 基因突变导致的遗传性乳腺癌 - 卵巢癌综合征（hereditary breast and ovarian cancer syndrome，HBOC）、*TP53* 基因突变导致的利 - 弗劳梅尼（Li-Fraumeni）综合征、*RB* 基因突变导致的遗传性视网膜母细胞瘤、*APC* 基因突变导致的家族性腺瘤性息肉病等。

与散发性肿瘤相比，高外显率突变的遗传性肿瘤具有以下特征：明显的家族聚集性现象且肿瘤发病年龄明显低于正常人群、常见多个原发性肿瘤、可伴发其他遗传性缺陷、可在体细胞中检测到基因变异等。

（2）适度外显率突变：发病率显著低于高外显率突变，其携带基因变异的相关风险为普通人群的 2 ~ 5 倍。随着肿瘤基因测序技术的广泛应用，越来越多的适度外显率相关基因被发现，其潜在的临床意义有待进一步研究。

（3）低外显率突变：又称为遗传多态性（genetic polymorphism），在正常人群中出现的频率较高。其定义为在同一群体中，某个基因座上单个核苷酸存在两个或两个以上的等位基因，且等位基因在人群中出现的频率高于 0.01。低外显率突变导致的发病风险较低，通常不表现为疾病表型，但是可能导致携带变异的人群发生肿瘤的敏感性改变，进而影响肿瘤的发病风险。

2. 体系突变　大量随机发生的体细胞基因突变是肿瘤发生的显著特征之一。正常情况下，体细胞突变率维持在低水平，但是在化学、物理、生物等环境致癌因素作用下会增加突变率。大多数突变损伤会被机体自身修复，而修复不充分时会导致突变累积，突变累积到一定程度时将导致肿瘤的发生。

在检测到的大量突变中，只有少数突变对肿瘤细胞的生长优势有贡献，并且在肿瘤进化中起正向选择作用，这类突变被称为驱动突变（driver mutation）。驱动突变可以是癌基因的激活，也可以是抑癌基因的失活。多数肿瘤需要一个以上的驱动突变，并且不同类型肿瘤间的驱动突变有显著差异。

区别于驱动突变，另一类突变是肿瘤发生的结果，对肿瘤的生长优势没有贡献，这类突变称为伴随突变（passenger mutation）。这些基因的变化共同构成了肿瘤的基因变化特征，比如肿瘤突变负荷（tumor mutation burden，TMB）近年来已用作 PD-1 免疫治疗敏感性的生物标志物。

（二）癌基因与抑癌基因

细胞内存在两类基因：一类是在一定条件下能使正常细胞发生恶性转化的基因，称为癌基因（oncogene）；另一类是抑制正常细胞发生恶性转化或修复细胞损伤的基因，称为抑癌基因（tumor suppressor gene）。这两类基因是从细胞生长和相关功能的角度定义的，是一种广泛的命名。癌基因和抑癌基因虽然与肿瘤相关，但是也存在于正常细胞并发挥重要功能，区别在于这两类基因的作用和平衡不同。肿瘤细胞通常是在癌基因激活、抑癌基因失活的共同作用下，导致原有的平衡被打破，细胞生长失控。

1971 年，Knudson 提出了著名的肿瘤起源"二次打击"假说（"double-hits" hypothesis）。对遗传性肿瘤而言，"第一次打击"发生在出生前，携带易感基因的胚系突变。"第二次打击"是出生后发生的非遗传性突变，即体系突变。对非遗传性肿瘤而言，两次打击均为出生后发生的体系突变。

1. 癌基因　参与编码的蛋白质包括生长因子、生长因子受体、胞内信号转导蛋白、转录因子、染色质重塑复合物、细胞周期蛋白等，调控细胞的增殖和凋亡。常见的癌基因有 *RAS*、*HER2*、*MYC*、*WNT*、*ERK*、*SRC* 及 *BCL2* 等。

在某些情况下，如基因突变或病毒作用，癌基因表达增加，称为癌基因激活。癌基因激活的方式有多种，包括基因突变、插入激活、染色体重排形成融合基因、基因扩增、选择性剪切、表观遗传修饰等。常见的癌基因及激活类型有 *RAS* 基因突变、*HER2* 基因扩增、*BCR-ABL* 基因融合等。

（1）*RAS* 基因突变：*RAS* 基因是 GTP 酶基因家族的成员，包含 *K-RAS*、*H-RAS*、*N-RAS* 三种主要亚型。RAS 蛋白位于细胞膜内侧，通过催化 GTP 与 GDP 相互转化参与跨膜信号传递。约 1/3 的人类肿瘤存在 *RAS* 基因突变，以 *K-RAS* 突变最为常见，其主要的突变热点位于第 12、13、61 位氨基酸。*RAS* 突变抑制 GTP 水解，使结合的 GTP 不被转化为 GDP，持续性激活下游多条信号通路，如 RAS/PI3K/AKT/mTOR 通路、RAS/PLC/PKC 通路等，进而导致细胞异常增殖。

（2）*HER2* 基因扩增：人表皮生长因子受体 2（human epidermal growth factor receptor 2，*HER2*）又名 ERBB2、Neu、P185，属于表皮生长因子受体（EGFR）家族成员，编码受体酪氨酸激酶。该蛋白本身没有与配体结合的结构域，不能结合生长因子，而是与其他配体结合的 EGFR 家族成员紧密结合形成异二聚体，稳定配体结合并增强下游信号通路活性，如 MAPK 通路、PI3K 通路等。*HER2* 扩增和过表达可见于卵巢癌、乳腺癌、胃癌等多种肿瘤。*HER2* 扩增已成为曲妥珠单抗靶向治疗的分子标志物。

（3）*BCR-ABL* 基因融合：*BCR* 基因位于 22 号染色体，*ABL* 基因位于 9 号染色体，*ABL* 基因从 9 号染色体重排至 22 号染色体，形成融合基因 *BCR-ABL*，编码蛋白具有较强的酪氨酸激酶活性，可抑制细胞凋亡。突变的 22 号染色体又被称为费城染色体（Philadelphia chromosome），是 9q34 与 22q11 易位的结果。*BCR-ABL* 基因融合多见于骨髓瘤、慢性粒细胞白血病、急性淋巴细胞白血病等肿瘤，并成为肿瘤靶向治疗的药物靶点。

2. 抑癌基因 是一类能够抑制细胞恶性转化的基因，对正常细胞增殖起负调控作用，监控细胞的正常生长分裂。抑癌基因具有高度异质性，一类直接调控细胞生长、分化和凋亡的过程，称为看家基因（gatekeeper gene）；另一类主要作用于 DNA 损伤修复和维持基因组稳定性，称为看管基因（caretaker gene）。

抑癌基因参与编码包括转录调节因子、负调控转录因子、信号通路相关抑制因子、DNA 损伤修复因子、周期蛋白依赖性激酶抑制因子、肿瘤转移抑制因子等。常见的抑癌基因有 *RB*、*TP53*、*WT-1*、*PTEN*、*APC*、*BRCA1*、*BRCA2*、*MLH*、*MSH* 及 *VHL* 等。

抑癌基因的失活机制包括点突变、等位基因丢失、与癌基因产物结合、高甲基化等。一般情况下，需要两个抑癌基因等位基因的突变、丢失、失活才不发挥作用，抑癌作用消失，这一现象被称为抑癌基因的二次打击。一个抑癌基因突变后，另一个正常拷贝的抑癌基因缺失，称为杂合性丢失（loss of heterozygosity，LOH），这种现象在肿瘤中更为普遍。相比于抑癌基因的二次打击，癌基因的激活只需一个等位基因激活便足够。

（1）*TP53* 基因：编码 p53 蛋白，能够直接与细胞核 DNA 结合，在细胞生长周期中起负调节作用。当细胞 DNA 损伤时，p53 蛋白在决定修复受损 DNA 还是诱导细胞凋亡中起重要作用，被称为"基因组的守护者"。如果 DNA 损伤可以被修复，p53 蛋白激活其他基因以修复损伤；如果 DNA 修复失败，p53 蛋白则会阻止细胞分裂，启动细胞凋亡程序。*TP53* 基因突变、缺失、蛋白失活是最常见的肿瘤遗传性改变，可见于 50% 以上的人类肿瘤。

（2）*RB* 基因：是第一个被克隆的抑癌基因，在肿瘤中表现为突变失活或基因缺失。编码蛋白 RB1 为核磷酸化蛋白，通过调节转录因子 E2F 活性，使细胞阻滞于 G1 期，从而参与细胞生长调节。*RB* 基因突变或缺失常见于视网膜母细胞瘤、骨肉瘤、肺癌等多种肿瘤。

（3）BRCA 基因：*BRCA1* 和 *BRCA2* 均作用于肿瘤抑制通路，通过同源重组修复（homologous recombination repair，HRR）途径对 DNA 双链断裂进行修复。若 BRCA 基因突变引起 BRCA 蛋白功能缺陷，会导致肿瘤呈现基因组不稳定的表型，引起多种肿瘤发生。15% ~ 22% 的卵巢癌、5% ~ 10% 的乳腺癌是由 *BRCA1*、*BRCA2* 基因突变导致的。几乎所有 BRCA 相关的肿瘤中都存在 BRCA 基因的杂合性丢失。

（三）肿瘤基因组变异类型

肿瘤基因组变异包括多种不同的 DNA 序列改变，如单核苷酸变异、小片段或大片段的插入缺失突变、拷贝数变异、染色体重排。也存在有些变异不发生于 DNA 序列，而通过表观遗传学修饰影响基因的转录、表达和功能。

1. 单核苷酸变异（single nucleotide variant，SNV） 指 DNA 序列中单个碱基的变异。根据变异导致的氨基酸组成和排序的改变情况，又可分为错义突变、同义突变、无义突变等。

（1）错义突变（missense mutation）：指单个碱基取代使 mRNA 密码子变成编码另一个氨基酸的密码子，导致氨基酸序列发生改变，可能影响蛋白质功能。若突变发生于编码蛋白质的功能区，如酶蛋白活性中心，对蛋白质功能影响较大。

（2）同义突变（synonymous mutation）：指单个碱基取代使基因编码区某一密码子改变，但是改变前后密码子编码的氨基酸相同，不引起氨基酸序列的改变。

（3）无义突变（nonsense mutation）：指单个碱基取代使一个编码氨基酸的密码子变成终止密

码子，多肽链的合成提前终止，产生不完整的、截短的、通常无功能的蛋白产物。

2. 插入缺失突变（insertion-delete mutation，indel mutation） 指基因组 DNA 中插入和（或）缺失长度小于 1 Kb 的核苷酸序列，是蛋白质超家族结构变异的常见来源。小于 50 bp 的插入缺失突变又称为小插入缺失（small indels），与单核苷酸变异统称为小变异（small variant）。

（1）整码突变（inframe mutation）：指 DNA 链中增加或减少的核苷酸为一个或几个密码子，导致产物多肽链中增加或减少一个或几个氨基酸，而之后的氨基酸序列无变化。

（2）移码突变（frameshift mutation）：指插入或缺失单个或数个（非 3 的整数倍）核苷酸，导致编码氨基酸的阅读框改变，突变点之后的氨基酸序列都发生改变，严重影响蛋白质的结构和生物学功能。

3. 结构变异（structural variations，SV） 指超过 1 Kb 和更大片段 DNA 改变，包括大片段的插入缺失突变、倒位、易位和拷贝数变异等。

大片段缺失指染色体单体中随机发生的断裂，导致一个或数个基因的缺失，可能的诱导因素包括辐射、化学致癌物、病毒或药物等。大片段插入指染色体中增加一个或数个基因。

（1）倒位（inversion）：指染色体某一片段颠倒 180° 并重新插入染色体的过程。倒位可以是平衡的，即倒置后所有基因都在正常染色体上；也可以是不平衡的，即基因发生缺失或重复。平衡倒位不会引起异常，而不平衡倒位可能导致肿瘤发生。

（2）易位（translocation）：指一条染色体片段与另一条非同源染色体结合，导致染色体间的重排。染色体易位导致融合蛋白的形成，常见于白血病等肿瘤。

（3）拷贝数变异（copy number variation，CNV）：指染色体上大于 1 Kb 的片段发生扩增或缺失，一般发生在 DNA 重组过程中 DNA 大片段的缺失或插入。拷贝数变异覆盖范围广、组成形式多样，可能影响基因的多个外显子乃至整个基因或多个基因，也可能只影响基因启动子区域。拷贝数变异是肿瘤基因组的一种重要特征，可能导致不同程度的靶基因表达水平改变。

（四）表观遗传学修饰

表观遗传学（epigenetics）指在基因组 DNA 没有序列改变的情况下，基因表达水平及功能发生改变，并产生可遗传的表型。目前研究较多的表观遗传学修饰包括 DNA 甲基化修饰、组蛋白修饰、非编码 RNA 等。染色质的基本功能单元是核小体，DNA 的表观遗传学修饰可通过改变核小体内或核小体间的非共价相互作用，进而影响染色质结构。

表观遗传学的特点包括可遗传性，这类改变可通过有丝分裂或减数分裂在细胞或个体世代间遗传；不引起 DNA 序列改变；基因表达调节的可逆性。表观遗传修饰在基因转录、DNA 修复和复制的调控中发挥重要作用。

1. DNA 甲基化修饰 是最常见的表观遗传学改变，指在 DNA 甲基转移酶（DNMT）的作用下，在基因组 CpG 岛二核苷酸的胞嘧啶残基（5-mC）上第 5 位碳原子的甲基化，也是最先被发现的 DNA 共价修饰。

CpG 岛甲基化可导致基因沉默，阻碍转录因子等与基因的相互作用，进而抑制基因表达。研究显示，肿瘤细胞的总甲基化水平通常低于正常细胞，但是某些抑癌基因启动子区域的甲基化程度却增加了，进而导致抑癌基因被沉默。

2. 组蛋白修饰 核小体是染色质的基本结构单位，DNA 链盘绕在组蛋白八聚体构成的核心结构外面，形成一个核小体。研究发现，组蛋白的氨基末端富含赖氨酸和精氨酸残基，经常发生类型多样的翻译后修饰（post-translational modification，PTM），包括乙酰化、甲基化、泛素化、磷酸化等。组蛋白修饰可通过改变染色质结构或招募组蛋白修饰物进而影响基因表达。

组蛋白乙酰化修饰由组蛋白乙酰转移酶（HAT）和组蛋白脱乙酰酶（HDAC）介导完成。组蛋白乙酰化修饰减少与肿瘤的发生、侵袭、转移相关，其中组蛋白 H4K16 位点乙酰化的缺失是人类肿瘤的共同特点。

组蛋白甲基化修饰由组蛋白甲基转移酶（HMT）和组蛋白去甲基转移酶介导完成。肿瘤细胞常见组蛋白甲基化改变，例如组蛋白 H3K4、组蛋白 H3K27、组蛋白 H3K36 等。

3. 非编码 RNA 不编码蛋白质的 RNA 序列被称为非编码 RNA（non-coding RNA，ncRNA），占人类基因组的 90% 以上。非编码 RNA 包括微 RNA（microRNA，miRNA）、长链非编码 RNA（long non-coding RNA，lncRNA）、环状 RNA（circular RNA，circRNA）等。非编码 RNA 可参与转录后调控和翻译等，导致异染色质形成，从而引起 RNA 相关沉默。

三、常见妇科遗传性肿瘤综合征与遗传咨询

（一）常见妇科遗传性肿瘤综合征

与妇科肿瘤相关的遗传性肿瘤综合征包括遗传性乳腺癌 - 卵巢癌综合征（hereditary breast and ovarian cancer syndrome，HBOC）、林奇综合征（Lynch syndrome，LS）、波伊茨 - 耶格综合征（Peutz-Jeghers syndrome，PJS）、多发性错构瘤综合征（multiple hamartoma syndrome）、遗传性平滑肌瘤病 - 肾细胞癌（hereditary leiomyomatosis and renal cell carcinoma，HLRCC）、卵巢高钙血症型小细胞癌（small cell carcinoma of the ovary of hypercalcemic type，SCCOHT）、利 - 弗劳梅尼综合征（Li-Fraumeni syndrome，LFS）等。

1. 遗传性乳腺癌 - 卵巢癌综合征（HBOC） 是遗传性卵巢癌最常见的临床类型，占所有卵巢癌患者的 10% ~ 15%。本病具有家族聚集性，即一个家族中有 1 个一级亲属和 1 个二级亲属或 2 个一级亲属患乳腺癌或卵巢癌。

导致该病发生的易感因素是患者携带可遗传的 *BRCA1*、*BRCA2* 突变，呈现常染色体显性遗传特征。当 *BRCA1*、*BRCA2* 发生突变时，女性患乳腺癌的风险提高 5 倍、卵巢癌风险提高 10 ~ 30 倍；男性患前列腺癌、胰腺癌、黑色素瘤等肿瘤风险也增加。在 HBOC 患者中，卵巢癌常具有发病年龄早的特点，平均诊断年龄小于 45 岁。与散发性卵巢癌相比，对化疗及多聚腺苷二磷酸核糖聚合酶（PARP）抑制剂更敏感。

2. 林奇综合征（Lynch syndrome，LS） 又名遗传性非息肉病性结直肠癌（hereditary non-polyposis colorectal cancer，HNPCC）。患者易早发结直肠癌、子宫内膜癌、卵巢癌等肿瘤。林奇综合征是遗传性结直肠癌最常见的临床类型。林奇综合征女性除有 60% 左右风险罹患结直肠癌外，还有 27% ~ 71% 风险罹患子宫内膜癌以及 2% ~ 14% 风险罹患卵巢癌。

林奇综合征患者呈现常染色体显性遗传特征，存在错配修复（mismatch repair，MMR）基因突变（包括 *MLH1*、*MSH2*、*MSH6*、*PMS2*）或 *EPCAM* 基因种系突变，其中 *MLH1* 或 *MSH2* 突变约占杂合子胚系突变的 90%。

3. 波伊茨 - 耶格综合征（Peutz-Jeghers syndrome，PJS） 又名黑斑息肉综合征，是一种常染色体显性遗传病。典型临床表现为胃肠道息肉、皮肤及黏膜色素沉着以及多发肿瘤倾向。波伊茨 - 耶格综合征由抑癌基因 *STK11* 胚系突变引起，高达 94% 的 PJS 家族能够检出 *STK11* 突变。PJS 女性罹患乳腺癌、宫颈微偏腺癌、卵巢癌等风险增加。

4. 多发性错构瘤综合征（multiple hamartoma syndrome） 又名考登综合征（Cowden syndrome）、PTEN 错构瘤综合征（PTEN hamartoma syndrome，PHS），是一种罕见的常染色体显性遗传病，以皮肤及黏膜错构瘤和多发性全身肿瘤为特征。多发性错构瘤综合征患者中，子宫内膜癌发病率约为 28%。*PTEN* 基因是有磷酸酶活性的抑癌基因，多发性错构瘤综合征患者中 25% ~ 80% 存在 *PTEN* 基因胚系突变。

5. 遗传性平滑肌瘤病 - 肾细胞癌（HLRCC） 又称 Reed 综合征，是一种罕见的常染色体显性遗传的不完全外显性的遗传性肿瘤综合征。患者好发皮肤和子宫平滑肌瘤，某些家族好发肾细胞癌和子宫平滑肌肉瘤。遗传性平滑肌瘤病 - 肾细胞癌呈家族聚集性，与延胡索酸水化酶（*FH*）基因胚系突变相关。

6. 卵巢高钙血症型小细胞癌（SCCOHT） 是一种罕见的、高度恶性且组织学起源仍不明确的未分化癌。本病好发于女童和年轻女性，约 2/3 患者合并高钙血症。卵巢高钙血症型小细胞癌的重要分子特征是 *SMARCA4* 双等位基因功能缺失突变。

7. 利 – 弗劳梅尼综合征（Li–Fraumeni syndrome） 是一种罕见的常染色体显性遗传病，以多发原发性肿瘤易感为特征，包括软组织肉瘤、乳腺癌、白血病、肺癌、卵巢癌等。*TP53* 基因是一种重要的抑癌基因，50% ~ 70% 的利 - 弗劳梅尼综合征患者家系中可检测到 *TP53* 致病性的胚系突变。

（二）遗传咨询要点

遗传性肿瘤的遗传咨询是基于对遗传性肿瘤的认识，为肿瘤患者、易感基因携带者及其家属提供完善的健康咨询和个体化的肿瘤防控服务，本章第六节将详细介绍。

遗传咨询要点包括：全面的肿瘤家族史采集、已发病患者的临床诊治和康复指导、家族成员基因检测结果的解读及指导、易感基因携带者的肿瘤发生及预防指导、肿瘤基因变异向家族后代传递的概率、心理咨询方法和技巧、相关伦理和法律等。遗传咨询面临的问题错综复杂，需要临床肿瘤科、医学遗传科、生殖科和遗传咨询科等多学科配合协作。

（北京大学第三医院妇产科　郭红燕）

第二节　子宫肿瘤遗传学研究

一、子宫肌瘤遗传学研究

子宫肌瘤是最常见的子宫肿瘤，多见于 30 ~ 50 岁妇女，其中 40 ~ 50 岁妇女发病率高达 51.2% ~ 60.0%，是子宫切除的主要原因之一。随年龄增长，子宫肌瘤发病率增加，50 岁时子宫肌瘤发生率高达 70% ~ 80%，绝经后子宫肌瘤发病率降低。子宫肌瘤的发生有明显的家族遗传倾向，一级亲属患有子宫肌瘤的女性其自身患病风险是没有患病亲属女性的 2.5 倍。研究表明，子宫肌瘤遗传度（即遗传因素在子宫肌瘤中所起作用的百分数）为 25.84%。

（一）子宫肌瘤的体细胞突变

体细胞突变是肌瘤形成的起始事件，包括点突变、染色体丢失、染色体畸变等，单克隆起源的体细胞突变形成的肌细胞选择性生长优势是子宫肌瘤发生的主要原因。细胞遗传学证实子宫肌瘤具有染色体的结构异常。研究表明，子宫肌瘤组织培养中有 34.4% ~ 46.1% 细胞携带非随机的染色体异常核型。子宫肌瘤所涉及的畸变染色体常见为 6、7、10、12、14，还有 1、2、3、4、5、13、15、22 和 X，这些染色体或为单一改变或与其他染色体一起改变。常见的畸变区域为 7q21-22、12q14-15、14q21-24、6p21 等。子宫肌瘤发现的多种不同类型的染色体重排中，常见的包括易位（t）、三体（Tri）和缺失（del）。易位能阻断基因序列或引起融合基因的形成，可能使蛋白功能完全丧失，或者转化为具有其他功能的嵌合体蛋白。三体多通过增加基因量来增加基因表达。而染色体丢失通常引起基因功能的缺失。存在于子宫肌瘤中的不同类型的染色体异常预示着肌瘤生长和发展的遗传学异质性。

子宫肌瘤中最常见的染色体易位是 t（12；14）（q14-15；q23-24），在有核型重排的肌瘤中约占 20%，12 号染色体长臂 14-15 区（12q14-15）包含有肿瘤形成的关键基因，如高速泳动族蛋白（high-mobility group protein，HMG protein）基因家族中成员 HMGI-C，在子宫肌瘤细胞中 HMGI-C 频繁重排提示该基因直接作用于肌瘤的畸变生长调控。HMGI-C 功能失调的各种发病机制包括融合的 mRNA、HMGI-C 的缩短和 HMGI-C 调节序列瓦解等。此外，雌激素受体 β 基因（estrogen receptor β gene）定位于 14 号染色体长臂（14q22-24），因此，携带 t（12；14）染色体易位的子宫肌瘤雌激素应答可能存在一定缺陷。

子宫肌瘤核型重排的表型与肌瘤大小及解剖定位相关，Rein 等对 92 例患者的 114 个肌瘤标本进行染色体核型与肌瘤大小相关性分析指出，在总体肌瘤标本中，73 个核型正常，20 个核型异常但无嵌合体，21 个为嵌合体核型。核型异常无嵌合体者比核型正常者肌瘤平均直径明显增大（10.2±5.9 cm 对 5.9±4.2 cm），核型异常无嵌合体者中，肌瘤直径＞6.5 cm 者比肌瘤直径＜6.5 cm 者有明显高的核型异常比率（75% 对 34%），同时指出具有 7 号染色体丢失的肌瘤 del（7）平均比具有 12 号染色体重排的肌瘤小（5.0 cm 对 8.5 cm），但与核型正常的肌瘤大小相同。Brosens 等发现黏膜下肌瘤的重排率（12%）比浆膜下肌瘤（29%）和壁间肌瘤（35%）要少，这提示黏膜下肌瘤由于有比较低的染色体重排率而临床表型较小。目前，子宫肌瘤的治疗方法和预后仍主要依据临床评估和管理，与基因型本身无明显关联。

除上述提到的染色体易位，子宫平滑肌瘤最常见的遗传学改变是中介复合物亚基 12（mediator complex subunit 12，*MED12*）基因的突变，发生于大约 70% 的子宫肌瘤中。中介复合物（mediator complex）是把各种转录因子的调控信号传递给 RNA 聚合酶Ⅱ的重要桥梁。因此，*MED12* 突变会影响很多基因的转录。携带有 *MED12* 突变的子宫肌瘤往往多发且体积较小，组织学类型多表现为普通型平滑肌瘤。

此外，子宫平滑肌瘤中可检测到的重复性突变基因还包括延胡索酸水合酶（fumarate hydratase，*FH*）和Ⅳ型胶原 α5- Ⅳ型胶原 α6（collagen type Ⅳ alpha 5-collagen type Ⅳ alpha 6；*COL4A5-COL4A6*）等，因为这几个基因突变与遗传性子宫平滑肌瘤相关，将在下一部分阐述。

（二）遗传性子宫平滑肌瘤

遗传性平滑肌瘤病 - 肾细胞癌（hereditary leiomyomatosis and renal cell carcinoma，HLRCC）是一类常染色体显性遗传病，是一种综合征，由延胡索酸水合酶（fumarate hydratase，*FH*）胚系突变所致，以毛发（皮肤）平滑肌瘤病、子宫平滑肌瘤病及Ⅱ型乳头状肾细胞癌为特征。子宫平滑肌瘤病多表现为弥漫分布于子宫浆膜下、肌壁间及黏膜下的多发性肿瘤，大小不一；组织学特征包括奇异核、显著增大的嗜酸性核仁及核周空晕、纤丝样粉染胞质及核旁嗜酸性小球（横纹肌样"包涵体"）；另外，鹿角样分支的薄壁血管和肺泡样水肿等也是该肿瘤的典型表现。*FH* 体细胞突变（约占子宫平滑肌瘤的 1.3%）或表观遗传学改变的平滑肌瘤也有前述形态学特征，因此统称为延胡索酸水合酶 - 缺陷型（FHD）平滑肌瘤。通常情况下，FHD 平滑肌瘤 FH 蛋白表达丢失，但需要注意的是，少数病例 *FH* 基因突变导致酶活性减低或缺失，仍可保留蛋白的表达，此时需要结合患者的病史、临床表现及组织学形态综合判断，并行 *FH* 基因突变检测以明确诊断。另外，FH 蛋白功能缺陷引起琥珀酸堆积，从而进一步导致蛋白质半胱氨酸巯基稳定修饰（蛋白质琥珀酰化），产生 2- 琥珀酸半胱氨酸［S-（2-succino）-cysteine，2SC］。2SC 表达阳性用于诊断 FHD 平滑肌瘤灵敏度较好，但文献报道其特异性差于 *FH* 表达情况。

该综合征患者的临床症状主要为早发性皮肤平滑肌瘤病、女性早发子宫平滑肌瘤病，且患肾细胞癌的危险显著增加，较为典型的是Ⅱ型乳头状肾细胞癌。目前，世界上仅有数百个家庭被报道患有此综合征，但由于该疾病不完全外显、较少Ⅱ型乳头状肾细胞癌患者有明显的临床症状或家族史，可能有潜在的 HLRCC 患者群体未得到明确诊断。此外，HLRCC 相关肾细胞癌在原发性肿瘤体积很小时就可以迅速在淋巴结和全身转移，肺是肾细胞癌最常见的远处转移部位，通常患者预后不良。

出现以下症状时，应警惕存在 HLRCC 的可能：多发性皮肤平滑肌瘤；散发肾细胞癌年轻患者，或有乳头状肾细胞癌家族史者；体积较大的子宫多发肌瘤，年轻患者的子宫肌瘤等。

建议有患病危险的家庭中 8 岁以上的成员进行预测性的胚系突变检测。对于致病性 *FH* 基因胚系突变携带者，建议 8 岁以后每年进行肾 MRI 检查，检测有无肾细胞癌的发展及进程。建议使用靶向于肾的方案进行增强病变检测，包括扩散甲醛成像、增加化学位移和基于钆的对比增项序列，以便使病变表现得更明显。若检测到肾细胞癌病灶，应尽早进行手术干预。据报道，皮肤平滑肌瘤病变的患者最小年龄为 10 岁。建议每年由儿科医师进行全面皮肤检查，评估平滑肌瘤的存在与发展。另外，至少从 20 岁起每年进行妇科检查，评估子宫平滑肌瘤的生长情况。如经济条件允许，最好应用敏感的检测技术（如 MRI）进行定期筛查。

另外一种遗传性子宫平滑肌瘤病是奥尔波特综合征相关性弥漫性子宫平滑肌瘤病。奥尔波特综合征主要表现为血尿、神经性耳聋和眼部异常，有些患者还可发生食管、气管和女性生殖道的弥漫性平滑肌瘤病。位于 X 染色体上（Xq22）的 *COL4A5-COL4A6* 基因的缺失突变会异常激活与其相邻的基因——胰岛素受体底物 4（insulin receptor substrate 4，IRS4），从而导致平滑肌细胞的过度增生形成肿瘤。奥尔波特综合征相关性子宫平滑肌瘤病的子宫肌层几乎完全被相互融合、边界不清、无法计数的小肌瘤所取代，肌瘤直径从 0.5 cm 到 3 cm 不等，组织学多表现为普通型平滑肌瘤。

综上所述，子宫平滑肌瘤这四种最常见的遗传学改变（*MED12* 突变、*HMGA2* 易位、*FH* 突变及 *COL4A5-COL4A6* 缺失）往往互相排斥，且各自有较为独特的临床表现和意义，提示它们在子宫平滑肌瘤的发生过程中起着驱动性作用，因此将子宫平滑肌瘤分为对应的四个分子分型。另外，还有少部分子宫肌瘤缺少上述遗传学改变，有待进一步的研究明确其发病机制。

二、子宫肉瘤遗传学研究

子宫肉瘤是一种较少见的子宫恶性肿瘤，在女性人群中的发病率为 1/10 万 ～ 2 /10 万，占子宫恶性肿瘤的 2% ～ 6%。尽管其发病率低，但具有多样的组织学形态和生物学行为。

根据 2020 年的 WHO 分类，子宫肉瘤主要包括平滑肌肉瘤、子宫内膜间质肉瘤，以及一些杂类肿瘤（包括子宫血管周上皮样细胞肿瘤、类似卵巢性索间质肿瘤的子宫肿瘤、子宫炎症性肌纤维母细胞肿瘤等），最新的研究还发现了 *SMARCA4* 缺失的未分化子宫肉瘤、伴 NTRK 融合的子宫肉瘤等。

子宫平滑肌肉瘤恶性程度高，具有局部复发和早期发生远处转移的倾向，遗传学变异高度复杂。目前报道具有诊断意义的包括上皮样平滑肌肉瘤中的孕激素受体（progesterone receptor，PR）重排和黏液样平滑肌肉瘤中发现的 PLAG1（pleomorphic adenoma gene 1）重排。

子宫内膜间质肿瘤包括子宫内膜间质结节、低级别子宫内膜间质肉瘤、高级别子宫内膜间质肉瘤和未分化子宫肉瘤（undifferentiated uterine sarcoma，UUS），各自具有独特的分子遗传学改变。30% ～ 80% 的低级别子宫内膜间质肉瘤可检测出 *JAZF1-SUZ12* 融合基因，25% ～ 30% 可检出 *JAZF1-PHF1* 融合基因，此外 *EPC1-PHF1*、*MEAF6-PHF1*、*CXorf67-MBTD* 等融合基因是检出频率较低的分子改变。高级别子宫内膜间质肉瘤的分子改变包括：*YWHAE-NUTM2A/B* 融合基因，*ZC3H7B-BCOR* 融合基因，BCOR 短串联重复序列。这些特异的分子改变对子宫内膜间质肿瘤的诊断和鉴别诊断具有重要意义，其对于治疗的价值有待进一步的研究。子宫肉瘤的家族聚集性鲜有个案报道，*SMARCA4* 缺失的未分化子宫肉瘤是一种高度侵袭性肿瘤，在个别病例中存在遗传倾向，患者中位生存时间仅 9 个月。目前发现 *SMARCA4* 胚系突变 1 例，提示部分病例可能为横纹肌样肿瘤易感综合征 2（RTPS2）。*SMARCA4* 缺失的未分化子宫肉瘤微卫星稳定表型，突变负荷低，偶见 *TP53*、*RB1*、*CTNNB1* 基因突变，目前未发现其他基因突变、重排和融合。与其他 *SMARCA4* 缺失的肿瘤类似，*SMARCA4* 缺失的子宫肉瘤可能从 EZH2 抑制剂、CDK4/6 抑制剂以及抗 PD-1 免疫治疗中获益。

子宫血管周上皮样细胞肿瘤（perivascular epithelioid cell tumor，PEComa），是一种具有血管周上皮样细胞分化的子宫间叶源性肿瘤，约 1/3 生物学行为呈侵袭性。部分 PEComa 与结节性硬化症相关，后者为常染色体显性遗传病，与 *TSC1* 或 *TSC2* 基因胚系突变有关。由于该类型 PEComa 中存在 mTOR 信号通路的异常活化，mTOR 抑制剂可作为靶向治疗药物。*TFE3* 易位相关的 PEComa 其生物学行为可能更具侵袭性。

类似卵巢性索肿瘤的子宫肿瘤（uterine tumor resembling ovarian sex cord tumor，UTROSCT）是一类形态类似卵巢性索肿瘤的子宫肿瘤，绝大多数 UTROSCT 生物学行为良性，但少许病例可复发、转移。最新的研究发现：UTROSCT 中常有 *ESR1* 或 *GREB1* 基因重排，形成融合基因的伴侣包括 *NCOA1*、*NCOA2*、*NCOA3*、*CTNNB1*、*NR4A3*、*SS18* 等，这些基因大多数在性激素的调控中发挥重要作用。

子宫炎症性肌纤维母细胞瘤（inflammatory myofibroblastic tumor，IMT）是一种由肌纤维母细胞构成的子宫间叶源性肿瘤，其生物学行为大多为良性，部分病例可呈现侵袭性病程。约 80% 的子宫 IMT 存在 *ALK* 基因重排，*ALK* 可与多个基因形成融合基因，其融合对象主要包括 *TPM3*、*SEC31*、*IGFBP5*、*TIMP3*、*THBS1* 和 *DES* 等。酪氨酸激酶抑制剂（克唑替尼）可用于复发病例的靶向治疗。

伴神经营养性受体酪氨酸激酶（neurotrophic tyrosine kinase receptor，NTRK）融合的子宫肉瘤是最近研究发现的一种子宫肉瘤。其分子改变包括：*RBPMS-NTRK3*、*TPR-NTRK1*、*LMNA-NTRK1*、*EML4-NTRK3*、*TPM3-NTRK1*、*SPECC1L-NTRK3*、*STRN-NTRK3* 等融合基因。NTRK 抑制剂拉罗替尼（larotrectinib）可用于该肿瘤的靶向治疗。

三、子宫内膜癌遗传学研究

子宫内膜癌有一定的家族遗传倾向。一般认为，大部分遗传性子宫内膜癌与遗传性非息肉病性结直肠癌（hereditary non-polyposis colorectal cancer，HNPCC）[又称林奇综合征]有关。2009年，Stoffel 等的研究证实，携带林奇综合征相关 MMR 基因（如 *MLH1*、*MSH2*、*MSH6*、*PMS2* 基因）胚系致病性突变基因的女性，在 70 岁以前患子宫内膜癌的概率为 39.39%（另有报道称携带该类突变基因的女性终生患子宫内膜癌的概率约为 60%）。这种与 HNPCC 相关的遗传性子宫内膜癌被称为林奇综合征相关子宫内膜癌。此外，越来越多的证据表明，不携带 HNPCC 致病基因的非林奇综合征子宫内膜癌患者的基因组中也存在一定的遗传易感性，但这些遗传易感性在子宫内膜癌的发生中是否起主要作用尚不清楚。

（一）林奇综合征相关子宫内膜癌

1. **概述**　林奇综合征是一种常染色体显性癌症易感综合征，具有家族遗传性，先证者常为家族中的早发结直肠癌患者，其遗传学特征是 DNA 错配修复（DNA mismatch repair，MMR）基因功能障碍导致的高度微卫星不稳定性（microsatellite instability，MSI）。该病的临床特征为：发病年龄较早（平均发病年龄 46 岁），近侧结直肠癌多见（约占 70%）、同时或异时多原发结直肠癌发生率高（发生率 35%）、家族成员肠内外恶性肿瘤，包括结直肠癌、子宫内膜癌、肺癌、胃癌、泌尿生殖系统癌症和小肠癌等。其中，子宫内膜癌在林奇综合征中的发病率仅次于结直肠癌，被称为林奇综合征相关子宫内膜癌。

林奇综合征相关子宫内膜癌相比散发的子宫内膜癌病例发病年龄早，预后好。国外研究报道林奇综合征相关子宫内膜癌患者平均确诊年龄为 47.5 岁，其中 56% 患者确诊年龄小于 50 周岁。我国临床数据的研究也类似，林奇综合征相关子宫内膜癌患者平均确诊年龄为 49.7 岁，5 年生存率为 96.2%，而散发的子宫内膜癌患者平均确诊年龄为 56.3 岁，5 年生存率为 79.6%。有研究称林奇综合征相关子宫内膜癌几乎都是子宫内膜样癌（Ⅰ 型子宫内膜癌），而非林奇综合征相关子宫内膜癌还包括浆液癌、透明细胞癌等特殊类型的 Ⅱ 型子宫内膜癌，这可能是林奇综合征相关子宫内膜癌预后好的原因之一。

林奇综合征的临床诊断标准有 Amsterdam 标准（1991 年）、Amsterdam Ⅱ 标准（1999 年）、Bethesda 指南（1997 年）、改良 Bethesda 指南（2004 年）、Jerusalem 建议（2010 年）等。2016 年，美国国立综合癌症网络（National Comprehensive Cancer Network，NCCN）提出了应用新的流程来

筛选林奇综合征患者，即对 70 岁之前确诊结直肠癌的所有患者，以及年龄更大的符合 Bethesda 指南的患者检测 MMR 基因。

以下是目前筛查中最常用的两种诊断标准的具体内容。

Amsterdam 标准：①家族成员中至少有 3 人病理确诊为结直肠癌，且其中 1 人为其他 2 人的直系亲属；②必须累及连续 2 代人；③至少有 1 人大肠癌发病年龄早于 50 岁；④除外家族腺瘤性息肉病。

Bethesda 指南（满足下面条件之一）：①符合 Amsterdam 标准者；②患两个 HNPCC 相关肿瘤者，包括同时或异时结直肠癌，或相关的结肠外恶性肿瘤（子宫内膜癌、卵巢癌、胃癌、肝胆癌或小肠癌、肾盂或输尿管移行细胞癌）；③结直肠癌患者，其一级亲属患有结直肠癌和（或）HNPCC 相关恶性肿瘤和（或）结直肠腺瘤，并且其中一种癌患者诊断年龄 < 45 岁，腺瘤患者诊断年龄 < 40 岁；④结直肠癌患者或子宫内膜癌患者，诊断年龄 < 45 岁；⑤右半结肠癌患者，组织病理为未分化癌（由不规则、实性片状排列的大嗜酸性细胞及小腺样区域组成的低分化或未分化癌，呈实体 / 筛孔状结构），诊断年龄 < 45 岁；⑥印戒细胞癌（印戒细胞成分多于 50%）患者，诊断年龄 < 45 岁。

过去，林奇综合征的筛查指南主要针对结直肠癌患者，对子宫内膜癌及其他林奇综合征相关肿瘤的患者涉及较少。但目前提倡子宫内膜癌和结直肠癌患者术后均应常规筛查林奇综合征。现在我国大部分病理科已经常规通过免疫组织化学检测四种主要 MMR 蛋白（即 MLH1、MSH2、MSH6、PMS2）的表达情况，来对所有子宫内膜癌、结直肠癌和胃癌患者进行普筛。虽然林奇综合征有很多临床诊断标准，但其遗传学基础是诊断林奇综合征的唯一确切指标。

2. 遗传学基础　林奇综合征发生的分子遗传学基础是 MMR 基因的胚系突变。MMR 的基因缺陷或突变，将导致 MMR 系统功能的丧失或减弱，进而增加细胞在 DNA 复制中的自发突变频率，使细胞出现高突变表型；同时，基因组中的一些简单重复序列（即微卫星序列）会发生延长、缩短等变异，称为 MSI。

目前研究发现，在 MMR 基因家族中与林奇综合征发生有关的基因主要包括 *MSH2*、*MLH1*、*MSH6*、*PMS2*。在这 4 个基因中，*MSH2* 和 *MLH1* 基因突变占所检测到突变的 90% 以上，在林奇综合征发生中起主导作用。*MSH2* 基因定位于 2p21-23，*MLH1* 基因定位于 3p21-23。

错配修复基因的表观遗传学研究表明，*MLH1* 基因启动子 CpG 岛的甲基化可以导致 *MLH1* 基因失活，从而导致肿瘤的发生，但这种异常甲基化绝大部分发生在体细胞恶性转化的过程中，并不遗传给后代，属于散发性 MSI 型肿瘤，而非林奇综合征 *MSH2* 基因启动子的甲基化研究没有发现类似结果。

目前，临床上通过二代测序检查 MMR 基因突变确诊林奇综合征费用较高。一般对疑似林奇综合征患者先进行普筛，即通过免疫组化和（或）PCR 进行肿瘤组织 MMR 蛋白表达和（或）微卫星不稳定性的检测，这两种检测手段可作为常规病理评估的一部分。用免疫组化的方法筛查四种错配修复蛋白的表达情况具有价格便宜、简便易行的优势，这种方法的敏感性和特异性分别为83% 和 89%。如果患者四种 MMR 蛋白免疫组化结果全阳性，说明林奇综合征可能性不大，如无典型家族史，则不需要进一步检测；如果其中 1 种以上 MMR 蛋白免疫组化结果阴性，则提示该患者可能患有林奇综合征。MSI 检测结果阴性提示 MMR 基因功能正常，林奇综合征可能性不大；MSI 检测结果阳性提示 MMR 基因功能缺失，提示该患者可能患有林奇综合征。MSI 监测的敏感性为 77% ~ 89%，特异性为 90%。对于林奇综合征的筛查，MMR 蛋白免疫组化染色和 MSI 检测具有等效和互补作用。如果肿瘤免疫组化和（或）MSI 检测提示林奇综合征，可推荐患者进行遗传咨询和胚系 MMR 基因测序。

MMR 基因胚系检测（通常还包括 *MSH2* 基因上游的 *EPCAM* 基因）是目前明确 MMR 基因致病性突变位点及突变类型，从而确诊林奇综合征的唯一方法。推荐肿瘤免疫组化染色有 MMR 蛋白表达缺失或检出高度 MSI 的肿瘤患者进行胚系基因检测，即从血液或唾液中提取患者的基因组 DNA，对 MMR 基因（通常还包括 *MSH2* 基因上游的 *EPCAM* 基因）进行基因测序及大片段缺失检测，明确基因的突变和突变类型。一部分具有高度 MSI 或 MLH1 蛋白缺失的肿瘤患者可能是由于 *MLH1* 基因启动子甲基化所致，而非携带 *MLH1* 基因胚系突变，不属于林奇综合征，如何识别和分流管理此类患者详见下文。

3. 临床观点

（1）筛查建议：子宫内膜癌的家族遗传性筛查目前还没有明确的指南，相关筛查策略多是针对结直肠癌患者的林奇综合征筛查流程。2019 年曼彻斯特国际共识小组（Manchester International Consensus Group）通过对相关文献的系统回顾制定了《林奇综合征相关妇科癌症管理指南》。该指南是全球第一个专门针对林奇综合征相关妇科癌症的指南。

一些发达国家已经开展了针对子宫内膜癌患者肿瘤组织 MMR 蛋白表达和 MSI 的常规筛查，在我国，大部分综合性三甲医院和肿瘤中心病理科均可常规开展 MMR 蛋白免疫组化染色，通过对 MMR 表达阴性和（或）MSI 检测阳性的子宫内膜癌患者进行进一步的胚系 MMR 基因胚系突变检测，从而做出林奇综合征的诊断（图 5-2-1）。

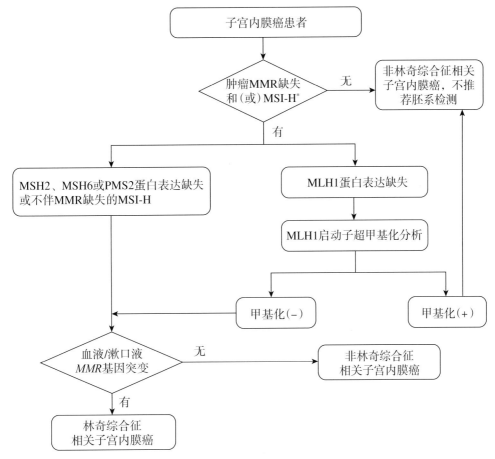

* 如果仅使用微卫星检测而未进行 IHC（肿瘤 MMR 表达情况检测），那么所有发现的 MSI-H 都应通过甲基化测试进一步分类或直接进行胚系检测。IHC. 免疫组化；MSI-H. 高度微卫星不稳定；MSI-L. 低度微卫星不稳定；MSS. 微卫星稳定；MMR. 错配修复

图 5-2-1 子宫内膜癌患者行林奇综合征筛查的诊断方案

早发子宫内膜癌患者（＜50 岁）患林奇综合征相关子宫内膜癌的可能性更大。美国 M.D.Anderson 癌症中心进行的一项前瞻性研究表明，小于 50 岁的年轻子宫内膜癌患者有 9% 被发

现携带有胚系 MMR 基因突变。我国一项来自天津的研究报道表明，67.5% 小于 50 岁的子宫内膜癌患者的 MMR 基因有不同程度的表达缺失。因此，年轻子宫内膜癌患者的管理和分流十分必要，《林奇综合征相关妇科癌症管理指南》中已建议需对所有 ≤ 60 岁的子宫内膜癌患者进行林奇综合征筛查。同时，家族史符合林奇综合征临床诊断标准的患者也应进行筛查。

如果患者被检测出携带 MMR 基因胚系变异，则推荐患者的所有 18 岁以上的一级亲属做 MMR 基因特定位点的胚系检测，达到预防和早发现林奇综合征的目的；携带 MMR 基因胚系变异的人群在妊娠前建议做遗传学产前咨询。

（2）随访建议：MMR 基因突变携带者一生发生结直肠癌的概率为 80%，部分学者认为这组人群可进行预防性结肠次全切除。对家系中检测到突变的携带者，建议在 20 ～ 25 岁时行彻底的全结肠镜检查，若该家系中最年轻的结直肠癌患者发病早于 30 岁，那么结肠镜检查应比最年轻的患者发病年龄早 5 年开始，并坚持每 2 ～ 3 年复查一次。若检查发现有息肉，应及早治疗，结肠镜检查应增加至每年一次。

对女性而言，为预防林奇综合征相关子宫内膜癌的发生，在开始结肠镜检查的同时，或者从 30 ～ 35 岁开始应每 1 ～ 2 年进行 1 次盆腔检查、B 超检查、子宫内膜活检和血癌抗原 12-5（CA12-5）检测，警惕阴道不规则出血。对女性林奇综合征患者，尤其是已育或已绝经者，应考虑行预防性子宫及附件切除术。《林奇综合征相关妇科癌症管理指南》特别建议 *MLH1*、*MSH2* 和 *MSH6* 致病突变携带者在完成生育要求的前提下，应于 35 ～ 40 岁之后行降低风险的全子宫加双侧附件切除术，并建议术前进行子宫内膜活检和盆腔超声检查以发现隐匿性肿瘤，尤其对于存在症状者，但尚无充分证据支持为 *PMS2* 致病突变携带者进行降低风险性手术。另外，还要注意监测肠外其他恶性肿瘤的发生。

（二）非林奇综合征相关子宫内膜癌的遗传易感因素

95% 的子宫内膜癌属于非林奇综合征相关子宫内膜癌，大多属散发病例，虽然子宫内膜癌的发病与肥胖、长期应用雌激素等外在因素有关，越来越多的研究表明，这种散发的子宫内膜癌可能也具有一定的遗传因素，并存在家族遗传性。比如，一些基因的单核苷酸多态性（single nucleotide polymorphism，SNP）被证实与子宫内膜癌的发生相关。

研究表明，与子宫内膜癌发生相关的 SNP 主要集中定位于雌激素、炎症、代谢或细胞凋亡信号通路的相关基因。例如，凋亡相关基因 *BCL-2* 的 9 个 SNP 组成的四个单倍型与子宫内膜癌的发生相关；编码雌激素受体的 *ESR1* 基因上游的 rs2046210 位点与绝经后女性发生子宫内膜癌的风险相关；与体质指数相关的基因 *SEC16B/RASAL*、*TMEM18*、*MSRA*、*SOX6*、*MTCH2*、*FTO* 和 *MC4R* 的 SNP 与子宫内膜癌发生相关。

内在或外在环境因素的改变也会引起胚系 DNA 突变或表观遗传修饰的改变，从而导致疾病发生。例如，饮食结构的改变会导致组蛋白乙酰化和去乙酰化酶的翻译后修饰，从而引起肿瘤的发生。据报道，赖氨酸特异去甲基化酶 LSD1 的高表达促进子宫内膜癌的发展，与不良预后相关。因此，从遗传学的角度，体育锻炼、体重控制、低脂饮食可预防非林奇综合征相关子宫内膜癌。

四、宫颈腺癌遗传学研究

宫颈腺癌（adenocarcinoma cervix uteri）较鳞癌少见。近年来报道其发病率有上升趋势，从占宫颈浸润癌的 5% 上升为 15.1% ～ 18.5%，甚至有高达 20% ～ 30% 的报道。其中 35 岁以下年轻妇女的发病率上升较显著。年轻妇女宫颈癌患者中腺癌比例相当高，据报道 20 岁以下的宫颈癌患者中 78% 为腺癌。原位腺癌患者的发病年龄较小，平均为 35.9 ～ 38.4 岁。宫颈癌的发生与人乳头状瘤病毒（HPV）感染密切相关，与宫颈癌有关的 HPV 以 16、18 和 31 型为主，但在宫颈鳞癌和腺癌中，HPV 型别比例却不相同。宫颈腺癌中以 HPV-18 为主，所占比例高达 34% ～ 50%。绝大部分子宫颈癌的发生与 HPV 持续感染有关，但部分宫颈腺癌与 HPV 感染无关。波伊茨 - 耶格综合征（Peutz-Jeghers syndrome，PJS）人群发生非 HPV 相关腺癌风险增加，但在临床中罕见。波伊茨 - 耶格综合征是一种罕见的常染色体显性遗传病，50% 的患者伴有家族史，临床上可见皮肤黏膜黑斑以及胃肠道多发息肉，且消化道息肉有恶变的风险，恶性肿瘤的发生率可高达 20%。波伊茨 - 耶格综合征与乳腺癌、结直肠癌、胃癌、小肠癌、胰腺癌、卵巢肿瘤、宫颈微偏腺癌（MDA）、子宫内膜癌和肺癌等多种肿瘤风险相关。波伊茨 - 耶格综合征人群中宫颈微偏腺癌发病风险为 10%，平均发病年龄 34 ~ 40 岁；子宫内膜癌发病风险为 9%，平均发病年龄 43 岁。MDA 典型的临床表现为桶状宫颈、伴有阴道不规则出血或水样白带，显微镜下肿瘤的组织学分化极好，腺体结构简单，常与正常宫颈腺体难以区分，但是腺体数量明显增多，排列紊乱，分布位置异常，常在宫颈深肌层也可见到呈浸润性生长的腺体，同时伴有弥漫的间质反应。肿瘤细胞呈胃型黏液分化，核浆比虽小，但细胞核极向异常，常上移。目前已经证实，约 50% 的 MDA 与 PJS 有关，并可检测到 *STK11* 基因突变。需要注意的是，虽然 MDA 在形态上显示为分化最好的宫颈腺癌，但却是 PJS 相关妇科肿瘤中预后最差、同时也是宫颈腺癌中预后最差的肿瘤。大多数患者在就诊时已经为进展期，淋巴结转移和腹腔播散的发生率高，5 年生存率仅为 38%，有 *STK11* 突变者较无突变者预后更差。临床上，MDA 筛查手段包括人乳头状瘤病毒检测和宫颈细胞学涂片。推荐有性生活的 PJS 人群，从 18 ~ 20 岁开始每年进行 1 次妇科检查和宫颈细胞学涂片筛查。此外，美国 ACG 指南建议 PJS 患者及其一级亲属应进行规律随访：① 8 岁每 3 年行胃镜检查、全消化道钡餐造影、结肠镜检查。② 30 岁后每年行腹部 B 超检查，了解肝、胰腺、肾等情况。有条件者每 2 年行超声内镜检查 1 次。③男性患者 14 岁后每年行睾丸检查 1 次。④女性患者 25 岁后每年行盆腔检查，了解子宫、卵巢情况，每年行乳房检查。

（北京大学人民医院妇产科　周静怡　王建六　北京大学第三医院病理科　刘从容）

第三节　卵巢肿瘤相关的遗传性肿瘤综合征

卵巢上皮性肿瘤、生殖细胞肿瘤以及性索间质肿瘤中均有一部分与遗传因素有关。

一、概述

卵巢肿瘤相关的遗传性肿瘤综合征包括：遗传性乳腺癌 - 卵巢癌综合征、林奇综合征、波伊茨 - 耶格综合征、利 - 弗劳梅尼综合征等，列于表 5-3-1。林奇综合征见本章第二节。

表 5-3-1　卵巢肿瘤相关的主要遗传性肿瘤综合征

卵巢肿瘤类型	相关的遗传性肿瘤综合征
上皮癌，浆液性	遗传性乳腺癌 - 卵巢癌综合征
上皮癌，黏液性	波伊茨 - 耶格综合征
上皮癌，非特指	林奇综合征、利 - 弗劳梅尼综合征、多发性内分泌腺瘤 1 型
无性细胞瘤	毛细血管扩张性共济失调综合征
颗粒细胞瘤	波伊茨 - 耶格综合征
纤维瘤	痣样基底细胞癌综合征
纤维肉瘤	痣样基底细胞癌综合征
性腺母细胞瘤	巨舌巨人综合征，卡尼（Carney）综合征
支持 - 间质细胞瘤	DICER1 综合征

二、遗传性乳腺癌 - 卵巢癌综合征

（一）遗传性卵巢癌综合征

10% ~ 15% 的卵巢上皮性癌（包括输卵管癌和腹膜癌）与遗传因素有关。遗传性卵巢癌综合征（hereditary ovarian cancer syndrome，HOCS）是一种涉及卵巢癌易感性增高的常染色体显性遗传综合征。HOCS 包括遗传性乳腺癌 - 卵巢癌综合征（hereditary breast and ovarian cancer syndrome，HBOC），遗传性位点特异性卵巢癌综合征（hereditary site specific ovarian cancer syndrome，HSSOCS），林奇综合征（Lynch syndrome，LS）及其他肿瘤综合征伴发遗传性卵巢癌等。① HBOC 是指一个家族中有两个及两个以上一级或一级亲属及二级亲属发生乳腺癌和（或）卵巢癌，且具有遗传倾向，主要是由乳腺癌相关基因（breast cancer susceptibility gene，BRCA）突变引起的。② HSSOCS 是 HBOC 的变异情况，是指家族中有两个及两个以上一级或一级及二级亲属发生乳腺癌和（或）卵巢癌，主要与双链 DNA 同源重组修复的相关基因或其他基因突变有关，如 *BRCA1*、*BRCA2*、*ATM*、*BRIP1*、*RAD50*、*RAD51C*、*CHEK2*、*NBN*、*NF1*、*PALB2*、*TP53* 等。③林奇综合征主要表现为结肠癌并发肠外肿瘤，如卵巢癌、子宫内膜癌、肝癌、胃癌、肾癌，由 DNA 错配修复基因（mismatch repair gene，MMR）突变（*MLH1*、*MSH2*、*PMS2* 或 *MSH6*）导致。④其他一些肿瘤综合征可伴遗传性卵巢癌，包括波伊茨 - 耶格综合征（Peutz-Jeghers syndrome，PJS）和痣样基底细胞癌综合征（Gorlin syndrome）等。

HOCS 中 HBOC 和 HSSOCS 占 90% 左右，LS 占 10% 左右，其他相关 HOCS 占不足 1%。HOCS 的共同特点包括：常染色体显性遗传，平均发病年龄较散发性患者小，可表现为一人罹患多种原发肿瘤，如乳腺癌、结直肠癌、卵巢癌、胰腺癌、前列腺癌、子宫内膜癌，和（或）家族中多人罹患同种或多种原发肿瘤。

（二）遗传性乳腺癌 - 卵巢癌综合征的突变频率、发病风险和临床病理特征

大多数遗传性乳腺癌 - 卵巢癌综合征的病例存在 *BRCA1* 和 *BRCA2* 基因胚系致病性或可能致病性突变。中国女性人群中，*BRCA1*、*BRCA2* 基因突变频率约为 0.38%。9% ~ 24% 的卵巢上皮性癌、4.5% 的乳腺癌病例是由 *BRCA1* 和 *BRCA2* 突变造成的。

BRCA1 位于 17 号染色体上，*BRCA2* 位于 13 号染色体上。这两种 BRCA 基因都是在 DNA 修复过程中起重要作用的肿瘤抑制基因。DNA 损伤修复功能异常是肿瘤发生、发展的重要特点之一。BRCA 基因通过整合同源重组（homologous recombination，HR）修复的方式参与 DNA 双链断裂的修复。*BRCA1*、*BRCA2* 基因作为 HR 修复的关键抑癌基因，其编码的蛋白通过与多种其他基因（*ATM*、*BARD1*、*BRIP1*、*PALB2*、*RAD51C*、*RAD51D* 等）编码的蛋白形成功能复合体，参与 DNA 双链损伤的修复，从而保持基因组的稳定性，防止异常基因变异致肿瘤的发生。如果 *BRCA1*、*BRCA2* 基因或者其他参与 HR 修复的重要基因突变导致同源重组修复缺陷（HRD），意味着患者只能通过其他容易发生错误的方式修复断裂的双链 DNA，从而导致多种基因异常积累，促进肿瘤发生。

患有遗传性乳腺癌 - 卵巢癌综合征的个体从其父方或母方遗传了 *BRCA1*、*BRCA2* 或者其他基因中的一个缺陷等位基因，但具有第二功能等位基因。如果第二等位基因由于体细胞突变而失去功能，就会发展为癌症。这就是所谓的"二次突变假说"。

越来越多的证据表明，除 *BRCA1*、*BRCA2* 外，其他基因也与遗传性乳腺癌 - 卵巢癌综合征相关，可能占遗传性卵巢癌的 25%，这些基因包括：*ATM*、*BARD1*、*BRIP1*、*CDH1*、*CHEK2*、*NBN*、*PALB2*、*PTEN*、*RAD51C*、*RAD51D*、*STK11*、*TP53*、*MSH2*、*MLH1*、*MSH6*、*PMS2* 及 *EPCAM* 等。通过基因筛查，发现携带其他致癌基因致病性或可能致病性突变患者（表 5-3-2）可能受益于乳腺癌、卵巢癌或两者的降低风险的管理策略。

表 5-3-2 遗传性乳腺癌 - 卵巢癌综合征相关基因突变

基因	乳腺癌风险	卵巢癌风险	其他癌症风险
ATM	增加	无增加风险	证据不足
BRCA1	增加	增加	前列腺癌
BRCA2	增加	增加	黑色素瘤、胰腺癌、前列腺癌
BRIP1	证据不足	增加	证据不足
CDH1	增加	无增加风险	胃癌
CHEK2	增加	无增加风险	结肠癌
林奇综合征基因：MSH2、MLH1、MSH6、PMS2、EPCAM	证据不足	增加	结肠癌、子宫癌、肾盂癌、小肠癌等
PALB2	增加	增加	未知
PTEN	增加	无增加风险	多发性错构瘤综合征
RAD51C	无增加风险	增加	未知
RAD51D	无增加风险	增加	未知
SKT11	增加风险	增加	波伊茨 - 耶格综合征
TP53	增加	无增加风险	利 - 弗劳梅尼综合征

到 70 岁时，BRCA1、BRCA2 突变携带者患乳腺癌的风险估计为 45% ~ 85%。BRCA1 突变携带者乳腺癌发生的平均累积风险为 57%，BRCA2 突变携带者为 49%。对于患有乳腺癌的 BRCA 突变携带者，随后发生卵巢癌的 10 年精算风险 BRCA1 为 12.7%，BRCA2 为 6.8%。对于携带 BRCA1 胚系致病性或可能致病性突变的女性来说，70 岁以后卵巢癌（包括输卵管癌和原发性腹膜癌）发生风险为 39% ~ 46%，而 BRCA2 胚系致病性或可能致病性突变携带者为 10% ~ 27%。HSSOCS 家庭成员的终身卵巢癌风险约为 5%。BRCA 突变患者还存在其他癌症风险，包括前列腺癌、胰腺癌、黑色素瘤和潜在的子宫内膜癌。

HBOC 患者卵巢癌平均发病年龄为 52.4 岁，其中 BRCA1 突变者的平均发病年龄为 49.7 岁，BRCA2 突变者平均发病年龄为 52.4 岁。BRCA1、BRCA2 突变患者较非 BRCA1、BRCA2 致病或可能致病突变的卵巢癌患者预后较好，对铂类化疗药物更加敏感，同时可以从多腺苷二磷酸核糖聚合酶抑制剂（poly ADP-ribose polymerase inhibitor，PARPi）治疗中获益。相比于 BRCA1 突变患者，BRCA2 突变患者对化疗反应率更高，预后更好。BRCA1、BRCA2 突变患者卵巢癌的病理类型多为高级别浆液性癌，免疫组化与其他高级别浆液性癌相似，CK7+，PAX8+，WT-1-，ER+，PR+/-，P53 突变型表达（细胞核弥漫强阳性或完全表达缺失），p16 弥漫 +。形态学上呈推挤性和浸润性生长，多表现为 SET（solid，pseudo-endometrioid，and transitional-like）亚型，细胞核异型性显著，核分裂象易见并可见病理性核分裂象，常见地图样坏死，肿瘤细胞间可见大量淋巴细胞浸润。BRCA2 突变的卵巢癌与 BRCA1 突变卵巢癌相比，坏死和淋巴细胞浸润相对少见。同时，转移性高级别浆液性卵巢癌如表现为转移灶呈髓样浸润、圆形、推挤样或 SET 排列方式，也高度提示可能存在 BRCA1、BRCA2 基因胚系突变。但是，上述组织学特征并非 BRCA 突变诊断特异性标准，BRCA 突变尚需通过基因水平检测方法明确。

林奇综合征相关卵巢癌（Lynch syndrome-associated ovarian cancer，LSAOC）患者平均年龄为 45 ~ 46 岁，较散发性卵巢癌患者提前 15 ~ 20 年。确诊时 82% ~ 84% 的患者均处于 I 期或 II 期，预后相对较好。组织病理学类型通常为子宫内膜样或非浆液性。

（三）遗传基因检测和风险评估

1. 遗传性乳腺癌 – 卵巢癌综合征遗传咨询的对象 推荐对所有患有卵巢上皮癌（包括输卵管癌或原发性腹膜癌）的女性和有乳腺癌、卵巢癌个人史或家族史的患者进行遗传咨询。评估遗传性乳腺癌 - 卵巢癌综合征的风险应该是妇产科实践的常规部分。初始风险评估应包括个人史和家族史，至少这项评估应该包括父系和母系的一级和二级亲属个人癌症史和家族癌症史、原发性癌症类型的描述、发病年龄以及家族成员的谱系（父系与母系）。患者的种族背景可能影响其遗传风险。主要危险因素列入于表 5-3-3。

表 5-3-3 遗传性乳腺癌 - 卵巢癌的进一步遗传评价标准

- 受到以下一种或多种因素影响的女性，患乳腺癌、卵巢癌、输卵管癌或腹膜癌的遗传倾向增加，应接受遗传咨询和基因检测：
  - 上皮性卵巢癌、输卵管癌或腹膜癌
  - 45 岁或以下的乳腺癌
  - 46 ~ 50 岁的乳腺癌，1 个及以上直系亲属任何年龄发生乳腺癌、卵巢癌、胰腺癌、前列腺癌
  - 46 ~ 50 岁或以下的乳腺癌，家族史有限或不详
  - 46 ~ 50 岁的多原发性乳腺癌（同时或先后发生）
  - 50 岁以上乳腺癌：1 个及以上直系亲属 50 岁及以下发生乳腺癌或者任何年龄男性发生乳腺癌
  - 50 岁以上乳腺癌：1 个及以上直系亲属任何年龄发生卵巢癌或胰腺癌
  - 50 岁以上乳腺癌：1 个及以上直系亲属任何年龄发生转移性、组织学上出现导管内癌或筛状结构或临床高危 / 极高危风险前列腺癌
  - 50 岁以上乳腺癌：患者及其直系亲属发生 3 次及以上乳腺癌
  - 50 岁以上乳腺癌：2 个及以上直系亲属任何年龄发生乳腺癌或者前列腺癌（任何级别）
  - 任何年龄的三阴性乳腺癌
  - 德裔犹太人的后裔任何年龄发生乳腺癌
  - 任何年龄的乳腺小叶癌患者发生弥漫性胃癌或者有弥漫性胃癌家族史
  - 任何年龄的男性乳腺癌
  - 所有的胰腺外分泌癌
- 没有患癌症的女性，但有下列一种或更多情况的个体患乳腺癌和卵巢癌、输卵管癌或腹膜癌的遗传易感性风险增加，应接受遗传咨询和基因检测：
  - 肿瘤患者或者正常人的一级或二级直系亲属，符合上述一个或多个标准
  - 1 个直系亲属携带已知的 *BRCA1* 或 *BRCA2* 突变
  - 1 个及以上直系亲属发生男性乳腺癌

目前有几种多基因风险评分（polygenic risk scores，PRS）在线风险模型可用于估计女性患乳腺癌、妇科癌症或两者兼有的风险，并根据评分结果帮助确定是否施行基因检测，强化癌症筛查和降低风险措施的人群。这些模型包括 BRCAPRO、Tyrer-Cuzick、IBIS 和 BOADICEA。最新 NCCN 指南建议，对由上述模型预测携带 BRCA 致病突变可能性超过 5% 的患者或者正常人进行 BRCA 基因检测。

2. 基因检测的内容和方法 对于临床上符合遗传性卵巢癌综合征的患者或正常人，目前有两种主要的基因检测方案：BRCA 基因胚系突变检测和多基因胚系检测，后者包括 BRCA 和其他已明确的 11 个相关基因共同构成的遗传性乳腺癌 - 卵巢癌综合征相关基因。目前检测策略的选择取决于家庭中是否存在已知的突变。如果患者直系亲属中携带已知的 BRCA 致病性或可能致病性突变，通常建议进行单基因检测。而对于多数卵巢癌，通常建议行多基因检测，检测基因包括 *BRCA1*、*BRCA2*、*RAD51C*、*RAD51D*、*BRIP1*、*NBN*、*PALB2*、*STK11*、*ATM*、*BARD1*、*CDH1*、*CHEK2*、*CDKN2A*、*NF1*、*PTEN*、*TP53*、*MSH2*、*MLH1*、*MSH6*、*PMS2* 及 *EPCAM*。对于某些具有

创始人突变风险，但没有乳腺癌或卵巢癌个人史或家族史的某些族群和地区的成员，也可以进行针对常见突变的多基因检测。

对于 *BRCA1*、*BRCA2* 基因检测或者多基因检测，建议选择二代测序（next generation sequencing，NGS）检测 DNA 单碱基变异、小片段缺失或插入及甲基化以确定是否存在 *BRCA1*、*BRCA2* 及其他基因的胚系突变，而对于 *BRCA1*、*BRCA2* 基因的大片段重排，可采用多重连接探针扩增技术（multiplex ligation-dependent probe amplification，MLPA）的组合检测。亲属的家系验证可采取桑格（Sanger）测序定点验证。

目前临床上对于 BRCA 及其他 HR 相关基因的突变检测还包括 HRD 及 HR 修复功能检测。胚系 BRCA 及 HR 修复相关基因的胚系突变会导致 HRD，产生特定的、可量化的、稳定的基因组改变，其中包含可被鉴别的基因突变、插入 / 缺失模式，以及染色体结构异常、基因拷贝数变异等，也被称为"基因组瘢痕"。杂合性丢失（loss of heterozygosity，LOH）、端粒等位基因不平衡（telomeric allelic imbalance，TAI）、大片段迁移（large-scale state transition，LST）等 3 个指标综合计算评分能更全面地反映基因组瘢痕状态，进而对基因组不稳定状态进行评估。在美国食品药品监督管理局（FDA）已批准的检测中，以 *BRCA1*、*BRCA2* 的致病性变异状态加上基因组不稳定评分（genomic instability score，GIS）来评价 HRD 状态。而关于 HR 修复功能的检测目前还在实验阶段。

（四）临床管理

对于遗传性卵巢癌患者，其临床管理包括针对患者特殊遗传信息改变的靶向治疗，以及对于患者易患其他肿瘤的预防。对于携带致病基因突变的健康者，则涉及肿瘤的预防和家族阻断两个方面内容。

1. 针对携带致病变异基因的健康者的临床管理方案

（1）筛查：目前尚无有效的筛查手段可以早期识别卵巢癌。经遗传咨询所筛选出的遗传性乳腺癌 - 卵巢癌综合征高危人群，如果没有接受降低风险输卵管卵巢切除术（risk-reducing salpingo-ovariectomy，RRSO），可考虑从 30 ～ 35 岁开始，在临床医师的指导下监测血清 CA12-5 和阴道超声。林奇综合征高危人群推荐从 30 岁开始每年行筛查和常规检查。对于波伊茨 - 耶格综合征人群，建议从 18 ～ 20 岁开始每年进行 1 次妇科检查和宫颈细胞学涂片筛查。

（2）临床干预：对于发现基因致病性突变的健康携带者，应在充分知情同意和遗传咨询后进行适当的临床干预。而对于未发现明确致病性突变或因经济等原因未进行基因检测，但家族遗传倾向明显者，也应当进行充分的遗传咨询并选择适当的临床干预方式。

1）预防性药物治疗：虽然目前尚没有可靠的流行病学资料表明药物能有效地降低基因突变携带者发生遗传性卵巢癌的风险，但一般认为口服避孕药（OC）可以部分性预防卵巢癌的发生。研究发现，使用 OC 超过 5 年可能使有家族史的女性罹患卵巢癌的风险减少 50%，也可以降低普通人群患卵巢癌的风险，OC 预防卵巢癌的保护效用随着用药时间的延长而增加。但 OC 是否会增加 BRCA 突变人群乳腺癌的风险尚有争议。因此，推荐 *BRCA1*、*BRCA2* 突变无乳腺癌病史的人群口服 OC，以降低患卵巢癌的风险。

甲羟孕酮、OC 或炔诺孕酮宫内缓释节育系统有可能降低林奇综合征相关子宫内膜癌的发病风险，但预防林奇综合征相关卵巢癌的证据尚不充分。

2）降低风险手术：①降低风险输卵管卵巢切除术被认为是降低 HBOC 及相关妇科恶性肿瘤发病风险最有效的方法，可降低卵巢癌发病率 70% ～ 85%。RRSO 除了能够降低高危人群卵巢癌发病率，还能同时降低该人群乳腺癌的肿瘤死亡率和全因死亡率。推荐高危女性在完成生育计划后实施 RRSO。RRSO 的时机选择依据患者年龄和基因突变而定，列于表 5-3-4，*BRCA1* 突变携带者行 RRSO 的年龄为 35 ～ 40 岁，*BRCA2* 突变携带者行 RRSO 的年龄为 40 ～ 45 岁。非 BRCA 突变人群不能从 RRSO 受益，保留卵巢者的全因死亡率反而显著降低，因此，不推荐普通人群实施 RRSO。在实施 RRSO 之前，应告知患者医源性绝经的常见后遗症，包括血管舒缩症状、骨质疏松症、性欲下降、阴道萎缩干涩症状和心血管疾病等，同时也要告知相应的补救措施的利益与风险。病理学评估：标本推荐分段式全输卵管尤其是伞端剖切检查（sectioning and extensively examining the fimbriated end，SEE-FIM），以 2 mm 的间隔进行连续切片，以发现或排除隐匿性癌；如发现有隐匿恶性疾病或确诊浆液性输卵管上皮癌（STIC），需转诊至妇科肿瘤专科进行治疗。大约 10% 的 RRSO 标本中发现上皮内瘤变或癌变。②降低风险输卵管切除术：大部分年轻 *BRCA1*、*BRCA2* 突变携带者，尤其具有生育要求以及顾虑医源性绝经患者，往往一时难以接受 RRSO，可推荐双侧输卵管切除术。手术范围包括输卵管伞端至进入子宫部分完整切除。同时告知患者 RRSO 是降低卵巢癌风险的标准手段，双侧输卵管切除术不等同于 RRSO，该预防性措施不能够降低乳腺癌的发病风险，也不能减少卵巢生殖细胞肿瘤和性索间质肿瘤的发生，鼓励这部分患者随着时间的推移，尽量最终接受双侧卵巢切除术。③双侧输卵管切除术及延迟性卵巢切除术（BS/DO）：目前 BS/DO 的有效性和安全性证据有限，期待有更完善的前瞻性研究。④全子宫和双侧输卵管卵巢切除术（total hysterectomy and bilateral salpingo-oophorectomy，THBSO）：预防性 THBSO 是降低林奇综合征相关子宫内膜癌和卵巢癌的有效措施，THBSO 应基于高危人群的绝经期状态、有无合并症及明确的基因突变等，并结合个体化原则。手术时机选择在完成生育计划后，尤其是年龄 > 40 岁者，THBSO 前应当常规进行子宫内膜活检，排除隐匿性子宫内膜癌。

表 5-3-4　降低风险手术建议年龄

基因	卵巢癌风险	RRSO 手术建议年龄
BRCA1	增加	35 ~ 40 岁
BRCA2	增加	40 ~ 45 岁
BRIP-1	增加	45 ~ 50 岁
RAD51C	增加	45 ~ 50 岁
RAD51D	增加	45 ~ 50 岁
MSH2、*MLH1*、*MSH6*、*PMS2*、*EPCAM*	增加	因同时增加子宫内膜癌风险，推荐完成生育后切除子宫和双侧输卵管、卵巢
STK11	增加非上皮性卵巢癌风险	暂无推荐
ATM	可能增加	证据不充足
NBN	可能增加	证据不充足
PALB-2	可能增加	证据不充足

　　3）阻断遗传性卵巢癌向后代传递的措施：遗传性肿瘤为常染色体显性遗传，突变基因携带者有 50% 的概率将致病性突变传递给子代。植入前遗传学检测（preimplantation genetic testing，PGT）技术能最大限度地降低致病性基因突变向子代传递的风险。PGT 首先通过体外受精技术获得胚胎，对胚胎（常在囊胚期）进行活检，通过遗传学检测筛选不携带致病性基因突变的胚胎进行移植。选择植入前单基因遗传病检测（preimplantation genetic testing for monogenic disease，PGT-M）前，应充分告知下列相关事宜：①可获得囊胚的数量受年龄、卵巢储备等多种因素影响；②理论上，50% 的胚胎不携带致病性基因突变，并不意味着每例患者获得的囊胚中有 50% 不携带致病性突变，有时这种概率可能为 0。③PGT 时机很重要，如有冷冻保存的卵子，一旦决定卵子体外受精，便可考虑 PGT-M，暂无生育计划者冻存 PGT 检测后胚胎。

（3）生育力保存和降低风险输卵管卵巢切除术后的激素替代治疗

1）生育力保存：妇科肿瘤医师要有肿瘤生殖学的意识和理念。研究发现，BRCA 基因携带者有可能存在卵巢储备功能减低，该类人群的生育窗口相对较窄，建议将具有 BRCA 突变的女性尽早（20 ~ 30 岁）转诊至生殖内分泌专家，以便有相对富裕的时间评估基础卵巢储备，指导和实施生育力保存计划。

2）降低风险输卵管卵巢切除术后的激素替代治疗：自然绝经前接受 RRSO 或 THBSO，意味着提早进入医源性绝经期。推荐降低风险手术后进行每年 1 次盆腔检查，监测 CA12-5 水平，鼓励进行体育锻炼，补充钙和维生素 D，每隔 1 ~ 2 年进行 1 次骨扫描。

对高风险的女性行卵巢切除术后，进行激素治疗是有争议的。很少有研究评估激素治疗在因 BRCA 突变而行预防性手术女性中的安全性，并且尚无关于林奇综合征女性的安全性数据。对于没有乳腺癌个人史的女性，考虑激素治疗是合理的。对于不愿意或不适合使用激素治疗者，可选择 5- 羟色胺再摄取抑制剂、α2- 肾上腺素受体激动剂、饮食和生活方式改变等来治疗血管舒缩症状。绝经期症状的治疗应权衡潜在的风险和获益、病史及最终目标等，进行个性化选择。

2. 针对有基因致病变异的上皮性卵巢癌患者的临床管理方案

（1）针对 BRCA 突变的上皮性卵巢癌患者的治疗

1）初始治疗后维持治疗：手术联合含铂类化疗是当前卵巢癌治疗的标准方案。NCCN 指南推荐：对于 Ⅱ ~ Ⅳ 期初始治疗后完全缓解或部分缓解的卵巢癌患者，初始化疗未联合贝伐珠单抗者，有 *BRCA1*、*BRCA2* 胚系或体细胞突变者可选择 PARP 抑制剂（一类证据）或观察（Ⅱ 期患者）。初始化疗联合贝伐珠单抗者，有同源重组缺陷者，可选择贝伐珠单抗 +PARP 抑制剂，该类患者使用 PARP 抑制剂单药进行维持治疗的资料有限，但从其他亚组观察到 PARP 抑制剂显著获益的现象，可以考虑在该类患者使用 PARP 抑制剂单药维持治疗。

2）铂敏感复发缓解后的维持治疗：对于铂敏感复发完成 ≥ 二线含铂化疗后达到完全缓解或部分缓解后，可使用 PARP 抑制剂维持治疗。有 BRCA 突变者效果更好。

3）后线替代化疗：有胚系或体系 BRCA 突变的复发性上皮性卵巢患者，可以在后续治疗中选择 PARP 抑制剂单药治疗。

（2）针对卵巢癌患者其他癌症预防：遗传性卵巢癌患者还应根据基因检测结果进行其他癌种的预防。例如 BRCA 变异的患者应关注乳腺癌、胰腺癌的预防；林奇综合征相关卵巢癌患者需重视结肠癌的筛查。

三、波伊茨 - 耶格综合征

波伊茨 - 耶格综合征（PJS）又称为黑斑息肉综合征，93% 的 PJS 患者有丝苏氨酸激酶 11（serine/threonine kinase 11，*STK11*）/ 肝激酶 B1（liver kinase B1，*LKB1*）基因生殖细胞系突变，以常染色体显性方式遗传或者为新发的突变。PJS 以特定部位皮肤黏膜色素斑和胃肠道多发错构瘤息肉为特征，伴多种恶性肿瘤的罹患风险明显升高。

1. 癌症风险　波伊茨 - 耶格综合征罕见，发病率为 1/280 000 ~ 1/25 000。男性、女性发病没有差异，没有种族和地区差异。流行病学显示，PJS 患者一生中累积肿瘤发生率为 37% ~ 93%。患者发生肿瘤的中位年龄为 40 ~ 50 岁。PJS 关联癌症最常发生在胃肠道，胃肠道恶性肿瘤的危险性为 57%，大肠癌风险为 39%。其他恶性肿瘤还有肾癌、肺癌、甲状腺癌。特异性肿瘤的终身风险分别为乳腺癌（50%）、胰腺癌（36%）、卵巢癌（21%）、非小细胞肺癌（15%）、宫颈癌（10%）和子宫癌（9%）。

2. 发病机制　*STK11*（*LKB1*）基因位于 19p13.3，由 10 个外显子组成，其中 9 个具有编码功能。*STK11* 基因编码丝氨酸 / 苏氨酸蛋白激酶，该激酶通过磷酸化作用可以激活下游的蛋白激酶，其主要功能是保持细胞能量代谢平衡，使能量代谢与细胞生长、细胞极向和抑癌功能的需求保持一致。50% 患者以常染色体显性遗传方式获病，另外 50% 由新出现的突变引起。小片段和大片段缺失、插入、剪接位点和错义突变均有报道。由此引起的体细胞缺失或者第二等位基因不能被激活使 STK11 失去了肿瘤抑制的功能。突变基因的功能性后果是细胞周期调节和代谢异常以及 TGF-β 信号传导异常，这会引起上皮间隙扩大和细胞极性丧失。环氧合酶 -2（COX-2）能够产生前列腺素，该激素可以促进细胞增殖、抑制细胞凋亡和促进血管再生。这些分子改变的临床后果为促进 PJS 患者发生肿瘤。

STK11 基因失活的机制非常复杂，当由 STK11 基因上下游调控、表观遗传学调控和（或）所在的染色体大片段丢失等遗传学异常导致 STK11 无法正常发挥功能时，难以通过基因测序检出，因此 PJS 的基因型与表型并非完全一致。针对 STK11 基因的检测无法完全覆盖所有 PJS 患者，PJS 的确诊应该结合临床表现、病理检查和分子手段，综合分析判断，任何单一手段都有缺陷。

3. 临床表现　几乎所有的 PJS 都有胃肠道多发性息肉，该息肉属于错构瘤性息肉，而非肿瘤性病变。在病理组织学形态上主要表现为宽大的分支状平滑肌束插入黏膜层内，周围围绕着成熟的隐窝腺体。PJS 是胃肠道息肉病中继家族性腺瘤性息肉病之后的第二大常见的遗传性胃肠道息肉病。随着息肉数量的增多和体积的增大，患者常常会出现一些腹部症状，如胃肠道出血、贫血、肠梗阻，甚至肠套叠以及恶变潜能，因此常需要进行多次手术干预。此外，95% 患者的经典标志是口唇、颊黏膜、眼、鼻孔、肛门深蓝色或深褐色色素沉着斑。一般出现在儿童早期，随着年龄增长而褪色。

4. 诊断标准　世界卫生组织（WHO）诊断 PJS 需要符合下列任意一条：① 3 个或更多经组织学确诊的息肉；②任意数目的息肉伴 PJS 家族史；③特征性的、显著的皮肤黏膜色素沉着伴 PJS 家族史；④任意数目的息肉伴特征性的、显著的皮肤黏膜色素沉着。

5. 波伊茨 - 耶格综合征相关的卵巢肿瘤问题　PJS 患者卵巢癌发病风险为 21%，PJS 相关卵巢癌平均发病年龄为 28 岁，部分 PJS 相关卵巢癌患者发病时不伴有肠息肉。常见妇科肿瘤类型包括卵巢癌、输卵管癌、子宫癌和宫颈微偏腺癌。

除此之外，PJS 也可伴发卵巢伴环管状结构的性索间质肿瘤（ovarian sex cord tumor with annular tubule, SCTAT）。临床上，SCTAT 大部分患者有内分泌紊乱的症状，包括性早熟、月经不规律、闭经等。显微镜下的病理形态为性索细胞排列形成环状小管，细胞核极向反转，靠近管腔面，周围可见透明小体。部分 SCTAT 还可伴随支持细胞瘤、黏液 / 浆液上皮性肿瘤、成熟性畸胎瘤等成分。SCTAT 中约 1/3 为 PJS 患者，也可为散发病例，但二者的临床表现明显不同：散发者常为单侧卵巢单发病例，肿瘤较大，触诊可扪及，钙化少见。而 PJS 患者常为双侧卵巢多发病灶，肿瘤较小，伴有局灶性钙化和典型的良性病变，多为偶然发现，钙化常见。此外，散发和 PJS 相关病例的预后也有差异。总体来说，约有 20% 的 SCTAT 会进展为恶性病变，但 PJS 相关 SCTAT 多为良性病变。

与 PJS 相关的卵巢肿瘤还包括少部分的支持 - 间质细胞瘤、颗粒细胞瘤和黏液性肿瘤等，目前报道较少，其中黏液性肿瘤的形态学特点类似小叶状宫颈腺体增生，肿瘤细胞呈胃型黏液上皮分化。最新研究提示，PJS 还与部分原发于阔韧带的沃尔夫管肿瘤（Wolffian tumour）相关。

6. 遗传咨询与妇产科管理　所有 PJS 患者和有家族史的人群都需要接受遗传学咨询和检测。遗传学检测用于那些符合 WHO 的 PJS 诊断标准患者的临床确诊。目前没有预防 PJS 疾病发生的已知措施。如果发现家族特异性的 STK11 突变，可以通过绒毛膜绒毛取样法或者羊膜腔穿刺术确定胎儿的突变状态。原则上，着床前基因检测只能用于选择不携带有家族特异性突变的胚胎。

妇产科监测：从 25 岁开始每年进行一次盆腔检查及盆腔超声检查。子宫颈微偏腺癌主要由 STK11 胚系突变所致，建议从 25 岁开始定期进行宫颈癌筛查，包括采用液基细胞学检查的宫颈涂片，每 2 ~ 3 年进行一次。

四、利 - 弗劳梅尼综合征

利 - 弗劳梅尼综合征（Li-Fraumeni syndrome，LFS）是一种常染色体显性遗传病，也称为肉瘤、乳腺癌、白血病和肾上腺癌综合征，发病率约为 1/2 万。唯一与 LFS 明确相关的基因是 *TP53*，位于染色体 17p13.1。

1. **发病机制**　*TP53* 是一个抑癌基因，在决定 DNA 受损细胞的结局方面起主要作用。该基因的产物是肿瘤蛋白 p53，能延缓细胞周期进程，从而允许 DNA 修复或启动程序性细胞死亡（细胞凋亡）。在正常的活化 p53 蛋白缺失时，DNA 受损细胞能够存活和增殖，将促进细胞恶性转化。

LFS 是一种常染色体显性遗传病，受累个体遗传了 *TP53* 基因的一份异常拷贝。这类患者所患肿瘤中，*TP53* 的另一个等位基因发生体细胞突变或缺失，从而导致细胞不产生有功能的基因产物。并非所有根据临床标准诊断的 LFS 患者都存在可检出的 *TP53* 突变或异常。未检测到突变可能是由于发生的突变是以前未记载过的新突变，或者由于基因启动子异常而导致有缺陷的蛋白表达。也可能是不存在 *TP53* 种系突变，存在未知基因突变或只是偶然发生恶性肿瘤。

2. **临床表现**　患者的特征是发生多种骨和软组织肉瘤以及乳腺癌，大约 80% 患者发病年龄小于 45 岁。核心恶性肿瘤包括：骨与软组织肉瘤、乳腺癌、脑肿瘤、肾上腺皮质癌、脉络丛癌。非核心恶性肿瘤包括：结直肠癌、子宫内膜癌、食管癌、性腺生殖细胞肿瘤、白血病、淋巴瘤、卵巢癌及胰腺癌等。

TP53 异常并出现癌症的患者发生第二恶性肿瘤的风险明显增加。放疗诱导的癌症在利 - 弗劳梅尼综合征患者中更常见。突变的 *TP53* 基因有很高的外显率。女性患癌的终生风险接近 100%，到 60 岁时患癌的风险约为 90%。男性估计患癌的终生风险为 73%。

3. **诊断标准**　经典型利 - 弗劳梅尼综合征诊断标准是：①存在 45 岁前诊断出肉瘤的先证者；且②存在 45 岁前患任何癌症的一级亲属；且③存在 45 岁前患任何癌症或在任何年龄患肉瘤的一级或二级亲属。此外，还有 Birch 标准和 Chompret 标准。根据上述诊断标准来确定哪些患者需要进行分子学筛查。

确诊利 - 弗劳梅尼综合征需要证实存在 *TP53* 突变，或具有外显子重排（缺失或重复）。*TP53* 突变或 *TP53* 缺失都可以确诊。70% 的 LFS 家族携带 *TP53* 突变。符合诊断标准如果测序阴性，应该做 *TP53* 基因组重排测试。

4. **监测管理**　利 - 弗劳梅尼综合征患者容易过早发生多种恶性肿瘤，包括乳腺癌、肉瘤、脑肿瘤和肾上腺皮质癌。对于已知携带 *TP53* 种系突变的个体，监测应包括密切注意总体健康情况。对结肠癌的筛查和女性乳腺癌的 MRI 筛查应在较小年龄开始。也应考虑每年进行一次全身 MRI。利 - 弗劳梅尼综合征患者中诊断出的恶性肿瘤，其治疗通常与其他患者相同。但女性乳腺癌患者有放疗诱发第二恶性肿瘤的风险，因此通常需要行乳房切除术，而非乳腺肿瘤切除术后放疗。

五、其他遗传综合征

1. **毛细血管扩张性共济失调综合征**　患者一生患癌风险是 30% ~ 40%，最常见的是非霍奇金淋巴瘤和白血病，相关妇科肿瘤是子宫癌和卵巢无性细胞瘤。通常表现为早发性共济失调、眼睑毛细血管扩张、动眼运动不能和免疫缺陷等。患者 100% 在幼儿期发生脊髓小脑性共济失调，90% 发生手足徐动症和张力障碍。通过基因测序可发现特定的基因突变。

2. **痣样基底细胞癌综合征**　又称为戈林综合征（Gorlin syndrome），是常染色体显性遗传病，位于 9q22.3 的 *PTCH* 基因突变或缺失。患者发生多种基底细胞癌的风险显著增加，患原始神经外胚层肿瘤和脑膜瘤的风险也增加。女性患者约有 20% 的风险发生卵巢纤维瘤，同时患卵巢纤维肉瘤的风险也有所增加。

3. **DICER1 综合征**　是一种常染色体显性遗传病，也称为胸膜肺母细胞瘤（pleuropulmonary

blastoma，PPB）家族性肿瘤易感综合征，唯一与此综合征相关的基因为 *DICER1* 基因（14q32.13），人群中 1/10600 ～ 1/2529 携带致病性或可能致病性的突变型 *DICER1* 基因。

DICER1 基因编码核糖核酸酶Ⅲ家族的核糖内切核酸酶 Dicer 蛋白，负责切割 miRNA 前体形成成熟的 miRNA，从而进一步调节内源性和外源性 RNA 的翻译。近年来的研究显示，DICER1 综合征中 *DICER1* 基因以"二次打击"的方式遗传及表达：患者 *DICER1* 基因的一个等位基因遗传胚系功能缺失性突变，另一条等位基因获得体系肿瘤特异性 RNase Ⅲ b 结构域错义突变；错义突变涉及 5 个"热点"密码子（E1705、D1709、G1809、D1810 或 E1813）中的一个，阻止了前体 miRNA 发夹正确切割为成熟 5p miRNA，错误切割的 5p miRNA 发生快速降解，使得大量信使 RNA（mRNA）失调控，导致肿瘤形成。*DICER1* 相关肿瘤患者 10% ～ 15% 出现体细胞双等位基因突变，或者出现低水平的功能缺失突变镶嵌现象。

DICER1 综合征主要包括胸膜肺母细胞瘤、囊性肾瘤、结节性甲状腺肿（偶尔发生分化性甲状腺癌）、卵巢性索间质肿瘤及宫颈胚胎性横纹肌肉瘤等。DICER1 综合征相关的卵巢性索间质肿瘤的常见类型是支持 - 间质细胞瘤（Sertoli-Leydig cell tumor，SLCT），偶见于幼年型颗粒细胞瘤和两性母细胞瘤。约 40% 的中低分化支持 - 间质细胞瘤都具有 *DICER1* 基因的突变。临床表现主要为盆腔包块和高雄激素症状。大部分 DICER1 综合征相关的 SLCT 恶性程度属于中分化，一般累及单侧卵巢。由于 *DICER1* 基因突变外显率低，携带 *DICER1* 胚系突变的个体可能不受影响，或仅表现为一种或两种肿瘤。其中 SLCT 患者发病的中位年龄为 16.9 岁。研究显示，*DICER1* 基因胚系突变的 SLCT 患者肿瘤复发风险低于双等位基因特异性体细胞突变的患者，但胚系突变的患者可能发生对侧同步或异时性肿瘤。

（北京大学人民医院妇产科　李　艺　崔　恒　北京大学第三医院病理科　刘从容）

第四节　输卵管和卵巢浆液性肿瘤的遗传学研究

近 10 年，对卵巢癌细胞起源的认识发生了革命性变化。卵巢表面生发上皮起源假说已被基本否定，卵巢高级别浆液性癌大多起源于输卵管的观点已被国际上多数学者所认可，即输卵管（特别是输卵管伞）存在与盆腔浆液性癌有关的系列病变，尤其是早期癌与前驱病变，表明输卵管是多数卵巢高级别浆液性癌的起源地。基于上述盆腔浆液性癌起源的研究，卵巢、输卵管和原发性腹膜浆液性癌这三类恶性肿瘤的临床行为、手术效果、化疗敏感性和治疗模式具有相似性。

一、输卵管与卵巢癌二元论模型及细胞起源

美国卵巢、输卵管癌和原发性腹膜癌这三种浆液性癌每年新发病例 11.6 例 /10 万，占女性恶性肿瘤的 2.5%。我国 2020 年卵巢癌新发病例 5.53 万例，死亡 3.85 万人。尽管上皮性卵巢癌相对少见，但病死数居第五位，5 年生存率为 47.4%。早期病例存活率高达 92%，但由于缺乏有效的筛查模式，大多数病例诊断时已属于晚期，其 5 年存活率低于 30%。

随着基因组学的快速发展，应用基因芯片、测序等技术，人们对卵巢癌的细胞起源、分级、分型和发病模式的认识产生了较大变化。越来越多的研究表明，卵巢癌与其他恶性肿瘤一样，是具有不同分子表型、发病机制以及不同预后的一组高度异质性疾病，单一的 FIGO 分期或 WHO 组织学分型对预后的预测价值非常有限。依据卵巢癌的形态学和分子遗传学分析，建立了二元论模型，将上皮性卵巢癌分为Ⅰ型和Ⅱ型。卵巢癌的二元论模型和卵巢外起源学说日益受到关注。目前认为，Ⅰ型癌包括低级别浆液性癌、低级别子宫内膜样癌、透明细胞癌、黏液性癌、恶性 Brenner 瘤；Ⅱ型癌主要包括高级别浆液性癌、高级别子宫内膜样癌、癌肉瘤、未分化癌。Ⅱ型癌中的高级别浆液性癌普遍存在 *TP53* 基因突变，其突变率高达 95%，约 50% 的高级别浆液

癌存在 DNA 损伤的同源性重组修复缺陷，40% ~ 50% 的散发病例中存在过度甲基化所导致的 *BRCA1*、*BRCA2* 失活。

二、对输卵管浆液性癌起源的再认识

输卵管浆液性癌（fallopian tube serous carcinoma，FTC）起源于输卵管黏膜。卵巢浆液性癌的输卵管起源学说源自对有 BRCA 基因突变的卵巢癌高危人群进行预防性双附件切除的研究，研究意外发现其中 6% ~ 11% 的输卵管伞存在隐匿性浆液性癌。后续研究发现 BRCA 基因突变的患者输卵管存在隐匿性癌或上皮内病变的比率为 6% ~ 50%；甚至有报道 100% 可发现输卵管原发病变。进一步研究中，无论是否伴有 BRCA 基因突变的高危因素，40% ~ 61% 的卵巢浆液性癌同时伴有输卵管上皮内癌，同样 36% ~ 47% 原发性浆液性腹膜癌同时伴有输卵管上皮内癌，这些病变主要定位于输卵管远端或输卵管伞。在盆腔浆液性腺癌累及的多个脏器中，输卵管伞是唯一在病理学上观察到有早期病变的部位。早期癌与前驱病变是判断肿瘤起源的重要依据，当卵巢和输卵管均有高级别浆液性腺癌时，卵巢见不到早期癌或前驱病变，但这些病变很容易在输卵管伞被发现，提示输卵管黏膜上皮是盆腔高级别浆液性癌最主要的起源地。输卵管黏膜天然衬覆浆液性上皮，具有发生浆液性腺癌的组织学基础和解剖学便利。输卵管浆液性上皮内癌（serous tubal intraepithelial carcinoma，STICs）具有浆液性癌的恶性细胞学特征，但缺少黏膜的间质浸润。需要强调的是，尽管上皮内癌不伴有输卵管自身的间质浸润，但已具备向外播散的能力，其恶性细胞可脱落并种植到卵巢或腹膜表面，在其他部位形成高级别浆液性腺癌，所以输卵管上皮内癌尽管在病理形态学上是原位癌的概念，但由于输卵管伞具有开放于盆腔的特性，其临床生物学行为已等同于传统意义上的浸润性癌。现在认为，以往诊断为输卵管、卵巢或腹膜的高级别浆液性癌多数有共同的来源，即源自输卵管伞。如将输卵管伞的早期癌或前驱病变纳入评估肿瘤起源地的标准，既往曾经诊断为卵巢癌和腹膜浆液性乳头状癌（腹膜浆乳癌）的相当一部分病例应诊断为输卵管癌。

（一）SCOUTs-p53 Signatures-STILs-STICs 的输卵管起源学说

有学者提出早期输卵管良性病变逐渐演变为输卵管上皮内癌的概念和模型，其发生过程可能为 BRCA 突变患者序贯性发生 SCOUTs-p53 Signatures-STILs-STICs，最后脱落种植在紧邻的卵巢表面，从而形成浆液性卵巢癌，此为 HGSC 的输卵管起源学说。分泌型上皮细胞生长过度（secretory cell outgrowth，SCOUTs）是最早期的输卵管良性病变，至少包括了 30 个连续生长的分泌型上皮细胞，以假复层方式排列，PAX2 和 ALDH1 表达低，*PTEN* 和 Ki-67 指数低，多缺乏 p53 异常表达（提示此时 *TP53* 基因尚未出现遗传学异常）。SCOUTs 可发生于输卵管的任意部位，高级别浆液性癌中常会发现 SCOUTs。p53 印记（p53 signatures）通常位于输卵管伞，病变范围小，呈良性外观或仅有轻度非典型性的输卵管分泌细胞连续增生，伴有 *p53* 突变但低 Ki-67 指数（阳性率 < 15%），γ-H2AX（细胞 DNA 损伤的标志物）阳性。p53 印记是浆液性癌的早期 / 潜伏期事件，在普通人群中即可检见，不增加复发或随后发生浆液性癌的风险。输卵管浆液性上皮内病变（serous tubal intraepithelial lesion，STILs）表现为细胞核增大、核仁明显，细胞极性紊乱并存在假复层；其特征是有 p53 异常表达（提示此时已经出现 *TP53* 基因的遗传学异常），Ki-67 增殖指数升高，以 γ-H2AX 免疫学阳性为 DNA 损伤的证据（比 STICs 中的少）。STILs 细胞异型性高于 p53 印记，但没有 STIC 显著。STILs 可能会引发一系列生物学事件，最终脱落于输卵管外并继发浆液性癌，学者将此过程称为"前驱病变逃逸（precursor escape）"，具体是指：输卵管黏膜上皮在最初的遗传性或毒性损伤后形成 p53 印记或 STILs，这些尚处于前驱阶段的细胞可从黏膜上皮脱落于盆腔，最终形成更高级别的肿瘤。目前认为，STILs 的概念正在研究中，其临床病理内涵是：① STILs 发生浆液性癌的风险评估意义不确定，推测风险很小；②由于可合并 STIC，建议连续切片除外此病变；③ STILs 可能是浸润性浆液癌的直接前驱病变，作为输卵管外浆液性癌前驱病变

的作用尚不清楚。因此，在使用 STILs 这个名词时，应该注明其临床意义尚不明确。输卵管浆液性上皮内癌（serous tubal intraepithelial carcinoma，STICs）是输卵管的非浸润性浆液性癌。肉眼检查一般无异常，当伴早期癌时，伞端可触及直径 1 ~ 2 mm 的微小结节。病变可单灶或多灶发生，镜下的特征性改变是：缺乏输卵管间质浸润并出现显著的上皮异型性。低倍镜下，病变上皮比周围正常输卵管上皮染色明显加深。高倍镜下，复层非纤毛细胞异常增生，显著的细胞核异型性、明显的核仁、核/浆比增大和细胞极性消失，核分裂象增多。缺乏细胞黏附性是显著特征，管腔内存在脱落的细胞。病变上皮 p53 异常表达，Ki-67 增殖指数至少高达 15%，甚至超过 50%。基因不稳定表现为 γ-H2AX 表达增加（可增至 90%），双链 DNA 标志物变弱等。STICs 和 STILs 多发生于输卵管伞。

人们对 SCOUTs-p53 Signatures-STILs-STICs 的输卵管起源学说还进行了进一步的分子水平验证。从 STICs 到卵巢高级别浆液性癌和腹膜癌具有分子学连续性，是克隆相关的，且都存在 *RSF-1*、*cyclin E*、*p16*、*FASN*、*Stathmin1*、层粘连蛋白 *γ1* 等基因表达的上调，支持了其输卵管起源的说法。而在 STILs 和 STICs 中，都存在层粘连蛋白 *γ1* 的过表达，意味着在这两者之间存在分子学关联。STICs 中有比高级别浆液性癌中更短的端粒和 γ-H2AX 过度表达，而且 STICs 和卵巢浆液癌的卵巢端粒长度不同，因此认为 STICs 不是从卵巢浆液癌转移而来，而是导致卵巢浆液癌发生的输卵管癌前病变。全外显测序和结构分析显示，在 STIC 进展成为卵巢浆液癌的时间窗可达 7 年，进而出现快速广泛播散转移。在小鼠模型上也证实了输卵管是卵巢高级别浆液性癌的起源，并且与人卵巢癌有分子学相似性。在该研究中，切除卵巢后，小鼠仍有可能发生浆液性癌，但切除输卵管后，则能预防卵巢癌的发生。

持续排卵虽然不是 STIC 形成的唯一机制，但是对 STIC 形成和进展具有促进作用。排卵会增加局部富含炎性细胞因子的卵泡液，可导致输卵管分泌上皮细胞内炎症和应激反应，诱导 DNA 损伤和 *TP53* 调控细胞凋亡。反复应激导致 *TP53* 突变，最终细胞逃避凋亡和 p53 印记。*TP53* 基因是抑癌基因，其基因的失活失去了对细胞生长、凋亡和 DNA 修复的调控作用，对肿瘤形成起重要作用。

（二）输卵管癌发病率的变化

原发性输卵管癌由 Rokitansky 于 1847 年首次报道。一直以来，原发性输卵管癌的发病率报道很低，年发病率为 0.36/10 万 ~ 0.41/10 万，占女性生殖道恶性肿瘤的 0.14% ~ 1.8%，中位发病年龄为 64 岁。由于发病率低，关于输卵管癌的前瞻性研究十分有限。随着对 STIC 病变是卵巢高级别浆液性癌的前驱病变的认识加深，原发性输卵管癌发病率报道亦有所增加。从 2001 年到 2014 年，高级别浆液性卵巢癌发病率有所下降，而原发性输卵管癌的发病率增加了 4.19 倍，这一增长与前驱病变认识的加深和病理检查技术的改进有关。当同时存在 STIC 病变时，卵巢高级别浆液癌更倾向于被归类为原发性输卵管癌。此外，规范性全输卵管分段取材病理检查（sectioning and extensively examining the fimbriated ends，SEE-FIM）得到了广泛的认可和临床应用，能显著地提高输卵管病变的检出率。采用 SEE-FIM 后，50% ~ 95% 的高级别浆液性卵巢癌均可检出输卵管的 STIC 病灶。特别需要提出的是，我国人口众多，病例数目庞大，应在全国范围内倡导病理常规全面检查输卵管，避免忽略对伞端取材的错误，以进一步了解和认识原发性输卵管癌的生物学特征及临床特点。

三、预防性输卵管切除术的争议和研究进展

目前的指南建议对于 BRCA 基因突变的妇女和卵巢癌高危人群，40 岁后或完成生育后可进行双侧输卵管卵巢切除，以减少高级别浆液性癌的发病风险。为了避免绝经前切除卵巢导致的不利影响，基于卵巢高级别浆液性癌源自输卵管的学说，能否单独切除双侧输卵管预防癌变呢？

在普通人群中，可以采用输卵管切除术替代输卵管卵巢切除术，从而避免因卵巢切除而

带来的绝经相关疾病（如心血管疾病、骨质疏松、神经系统疾病）的发病率和病死率增加，以及伴随的生活质量的下降。有研究显示，在子宫切除术后并保留了输卵管、卵巢的患者中，0.1%～0.75%发生了卵巢癌。一项随访时间长达24年的研究中，共有29 380例因良性疾病行子宫切除术，其中16 345例（55.6%）同时切除了双侧卵巢，13 035例（44.4%）保留了卵巢，结果显示：切除双侧卵巢虽然降低了乳腺癌和卵巢癌的发病风险，但同时却增加了其他原因导致死亡的风险，尤其是增加了冠心病和肺癌的发生风险；若手术后预期寿命为35年，切除卵巢组中每9例就有1例发生早期死亡，在保留卵巢组中，仅有34例（0.3%）死于卵巢癌。由此可见，在普通人群中，单纯切除输卵管既可降低卵巢癌的发生风险，又可避免由于切除卵巢而导致的相关并发症。

输卵管切除术能否降低一般人群的卵巢癌发生风险目前仍未知。到目前为止，有三项相关研究评估了输卵管切除术的获益，可使卵巢癌风险降低42%～78%，而输卵管绝育可使卵巢癌风险降低13%～41%。美国一项基于人群的病例对照研究，包括研究组194例浆液性卵巢癌、腹膜癌和388例对照，接受切除手术（包括输卵管全切术、输卵管伞端切除术和输卵管部分切除术）的女性患浆液性卵巢癌或原发性腹膜癌的风险较对照组有一定的降低。丹麦的一项根据国家注册信息的病例对照研究评估输卵管切除术与卵巢癌风险，纳入13 241例上皮性卵巢癌，194 689例对照，双侧输卵管切除术使卵巢上皮癌的风险降低42%，优于输卵管绝育术。瑞典的一项基于人群登记信息的回顾性研究中，行双侧输卵管切除术的女性中（n=3051；7例卵巢癌），卵巢癌的风险降低了65%。3项评估有限的数据表明，输卵管切除术有保护作用，但仍有必要进行大规模前瞻性研究，明确评估机会性输卵管切除术对肿瘤发病率、病死率和其他长期效果（如围绝经期症状）的影响。

机会性输卵管切除术是否会影响卵巢的血供和导致卵巢功能衰竭，目前的结论不确定。最近的研究表明，子宫切除术时不论行输卵管切除术与否，抗米勒管激素（AMH）、促卵泡激素（FSH）和窦卵泡计数（AFC）水平是没有差异的。

卵巢癌遗传易感的高危人群预防性输卵管卵巢切除术对于预防卵巢癌的价值优于口服避孕药和输卵管结扎术。一项纳入2000多例的 *BRCA1* 或 *BRCA2* 突变病例前瞻性多中心队列研究，预防性双附件切除术可显著地降低患卵巢癌发病风险（HR=0.15～0.31）和卵巢癌特异性死亡率（HR=0.25）和全因死亡率（HR=0.40）。Kauff等纳入1000多名 *BRCA1* 或 *BRCA2* 突变女性的前瞻性多中心研究，患者选择预防性双附件切除术或观察，随访3年，预防性双附件切除术可使 *BRCA1* 突变者癌症风险降低85%，*BRCA2* 突变组有获益趋势，但没有达到统计学意义。因此目前已知的卵巢癌高危因素包括基因的有害突变（主要是 *BRCA1* 或 *BRCA2* 突变）或虽然没有基因突变，但有明确的卵巢癌家族史，预防性切除输卵管和卵巢可显著降低BRCA突变女性患卵巢癌、输卵管癌和腹膜癌的风险，其风险降低幅度为75%～96%。携带其他基因突变，终生风险为5%或更高的女性也可选择预防性切除输卵管和卵巢，但因此手术使高风险妇女面临早绝经导致的症状和长期健康风险，因此仅行输卵管切除术是否合适的权宜之计，仍有待研究验证。

可行性研究表明，许多高危女性会考虑预防性输卵管切除术，推迟行卵巢切除术以降低风险。但是这种治疗模式的获益和风险仍有待大样本研究验证。目前几项相关的临床试验（如丹麦和美国正在进行的多中心临床试验）有望在未来回答这一问题。

总之，对于一般风险女性，可行预防性输卵管切除术，以预防卵巢高级别浆液性癌，降低死亡风险。而对于高风险人群，仅靠输卵管切除术并不能降低风险。

四、输卵管起源学说对卵巢癌筛查策略的展望

对于盆腔浆液性癌起源于输卵管的研究发现为预防卵巢癌提供了可能。原有的卵巢癌筛查方法基于认为肿瘤起源于卵巢、缓慢发病的理论，筛查一直局限于检测CA12-5和影像学检查。但是事实证明，这种传统的筛查模式结果令人沮丧：对于早期卵巢癌，采用目前的筛查手段的作用

已经通过多中心的前瞻性研究验证，在该研究中，尽管对近 3 万名女性每年进行 CA12-5 和经阴道超声筛查，仍有 70% 的患者诊断时已是晚期。由于相当比例的卵巢癌（尤其是高级别浆液性癌）可能是输卵管起源，常规针对卵巢的筛查手段对于早期卵巢癌的识别常常无效。基于对于输卵管在卵巢癌发生中作用的新的理解，应该研究采取新的针对输卵管的筛查手段。

（北京大学第一医院妇产科　张　岩　北京大学第三医院病理科　刘从容）

第五节　妊娠滋养细胞肿瘤的遗传学研究

妊娠滋养细胞肿瘤（gestational trophoblastic neoplasia，GTN）或者妊娠滋养细胞疾病（gestational trophoblastic disease，GTD）是包含与妊娠胎盘滋养细胞相关的、以滋养细胞异常增生为特征的一组疾病，较为罕见，有其相应的临床症状、特殊病理组织学特点以及遗传学特征。良性疾病包括完全性葡萄胎和部分性葡萄胎。恶性疾病包括侵蚀性葡萄胎、绒毛膜癌、胎盘部位滋养细胞肿瘤和上皮样滋养细胞肿瘤。葡萄胎可以发生在家族成员（如母女、姐妹）中，具有显著的家族聚集和反复发病的特征，称为家族性复发性葡萄胎。随着科学技术的发展，细胞遗传学和分子遗传学研究阐述了妊娠滋养细胞肿瘤的发生、发展过程。

一、概述

（一）胎盘

妊娠胎盘是妊娠期特有的器官，胎盘与子宫内膜植入部位有特殊的生物形态学变化，正常妊娠不会发生排异反应。植入子宫内膜的滋养细胞增生分化为内层细胞滋养细胞和外层合体滋养细胞，细胞滋养细胞具有干细胞特性，具备有丝分裂活性，合体滋养细胞由分化成熟的细胞滋养细胞融合而成，失去干细胞特性和有丝分裂活性，分泌大量激素，如人绒毛膜促性腺激素（human chorionic gonadotropin，hCG）。妊娠滋养细胞肿瘤来自胎盘滋养细胞的异常增生，类似自然发生的同种异体移植，在其他物种中很少发生，因此发病机制可能来自不同遗传基因型的改变。

（二）基因组印记及表观遗传学

表观基因组印记（epigenetic imprinting）即胚胎发育中选择性抑制来自父母双方之一的等位基因，即两个亲源性基因只表达其中一个。在遗传水平，亲代基因组在胎儿和胎盘的发育过程中起着不同的作用。母源性基因组对于胚胎的发育是重要的，而父源性基因组对于胎盘的发育是必需的。著名的"父母冲突假说"理论认为双亲将自己的基因分配给后代具有冲突性，父源性基因试图让子代获得更多资源，母源性基因试图将资源平均分配，父源印记基因的作用大多促进胎盘的生长，母源印记基因则相对地抑制胎盘生长，而利于胚胎的生长。

基因印记不是一种突变，也不是一种永久性变化。印记基因在基因组中占比虽小，但在哺乳动物基因中具有重要的发育作用。印记是可逆的，它只持续于单一个体的一生中，在下一代个体的配子形成时，旧的基因印记消除，又发生新的基因印记。印记基因的转录仅限于两个亲本等位基因中的一个。印记基因表达的建立和维持的关键要素是印记调控区域（imprinting control region，ICR）。这些长 0.6 ~ 10 Kb、富含 CpG 的序列以性别特异性的方式在胚系中获得 DNA 甲基化，因此被称为差异甲基化区域（differentially methylated region，DMR）。ICR 甲基化在原始生殖细胞（primordial germ cell，PGC）中被清除，在发育的配子中被重新建立，并在发育过程中忠实地维持在合子和体细胞中。其中，雄性配子 DNA 甲基化的建立发生于细胞有丝分裂并完成进入减数分裂之前；而雌性配子胚系 DMR（gDMR）甲基化的建立发生于成长中的卵母细胞，然后出现于出生后与月经初潮之间的减数分裂前期双线期阶段。

目前，葡萄胎表观遗传学研究突出了印记基因的表观遗传学标记异常，如 DNA 甲基化、乙酰化和组蛋白修饰。胚胎外组织主要是依赖于非 DNA 甲基化机制，包括组蛋白去乙酰化和甲基化。完全性葡萄胎的母源性基因缺失合并全基因组去甲基化引发了表观遗传学基因沉默。缺少抑制生长的母源性基因会丧失正常调控机制，父源性基因所固有的促生长作用导致了葡萄胎的恶性潜能。印记基因正常甲基化模式的失调可能是葡萄胎发生恶性潜能和肿瘤发展的分子机制。

二、葡萄胎

（一）概述及发病率

葡萄胎是一种以胎盘过度生长和胎儿发育不良为特征的异常妊娠。葡萄胎可依据病理学和遗传学被分为完全性葡萄胎（complete hydatidiform mole，CHM）和部分性葡萄胎（partial hydatidiform mole，PHM）两种类型。完全性葡萄胎又称为孤雄完全性葡萄胎（androgenetic complete hydatidiform mole，AnCHM）。葡萄胎的发生率在不同地域有差异，全球平均约为 1/1000 次妊娠，在亚洲约为 1/500 次妊娠。正常的同卵双胎可以同时伴有 CHM 或 PHM。双胎妊娠之一葡萄胎，发生率为 1/100 000～1/22 000 次妊娠，应与部分性葡萄胎相鉴别。

（二）葡萄胎遗传机制

Surani 等于 1986 年报道的鼠核配子移植试验解释了葡萄胎的发生机制。将父源或母源性早期生殖细胞核移植至不含卵原核的卵母细胞内，可以观察到单亲父源性基因导致滋养细胞过度增生，形成类似葡萄胎的组织，胚胎发育失败；如单亲母源性基因却无滋养细胞生长，胎盘发育不良。葡萄胎表现为过多的父源性染色体，正常的基因组印记过程被破坏，引发异常滋养细胞增生，导致葡萄胎的发生。

1. 完全性葡萄胎　1977 年 Kajii 发现完全性葡萄胎二倍体染色体 DNA 全部来源于父亲，是雄性来源（androgenetic origin）。散发性 CHM 细胞遗传学起源主要有以下两种类型。①纯合子：占 80%～90%，一个空卵与一个单倍体精子受精后，精子的染色体 DNA 发生核内自我复制，形成了 46,XX 二倍体核型。②杂合子：占 10%～20%，一个空卵与一个二倍体精子（减数分裂Ⅰ或减数分裂Ⅱ异常所致）受精，形成 46,XX 或 46,XY 二倍体核型。如精子的不分离发生在减数分裂Ⅰ，则形成 46,XY；如精子的不分离发生在减数分裂Ⅱ，则形成 46,XX。完全性葡萄胎的形成是空核卵与精子受精，但是目前不清楚卵子何时以及如何丢失母源的单倍体基因。即卵子在减数分裂过程中，由于染色体或染色单体丢失，受精时实际上可能是无核的。但据研究，胞质中线粒体 DNA 成分具有母源性。完全性葡萄胎细胞成分是父源性核基因组和母源性线粒体 DNA。但是少数双亲源性完全性葡萄胎存在不同的发病机制。

完全性葡萄胎大部分染色体核型为二倍体，但也有罕见的多倍体完全性葡萄胎。一种为三倍体父源性葡萄胎，核型为 69,XXY；一种为四倍体葡萄胎，核型为 92,XXXX。四倍体完全性葡萄胎，染色体的多态性显示所有染色体均为父源性，其发生机制可能是一个正常单倍体卵子与三个精子，或两个精子其中之一是二倍体精子受精。据报道，杂合子完全性葡萄胎恶变率高于纯合子。

2. 部分性葡萄胎　散发性 PHM 的遗传特性是双雄单雌。遗传学研究证实，大部分三倍体，一份是母源性，两份是父源性，基因核型通常是 69,XXX，69,XXY 或 69,XYY，其中 69,XYY 比例远低于预期。如果三倍体胚胎中两份基因来自母亲（digynic tripoidy）则不会出现葡萄胎，表现为胚胎发育不良。部分性葡萄胎细胞遗传学起源有以下两种类型。①杂合子：约占 90%，一个单倍体卵子与两个单倍体精子同时受精而形成 69,XXX，69,XXY 或 69,XYY。两个单倍体精子是减数分裂Ⅰ或减数分裂Ⅱ异常所致受精而成。如精子减数分裂Ⅰ失败则形成 69,XXY，而如减数分裂Ⅱ失败则形成 69,XYY 或 69,XXX。②纯合子：约占 10%，一个单倍体卵子与一个单倍体精子受精，首先单倍体精子发生自身复制之后，再与卵子受精形成 69,XXX 或 69,XYY。也有报道罕见四倍体部分性葡萄胎以及非整倍体部分性葡萄胎等。四倍体部分性葡萄胎是一个单倍体卵子与三个单倍体精子受精，三个单倍体精子可以是不同的单倍体精子，也可以是一个单倍体精子和一个二倍体精子，核型为 92,XXXX，92,XXYY，92,XXXY。对于二倍体部分性葡萄胎的诊断应十分慎重，这可能是病理组织诊断的错误。可能是将完全性葡萄胎合并正常妊娠误诊为部分性葡萄胎，或将水泡状流产胎块误诊为部分性葡萄胎。部分性葡萄胎恶变率极低。

（三）葡萄胎临床病理、遗传学及分子遗传诊断

1. 常规病理诊断 葡萄胎因为胎盘绒毛水肿，外观为大小不等的葡萄状。完全性葡萄胎胎盘绒毛水肿变性，绒毛膜绒毛轮廓类似花椰菜和广泛绒毛滋养细胞异常弥漫增生，无胚胎成分。部分性葡萄胎是一部分绒毛水肿，一部分绒毛正常或轻度间质纤维化，滋养细胞增生不明显，伴有胚胎成分。

2. 传统遗传学诊断方法 传统遗传学诊断方法有细胞遗传学核型分析、染色体多态性、酶的研究、DNA 多态性分析、染色体原位杂交（in situ hybridization of chromosome，CISH）和荧光原位杂交（fluorescence in situ hybridization，FISH），通过这些手段，可以确定葡萄胎组织的倍性。核型的细胞遗传学分析提供了染色体的准确图像，但是需要新鲜绒毛组织。采用酶位点研究，可以通过对远离着丝粒的位点上基因产物进行分析，确定葡萄胎来源。Lawler 等研究采用的是磷酸葡糖变位酶 1、酸性磷酸酶 1、腺苷酸激酶 1、乙二醛酶和磷酸葡萄糖磷酸酶等位点。采用 DNA 多态性分析，限制性内切核酸酶可以识别 DNA 多态性。FISH 可以检测嵌合体。但是，上述这些倍性技术均缺乏辨别确切的父母起源，因此不能区分二倍体雄性葡萄胎和二倍体流产。目前临床应用普及的病理诊断是 p57 免疫组化染色和短串联重复序列（short tandem repeat，STR）基因多态性分析。

3. p57 免疫组化染色 p57 蛋白是细胞周期蛋白依赖性激酶抑制因子 1C（cyclin-dependent kinase inhibitor 1C，*CDKN1C*）基因的表达产物，父系印记母系表达，*CDKN1C* 基因位于人类染色体 11p15.5，在母体正常胎盘绒毛细胞滋养层和间质的细胞核中均有表达。p57 蛋白的免疫染色可协助鉴别 CHM、PHM 和其他流产。在 CHM 组织中，由于缺乏母源性染色体，属于印记基因的父源性 p57 不表达，p57 免疫染色为阴性。在 PHM 和非葡萄胎流产中，由于存在母源性染色体，p57 免疫染色均呈弥漫阳性。

p57 免疫染色有助于确认具有非典型形态的二倍体受孕是双亲 CHM 还是非葡萄胎妊娠，双亲 CHM 通常与典型的孤雄完全性葡萄胎一样，p57 免疫染色阴性。p57 免疫染色不能区分 PHM 和非葡萄胎流产。p57 免疫染色和形态学有时可能不一致，在 11p 部分三体综合征 [贝 - 维综合征（Beckwith-Wiedemann syndrome）]、胎盘间质发育不良和许多染色体异常等罕见病例中诊断需要谨慎。11p 部分三体综合征是一种儿童过度生长疾病，其胎盘与 PHM 具有一些相同的组织病理学特征，例如，在罕见情况下，由于 CHM 中保留有母体的 11 号染色体，因此 p57 阳性表达，而 PHM 可能由于母体 11 号染色体拷贝丢失而表现为 p57 阴性。

4. 短串联重复序列（short tandem repeat，STR） STR 是人类基因组中长度为 2 ~ 7 个核苷酸的 DNA 重复序列，在基因组非编码区非常丰富，并具有高度的遗传性和稳定性。STR 基因分型是对肿瘤组织 DNA 进行基因分型，确定导致妊娠的性质，目前是诊断的金标准。STR 位点片段短、重复单元小、易于扩增，在整个基因组中 STR 位点广泛存在，即便 DNA 部分降解，也可用于检测，而且多个 STR 位点可以同步扩增，节约时间与检验材料。STR 的微卫星多态性可通过聚合酶链反应（PCR）进行扩增，对已经用甲醛溶液固定石蜡包埋的组织，进行切片 DNA 制备，然后快速基因分型，分析不同组织的 STR 图谱，并与母体正常组织或母体血液的检测结果进行对比，必要时与父源的组织或血液对比，从而可以鉴定出组织来源，判定组织的遗传特性。通常 DNA 制备是对绒毛或肿瘤组织及其周围母体组织进行手工显微切割，如果绒毛或肿瘤组织很小，而且无法与母体组织分离，或者绒毛或肿瘤本身被母体淋巴细胞浸润，则可以对细胞进行激光捕获显微切割，尽量减少来自母体细胞的污染。必要时，可以对先前流产、葡萄胎妊娠和（或）活

产儿唾液中的 DNA 进行基因分型检测，以确定具体的妊娠来源。

STR 基因分型现在广泛用于区分 CHM、PHM 和非葡萄胎流产。如果绒毛组织的 STR 图谱（图 5-5-1）没有母体组织或母体血液的等位基因，则为 CHM。典型孤雄完全性葡萄胎在可供判读的位点均有一个或偶尔有两个父系等位基因，没有母系等位基因。如果无法获得父亲的 DNA 样本，则通过证明组织 DNA 中的非母亲（即父亲）等位基因进行诊断。四倍体 CHM 很难识别，因为与二倍体 CHM 一样，它们通常在每个位点都有一个等位基因。如果绒毛组织的 STR 图谱仅出现一个母源性 DNA 和另外两个非母源性 DNA，则为 PHM；仅出现一个非母源性 DNA 而有一个或多个母源性 DNA 者，则为非葡萄胎妊娠。但是，对于常染色体隐性遗传病双亲来源完全性葡萄胎（biparental CHM，BiCHM），由于同时含有母源性和父源性 DNA 的正常二倍体，STR 图谱不能帮助明确诊断，此时需要结合组织病理学检查和 p57 免疫染色检测阴性来综合判断，或者进

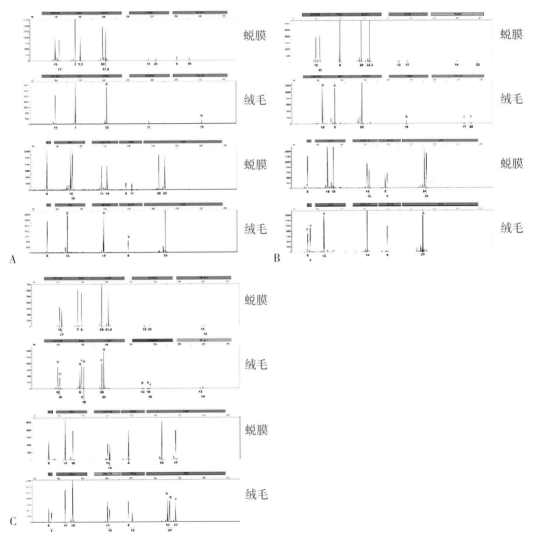

图 5-5-1 STR 图谱

A. 纯合型完全性葡萄胎，绒毛在每个位点均显示为单一等位基因，且在部分位点显示与母体蜕膜完全不同的等位基因（红色星号），提示为单个精子与空卵受精，符合单精纯合型完全性葡萄胎；B. 杂合型完全性葡萄胎，绒毛在大部分位点显示与母体蜕膜完全不同的等位基因（红色星号），其中个别位点为双等位基因（绿色星号），提示两个精子与空卵受精，符合双精杂合型完全性葡萄胎；C. 杂合型部分性葡萄胎，绒毛在部分位点显示与母体蜕膜相同的单等位基因（绿色星号）和不同的双等位基因（红色星号），提示为一个卵子与两个精子受精，符合双精杂合型部分性葡萄胎

一步检测遗传性突变以帮助确诊。对于双胎之一葡萄胎或者基因嵌合体等疾病，则很难通过 STR 基因分析明确具体的妊娠类型。如果是复杂的遗传类型分析，通常要采用 9 个（或以上）位点的 STR 多态性分析才能得出确切的结论。

此外，目前临床提出了许多结合病理组织形态学、p57 和基因分型诊断可疑葡萄胎的多种算法。从患者血浆中分离的游离 DNA 可以为基因分型提供循环肿瘤 DNA（ctDNA）来源，并有可能诊断妊娠期和非妊娠期肿瘤。将来在非侵入性诊断方面，ctDNA 可能对 GTD 的诊断具有极大潜力。

（四）葡萄胎的临床监测和管理

葡萄胎清宫术后，每周测定血清 hCG 直至降至正常水平，多数在术后 8 周内即可降至正常。CHM 在 hCG 正常后继续每个月测定一次，直至 6 个月，CHM 如 hCG 超过 56 天降到正常，发生 GTN 的风险增加 3.8 倍。PHM 在 hCG 降至正常后 1 个月复测。单次葡萄胎后再次发生葡萄胎的概率为 1% ~ 2%，大约是总体妇女患葡萄胎风险的 20 倍，两次发生葡萄胎后再次发生的风险升高，概率为 15% ~ 20%，这种风险可能是家族性或散发的双亲来源的葡萄胎，并不会因为改变伴侣发生率下降。15% ~ 20% 完全性葡萄胎发生 GTN，部分性葡萄胎是 0.1% ~ 5%。

发生葡萄胎的危险因素包括母亲年龄、母亲遗传因素、血型、口服避孕药、维生素 A 和叶酸缺乏。维生素 A 和叶酸的缺乏与胎盘绒毛血管化的缺失相关，可能参与了亲源性印记基因重编程过程中 DNA 甲基化的机制，据研究，饮食可以重置基因印记，而基因印记对人类胚胎的正常发育至关重要。

三、家族性复发性葡萄胎

（一）概述及发病率

家族性复发性葡萄胎（familial recurrent hydatidiform mole，FRHM）是一种罕见的常染色体隐性遗传病，指一个家系中两个或两个以上的家族成员反复发生 > 1 次的葡萄胎妊娠。FRHM 占 CMH 的 0.6% ~ 2.6%。大多数妊娠是双亲 CHM，也有 PHM，或者发生自然流产、死产等。研究推测，在某种情况下，这些不同形式的异常妊娠可能具有相同的潜在病因，是同一疾病的连续谱系。其特征为二倍体、双亲来源完全性葡萄胎（BiCHM），其遗传物质来源于父亲和母亲的 DNA，与孤雄完全性葡萄胎（AnCHM）的单雄起源不同，但临床表现和组织病理学难以区分，只有通过分子遗传学分析才能明确诊断。

FRHM 存在印记基因的表达模式和甲基化状态异常。研究表明，双亲来源完全性葡萄胎中许多母系印记基因具有父系甲基化模式，而非母系甲基化模式，导致父源基因组的功能性过度表达。虽然孤雄完全性葡萄胎和双亲来源完全性葡萄胎在基因上存在差异，一种是孤雄源性，另一种来自双亲，但由于在双亲来源完全性葡萄胎女性的胚系中存在异常甲基化模式，因此二者具有相同的表观基因型，都显示滋养细胞增殖和胎儿发育缺失的基本特征。

（二）FRHM 发病相关基因

目前认为，FRHM 的发病与两个母源效应基因的胚系变异，即 *NLRP7* 和 *KHDC3L* 等位基因突变有关，分别占 FRHM 的 75% ~ 80% 和 5% ~ 10%，其他 10% ~ 20% 无 *NLRP7* 或 *KHDC3L* 突变。

1. ***NLRP7***（nucleotide oligomerization domain like receptor，pyrin containing 7） 1999 年 Slim 等对 FRHM 家系进行遗传连锁分析研究认为其是常染色体隐性遗传病，将致病基因定位到染色体的 19q1 3.3 ~ 13.4 上 0.65 Mb 的区域。其后研究发现，该区域母源 *NLRP7* 基因存在突变，在家系中按照常染色体隐性遗传。在全部 FRHM 患者中，有 48% ~ 80% 存在 *NLRP7* 基因突变。目前检测到 59 种突变，其中 65% 是蛋白截短突变，包括缺失、插入、重排，35% 是错义突变，截短突变的表型更为严重。许多突变聚集在蛋白质的亮氨酸富集域，这表明该区域可能对 NLRP7

蛋白功能具有关键作用。FRHM 病例中主要以纯合突变和复合杂合突变为主，在散发 FRHM 病例中也发现了 *NPRP7* 基因的单等位基因杂合突变。

NLRP7 属于 CATERPILLER 蛋白家族，参与细菌介导的炎症、固有免疫和细胞凋亡。*NLRP7* 有 3 个主要组成部分，分别为氨基端的 PYRIN 区域、NACHT 区域（NAD）和羧基端亮氨酸富集区（leucine-rich repeat，LRR）。*NLRP7* 在滋养细胞分化与增生过程中起到一定作用，其基因突变可能干扰微管结构，导致胚胎发育异常，影响囊胚着床和植入。

2. *KHDC3L* 基因的结构和功能 *KHDC3L* 基因是 Parry 等在 2011 年发现的第 2 个 FRHM 相关隐性基因，又称为 C60rf221，定位于 6 号染色体 6q13。该基因包含 *KHDC3L*、*KHDCl*、*DPPA5*、*OOEP* 这 4 个基因。KHDC3L 蛋白属于 KHDC1（KH 同源结构域包含 1）蛋白家族。*KHDC3L* 广泛表达于人体组织中，包括造血细胞、所有发育阶段的卵母细胞阶段和着床前胚胎，在生发卵母细胞中表达水平最高，随后逐渐降低，在受精以后直到胚胎形成过程中几乎检测不到。*KHDC3L* 基因突变在 FRHM 疾病中占 10% ～ 14%。*KHDC3L* 基因中已鉴定出 4 个致病突变方式，包括错义突变、缺失、剪切和移码突变。*KHDC3L* 与 *NLRP7* 这两个基因在母源表观遗传的建立和维持方面也具有一定的作用，可能调节卵母细胞遗传物质的表观遗传学。

（三）FRHM 临床管理

临床上建议对复发葡萄胎患者进行 DNA 检测和遗传咨询。对于有葡萄胎遗传倾向的妇女，未来患 CHM 的风险为 75%。首先，进行 *NLRP7* DNA 检测，对没有发现 *NLRP7* 突变的患者，应筛查 *KHDC3L* 突变，*KHDC3L* 突变占 *NLRP7* 阴性患者的 14%。*NLRP7* 中有两个等位基因突变的女性正常活产的概率非常低。具有 *KHDC3L* 复合突变的患者中，目前没有活产病例报道，只能建议患者通过捐赠卵子完成生育。

如发现确定的突变患者，可以进一步筛查其他家庭成员，对未产妇的女性姐妹尤其重要。*NLRP7* 和 *KHDC3L* 突变与生殖功能退化之间可能有联系，进一步大规模研究具有完整的滋养细胞疾病谱系患者、生殖失败患者和正常人群，了解 *NALP7* 等位基因杂合/复合突变以及各种突变和变异的可塑性，不但可以加深了解葡萄胎的分子机制，而且有望帮助 FRHM 患者实现理想的妊娠。

对于 FRHM 患者和两个基因都没有突变的患者，有可能是由 *NLRP7* 或 *KHDC3L* 未检测到的突变或未识别的其他基因突变导致的遗传性机制。建议这些患者核实既往葡萄胎组织病理学诊断，并确定父母等位基因的来源和比例。散发性单雄葡萄胎或部分性葡萄胎患者，与二倍体双亲源性 CHM 患者相比，有更高的机会利用自己的卵母细胞完成正常妊娠活产，即通过体外受精或植入前基因筛选（PGS）来选择二倍体胚胎进行宫内移植。这种选择可能不能完全预防葡萄胎再次发生，但可能有助于最大限度地增加患者正常妊娠的机会。

四、妊娠滋养细胞肿瘤

（一）概述

妊娠滋养细胞肿瘤（gestational trophoblastic neoplasia，GTN）是一组少见的特殊组织学类型的妇科恶性肿瘤，包括侵蚀性葡萄胎（invasive mole，IM）、绒毛膜癌（choriocarcinoma，CC）、胎盘部位滋养细胞肿瘤（placental site trophoblastic tumor，PSTT）和上皮样滋养细胞肿瘤（epithelioid trophoblastic tumor，ETT）。目前这些疾病主要是通过临床和病理组织形态学诊断，遗传学技术的发展加深了对这类肿瘤的认识。

妊娠滋养细胞肿瘤是由滋养细胞异常增生和分化导致的。肿瘤可继发于 CHM、PHM 或任何非葡萄胎妊娠，遗传基因检测可协助追溯其妊娠起源。不同类型妊娠引起的比例因肿瘤亚型而异。研究发现，双精杂合性 CHM（XX 和 XY）可能比单精纯合性 CHM 具有更大的恶性转化潜能。在非葡萄胎妊娠产生的肿瘤中，大约有一半是男胎起源，但绝大多数的 PSTT 或 ETT 的前次妊娠是女胎。

在遗传学上，恶性妊娠滋养细胞肿瘤在分子水平无明显特异性，仅存在少数发生染色体片段的丢失或获得、复杂的染色体核型重排和罕见的拷贝数变异。迄今尚未报道与任何遗传异常相关，也未发现任何肿瘤特异的遗传标记。异常的基因组印记可能参与了葡萄胎的恶性转化。

（二）发病机制和分子遗传学

1. 侵蚀性葡萄胎（invasive mole，IM） 由 CHM 或 PHM 发展而来，其中大多数起源于 CHM，CHM 的恶性潜能高于 PHM。病理组织学诊断的依据是可见细胞滋养细胞及合体滋养细胞增生，并在滋养层中存在散在绒毛，侵入子宫肌层或血管，或者转移至子宫之外，如肺、肝、脑。细胞遗传学研究表明，大部分病例核型为二倍体，四倍体细胞的比例也很高。

2. 绒毛膜癌（choriocarcinoma，CC） 是一种高度恶性的滋养细胞肿瘤，病理显示细胞滋养细胞和合体滋养细胞的增生并浸润子宫肌层和血管，无绒毛结构。发生率为 1/40 000 ~ 1/20 000 次妊娠。绒毛膜癌可分为妊娠绒毛膜癌和非妊娠相关绒毛膜癌。妊娠绒毛膜癌可继发于各种类型的妊娠，包括葡萄胎妊娠、自然流产、异位妊娠和足月妊娠或早产。非妊娠相关绒毛膜癌起源于男性和女性生殖腺的生殖细胞，最常见于卵巢和腹膜后，无特定的遗传特征。二者在组织病理形态学上相似，但是由于它们的遗传起源存在差异，分子遗传学检测可协助鉴别。妊娠绒毛膜癌肿瘤细胞内携带部分或全部父源性遗传物质，具有免疫原性，因此对细胞毒性化疗药物有良好的反应，预后较好。

对于绒毛膜癌，因肿瘤大片坏死，且大多数患者均接受化疗，手术切除用于遗传分析的新鲜组织很少。细胞遗传学分析显示核型常为非整倍体，如超二倍体和四倍体。妊娠绒毛膜癌的遗传学研究已经发现了许多染色体缺失和扩增的热点，还有染色体的获得和重排，以及癌基因和抑制基因的失衡，比如 7p12-q11.2 缺失、7q21-q31 扩增和 8p12-p21 缺失，这些等位基因缺失提示这两个区域的抑癌基因位点可能参与了绒毛膜癌的发生、发展。绒毛膜癌中也发现了 *ARID1A*、*SMARCD1* 和 *EP300* 基因突变。妊娠绒毛膜癌的特征还包括 *TP53*、*MDM2* 和 EGFR 的过表达，以及下列基因的下调，包括 *NECC1*、*DOC-2/hDab2*、*K-RAS*、*CDH1*、*CDKN2A*、*HIC-1* 和 *TIMP3*。另有一些癌蛋白（BCL-2、c-FMS、c-erbb-2 和 c-MYC）的上调也参与了绒毛膜癌的发病机制。揭示发病机制中的特定基因和研发新的恶性标志物，可以协助对葡萄胎妊娠患者进行恰当管理。*NLRP7* 基因杂合性胚系突变具有发展为绒毛膜癌的高风险，可能因其起源于正常情况下仅短暂存在的发育早期滋养细胞，所以妊娠绒毛膜癌或许是由发育过程中的异常甲基化所引发的，而非 DNA 突变所致。此外，绒毛膜癌细胞通过上调人类白细胞抗原 G（human leukocyte antigen-G，HLA-G）逃逸机体的免疫监控，促进肿瘤的增殖和转移。

长链非编码 RNA（long non-coding RNA，lncRNA）是一类特殊 ncRNA，参与转录调控、亚细胞定位和表观遗传重塑，特异性 lncRNA 上调或下调与肿瘤相关。不同 lncRNA 在绒毛膜癌中具有致癌或抑癌作用，可能参与肿瘤的发生、侵袭和干性调节，从而导致化疗耐药。目前该类研究仍处于早期阶段，迄今已发现与绒毛膜癌的相关 lncRNA 包括 MALAT1、H19、MEG3 PCA3、LINC00261、OGFRP1、MIR503HG 和 LINC00629，更详细的研究可能会彻底改变我们对绒毛膜癌的理解，从而加强 GTD 的管理。此外，ASOs、siRNA 和 CRISPR 技术等分子工具可用于未来针对致癌性 lncRNA 治疗方法的研发。

H19 是父系印记基因，位于染色体 11p15.5，编码一个 2300nt 长的 lncRNA。有研究表明，*H19* 仅在胚胎发生早期高表达，出生后下调。在绒毛膜癌中，*H19* 的异常表达在肿瘤的发展中起着重要的作用。同时有研究发现，*H19* 通过调控 PI3K/AKT/mTOR 通路，导致绒毛膜癌细胞产生耐药，同时增加肿瘤增殖、迁移和侵袭能力，提示 *H19* 可能是耐药绒毛膜癌的潜在治疗靶点。

3. 胎盘部位滋养细胞肿瘤（placental site trophoblastic tumor，PSTT）和上皮样滋养细胞肿瘤（epithelioid trophoblastic tumor，ETT） PSTT 和 ETT 被合称为中间型滋养细胞肿瘤（intermediate trophoblastic tumor，ITT），因细胞在形态特点上介于合体滋养细胞和细胞滋养细胞之

间得名。中间型滋养细胞肿瘤发生率大约为 1/10 万次妊娠，在所有 GTN 占约 1%。从滋养细胞胚胎发育过程看，中间型滋养细胞由滋养细胞干细胞分化而来，通常认为其很少恶变，这可能也是其发病率低的原因。但在整个孕卵种植和胎盘形成过程中，均可能出现绒毛和绒毛外各型滋养细胞的分化异常，因而所形成的 GTN 有可能为多种成分或多克隆起源。PSTT 和 ETT 中频繁的杂合性丢失表明，在部分病例存在一定程度的遗传不稳定性。遗传学研究发现，大部分 PSTT 和 ETT 缺乏 Y 染色体，提示它们大多来自女性胚胎。

PSTT 来源于绒毛外胎盘种植部位的中间型滋养细胞，肿瘤细胞浸润性生长于子宫肌层内，伴明显的血管和淋巴管侵犯，可继发于各种妊娠。遗传学上，PSTT 可以是双亲来源的二倍体，也可以是单精纯合性的完全性葡萄胎。

ETT 是妊娠滋养细胞肿瘤中更为罕见的类型，起源于绒毛膜型中间型滋养细胞。与呈浸润性生长方式的 PSTT 不同，ETT 呈推挤性生长，结节边界相对清楚。p63 属于 p53 家族的转录因子，结构和功能与 P53 有同源性。平滑绒毛膜滋养细胞表达 p63 蛋白，合体滋养细胞和种植部位中间滋养细胞不表达或弱表达 p63 蛋白。p63 蛋白的表达有助于鉴别 PSTT 和 ETT。分子遗传学分析发现，ETT 存在遗传不稳定性，含有新的父源性等位基因，部分患者则出现母源性等位基因缺失。免疫组化对 PSTT、ETT 与 CC 的鉴别诊断有一定帮助，列于表 5-5-1。

表 5-5-1　PSTT、ETT 和 CC 免疫组化鉴别

	Mel-CAM（CD146）	hPL	β-hCG	p63	cyclin E	Ki-67
PSTT	+	+	−	−		> 10%
ETT	−	−	−	−	> 50%	> 10%
CC	+/−	+	+	−		> 90%

PSTT. 胎盘部位滋养细胞肿瘤；ETT. 上皮样滋养细胞肿瘤；CC. 绒毛膜癌。

（三）临床管理

GTN 患者发病年龄为 20 ~ 60 岁，识别导致 GTN 的前次妊娠的性质和时间尤其重要，前次妊娠可为足月妊娠、异位妊娠、流产及葡萄胎。前次妊娠与肿瘤发生的时间也不等。绒毛膜癌前次妊娠 50% 为葡萄胎，部分性葡萄胎很少见，25% 为流产，25% 为正常妊娠。PSTT 前次妊娠 50% ~ 70% 为足月妊娠，15% 为葡萄胎，15% 是流产。ETT 前次妊娠 67% 为足月妊娠、16% 为流产和葡萄胎。PSTT 和 ETT，确定前次妊娠原因尤为重要，因为时间间隔小于与大于 4 年的患者之间具有明显的预后差异。

目前 GTN 治疗主要是化疗和手术。常规建议患者化疗结束后避孕 1 年。化疗后患者的生育率与一般人群类似。化疗药物对于卵巢功能有一定的损害，因此患者可以进行卵巢组织冻存。对于年轻要求生育的 GTN 患者，如无转移病灶且病变局限于子宫，可采取子宫病灶切除术。

（北京大学第三医院妇产科　吴　郁　北京大学第三医院病理科　刘从容）

第六节　妇科肿瘤相关遗传咨询概况及流程

中国癌症患者 5 年生存率仅为 30.9%，高发地区重点癌症早期诊断率仅为 48%，因此，加强癌症早期筛查和预防是降低癌症发病率、提高癌症患者生存率的最重要手段。肿瘤是多基因交互影响、多种环境因素协同作用引起的复杂性疾病，部分肿瘤以常染色体显性遗传的方式出现。遗传性肿瘤具有肿瘤发病年龄早、同一个体可发生多种原发肿瘤、患者具有相同或相关肿瘤的家族史等特点，同时具有独特的临床表现及分子特征。这些特征以及肿瘤遗传学和基因组学的发展为

肿瘤的早期筛查、预防、诊断和及时干预创造了更多可能。遗传因素在妇科常见恶性肿瘤的发生过程中所占权重较高，如卵巢癌可达 15% ~ 20%、乳腺癌 5% ~ 7%、子宫内膜癌 5% ~ 6%，因此，妇科肿瘤的遗传咨询具有重要意义。

一、肿瘤遗传咨询的定义和意义

1. 肿瘤遗传咨询的定义 肿瘤遗传咨询是指通过收集、分析咨询者的个人史和家族史，评定个体或家庭成员携带肿瘤易感基因的概率；应用基因检测技术，筛查出携带肿瘤易感基因或突变基因的人群；其后，针对已罹患肿瘤者开展肿瘤基因与遗传健康教育，并指导肿瘤治疗和随访，为家族中患者的一级和二级亲属提供专业的肿瘤遗传咨询和风险评估服务。针对未罹患肿瘤的基因突变携带者，结合其生活习惯、环境等一般情况，制定个体化体检、保健方案，以达到早期干预、降低肿瘤发生风险的目的。

2. 妇科肿瘤遗传咨询的意义 妇科肿瘤遗传咨询中，对先证者（癌症患者本人）进行遗传学检测（广义上包括了基因、DNA 甲基化修饰、蛋白的检测），有助于明确肿瘤患者基因突变状态，确定靶向治疗的靶点，提示患者预后，从而指导临床治疗（如靶向治疗或维持治疗）；并可提示患者定期进行有针对性的体检，预防第二肿瘤发生。对于复发患者，基因检测有助于寻找更多常规治疗以外的个体化靶点，改善患者预后；对先证者的携带突变基因的亲属，可进行患癌风险评估，并采取相应措施（定期筛查、化学预防、手术预防等）积极预防，减少未来发生肿瘤的风险。

遗传性乳腺癌 - 卵巢癌综合征（HBOC）是最常见的妇科肿瘤遗传综合征。本节以 HBOC 综合征为例介绍肿瘤遗传咨询的流程及要点。

二、妇科肿瘤遗传咨询流程

肿瘤遗传咨询流程包括四部分内容：检测前遗传咨询、基因检测、检测后咨询及临床干预。

1. 检测前遗传咨询 在肿瘤遗传咨询开始时，应通过详细的家族史采集，评估咨询者及家属罹患肿瘤遗传综合征的风险，确定需要进行遗传咨询和检测的人群，并进行知情同意。

（1）检测人群：*BRCA1*、*BRCA2* 基因突变被认为是遗传性乳腺癌 - 卵巢癌综合征（HBOC）发病的重要原因，研究相对成熟，且目前对遗传咨询的指导意义最大。根据美国国立综合癌症网络（NCCN）2021 年第 1 版指南，满足如下标准的人群应考虑进行基因检测。

对于具有癌症个人史的患者：

1）在任何年龄被诊断为卵巢上皮性癌（包括输卵管癌或原发腹膜癌）。

2）患有乳腺癌且包括下列任意一条：①诊断年龄 ≤ 45 岁；②诊断年龄为 46 ~ 50 岁且家族史未知或有限；③两处原发性乳腺癌，初诊年龄为 46 ~ 50 岁；④诊断年龄为 46 ~ 50 岁且有一位或以上的近亲属在任何年龄被诊断为乳腺癌、卵巢癌、胰腺癌、高级别前列腺癌（Gleason 评分 ≥ 7 分）；⑤三阴性乳腺癌年龄 ≤ 60 岁；⑥德裔犹太人血统；⑦有近亲属在 ≤ 50 岁时被诊断为乳腺癌或在任何年龄患卵巢癌、胰腺癌、高或极高风险的前列腺癌；⑧有 3 位或以上的近亲属在任何年龄被诊断为乳腺癌；⑨男性乳腺癌。

3）在任何年龄被诊断为胰腺癌。

4）在任何年龄被诊断为前列腺癌且满足下列任意一条：①转移性、高风险或极高风险的前列腺癌；②德裔犹太人血统；③至少有一位近亲属在年龄 ≤ 50 岁时被诊断为乳腺癌或在任何年龄被诊断为卵巢癌、胰腺癌、转移性癌、前列腺癌；④两位或以上近亲属在任何年龄被诊断为乳腺癌或前列腺癌（任何级别）。

对于具有癌症家族史的健康人群，满足以下任意一条可进行遗传咨询：

1）有一级或二级亲属符合上述列出的任一标准。

2）不符合上述标准，但风险预测模型认为其携带 *BRCA1*、*BRCA2* 致病变异的可能性＞5%。

（2）家族史采集：肿瘤家族史是肿瘤遗传咨询的基础。对卵巢癌患者而言，家系图的绘制有助于初步评估其卵巢癌是否遗传性。NCCN 指南推荐遗传咨询时采集先证者三级亲属的信息。因三级亲属信息采集较为困难，美国妇产科医师学会（American College of Obstetricians and Gynecologists，ACOG）推荐至少采集一级及二级亲属信息。鉴于亲缘关系越近，信息越精确，因此采集信息首先应包括患者的一级亲属（父母、子女、兄弟姐妹）完整的肿瘤相关信息。二级亲属（祖父母、孙子女、叔、姑、姨、舅等）的信息亦应尽可能采集。父系及母系亲属的发病和治疗情况均应予以记录。除此之外，所有亲属的种族、肿瘤类型、诊断年龄、已行基因检测结果等亦应记录。家系图的绘制有利于进行肿瘤风险评估，了解肿瘤的遗传方式、外显率，评估患病风险，以确定是否应行基因检测。

详细的风险评估是遗传咨询的一部分，当风险评估表明可能存有特定的易感基因，以及评估结果可能影响决策时，建议进行相关肿瘤基因检测。根据肿瘤病史或家族史，目前国际上有 5 个 HBOC 筛查工具，可用于初步筛选需要进行遗传咨询和遗传检测的妇女，并对其进行遗传风险评估：安大略家族史风险评估表（Ontario Family History Risk Assessment Tool）、曼彻斯特评分系统（Manchester Scoring System）、遗传咨询筛选工具（Referral Screening Tool）、系谱评估量表（Pedigree Assessment Tool）以及 7- 条目家族史筛查量表（7-question family history screen，FHS-7）。量表包含了参与咨询的患者及家属的性别、乳腺癌（卵巢癌、胰腺癌、前列腺癌）家族史及其发病年龄等内容。评估后的得分可协助判断咨询者亲属患乳腺癌、卵巢癌的风险，提示其是否需进行遗传咨询和基因检测。在线风险预测数学模型 BRCAPRO 的简易版也被 USPSTF 推荐用于一线筛查，其评估 BRCA 致病变异风险的准确性与完整版 BRCAPRO 近似。每种筛查评估工具均有各自优点和局限性，可根据实际情况自行选择。

（3）患者知情同意：在对上述咨询者进行风险评估筛选后，需进行基因检测知情同意。内容应包括如下几部分：与先证者肿瘤相关的候选目标基因，阳性、阴性、不确定结果的含义，检测基因及突变对后续医疗措施的影响，检测技术的准确性及相关费用等。另外，应告知检测结果对患者及家庭可能造成的心理影响（获益及风险），基因检测结果对未来肿瘤治疗、随访及预防措施的影响，子女及家庭成员可能的遗传风险等。

2. 基因检测　先确定检测的目标基因，然后根据患者的病情及经济情况等选择不同的基因检测组合及检测方法。

不同肿瘤需检测的目标基因不同，以 HBOC 为例，卵巢上皮性癌中最常见的致病基因突变是 BRCA 基因突变，但同源重组修复（homologous recombination repair，HRR）通路其他基因的突变也同样重要。NCCN 推荐包括 *RAD51C*、*RAD51D*、*BRIP1*、*NBN*、*PALB2*、*STK11*、*ATM*、*BARD1*、*CDH1*、*CHEK2*、*CDKN2A*、*NF1*、*PTEN*、*TP53*、*MSH2*、*MLH1*、*MSH6*、*PMS2* 及 *EPCAM* 等的基因检测。因此，应根据患者的病情和经济条件进行先证者的基因检测选择。单基因检测适合涉及基因相对明确的肿瘤，而多基因检测则针对单基因检测阴性或怀疑多个基因相关的情况。由于多基因检测不确定性更大，且费用增加，尽管可以提高检测敏感性，但也带来大量意义未明突变的结果，对这些结果的分析和解释也是目前遗传咨询工作中的难点。关于检测样本，ASCO 等指南认为患者应先做易感基因的胚系检测（外周血），若结果为阴性，再进行肿瘤体系检测（肿瘤组织）。胚系和体系同时检测更为高效，且任何一个阳性结果对指导后续应用靶向药物等均有价值，但在临床实践中，若考虑经济因素，以治疗为目的的患者可以先做体系检测；如果只考虑评估是否会遗传给子代，可只做胚系检测。

在先证者检测出有致病意义的基因突变后，可对其亲属（一级或二级亲属，有检测要求者）进行该基因的胚系（外周血）检测。由于在先证者检测中已经锁定突变基因，因此，对其家系中其他成员的检测相对更为专一和简单。

3. 检测后咨询 进行基因检测后，开始进行检测后咨询。HBOC 患者的遗传咨询需要多学科合作，其中应包括临床遗传学家、妇科肿瘤医师、乳腺外科医师、心理医师等。具体内容包括检测报告判读、患者家属告知及心理支持等。

基因检测的结果需经专业人士解读。关于 BRCA 基因检测结果，中国专家共识根据致病可能性分为良性、可能良性、意义未明、可能致病性或致病性 5 类。其中致病性（致病可能性＞99%）和可能致病性（致病可能性 95% ~ 99%）对于先证者具有显著意义。但对意义未明者需谨慎解释。应向患者说明，由于肿瘤是基因与环境相互作用的结果，因此，即使基因检测阴性，仍不除外散发突变等情况发生。如行多基因联合检测，对其中检测到的其他突变基因，需根据文献和指南进行解释。

肿瘤致病基因突变的结果会对卵巢癌患者及家属造成很大的心理冲击和压力，有时焦虑或抑郁情绪在所难免。因此，应尽力为其提供一定的心理和社会支持，也鼓励家庭和社会为其提供情感交流和情绪宣泄等途径。有效的情感支持有利于患者及家属顺利完成后续治疗、随访以及必要的临床干预。

4. 临床干预 是基因检测后的重点工作，包括对携带突变基因的已知患者及对其携带突变基因的亲属的治疗和干预。对 HBOC 患者而言，其临床管理包括针对特殊遗传信息改变的靶向治疗，以及对于患者易患其他肿瘤的预防。对于患者的致病变异携带者亲属，则涉及卵巢癌、乳腺癌及高发恶性肿瘤的预防和监测，详见本章第三节。

总之，肿瘤遗传咨询通过收集、分析咨询者的个人史和家族史，评定个体或家庭成员携带肿瘤突变基因的概率，辅以基因检测技术，筛查出携带肿瘤突变基因的人群。肿瘤遗传咨询对于肿瘤患者及其亲属改善治疗结局、预防肿瘤发生、早期发现、早期治疗具有重要意义。

（北京大学第三医院妇产科　梁华茂）

综合思考题

第五章综合思考题解析

1. 从体细胞突变的角度，子宫肌瘤与子宫内膜癌的发生有关吗？

2. 某患者，45 岁，女性，子宫内膜癌患者。手术切除的子宫标本免疫组化发现 *MLH1* 基因存在表达缺失，其弟死于结直肠癌，请讨论是否有必要进行林奇综合征筛查及临床筛查流程？

3. 与卵巢上皮性癌和卵巢性索间质肿瘤相关的遗传性肿瘤综合征分别有哪些？

4. BRCA 基因突变的卵巢癌患者和携带致病基因的健康者的临床管理措施有哪些？

第五章典型案例

5. 从葡萄胎遗传学的角度，如何在临床上鉴别完全性葡萄胎与部分性葡萄胎？如何判断葡萄胎的预后？

6. 临床上发现两次葡萄胎病史或者葡萄胎合并不良孕史的患者，如何进行遗传学咨询及建议？

7. 恶性滋养细胞肿瘤有哪些类型？其可能的遗传机制是什么？

参考文献

[1] 徐丛剑，康玉. 实用妇科肿瘤遗传学 [M]. 北京：人民卫生出版社，2019.

[2] 陆国辉. 遗传性肿瘤遗传咨询 [M]. 北京：北京大学医学出版社，2021.

[3] HANAHAN D，WEINBERG R A. The hallmarks of cancer [J]. Cell，2000，100（1）：57-70.

[4] HANAHAN D，WEINBERG R A. Hallmarks of cancer：the next generation [J]. Cell，2011，144（5）：646-674.

[5] HANAHAN D. Hallmarks of cancer：new dimensions [J]. Cancer Discov，2022，12（1）：31-46.

［6］STRATTON M R，CAMPBELL P J，FUTREAL P A. The cancer genome［J］. Nature，2009，458（7239）：719-724.

［7］NEGRINI S，GORGOULIS V G，HALAZONETIS T D. Genomic instability--an evolving hallmark of cancer［J］. Nat Rev Mol Cell Biol，2010，11（3）：220-228.

［8］VOGELSTEIN B，PAPADOPOULOS N，VELCULESCU V E，et al. Cancer genome landscapes［J］. Science，2013，339（6127）：1546-1558.

［9］DAWSON M A，KOUZARIDES T. Cancer epigenetics：from mechanism to therapy［J］. Cell，2012，150（1）：12-27.

［10］NIELSEN F C，VAN OVEREEM HANSEN T，SORENSEN C S. Hereditary breast and ovarian cancer：new genes in confined pathways［J］. Nat Rev Cancer，2016，16（9）：599-612.

［11］Committee opinion no. 634：Hereditary cancer syndromes and risk assessment［J］. Obstet Gynecol，2015，125（6）：1538-1543.

［12］YOSHIDA R. Hereditary breast and ovarian cancer（HBOC）：review of its molecular characteristics，screening，treatment，and prognosis［J］. Breast Cancer，2021，28（6）：1167-1180.

［13］LYNCH H T，SNYDER C L，SHAW T G，et al. Milestones of Lynch syndrome：1895-2015［J］. Nat Rev Cancer，2015，15（3）：181-194.

［14］曹泽毅. 中华妇产科学下册［M］. 3 版. 北京：人民卫生出版社，2014.

［15］吕炳建，朱倩倩，陈建华. 子宫间叶源性肿瘤进展：基于分子遗传学发现的新类型和新亚型［J］. 中华病理学杂志，2021，50（10）：5.

［16］MØLLER P，SAMPSON J R，DOMINGUEZ-VALENTIN M，et al. Towards evidence-based personalised precision medicine for Lynch syndrome［J］. Lancet Oncol，2021，22（9）：e383.

［17］Lynch Syndrome Linked with More Cancers［J］. Cancer Discov，2018，8（8）：906-907.

［18］MONAHAN K J，ALSINA D，BACH S，et al. Urgent improvements needed to diagnose and manage Lynch syndrome［J］. BMJ，2017，356（6）：j1388.

［19］MÄKINEN N，MEHINE M，TOLVANEN J，et al. MED12 the mediator complex subunit 12 gene，is mutated at high frequency in uterine leiomyomas［J］. Science，2011，334（6053）：252-255.

［20］MEHINE M，KAASINEN E，MÄKINEN N，et al. Characterization of uterine leiomyomas by whole-genome sequencing［J］. N Engl J Med，2013，369（1）：43-53.

［21］杨菁，刘从容. 子宫内膜间质肿瘤的新认识及研究进展［J］. 中华病理学杂志，2020，49（10）：1084-1087.

［22］LEWIS N，SOSLOW R A，DELAIR D F，et al. ZC3H7B-BCOR high-grade endometrial stromal sarcomas：a report of 17 cases of a newly defined entity［J］. Mod Pathol，2018，31（4）：674-684.

［23］MARIÑO-ENRIQUEZ A，LAURIA A，PRZYBYL J，et al. BCOR internal tandem duplication in high-grade uterine sarcomas［J］. Am J Surg Pathol，2018，42（3）：335-341.

［24］BENNETT J A，OLIVA E. Perivascular epithelioid cell tumors（PEComa）of the gynecologic tract［J］. Genes Chromosomes Cancer，2021，60（3）：168-179.

［25］BENNETT J A，BRAGA A C，PINTO A，et al. Uterine PEComas：a morphologic，immunohistochemical，and molecular analysis of 32 tumors［J］. Am J Surg Pathol，2018，42（10）：1370-1383.

［26］GOEBEL E A，BONILLA S H，DONG F，et al. Uterine tumor resembling ovarian sex cord tumor（UTROSCT）：a morphologic and molecular study of 26 cases confirms recurrent NCOA1-3 rearrangement［J］. Am J Surg Pathol，2020，44（1）：30-42.

［27］DICKSON B C，CHILDS T J，COLGAN T J，et al. Uterine tumor resembling ovarian sex cord tumor：a distinct entity characterized by recurrent NCOA2/3 gene fusions［J］. Am J Surg Pathol，2019，43（2）：178-186.

［28］BENNETT J A，NARDI V，ROUZBAHMAN M，et al. Inflammatory myofibroblastic tumor of the uterus：a clinicopathological, immunohistochemical, and molecular analysis of 13 cases highlighting their broad morphologic spectrum [J]. Mod Pathol, 2017, 30 (10): 1489-1503.

[29] CROCE S, HOSTEIN I, MCCLUGGAGE W G. NTRK and other recently described kinase fusion positive uterine sarcomas: a review of a group of rare neoplasms [J]. Genes Chromosomes Cancer, 2021, 60 (3): 147-159.

[30] CROSBIE E J, RYAN N A J, ARENDS M J, et al. The Manchester International Consensus Group recommendations for the management of gynecological cancers in Lynch syndrome [J]. Genet Med, 2019, 21 (10): 2390-2400.

[31] NEYAZ A, HUSAIN N, DEODHAR M, et al. Synchronous cervical minimal deviation adenocarcinoma, gastric type adenocarcinoma and lobular endocervical glandular hyperplasia along with STIL in Peutz-Jeghers syndrome: eliciting oncogenesis pathways [J]. Turk Patoloji Derg, 2019, 35 (3): 247-253.

[32] SUERINK M, TEN BROEKE S W, NIELSEN M. Findings linking mismatch repair mutation with age at endometrial and ovarian cancer onset in Lynch syndrome [J]. JAMA Oncol, 2018, 4 (6): 889-890.

[33] LU K H, SCHORGE J O, RODABAUGH K J, et al. Prospective determination of prevalence of lynch syndrome in young women with endometrial cancer [J]. ASCO, 2007, 25 (33): 5158-5164.

[34] PASCHE B, PENNISON M J, DEYOUNG B. Lynch syndrome testing: a missed opportunity in the era of precision medicine [J]. JAMA, 2016, 316 (1): 38-39.

[35] ZHOU J Y, ZHANG L, WEI L H, et al. Endometrial carcinoma-related genetic factors: application to research and clinical practice in China [J]. BJOG, 2016, 123 (S3): 90-96.

[36] LU K H, BROADDUS R R. Endometrial cancer [J]. N Engl J Med, 2020, 383 (21): 2053-2064.

[37] YAGI Y, ABETO N, SHIRAISHI J, et al. A novel pathogenic variant of the FH gene in a family with hereditary leiomyomatosis and renal cell carcinoma [J]. Hum Genome Var, 2022, 9 (1): 3.

[38] BANNO K, KISU L, YANOKURA M, et al. Hereditary gynecological tumors associated with Peutz-Jeghers syndrome (Review) [J]. Oncol Lett, 2013, 6 (5): 1184-1188.

[39] 施奈德著. 肿瘤遗传咨询 [M]. 张学, 季加孚, 徐兵河主译. 北京: 人民卫生出版社, 2016.

[40] 中国抗癌协会家族遗传性肿瘤专业委员会. 中国家族遗传性肿瘤临床诊疗专家共识 (2021 年版) -家族遗传性卵巢癌 [J]. 中国肿瘤临床, 2021, 48 (24): 1243-1247.

[41] DALY M B, PAL T, BERRY M P, et al. Genetic/familial high-risk assessment: breast, ovarian, and pancreatic, version 2.2021, NCCN clinical practice guidelines in oncology [J]. J Natl Compr Canc Netw, 2021, 19 (1): 77-102.

[42] KONSTANTINOPOULOS P A, NORQUIST B, LACCHETTI C, et al. Germline and somatic tumor testing in epithelial ovarian cancer: ASCO guideline [J]. J Clin Oncol, 2020, 38 (11): 1222-1245.

[43] ACOG Practice Bulletin No. 147: Lynch syndrome [J]. Obstet Gynecol, 2014, 124 (5): 1042-1054.

[44] BEGGS A D, LATCHFORD A R, VASEN H F, et al. Peutz-Jeghers syndrome: a systematic review and recommendations for management [J]. Gut, 2010, 59 (7): 975-986.

[45] MALKIN D. Li-fraumeni syndrome [J]. Genes Cancer, 2011, 2 (4): 475-484.

[46] KIM J, FIELD A, SCHULTZ K A P, et al. The prevalence of DICER1 pathogenic variation in population databases [J]. Int J Cancer, 2017, 141 (10): 2030-2036.

[47] FOULKES W D, PRIEST J R, DUCHAINE T F. DICER1: mutations, microRNAs and mechanisms [J]. Nat Rev Cancer, 2014, 14 (10): 662-672.

[48] STEWART C J, CHARLES A, FOULKES W D. Gynecologic manifestations of the DICER1 syndrome [J]. Surg Pathol Clin, 2016, 9 (2): 227-241.

[49] SCHULTZ K A P, HARRIS A K, FINCH M, et al. DICER1-related Sertoli-Leydig cell tumor and gynandroblastoma: clinical and genetic findings from the International Ovarian and Testicular Stromal Tumor Registry [J]. Gynecol Oncol, 2017, 147 (3): 521-527.

［50］LABIDI-GALY S I，PAPP E，HALLBERG D，et al. High grade serous ovarian carcinomas originate in the fallopian tube［J］. Nat Commun，2017，8（1）：1093.

［51］NORQUIST B M，HARRELL M I，BRADY M F，et al. Inherited mutations in women with ovarian carcinoma［J］. JAMA Oncol，2016，2（3）：482-490.

［52］VAN LIESHOUT LAM，STEENBEEK M P，DE HULLU J A，et al. Hysterectomy with opportunistic salpingectomy versus hysterectomy alone［J］. Cochrane Database Syst Rev，2019，8：CD012858.

［53］CHEN F，GAITSKELL K，GARCIA M J，et al. Serous tubal intraepithelial carcinomas associated with high-grade serous ovarian carcinomas：a systematic review［J］. BJOG，2017，124（6）：872-878.

［54］MCDANIEL A S，STALL J N，HOVELSON D H，et al. Next-generation sequencing of tubal intraepithelial carcinomas［J］. JAMA Oncol，2015，1（8）：1128-1132.

［55］TONE A A. Taking the tube：from normal fallopian tube epithelium to ovarian high-grade serous carcinoma［J］. Clin Obstet Gynecol，2017，60（4）：697-710.

［56］BERGSTEN T M，BURDETTE J E，DEAN M. Fallopian tube initiation of high grade serous ovarian cancer and ovarian metastasis：Mechanisms and therapeutic implications［J］. Cancer Lett，2020，476（C）：152-160.

［57］MESERVE E E K，BROUWER J，CRUM C P. Serous tubal intraepithelial neoplasia：the concept and its application［J］. Mod Pathol，2017，30（5）：710-721.

［58］SOONG T R，HOWITT B E，HOROWITZ N，et al. The fallopian tube，"precursor escape" and narrowing the knowledge gap to the origins of high-grade serous carcinoma［J］. Gynecol Oncol，2019，152（2）：426-433.

［59］DALY M B，PAL T，BERRY M P，et al.Genetic/familial high-risk assessment：breast，ovarian，and pancreatic，version 2.2021，NCCN Clinical Practice Guidelines in Oncology［J］. J Natl Compr Canc Netw，2021，19（1）：77-102.

［60］昌晓红，李艺，崔恒. 卵巢癌遗传咨询的临床意义［J］. 中国妇产科临床杂志，2020，21（5）：449-451.

［61］郜意，康玉，徐丛剑. 遗传性卵巢癌风险评估和临床管理进展［J］. 中国实用妇科与产科杂志，2020，36（12）：1208-1213.

［62］中国抗癌协会肿瘤内分泌专业委员会. 遗传性妇科肿瘤高风险人群管理专家共识（2020）［J］. 中国实用妇科与产科杂志，2020，36（9）：825-834.

［63］向阳. 妊娠滋养细胞肿瘤协和2017观点［M］. 北京：科学技术文献出版社，2017.

［64］惠培著. 妊娠滋养细胞疾病：诊断与分子病理学［M］. 连瑞虹，郑兴征译. 北京：北京科学技术出版社，2016.

［65］IE-MING SHIH. Gestational trophoblastic neoplasia—Pathogenesis and potential therapeutic targets［J］. Lancet Oncol，2007，8（7）：642-650.

［66］JUNG S H，CHOI Y J，KIM J L，et al. Distinct genomic profiles of gestational choriocarcinoma，a unique cancer of pregnant tissues［J］. Exp Mol Med，2020，52（12）：2046-2054.

［67］LORI H，URVASHI S. The genetics of gestational trophoblastic disease：a rare complication of pregnancy［J］. Cancer Genetic，2012，205（3）：63-77.

［68］NCCN. Gestational Trophoblastic Neoplasia，Version 1.2022，NCCN Clinical Practice Guidelines in Oncology. http://www.nccn.org/professionals/physician_gls/f_guidelines.asp.

第六章

产前诊断

学习目标

◎ **基本目标**

1. 列举最常见的产前诊断临床和实验室技术。
2. 说明产前诊断技术实施的基本条件。
3. 描述多种产前诊断实验室技术的原理和局限性。
4. 分析常见胎儿先天性心脏畸形的遗传学异常。
5. 总结我国新生儿筛查的病种和早期诊断依据。

◎ **发展目标**

1. 分析无创产前诊断新技术实施的原理和发展方向。
2. 说明测序和多组学技术在产前诊断和新生儿筛查中的应用。
3. 分析我国将基因组测序技术用于新生儿筛查的可行方案。

第一节　产前诊断临床技术和展望

一、产前诊断技术简介

产前诊断技术包括遗传咨询、医学影像、生化免疫、细胞遗传和分子遗传等，至今已有 60 余年的发展历史。1960 年 Riis 和 Fuchs 首次对两位 A 型血友病基因携带者实施了羊膜腔穿刺术，开启了侵入性产前诊断的历史；Steele 和 Breg 于 1966 年证实了羊水的胎儿细胞培养和核型分析的可行性；Jacobson 和 Barter 基于此于 1967 年成功得出染色体异常的临床诊断；1968 年 Nadler 通过测量羊水中酶含量诊断代谢性疾病，随着产前样本的临床取样技术、实验室分析技术和影像学技术的飞速发展，产前诊断的概念和范围日趋成熟。1997 年首次发现母体血液循环中存在胎儿游离 DNA，促进了基于母体血液样本的无创产前诊断技术的发展。本节将系统介绍各种产前诊断临床技术，包括绒毛取样术、羊膜腔穿刺取样术、经皮脐血取样术和胎儿镜检查技术和发展中的无创产前诊断技术等。

接受有创产前诊断的对象为出生缺陷的高危人群，基于 2010 年我国卫生部推出的《胎儿染色体异常的细胞遗传学产前诊断技术标准》，产前诊断指征包括：① 35 岁以上的高龄孕妇；②产前筛查出来的胎儿染色体异常高风险的孕妇；③曾生育过染色体病患儿的孕妇；④产前 B 超检查怀疑胎儿可能有染色体异常的孕妇；⑤夫妻一方为染色体异常携带者；⑥医师认为有必要进行产前诊断的其他情形，如反复妊娠早期自然流产、既往出生缺陷病史、家族分子遗传病史、神经管缺陷家族史、妊娠合并 1 型糖尿病、高血压、癫痫、哮喘、曾暴露于药物及病毒、环境危害、父母近亲。

在理想状态下，夫妻应在妊娠前向医师咨询和讨论孕前的一些高危因素，医师应准确掌握病史，提供可能存在的异常诊断，明确诊断的准确性，夫妻双方需要通过遗传咨询了解相关的遗传风险和手术风险，并了解产前诊断的局限性，必须明确羊膜腔穿刺术可能存在的风险、检查的准确率和局限性、检查所需的时间，以及存在无法得出诊断结果的可能。

（一）羊膜腔穿刺术

羊水穿刺

羊膜腔穿刺术（mniocentesis）指在妊娠 16 ~ 22^{+6} 周，在超声引导下以 22G 穿刺针经腹穿刺，从羊膜囊抽取 15 ~ 30 ml 羊水。此期间的羊水含有胎儿脱落的细胞，且羊水量较为充足。操作需要避开胎儿、母体肠管及膀胱。

羊膜腔穿刺术最大的并发症是流产。随着超声影像技术的改进，手术相关流产率在逐年下降。1986 年 Tabor 等的研究中，羊膜腔穿刺组孕妇流产率为 1.7%，后报道流产率约为 0.5%，且有逐渐下降的趋势。但总体来讲，羊膜腔穿刺术是非常安全的微创手术。导致流产的病理机制仍然不确定，一般认为与感染、早产、胎盘早剥或胎盘损伤、脐带损伤、胎儿直接损伤以及胎膜早破有关。一般在术后 1 周内发生的流产与穿刺手术有关。

对于 Rh 阴性孕妇，若其胎儿血型为 Rh 阳性，在侵入性操作后可能会导致胎儿宫内致敏，造成溶血，因此 Rh 阴性的孕妇应预防性使用 Rho（D）免疫球蛋白。孕妇患有传染性疾病，需要考虑手术带来的胎儿患病风险可能也会增加，临床已经有证据表明慢性乙肝病毒携带者接受羊膜腔穿刺术并未增加胎儿患病率，人类免疫缺陷病毒（HIV）携带者也存在以上风险，但是临床证据不多。

羊膜腔穿刺术最为常见的异常是医源性羊膜破裂，约 1% 的羊膜腔穿刺术后，出现短期的羊水渗漏，但其中 90% 会恢复正常水平，需要观察约 3 周。而自发性羊膜破裂预后较差，羊水量恢复正常的可能性极小。

因经羊膜腔穿刺术取材用于遗传学诊断，因此，在穿刺针通过母体（尤其胎盘）时，会有部分母体细胞残留，而羊水细胞经培养富集后，母体细胞含量很少超过胎儿细胞，因此在进行核型分析时不会错将母体核型误认为胎儿核型。但分子诊断是基于未经培养的羊水样本，应保证分析的是胎儿的遗传物质而非母亲，因此尤其须注意到穿刺的母源污染问题，可以通过将最初 2 ml 样本遗弃来减少样本中母体细胞含量。

穿刺损伤胎儿非常少见，尤其目前在各产前诊断中心已经配备了实时超声监测设备，可以准确避开胎儿，减少误伤的情况。

（二）绒毛活检术

绒毛活检

绒毛活检术（chorionic villus sampling, CVS）可在妊娠 10 ~ 14 周进行，是目前可提供的最早的产前诊断技术。有文献认为妊娠 10 周前进行的 CVS 与胎儿宫内肢体发育异常等有关。经胎盘获得的滋养层细胞可用于分析特定遗传学变异，也可用于染色体分析。

CVS 是使用 16G 的绒毛活检针，在超声引导下穿刺进入胎盘，通过负压抽吸，获取胎盘组织样本，可以通过经宫颈和经腹两种路径完成。对于前壁宫底位置的胎盘，经腹路径将是首选；对于后壁胎盘，则需要考虑经宫颈的路径。

妊娠早期经宫颈胎盘取样的概念最早由 Mohr 于 1968 年提出。1973 年 Sandahl 和 Kullander 对 39 名拟终止妊娠的孕妇胎盘进行活检，其中半数以上进行了核型分析，证明胎盘的遗传信息与胎儿相似。1982—1983 年经宫颈 CVS 快速发展，绒毛组织培养技术逐渐完善。CVS 的安全性早已得到证实，潜在的并发症较少，经腹 CVS 后阴道出血很少见，但在经宫颈 CVS 的病例中有 7%～10% 可能发生阴道出血。其他并发症包括绒毛膜羊膜炎（发病率 ＜ 1/1000）、羊膜破裂、羊水过少（0.3%）、早产等。研究显示，CVS 比羊膜腔穿刺术的流产风险略高，但需要考虑到妊娠前 3 个月的自发流产可能是与手术无关的，因此在临床中需要考虑 CVS 的优势（较羊膜腔穿刺术时间提早近 6 周），为染色体异常的早期诊断提供机会。

CVS 并发症还包括胎儿宫内感染、同种免疫和胎儿损伤。CVS 和胎儿术后肢体畸形受到许多研究者的关注，最初由 Firth 报道 593 例 CVS，其中 5 名为肢体严重畸形胎儿，4 名为口下颌肌张力障碍，1 名为末端横断肢体缺损，患病胎儿的手术时间均在妊娠 55～66 天。但是 WHO 记录的超过 20 万例 CVS 操作表明其与胎儿肢体发育缺陷没有显著关系。

CVS 不同于羊膜腔穿刺术，绒毛中有 3 种主要物质：合体滋养细胞、细胞滋养细胞和胎儿面毛细血管组织。这些物质有多个来源，若实验室分析失败、母体细胞污染和胎盘特异性嵌合体，则需要重新取样。尽管 CVS 和羊膜腔穿刺术都反映胎儿染色体组成，CVS 还能检测到局限于胎盘的非整倍体核型，当胎盘和胎儿之间的细胞遗传物质存在差异时，就会发生限制性胎盘嵌合现象，从而导致胎盘内染色体数目异常，即可同时检测到正常数目和非正常数目的核型，在 CVS 发生率为 1.3%，和胎盘特异性嵌合体相关的临床结局为胎儿生长受限，可能与胎盘的染色体数目异常有关。对于多胎妊娠，则需要确保样本来自不同胎儿，但与羊膜腔穿刺术相比，多胎妊娠 CVS 的难度更大。

（三）胎儿血液采样术

脐带穿刺

最初的胎儿宫腔内组织取样（如血液、皮肤）都是通过胎儿镜完成的，通过将内镜设备置入子宫羊膜腔内，对胎儿脐带或者胎儿直接采样。随着超声诊断技术的发展，一种更间接、更安全的超声引导下脐带血管采样技术逐渐成熟，并取而代之。最初是 20 世纪 60 年代中期用于血红蛋白病的产前诊断。1983 年 Daffos 等首次实现超声引导下 63 例孕妇脐带穿刺获取胎儿脐带静脉血，后续 Nicolaides 采用这项技术来确定溶血性疾病胎儿的贫血程度，也可以取样进行遗传学分析和宫内治疗等。

胎儿血液采样术（fetal blood sampling，FBS）指在超声引导下使用 22G 穿刺针经腹壁及子宫壁进入羊膜腔，继续调整方向，进入脐血管（通常为脐静脉），采集 2～3 ml 血液，术中需要监测胎儿的心率。FBS 前，要进行常规的超声检查，确定胎儿存活、胎盘、胎儿、脐带位置或是否存在胎盘异常，并确定合适的进针位置。FBS 通常在妊娠 18 周后进行，相较于 CVS 或羊膜腔穿刺术，FBS 可以进行更多的实验室研究和疾病治疗，包括快速胎儿核型分析、胎儿血液学疾病诊断、胎儿感染、药物治疗和输血治疗等。FBS 胎儿核型分析适用于羊水细胞或绒毛检查发现疑似胎儿染色体嵌合，可以通过直接对未培养的有核血液细胞进行细胞遗传学分析，快速地评估胎儿染色体。相较于 CVS 和羊膜腔穿刺术，经 FBS 获得外周血细胞可快速分裂，不需要 2 周的培养周期，短期的胎儿淋巴细胞培养通常可以在 48～72 小时内提供细胞遗传学结果。此外，许多胎儿结构异常（如胎儿生长受限）直到孕中晚期才进行诊断，在这种情况下，快速结果对分娩方式决策有很大帮助。FBS 对于多种胎儿血液学异常疾病进行诊断。胎儿脐血中血红蛋白、血细胞比容、血型、直接抗球蛋白滴度和网织细胞计数可以用于评估由 Rh 或其他抗原不相容等免疫状态引起的胎儿溶血，相较于胎儿溶血的间接证据，如母体抗体滴度、既往孕产史、异常超声检查结果和羊水胆红素分光光度法等，具有明显的优势，而且可以通过 FBS 进行胎儿输血。可以诊断各种凝血因子异常疾病，如 A 型血友病、B 型血友病或血管性血友病，X 连锁免疫缺陷病，包括

X 连锁严重联合免疫缺陷病（SCID）、威斯科特 - 奥尔德里奇（Wiskott-Aldrich）综合征、白细胞异常色素减退综合征（Chediak-Higashi syndrome）和慢性肉芽肿性疾病。对于胎儿宫内感染的诊断也非常有价值，对于母体抗体滴度或超声检测胎儿结构异常者进行血清抗体滴度的定量测定。FBS 可以实现胎儿宫内血制品的输注和药物治疗，例如通过直接输注抗心律失常药来治疗胎儿心律失常，胎儿宫内贫血输血等治疗。

FBS 术后母体并发症很少见，包括绒毛膜羊膜炎和胎盘出血，继发宫内死胎或流产的风险约为 3%。1993 年系统综述显示 FBS 相关并发症妊娠 28 周前流产率和围产期死亡风险均为 1.4%。Buscaglia 等报道 1272 例 FBS，与手术有关的总流产率为 2.3%，1.6% 是在手术 48 小时内发生胎儿宫内死亡，0.7% 是在手术 2 周内发生自然流产。总的来说，一般认为 FBS 手术相关的流产率为 1% ~ 1.5%，与胎儿死亡或早产的潜在胎儿并发症包括医源性感染、胎膜早破、胎儿大出血、严重心动过缓、血栓形成及胎盘早剥。也有研究认为不良预后与胎盘前置、手术时间与穿刺次数相关。

（四）胎儿镜检查

胎儿镜检查是一种内镜检查手段，在妊娠 16 周以后，通过穿刺器将胎儿镜放置入羊膜腔内，可进行胎儿观察和组织活检。1954 年 Westin 使用宫腔镜观察宫内 3 个胎儿。直到 1973 年 Valenti 实现了收集胎儿血液和皮肤活检样本，进行血红蛋白病诊断和宫内治疗。从 1975 年的血红蛋白病诊断到 1979 年的血友病诊断，胎儿镜逐渐被用于诊断遗传性血液疾病，随后胎儿镜还用于通过观察胎儿解剖结构诊断遗传学疾病，1977 年的案例报道中用于肢体发育缺陷的诊断。1977 年至 1980 年逐渐报道了通过获取胎儿血液或皮肤活检样本以诊断皮肤病及代谢性疾病的案例。但使用胎儿镜操作的流产率为 3% ~ 5%，与羊膜腔穿刺术相比，风险明显高，因此在遗传病或者其他结构异常性疾病的诊断中已无价值，而成为治疗产前发育异常或产前并发症的主要手段，例如双胎输血综合征、膈疝和羊膜带综合征。

二、产前诊断技术展望

随着无创产前筛查的广泛应用，基于胎儿细胞的产前诊断具有更加简单、安全、准确的特点，也将会是未来发展的热点。

近 10 年，无创产前筛查和诊断领域取得了巨大进步，在母体血液中可以检测到来自胎盘的胎儿细胞和胎儿游离 DNA，与羊膜腔穿刺术或 CVS 相比，基于母体血液的非侵入性方法降低了检查对妊娠造成流产的风险。1997 年香港大学卢煜明在孕育男胎的母体外周血中提取并扩增出了 Y 染色体的 DNA，进而提出了孕妇外周血中存在胎儿游离 DNA（cell-free fetal DNA，cffDNA），携带胎儿的遗传物质，能够反映胎儿的基因表达模式，为产前遗传学检测提供了新的启示。cffDNA 在妊娠 4 周即可检出，妊娠 8 ~ 10 周后稳定存在，cffDNA 在母体外周血中总体 cfDNA 的比例为 5% ~ 30%，在分娩后会迅速降解，约在产后 24 小时内完全清除，半衰期约为 1 小时，而大多数胎儿细胞可以存活至产后数周。cffDNA 稳定性好，在冻存血浆中至少能够存留 4 年，故成为一个可靠的疾病筛查标志物。

无创产前筛查（noninvasive prenatal testing，NIPT）需要从母体外周血中获取极少量的胎儿来源细胞，而胎儿有核红细胞（fetal nucleated red blood cell，FNRBC）携带胎儿全基因组编码，作为母体血液中替代性生物标志物，成为目前无创产前筛查最为理想的胎儿来源细胞。对其进行捕获的技术也在不断创新和发展。传统的方法有密度梯度离心法（DGC）、免疫学方法［包括荧光激活细胞分选法（FACS）、磁激活细胞分选法（MACS）］等，这些方法对胎儿细胞的捕获率低，纯度也不高。近年来，一种新的细胞捕获方法逐渐进入人们的视野，纳米微流控芯片（nanostructure microchips）是将微流控（microfluidics）和纳米技术（nanotechnology）相结合形成的新技术。微流控技术是在微流体的作用下，使细胞依次滤过微通道，对细胞进行选择性捕获，前期研究主要集中在循环肿瘤细胞的获取。纳米技术则是在纳米的水平研究物质的相互作用和特性，两者结合能够显著提高靶细胞的捕获率和检测灵敏度。Huang 等利用此项技术成功捕获了母体外周血中的胎儿 FNRBC，为 14 ~ 22 个 /4 ml，并对细胞进行了 FISH、WGA、NGS 检测，证实其用于产前检测技术及常见三种染色体异常检测的可行性。将来的研究需要通过此技术对多胎妊娠合并一个或多个胎儿的非整倍体异常进行检测，验证其在多胎妊娠无创产前筛查的有效性。

从长远来看，伴随着分子遗传学技术的不断完善，胎儿细胞捕获技术精准性的发展，最终将取代侵入性的产前诊断方法。

在过去的 10 年中，基因组学技术已经成功应用于产前诊断，极大地提高了围产医学的诊疗水平。从起初的产前诊断技术局限于核型 G 显带，到 2012 年 Wapner 等应用染色体微阵列分析（CMA），包括 SNP array、array-CGH 等，有效地提高对异常胎儿的诊断，推动了该技术在产前诊断中的进一步应用。针对 CMA 检测阴性的异常胎儿的诊断，产前全外显子组测序有望进一步提高临床诊断率。外显子组变异会导致单基因遗传病，目前研究性的外显子测序仅应用于特定疾病的诊断，随着技术的成熟，对基因变异的不断认识和解读，这一技术在产前诊断领域有着极大的应用前景。

此外，基因成组检测（panel）也是一种选择，它可以有效地检测特定系统异常的疾病。产前基因组测序目前也已应用于特定的产前病例，该技术可以覆盖整个基因组，可以检测拷贝数变异、结构变异、短串联重复序列的扩展，其灵敏度也比全外显子组测序高得多。然而，由于产前表型信息主要是超声或胎儿磁共振成像，对疾病表型的描述有限；基于高通量测序发现的基因变异的解读和咨询将是该技术临床应用的难点。

不同于 DNA 水平的检测，使用 RNA 测序技术检测转录组水平，有望得到组织特异性的功能信息，无创地监测胎盘功能等。RNA 测序可以绘制动态的转录区域表达水平变化，提供有关基因表达、剪接变体和等位基因表达的信息。RNA 测序还可以分析所有种类的 RNA，包括微 RNA（miRNA）、转移 RNA（tRNA）和长非编码 RNA（lncRNA）。近年来发展的单细胞 RNA 测序技术，可以绘制完整发育转录组图谱，从而进一步对胎儿发育做出评估。在羊水的 RNA 测序中，发现其中含有来自多个器官的基因转录物，包括脑、肺、胃肠道，而检测胎儿来源 RNA 信息，可以评估在不同疾病状态下 RNA 水平的变化。迄今为止，它已被用于研究植入前和植入后胚胎学、干细胞生物学、器官发生、胎儿成熟和胎盘生理学。在将来，RNA 测序有望提供关于先天性异常的起源、成熟的生物标志物的信息，并允许无创监测胎盘功能等围产医学临床应用。基因检测技术迅猛发展，而基因变异的致病性判读也是临床应用的难点。蛋白质组学质谱技术的应用有望提供特异性代谢物异常的依据，可以对妊娠期母胎疾病进行诊断。利用孕妇血清、羊水或其他代谢产物筛选生物标志物或代谢产物，进行定性、定量评估。目前该技术已经在孕鼠发现神经管畸形蛋白表达差异，在先天性心脏病（CHD）与正常胎儿孕妇血清蛋白表达差异，证实了蛋白质组学技术在产前应用的可行性。

总之，随着精准医学的快速发展，从基因组、转录组到蛋白质组，产前组学的未来将不可避免地带来新的变革，从而可以精准地评估异常胎儿或提示疾病风险的妊娠。通过大数据，完善建立共享产前数据库，分析基因型 - 表型信息，将使研究人员和遗传咨询医师可以检索相似的产前表型，分析变异致病性，便于对产前组学进行准确解读和临床咨询。

（北京大学第三医院妇产科　邱婉宁　魏　瑗）

第二节　孕妇先天性疾病与胎儿发育

患有先天性疾病的孕妇是进行孕前咨询和产前诊断的必要人群。当孕妇患有先天性疾病时，应关注其胎儿是否会发生与母亲同样的疾病。一部分的先天性疾病是可以遗传给子代的，因此在备孕阶段就建议要充分了解该疾病的病因、遗传性及遗传规律，为产前诊断方法的选择做好准备。但并非所有的先天性疾病均有遗传性。可以遗传给子代的孕妇先天性疾病主要涉及染色体病、遗传性代谢病、线粒体疾病、单基因遗传病和多基因遗传病等。

一、先天性疾病的种类和病因

先天性疾病又称为出生缺陷。2012 年中华人民共和国卫生部发布的《中国出生缺陷防治报告》将出生缺陷定义为：婴儿出生前发生的身体结构、功能或代谢等方面异常的一种统称，通常包括先天畸形、染色体异常、遗传代谢性疾病以及功能异常等。因此我们将先天性疾病分为三大类：结构异常类、功能异常类和代谢异常类。

先天性疾病的原因主要分为遗传因素、环境因素或遗传和环境因素共同作用。环境因素主要包括母体疾病、营养不良、宫内病原体感染、环境有害化学物质、物理射线以及药物等。以遗传因素为单一病因的占 20% ~ 30%，以环境因素为主要病因的占 10%，而其余 60% ~ 70% 绝大多数的先天性疾病多是由于遗传因素和环境因素共同作用的结果。

（一）结构异常类先天性疾病

这一类先天性疾病发病率最高，囊括所有身体解剖结构发育异常的疾病。我国发病率最高的出生缺陷疾病前 5 位分别是先天性心脏病、多指（趾）、唇腭裂、脑积水和足内翻，均属于身体结构异常类出生缺陷。某些先天缺陷表现轻微，对身体功能影响不大，如多指（趾）。但另一些则表现严重甚至导致死亡。此类缺陷可表现为身体残疾、器官变形或组织发育不良等，大多数病因复杂，遗传因素和环境因素都可能是致病因素。如先天性心脏病可以与染色体核型异常有关，也可能与单基因突变或多基因缺陷的综合征有关。

（二）功能异常类先天性疾病

功能异常类先天性疾病包括盲、聋和智力障碍等，其中最常见的为先天性耳聋。其病因也是多因素的，环境因素和遗传因素均可导致。比如先天性耳聋，如果由于母亲在妊娠期巨细胞病毒感染所致，就属于环境因素；而如果由于孕妇是耳聋基因携带者，就属于遗传因素。

（三）代谢异常类先天性疾病

代谢异常类先天性疾病主要是指遗传性代谢病，其根本原因也是基因异常。很多遗传代谢病属于单基因遗传病，遵循孟德尔遗传定律，表现为常染色体隐性遗传或性染色体连锁的遗传方式。常见的遗传代谢病包括：氨基酸代谢病，如苯丙酮尿症、遗传性酪氨酸血症和尿酸循环疾病；有机酸代谢病，如异戊酸血症、戊二酸血症、甲基丙二酸血症；糖代谢障碍，如半乳糖血症和糖原贮积症；溶酶体贮积症，包括黏多糖贮积症和神经鞘脂贮积症等。其中发病率最高的是苯丙酮尿症。

二、孕妇先天性疾病的遗传咨询和产前诊断

由于遗传学因素是绝大多数先天性疾病直接或间接的病因，因此当孕妇本人为先天性疾病患者时，应首先考虑子代的遗传问题。备孕阶段应积极进行遗传咨询。基因是遗传的基本单位。基因的遗传方式是多种多样的，主要包括单基因遗传、多基因遗传、线粒体基因遗传等。不同的遗传方式具有不同的遗传特征。如单基因遗传病以孟德尔遗传定律为特征，而多基因遗传病常出现家族倾向，但不表现为孟德尔遗传定律，因此其遗传风险的评估需要综合各种患病因素。这些都需要通过遗传咨询获得。

对出生缺陷完整的遗传咨询过程包括：获取信息（主要是家族史和家系患病情况）；建立和证实诊断（通过细胞和分子遗传实验室检查可以诊断患者和携带者）；风险评估（通过分析家系谱、遗传类型及经验风险数据，对未来生育的子代患病风险进行评估）；给出信息和进行心理咨

询。患有先天性疾病的孕妇应与孕妇家属一起进行遗传咨询。

当遗传咨询认为子代有遗传风险时，就需要进行产前诊断。产前诊断包括胎儿样本取材和实验室遗传物质检测两个环节。在妊娠期，产前诊断取材目前主要为侵入性操作，包括绒毛活检术抽取绒毛、羊膜腔穿刺术抽取羊水和脐静脉穿刺术抽取脐静脉血。近年来，对非侵入性的产前诊断方法探索很多，通过母血中胎儿游离 DNA 的分离和检测技术，希望能够减少侵入性产前诊断的手术风险。随着辅助生殖技术的发展，对于有明确遗传家族史或有过不良孕产史的单基因遗传病，可以进行植入前遗传学诊断。

三、孕妇遗传性先天性疾病对子代的遗传风险

（一）染色体病

孕妇常见的染色体病分为常染色体综合征和性染色体综合征。先证者的染色体病基本上在孕前已经明确其具体位置及结构异常的类型。常染色体综合征胎儿发生染色体数目异常的概率明显增加，因此有产前诊断的指征。性染色体综合征的女性无生育能力，如 45,XO（特纳综合征），因此基本上此类孕妇都是依靠辅助生殖技术借卵而受孕。因此是否进行产前诊断取决于供卵者的情况（如是否高龄）。明确具有产前诊断的指征后，应尽早进行胎儿染色体检查。

（二）单基因遗传病

单基因遗传病多是由于单个基因中单碱基变异或插入缺失变异所导致的。孕妇是单基因遗传病，是否会遗传给胎儿取决于该疾病的遗传类型，是显性遗传还是隐性遗传，是常染色体还是性染色体。多数孕妇在孕前已经明确了自身的单基因遗传病并且进行了遗传咨询。单基因遗传病的遗传方式遵循孟德尔遗传定律。因此隐性遗传的患者对于其配偶的相应基因位点也需要进行检测。通过对家系分析，计算子代遗传该病的概率，以及产前诊断的必要性。但也有少部分孕妇在妊娠后尚不清楚自己所患疾病的具体诊断和遗传情况。这对于进行孕期产前诊断就造成了困难。近年来，由于二代测序技术的开展，与过去由基因组结构遗传标记的家系连锁分析策略不同，目前基于新一代测序技术的出生缺陷家系研究，一般先评估疾病遗传模式，是常染色体或性染色体显性遗传还是隐性遗传，再挑选先证者家系中少数几个诊断明确的患者和正常人开展二代测序，筛选出致病基因。

（三）多基因遗传病

大多数表现为结构或功能异常的先天性疾病都是遗传和环境多因素综合作用的结果，如结构异常中的先天性心脏病、唇腭裂、脊柱裂等，功能异常中的智力障碍、精神分裂症等。多基因遗传病的遗传率多为 70% ~ 80%。患有多基因遗传病的孕妇其子代再发风险与以下几个因素有关：家族中患病人数越多，再发风险越高；病情越严重，再发风险越高；近亲婚配，子女再发风险高。

四、常见的孕妇先天性疾病对胎儿发育的影响

（一）苯丙酮尿症

苯丙酮尿症（phenylketonuria，PKU）是最常见的遗传性代谢病，是由于苯丙氨酸代谢途径中苯丙氨酸羟化酶（PAH）缺乏所导致的常染色体隐性遗传。肝细胞中苯丙氨酸 -4- 羟化酶基因突变使得酶蛋白合成不足，从而抑制苯丙氨酸转化为酪氨酸，故导致苯丙氨酸在血液、脑脊液、尿液及各种组织中的浓度显著增高。高苯丙氨酸抑制正常酪氨酸的功能，同时酪氨酸生成减少，而酪氨酸是脑细胞合成神经递质的必要物质，也是合成甲状腺素、多巴胺、肾上腺素等的重要物质，因此患者会出现因上述神经递质和激素缺乏引起的一系列症状。患有该疾病的孕妇对胎儿的影响分为母源性苯丙酮尿症和遗传性苯丙酮尿症。致病基因携带者的频率为 1/65。遗传无性别倾向，男女机会均等。

患有苯丙酮尿症的孕妇在没有控制高苯丙氨酸血症时，母体内的苯丙氨酸可通过胎盘，导致胎儿在宫内受到苯丙氨酸损害，发育受到影响，此种患儿所患疾病称为母源性苯丙酮尿症，即使胎儿本身并未遗传到苯丙酮尿症。妊娠早期流产风险高。智力低下、胎儿生长受限、心脏畸形和小头畸形是母源性苯丙酮尿症的主要表现。遗传性苯丙酮尿症是指胎儿本身遗传了母亲的疾病，如果孕妇在孕前和孕期进行了控制和治疗苯丙氨酸血症，胎儿期则无特殊表现，新生儿出生后3～6个月开始出现症状，表现为神经系统认知发育障碍、行为异常，毛发、皮肤和虹膜色泽变浅等，尿液和体液有鼠尿臭味。无论对孕妇还是胎儿，尽早诊断和治疗对于改善胎儿发育的结局都是非常必要的。一旦确诊，即应积极治疗。主要采用给予低苯丙氨酸奶粉，儿童可加入牛奶、粥、蛋等，添加食物应以低蛋白、低苯丙氨酸食物为佳。饮食治疗应至少坚持到6岁，需定期测定血苯丙氨酸浓度。成年女性PKU患者在妊娠前应重新开始饮食控制，控制血苯丙氨酸 < 300 μmol/L，直至分娩。未治疗的PKU孕妇的胎儿在宫内由于高苯丙氨酸血症即可发生大脑损伤，大部分出现小头畸形和智力障碍，有的发生先天性心脏病。

PKU的遗传方式为常染色体隐性遗传。PKU家庭再次生育时，需进行产前基因诊断。患有该疾病的孕妇一定为纯合子，其子代是否发病取决于孕妇配偶的基因型。如配偶为正常人，则子代均为致病基因携带者；如配偶为杂合子，则子代有50%的患病风险，50%为携带者；如配偶也为该疾病患者，则子代发病风险为100%。通过绒毛、羊水的DNA分析，检测胎儿是否存在与先证者相同的基因突变。如胎儿为PKU患者，应告知疾病情况，由夫妻双方决定是否继续妊娠。

（二）先天性心脏病

先天性心脏病（congenital heart disease，CHD）是最常见的先天性结构畸形，是在胎儿期由于心血管发育异常所导致的心血管畸形。目前大多数研究认为，CHD是由遗传因素、环境因素共同作用或单独作用所致，其中共同作用所致的CHD占总数的75%～90%。遗传因素主要包括染色体病和单基因遗传病。前者包括染色体数目异常和染色体缺失；后者是指DNA分子中碱基对顺序发生改变，导致其携带的遗传信息改变，最终导致疾病的发生，分为常染色体显性遗传病、常染色体隐性遗传病、X连锁隐性遗传病、X连锁显性遗传病。到目前为止，已经发现多于50种与CHD发生有关的单基因遗传病。遗传相关性CHD胎儿绝大部分伴有心外畸形，占50%～70%，呈现为不同类型的综合征。环境因素包括孕妇接触致畸物、感染、代谢性疾病、自身免疫病及妊娠早期用药史等。受精卵形成后2～8周是胎儿心脏结构发育的重要阶段，吸烟、大量饮酒、化学有害因素（包括砷、甲醛、苯等）以及某些药物可明显增加CHD的发病率。感染性疾病如TORCH（弓形虫、风疹病毒、巨细胞病毒、单纯疱疹病毒及其他病原体）、柯萨奇B组病毒、人类细小病毒B19、埃可病毒、梅毒密螺旋体和支原体等，胎儿发生CHD的风险升高。糖尿病合并妊娠胎儿CHD风险约增加5倍，苯丙酮尿症孕妇的胎儿CHD的发病率为25%～50%，母亲患系统性红斑狼疮、干燥综合征等自身免疫病也会增加胎儿CHD的风险，常见为房室传导阻滞。先天性心脏病根据累及的心房、心室、大血管的部位不同而有不同的分类和临床表现。轻者无明显症状，重者可致心功能衰竭。先天性心脏病表现为结构异常者可行手术治疗；如表现为心律失常，可行药物治疗或射频消融治疗。手术预后与心脏病的类型有关。

凡是患有先天性心脏病的孕妇，在孕期都应进行胎儿超声心动图检查。而超声发现胎儿有先天性心脏病后，都应进行产前诊断。由于遗传方式的多样性，可能为染色体异常、单基因遗传病或多基因遗传病。

（三）先天性唇腭裂

唇裂和腭裂虽然属于不同的疾病，但常常呈现伴发状态。先天性唇腭裂（cleft lip and palate）病因与遗传和环境因素有关，遗传方式为多基因遗传病，70%属于散发性，遗传率达76%。20%遗传因素明确，10%发生于综合征性疾病，与唇腭裂相关的综合征高达300余种。常见染色体异常有13三体综合征、18三体综合征、21三体综合征等。也有少部分与单基因遗传病相关。环境因素中的致畸因素包括乙醇、抗癫痫药、叶酸拮抗药、孕妇糖尿病等。胎儿唇部在受精卵形成后45天左右由外鼻窦和上颌窦在中线融合形成，因此孕妇在这段时间接触致畸因素易导致唇腭裂发生。除了影响容貌，唇腭裂还包括对牙齿发育、吞咽、语言和听力的影响。由于外形，对患者心理发育也会有影响。一部分腭裂会影响嗅觉发育。出生后进行手术矫形修补是主要的治疗方法。单纯性唇裂对胎儿影响不大，通过手术修补预后很好。腭裂矫形术后有可能继发下颌前突等问题。

由于多基因遗传方式，患有先天性唇腭裂的孕妇其子代再发风险与家族史、唇腭裂的严重程度和类型有关，如双侧唇裂加腭裂再发风险为 5.7% ~ 8%，单侧唇裂加腭裂再发风险为 3.3% ~ 4.2%，单侧唇裂再发风险为 1.6% ~ 2.5%。

（四）软骨发育不全

软骨发育不全（achondroplasia，ACH）是最常见的非致死性软骨发育异常性疾病之一，是人类侏儒症中最常见的类型，是胎儿期最常见的肢体短小类型。发生率为 1/28 000。ACH 是单基因遗传病，呈常染色体显性遗传，其外显率达 100%。突变位点是 FGFR3 基因突变。99% 的 ACH 患者基因突变位点是 FGFR3 基因跨膜区 1138 位核苷酸，98% 发生该位点 G > A 的转换，1% 发生 G > C 的转换，两者均引起 FGFR3 第 380 位密码子由甘氨酸（G）突变成精氨酸（R）（G380R），使其抑制软骨细胞分化的功能增强，导致长骨发育不成比例。孕妇为先证者均为杂合子发病，因为纯合子出生后短期内都会死亡。软骨发育不全临床表现严重程度差异很大，有的妊娠早、中期表现为长骨短小，有的出生后 1 年才表现出来。典型者母亲和胎儿主要表现均为四肢肢根型短小，即躯干相对正常，肢体近端明显短缩，不成比例的身材矮小。成年男性患者平均身高为 131.0 ± 5.6 cm，成年女性患者平均身高为 124.0 ± 5.9 cm。伴有巨颅、前额突出、面中部发育不良、关节过伸、手指呈现三叉状分离（常见为环指和小指为一组，示指和中指为一组，拇指为一组，称"三叉手"）、腰椎前凸、椎弓间距减小等。但患者智力一般都正常。软骨发育不全尚无治疗方法。患有软骨发育不全的孕妇有 50% 的概率会导致子代发生软骨发育不全。产前诊断可预防子代发生该病。父母如果均为杂合子发病者，则后代发病风险为 3/4；如果母亲是杂合子，父亲正常，则子代发病风险为 1/2。

（北京大学第一医院妇产科　孙　瑜）

第三节　产前诊断实验室技术

随着遗传学理论及检测技术的发展，人们对遗传物质、遗传病的认识在不断加深，并可以检测，使得很多遗传病可以被识别，并被阻断。对于不同的遗传病，要使用不同的检测方法进行产前诊断，本节将对目前常用的产前诊断技术进行介绍。

一、染色体核型分析

染色体核型分析（karyotype analysis）是一种较为成熟的遗传病诊断技术，是产前诊断的金标准。核型（karyotype）一词在 20 世纪 20 年代首先由苏联学者 T. A. Levzky 等提出，是指细胞在有丝分裂中期时染色体的表型，包括染色体数目、大小、形态特征等方面，代表了一个物种染色体的模式特征。核型分析是在对染色体进行测量计算的基础上，进行分组、排队、配对并进行形态分析的过程，对于探讨人类遗传病的机制、物种亲缘关系与进化、远缘杂种的鉴定等都具有重要意义。

1952 年，美籍华人细胞学家徐道觉发现低渗处理技术使中期细胞的染色体分散良好，便于观察；随后秋水仙素逐渐应用于富集分裂中期细胞分裂象；植物血凝素则广泛应用于刺激血淋巴细胞转化、分裂，这些技术的出现促进了核型分析技术的发展，使通过培养血细胞观察动物及人的染色体成为可能。

1960年，在丹佛会议上，公布了人类有丝分裂染色体命名标准体制草案，为以后的所有命名方法奠定了基础。1963年，在伦敦会议上，正式批准Patan提出的A、B、C、D、E、F、G七个字母表示七组染色体的分类法。1966年，在芝加哥会议上，制定人类染色体组和畸变速记符号的标准命名体制。

细胞内的染色质在细胞周期分裂期的前期开始凝集，到中期时完成凝集，形成形态稳定、数目清晰的染色体。秋水仙素是一种从植物中提取的化学试剂，可与细胞微管蛋白二聚体结合，阻止微管蛋白转换，导致微管无法正常装配，纺锤体不能形成，使大量细胞停止于有丝分裂中期，无法继续分裂。接下来，在低渗溶液的作用下，水分大量进入细胞内，使得细胞内空间变大，染色体间的距离拉大，易于染色体展开；加入固定液后，蛋白质发生变性，染色体中富含的组蛋白变性后硬度增加，有利于染色体形态的保持，同时细胞膜蛋白变性，使细胞膜硬度增加，形成屏障，防止了细胞内物质外溢和丢失。在物理作用下，吸水膨胀的细胞破裂，固定好的染色体释放出来，经过染色后可进行形态学观察。

在核型分析之前，将待测细胞的染色体依照该生物固有的染色体形态结构特征，按照一定的规律，人为地对其进行配对、编号和分组，并进行形态分析，结果示意图见图6-3-1A。

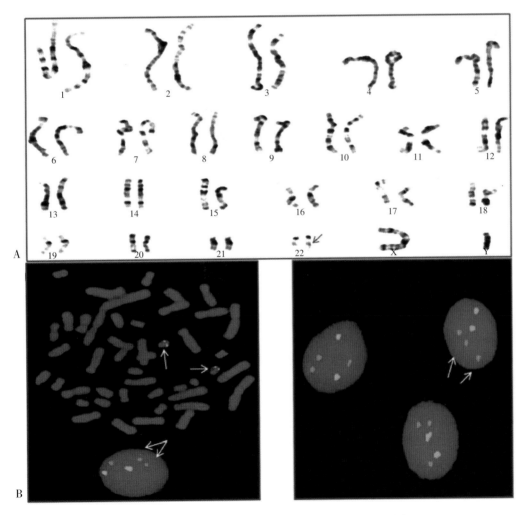

图 6-3-1　核型分析和 FISH 标记显示 22q11.2 重复

A.G- 显带核型分析；B.FISH 标记：TUPLE1（红色）和 22 号染色体正常对照 ARSA（绿色）

染色体核型检测可以观察到全部 46 条染色体的情况，但是对取样的要求较为严格，需要新鲜的组织或者血样进行活细胞培养后才能进行检测。通过染色体核型分析，可以检测出染色体数量变化以及结构异常，如平衡或非平衡异位、倒位，以及显微镜下可见的大片段缺失和重复，但无法分辨长度在 5 ~ 10 Mb 以下染色体片段的缺失、重复或易位，也难以诊断染色体亚端粒区域的异常。另外，染色体核型检测无法检测杂合性丢失（loss of heterozygosity，LOH）和单亲二倍体（uniparental disomy，UPD）。整体来说，染色体核型分析技术分辨率较低，无法用于涉及小片段的检测。

核型分析是临床上最常用的细胞遗传学检测，在产前可用于检测 21 三体、18 三体、13 三体及性染色体非整倍体等染色体数目异常，也可检测染色体平衡易位、倒位及显微镜下可见的大片段缺失和重复，如果胎儿出现染色体结构异常，还可以通过检测其父母的染色体情况，判断染色体异常的原因。

二、荧光原位杂交

荧光原位杂交（fluorescence in situ hybridization，FISH）作为染色体显带核型分析的一种快速检测技术，已在产前诊断领域应用近 30 年，用于检测染色体数目和结构是否异常。FISH 最早由 Pardue 和 Gall、John 于 1969 年建立，他们将放射性标记的 DNA 与目标 DNA 结合，通过放射自显影技术来标记目标基因所在位置，首次做到了在完整细胞中检测细胞内基因，但是方法存在灵敏度和分辨率不能同时都满足的缺点。随后，Boumam 和 Langer 等于 1980 年首次采用荧光素标记的探针在细胞制片上进行基因原位杂交，建立了非放射性原位杂交技术。Giovannoni 于 1988 年将原位杂交技术引入细菌学的研究，使用 rRNA 探针对细菌进行标记，首次使用荧光标记寡核苷酸探针检测单个微生物细胞。20 世纪 90 年代以后，FISH 新的发展趋势向多色发展。1988 年，Cremer 等用生物素和汞或氨基乙酰荧光素标记探针建立了双色 FISH。随后，1990 年即提出用 3 种荧光素探测 3 种以上靶位 DNA 序列，创建了多色荧光原位杂交技术。时至今日，已经发展出了可以标记 24 种探针进行检测的多色荧光原位杂交方法。荧光原位杂交因其安全、准确、方便、实用等优点得到了广泛的关注及应用。

荧光标记的 DNA 探针与间期细胞或中期染色体制片杂交，以确定特定基因组片段的存在、位置和数量。遵循碱基互补原则，采用生物素、地高辛、荧光标记等处理的与靶序列互补的核酸探针，与待检测 DNA 进行杂交，然后用荧光显微镜即可直接观察目标 DNA 所在的位置，检测杂交位点荧光来判断染色体数目和结构是否异常（标记示意图见图 6-3-1B）。

FISH 的优点是避免了细胞培养及染色体分析等耗时较长的过程，能够对常见的各种常染色体三体综合征和性染色体异常疾病进行快速诊断，最短可在 24 ~ 48 小时做出诊断；其局限性在于目前特异性探针种类有限，只能检测探针目标染色体，实验成本和平台要求均较高。值得注意的是，在 FISH 检测中，如果信号点未见异常，并不能说明被测染色体没有其他问题。比如在染色体结构异常的特纳综合征患者中，单纯使用 FISH 易发生漏诊，产前诊断中选择 FISH 要有相应的指征。

FISH 的分辨率为 ≥ 300 bp 异常染色体片段。利用 FISH，可以检测羊水、母亲外周血等样本的染色体非整倍体，对胎儿染色体异常疾病进行诊断，应用 FISH 进行产前诊断对一些重大染色体异常引起的疾病确诊率已达到 99%。产前诊断病例中 13、18、21 号染色体及性染色体数目异常的非整倍体占胎儿染色体异常的 60% ~ 80%，是临床上最常用的探针组合。

三、全基因组芯片微阵列

染色体核型分析作为染色体异常的产前诊断"金标准"被广泛应用于临床，但由于其只能检测出染色体片段 > 5 Mb 的异常，无法用于涉及小片段的异常检测（< 5 Mb 的缺失及重复），而且染色体核型分析需要进行细胞培养，报告周期长，样本来源要求严格。染色体微阵列分析

（chromosomal microarray analysis，CMA）作为一项新兴的染色体分析技术，能够检测出大于 1 Kb 拷贝数变异（copy number variation，CNV）涉及的微缺失 / 微重复，CMA 的分辨率、自动化程度和检测周期长度都明显优于染色体核型分析。根据芯片设计与检测原理不同，CMA 技术可分为基于微阵列的比较基因组杂交（array-based comparative genomic hybridization，aCGH）和单核苷酸多态性阵列（single nucleotide polymorphism array，SNP array）。

（一）基于微阵列的比较基因组杂交

比较基因组杂交（comparative genomic hybridization，CGH）技术最初是用于分析中期染色体不平衡的技术。CGH 最初将患者的基因组与参考基因组混合，并将它们共杂交到玻片上分布的中期染色体而发展起来。中期染色体后来被 DNA 片段阵列所取代，如 BAC 或 PAC（细菌或 p1 人工染色体）克隆用于杂交固定在玻片上的靶点，进一步发展为高通量基于微阵列比较基因组杂交技术，其在传统的 CGH 基础上，提高了分辨率和敏感性，可以检测到更多的微重复和微缺失。

aCGH 首先引入肿瘤细胞遗传学研究领域。研究人员发现肿瘤细胞培养困难，所获得中期分裂象的形态不佳，且肿瘤细胞染色体的改变较为复杂，因此很难用传统染色体分析方法检测到微缺失和微重复，而应用全基因组高密度的 aCGH，可以描绘出常发生基因组拷贝数改变的区域，并对这些区域拷贝数的改变进行详细分析。近年来，陆续有研究将 aCGH 应用到植入前胚胎非整倍体的检测以及染色体重排的检测中。有研究报道，aCGH 应用于卵裂球胚胎单细胞活检有效性与特异性均较高，且应用 CGH/aCGH 成功检测了携带不同染色体重排（相互易位、罗伯逊易位等）异常的夫妻，移植后可生育健康婴儿。

分别用不同颜色的荧光染料标记（如 Cy5 和 Cy3）患者 DNA 和对照 DNA，等量混合后在一个固体平面上（如载玻片）进行竞争性杂交，固体平面上已经排列有大量已知染色体位置的 DNA 探针。在经过一系列的洗脱之后，用共聚焦扫描装置或者带冷光源相机的光学设备扫描各点的荧光强度并记录图像和荧光信号，然后用专门的分析软件进行数据处理和分析，通过比较各染色体沿长轴方向上两种荧光信号的相对强弱，判断待测样本染色体拷贝数的变化。如果特异性探针覆盖的区域待测样本比参考样本信号强度更高时，说明待测样本的基因组拷贝数增加，例如，发生了染色体重复或者三体；相反，则说明待测样本的基因组拷贝数减少，比如发生了染色体缺失或者单体；如果待测样本和对照样本的荧光信号强度相同，则说明待测样本没有发生拷贝数变异（原理示意图见图 6-3-2）。

传统的 CGH 一次实验可以对整个基因组进行筛查，可以检测染色体的非整倍体、缺失、重复等，但分辨率较低，仅为 5 ~ 10 Mb。而 aCGH 则在传统 CGH 的基础上克服了上述方法的缺点，在提高分辨率、敏感性和通量的同时，实现了自动化快速检测。aCGH 检测无须进行细胞培养，可以直接检测羊水和绒毛膜绒毛样品，出报告速度更快，且为全基因组覆盖检测。由于分辨率较高，可以准确检测全部染色体非整倍体疾病，以及染色体微缺失、微重复疾病。此外，aCGH 还可以确定疾病相关基因并提供精确的定位，计算机软件识别每条染色体则克服了需要经验丰富的人员识别染色体的限制，为快速、全面地分析组织 DNA 拷贝数的变化，以及染色体不稳定性的检测提供了较为理想的方法。

然而，aCGH 仍具有一定的局限性。aCGH 检测到的最小 DNA 重复或缺失在 3 ~ 5 Mb，因此对于低水平的 DNA 重复或缺失会漏检。此外，aCGH 无法检测拷贝数不变的单亲二倍体和杂合性丢失染色体异常，小片段异常及单基因遗传病，检测点突变、平衡易位和倒位等不导致 CNV 的染色体畸变，四倍体或其他多倍体也难以检测；此外，aCGH 对嵌合体的检测仍有待加强。aCGH 的分析受到背景信号和克隆质量的影响，这也对实验的操作有较高的要求。这些局限性都使得 aCGH 无法完全替代核型检测等传统细胞遗传学检测技术。

aCGH 主要应用于诊断有染色体疾病家族病史的夫妻；死胎、反复性流产，需要查明原因的夫妻；不孕不育，需要查明原因的夫妻；产前细胞遗传学诊断不明确时；超声发现胎儿结构异常。

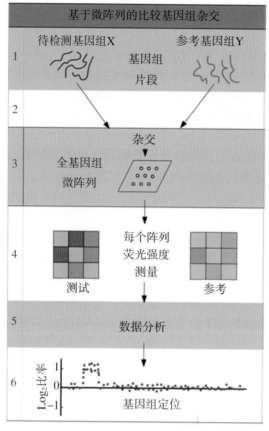

图 6-3-2　aCGH 原理图

（二）单核苷酸多态性阵列

单核苷酸多态性（single nucleotide polymorphism，SNP）是指在基因组水平上由单个核苷酸的变异引起的 DNA 序列多态性而形成的遗传标记。在特定位点上，人群中出现不同的核苷酸。人类至今已确认将近 4000 万个 SNP，覆盖整个基因组，但绝大部分在非编码区，其中双等位基因的 SNP 是有价值的标记，利用 SNP 芯片可同时检测几十万个 SNP，根据异源性位点的等位基因密度比判定结果。

在检测基因组基因座之前，对 DNA 进行限制性消化，并将片段化的 DNA 在含有寡核苷酸探针的载玻片上杂交。将给定 SNP 的每个等位基因的拷贝数的测量值与已知参考值进行比较。信号强度转换为两种类型的输出：单个 SNP 的基因型（基因型为 A、B 或 AB）和拷贝数值。通常，在每个 SNP 位点，杂合性被标识为 "AB"，纯合性被标识为 "A" 或 "B"。依此进行高通量分析（原理示意图见图 6-3-3）。

相对于核型分析，微阵列芯片的优势在于可以分析更广泛的标本类型，可以用于未培养的胎盘绒毛、羊水、胎儿组织和血液，以及储存的样本和石蜡包埋的组织；具有更高的分辨率，可鉴定微缺失、微重复和拷贝数杂合性丢失（copy number loss of heterozygosity，CN-LOH）；可以根据特定需求在靶基因检测区域增加探针密度，精准调整检测范围；准确地描述核型结果，精准定位异常片段来源，更准确地诊断基因型-表型关系及预后，为遗传咨询提供更确凿的证据。

但是该技术也存在局限性：不能有效地检测出染色体平衡易位及倒位；依赖于平台种类、样本类型、DNA 质量以及不平衡的片段大小等因素均会影响低水平嵌合的检出率；受芯片设计所限，无法检测到未覆盖基因组区域的 CNV，阴性结果不能 100% 排除染色体疾病。此外，并非所有的 CNV 都是致病性的，可能会检测到意义不明的拷贝数变异。

与 aCGH 类似，单核苷酸多态性阵列（single nucleotide polymorphism array，SNP array）常应

用于诊断有染色体疾病家族病史的夫妻；死胎、反复性流产，需要查明原因的夫妻；不孕不育，需要查明原因的夫妻；产前细胞遗传学诊断不明确时；超声发现胎儿结构异常。

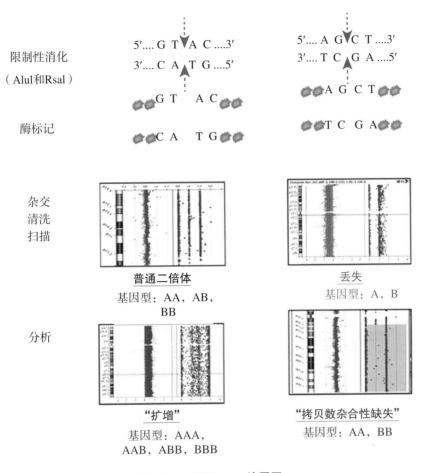

限制性消化
（AluI和RsaI）

酶标记

杂交
清洗
扫描

普通二倍体
基因型：AA，AB，BB

丢失
基因型：A，B

分析

"扩增"
基因型：AAA，AAB，ABB，BBB

"拷贝数杂合性缺失"
基因型：AA，BB

图 6-3-3　SNP array 流程图

四、一代测序及相关技术

（一）一代测序

Sanger 于 1975 年和 Coulson 一起提出加减测序法，并在测序体系中引入双脱氧核苷三磷酸（dideoxynucleoside triphosphate，ddNTP）作为链终止剂，于 1977 年创建了更加快速、准确的双脱氧链末端终止法测序法，又称为桑格测序或酶法，是 DNA 测序进程中的重大突破。1977 年，桑格测序的读取长度可达 300 个碱基。目前改进后的桑格测序读取长度可以达到 800 个碱基及以上。桑格测序设备可以产生非常精确的高质量的读段，是 1977—2003 年人类基因组序列完成使用的主要方法。桑格测序在临床上已经应用了 30 余年，为临床疾病的诊断提供了很大帮助。外周血或各种体液中的细胞或组织细胞的 DNA，进行 PCR 扩增后利用基因测序仪进行检测，结果可判断基因序列的突变，包括碱基替换、插入或缺失等。桑格测序已经帮助人们完成了从噬菌体基因组到人类基因组草图等大量的测序工作。

该方法的原理是获得所需的 DNA 模板（例如 DNA 片段或者互补 DNA），将其变性生成单链 DNA，在其中加入寡核苷酸引物（通常大约 20 个核苷酸长并与被测序链互补）。在 DNA 聚合酶的催化下，四个脱氧核苷（dNTP）依据碱基互补配对原则，利用 DNA 聚合酶催化 dNTP 的 5′ 磷酸基团与引物的 3′-OH 末端，生成 3′,5′- 磷酸二酯键。通过磷酸二酯键的形成，新的互补 DNA 链得以从 5′ 到 3′ 方向不断延伸。这种合成能通过添加 ddNTP 被抑制。ddNTP 的反应包含一系列扩展片段,每一个片段有相同的 5′ 末端,但在不同的位置终止,产生 4 组分别终止于 3′ 末端每一个 A、T、C、G 位置上的 DNA 片段混合物。产生的 DNA 片段通过毛细管电泳行进到 DNA 测序机内的检测区域,其中的激光激发荧光,使得与碱基对应的荧光被发射出来,以此判断碱基序列(与高通量测序原理对比可见图 6-3-4)。

桑格测序的优点是能够检测点突变,特异性强。缺点是成本高、测序速度慢,不能检测基因大片段的缺失和重复。桑格测序主要用于因点突变所致的单基因遗传病的检测,如氨基酸代谢病、有机酸血症、脂肪酸氧化代谢病、糖原贮积病及溶酶体贮积病。不能用于因基因片段缺失所致的疾病检测,如肌营养不良、脊髓性肌萎缩。用于产前诊断与用于其他诊断的区别,就是对羊水、绒毛膜绒毛或脐血提取 DNA 后进行扩增、测序。

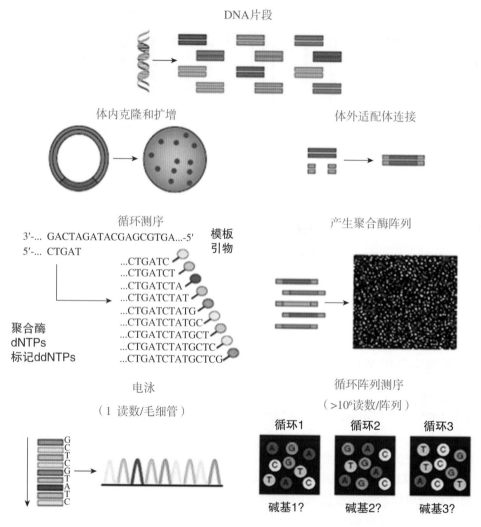

图 6-3-4 桑格测序(左)与高通量测序(右)示意图

(二)一代测序相关技术——PCR

聚合酶链反应(polymerase chain reaction,PCR)是 1983 年美国科学家 Mullis 基于桑格测序的原理发展起来的一种选择性体外扩增 DNA 或 RNA 片段的技术,具有特异、敏感、产率高、快速、简便、重复性好、易自动化等突出优点,现已被广泛应用于核酸相关的生物医学研究以及临床。

PCR 的基本原理类似于 DNA 在细胞内的复制过程。以拟扩增的 DNA 分子为模板,以一对分别与模板互补的寡核苷酸片段为引物,在 DNA 聚合酶的作用下,按照半保留复制的机制,沿着模板链延伸，直至完成新的 DNA 合成。一个 PCR 循环包括变性 - 退火 - 延伸：首先，高温加热变性解链 DNA 模板；其次，将反应混合物冷却至某一温度，这一温度可使引物与它的靶序列结合；最后，将温度升高，使退火引物在 DNA 聚合酶的作用下得以延伸。通过重复这一过程 25 ~ 30 循环，使目的 DNA 的数量呈 2n 指数型增长。随后通过电泳进行分析。

现在已有许多新的 PCR 增加了 PCR 检测的精度和广度。

1. **巢式 PCR（n-PCR）**　在常规 PCR 的引物内侧再设计一对引物，进行外侧引物扩增后，再用内侧引物进行第二次扩增。这种方法提高了常规 PCR 的敏感度和准确性。

2. **多重 PCR**　是指在同一试管内放入 2 对或者 2 对以上的针对不同靶序列的引物，这样进行一次 PCR，几个目的 DNA 就可以被同时扩增，可以同时检测几种目的基因。

3. **数字 PCR**　是一种核酸分子绝对定量技术，避免了整个基因组的扩增及相关的扩增偏差。基于单分子 PCR 来进行计数的核酸定量，是一种绝对定量的方法。数字 PCR 主要采用当前分析化学热门研究领域的微流控或微滴化方法，将大量稀释后的核酸溶液分散至芯片的微反应器或微滴中，每个反应器的核酸模板数少于或者等于 1 个。这样经过 PCR 循环之后，有一个核酸分子模板的反应器就会给出荧光信号，没有模板的反应器就没有荧光信号。最终根据泊松分布原理以及阳性微滴的比例，分析软件可计算给出待检靶分子的浓度或拷贝数。

4. **实时荧光定量 PCR**　利用荧光检测整个扩增过程，动态地描述 PCR 过程动力学曲线。实时荧光 PCR 利用了循环阈值（cycle threshold，CT）的概念，在指数扩增的开始阶段进行检测，此时样品间的细小误差尚未被放大，因此该值具有极好的重现性。通过对每个样品的 CT 的计算，对初始模板浓度作图，就可以获得准确的工作曲线，降低了人为因素的误差，大幅度提高检测自动化水平。常用的两种标记方法为非探针类和探针类。非探针类常见的为 SYBR 荧光染料，是在 PCR 反应体系中加入过量的 SYBR 荧光染料，SYBR 荧光染料特异地掺入 DNA 双链后，发射荧光信号，而不掺入链中的 SYBR 染料分子不会发射任何荧光信号，从而保证荧光信号的增加与 PCR 产物的增加完全同步。探针类 TaqMan，荧光探针是在 PCR 扩增时在加入一对引物的同时加入一个特异性的荧光探针，该探针为一寡核苷酸，两端分别标记一个报告荧光基团和一个淬灭荧光基团。探针完整时，报告荧光基团发射的荧光信号被淬灭荧光基团吸收，PCR 扩增时，每扩增一条 DNA 链，Taq 酶的 5′-3′ 外切酶活性将探针酶切降解，使报告荧光基团和淬灭荧光基团分离，从而荧光监测系统可接收到荧光信号，即每扩增一条 DNA 链，溶液中就增加一个荧光分子，实现了荧光信号的累积与 PCR 产物形成完全同步。

传统的产前基因诊断主要依赖以探针为基础的分子杂交及限制性内切酶片段长度多态性，以此可以诊断缺失型突变及个别的点突变，但由于其操作的复杂性及仪器设备的限制，耗时长，准确性不高，尚需要同位素标记，因而大大限制了它的应用。自从 20 世纪 80 年代末 PCR 开始应用于产前基因诊断以来，随着该技术的发展，越来越受到人们的重视和欢迎，以此技术为基础的各种突变基因检测方法已经成为遗传病产前诊断的主要手段。

五、二代测序及相关技术

二代测序（next generation sequencing，NGS）通常指 2005 年出现的高通量测序技术，又称为下一代测序。NGS 的出现极大地降低了测序的成本并缩短了测序所需的时长，目前已快速应用于临床，使得遗传病诊断、产前诊断及胚胎植入前检测等遗传学诊断快速发展。

（一）二代测序

NGS 按照其对基因组的检测范围可分为靶向测序（target gene sequencing，TGS）、全外显子组测序（whole exome sequencing，WES）、全基因组测序（whole genome sequencing，WGS）。TGS 也被称为基因 Panel 检测，是通过选取部分与待检疾病密切相关的基因进行目标区域富集测序，单次检测价格低廉。WES 是利用序列捕获技术将全外显子区域 DNA 捕捉并富集后进行高通量测序的基因分析方法，其对遗传病的临床分子诊断率为 25% ~ 50%。由于外显子组序列约占人类全部基因组序列的 1%，但其包含了大约 95% 的致病突变，因此目前对于大部分单基因遗传病来说，WES 是最具性价比的 NGS，而且 WES 具有可回溯性，随着疾病与基因之间的关联认知逐渐深入，WES 数据的重分析对于指导临床诊断具有极大的价值。WGS 是对全基因组进行测序，包含非编码区及基因调控序列等。这三种技术检测区域及适用范围列于表 6-3-1。

表 6-3-1 二代测序技术应用

技术	检测区域	适用范围
TGS	目标基因外显子及其侧翼序列（通常 20 bp）	基因研究清楚的特定表型的诊断 重叠疾病表型的诊断 属于同一类致病机制或分子途径的疾病
WES	所有已知蛋白编码基因（约 22 000 个）外显子及其侧翼序列（通常 20 bp）	表现为遗传异质性疾病的诊断 一个患者表现出两种或两种以上的完全独立系统疾病的复杂情况 患者全身多系统受累
WGS	所有基因外显子、内含子、调控区等全部序列	遗传病是患者全部或部分症状的原因

高通量测序的原理为边合成边测序（sequencing by synthesis，SBS），是桑格测序的进一步发展。主要步骤包括基因组打断、建库和测序，首先将待测 DNA 分子打断为长约几十到几百 bp 的片段，将其分散至数百万个反应孔中或固定于芯片上，经过 PCR 或等温扩增技术进行 DNA 预扩增反应，通过检测带不同荧光标记的核苷酸或反应副产物来提供基因组信息。

Panel 测序和 WES 的基本流程为目标区域基因片段的获得和富集，对捕获片段的扩增和高通量测序，生物信息学分析及验证，最后确定致病突变（WES 流程见图 6-3-5）。WGS 是对全基因组的序列进行测序，故没有捕获这一步骤，可直接将基因组片段打断后进行高通量测序。

TGS、WES 和 WGS 三种方法原理相似，但是检测的范围及时间具有较大差异，成本相差也十分悬殊，因此在临床应用各有优势。目前 TGS 和 WES 广泛用于单基因遗传病的分子诊断。WES 一般应用于遗传异质性疾病的诊断，如一个患者表现出两种或两种以上的完全独立系统疾病的复杂情况或是患者全身多系统受累的表型。WGS 对人类所有基因组信息（包括蛋白质编码区以及大量非编码区）进行测序，具有测序面广、检测基因变异类型全等优点，但过高的价格限制了其在临床检验中的应用，目前主要用于科研（表 6-3-2）。

表 6-3-2 二代测序技术的优势与局限性

技术	优势	局限性
TGS	表型明确，临床诊断高度怀疑某种或某些疾病时检出率较高；费用较低；数据分析与解读相对简单；检测覆盖率高，灵敏度与特异性较好	只能检测 Panel 内的基因，如果疾病致病基因不在 Panel 内，则不会被检测到；临床诊断不明确时，检出率低
WES	对全部基因的外显子进行检测，检测到编码区的意义不明变异，用于人类基因组外显子研究非常重要；疾病表型不明确时，检测效果优于 Panel；WES 数据为今后的重分析提供了可能	对包含内含子突变的基因覆盖不全，难以捕获重复序列和高 GC 含量的区域，难以检测有假基因的或有高度同源基因家族的基因；数据分析难度大，数据质量对于测序深度具有更高的要求
WGS	检测范围最全面，不用捕获，是对整个基因组进行检测，在结构变异、短串联重复扩增方面更有优势；对基因组某些序列区域，检测的均一性比 WES 好	检测数据庞大，尚未完善分析软件，结果中包含大量未知变异，数据分析难度大，致病性分析不明；测序成本高；不能检测基因印记疾病（11p 部分三体综合征）及疾病致病基因存在同源区域的疾病（CYP21A2 基因相关）

常规基因检测方法（如一代测序、核型分析）存在通量低、检测范围有限、检测精度不高等局限性，而生化指标和影像学检测无法为遗传学确诊提供依据。WES有助于对胎儿结构异常进行遗传诊断，从而能够更准确地预测胎儿预后和复发风险，对骨骼异常及多系统异常胎儿的检出率显著高于其他系统异常。WES通过对基因组绝大多数编码区检测和分析，可以通过一次检测同时分析同一疾病的多个基因或多种疾病的相关致病基因，可用于致病机制比较复杂的遗传病的检测以及单基因遗传病的鉴别诊断，能够有效地对临床使用常规方法难以诊断的遗传病提供分子水平的诊断依据。WES常用于单基因遗传病和如唇腭裂等由多个基因及环境因素相互作用所致的疾病的研究。

美国医学遗传学会（ACMG）推荐对于胎儿多发畸形且提示其为某种遗传病，而现有的针对这些表型的特定遗传学检测方法（包括靶向测序）无法获得诊断时，可以考虑采用WES。

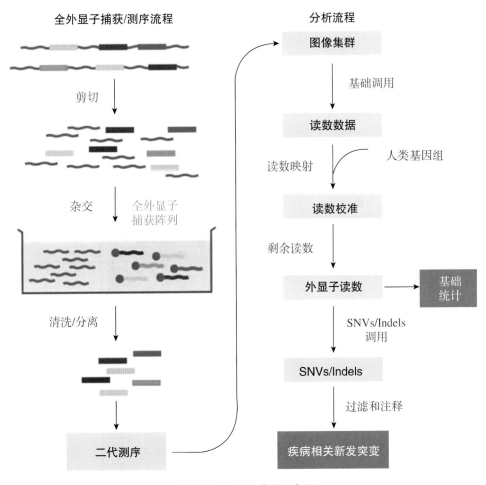

图 6-3-5　WES 流程示意图

（二）拷贝数变异测序

用于全基因组范围CNV检测的技术主要为染色体微阵列分析（chromosomal microarray analysis，CMA），然而该技术较高的成本与较低的通量限制了其在产前诊断中的大规模应用。此外，由于CMA所使用的芯片探针覆盖范围有限，可能导致部分致病性CNV无法被检出。基于NGS的拷贝数变异测序（copy number variation sequencing，CNV-seq）为产前诊断提供了新的手段。国内外研究者对CNV-seq技术的临床应用进行了一系列探索，充分评估了该项技术的临床适用性与准确性。结果表明，CNV-seq技术可以应用于外周血、流产物与胎儿组织以及产前诊断样本分析。

CNV-seq 采用 NGS 对样本 DNA 进行低深度全基因组测序，深度仅为 0.1 ~ 8×，即可达到良好的特异性和灵敏度。将等量的待测样本 DNA 和正常对照 DNA 建库测序后，将测序结果与人类参考基因组碱基序列进行比对，通过生物信息分析，以发现受检样本是否存在 CNV（原理示意图见图 6-3-6）。

与核型分析、染色体微阵列分析等其他技术相比，CNV-seq 技术具有检测范围广、通量高、操作简便、兼容性好、所需 DNA 样本量低等优点，CNV-seq 的出现弥补了核型分析培养耗时长、效率低，而且仅能分辨 5 ~ 10 Mb 或以上大小的结构变异，对染色体的微缺失、微重复的分辨不足且不能精确定位变异染色体位置和大小的缺陷，是高通量测序在染色体拷贝数变异检测中的重要应用。且 CNV-seq 较 CMA 而言，对低水平嵌合具有更高的灵敏度。CNV-seq 亦存在一定的局限性，如无法检测异倍体和杂合性丢失（含 UPD），但通过联合短串联重复序列（short tandem repeat, STR）可实现对异倍体和部分杂合性丢失的分析。此外，CNV-seq 无法检测单基因遗传病。

目前临床上已将 CNV-seq 用于染色体病的产前诊断、携带者筛查以及植入前遗传学诊断。染色体病高风险胎儿，如产前筛查高风险（包括血清学产前筛查、NIPS、超声异常等），在孕妇充分知情的情况下，CNV-seq 可以作为一线产前诊断方法。

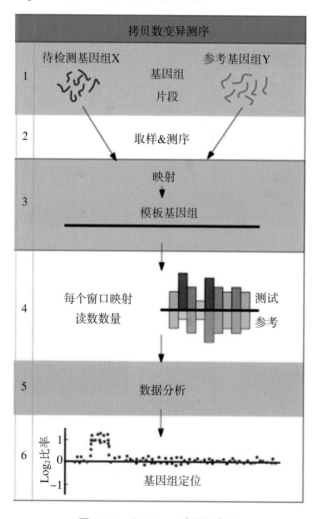

图 6-3-6　CNV-seq 流程示意图

（三）NIPT

1997 年卢煜明在母体血浆中发现细胞游离核酸（cell free DNA，cfDNA），为无创产前筛查（noninvasive prenatal testing，NIPT）提供了新的可能性。2008 年，卢煜明团队发表了如今被广泛使用的 NIPT 技术，即用 NGS 对母血游离 DNA 进行测序，并分析和评估胎儿发生染色体非整倍体的风险，已作为产前筛查方法，在全球得到广泛应用，有较高的灵敏度和特异性，已有大量孕妇接受了 NIPT 以评估胎儿存在 21 三体综合征、18 三体综合征或 13 三体综合征的风险。NIPT 还可应用于单基因遗传病的产前诊断，如性染色体相关疾病、胎儿 RhD 血型、地中海贫血、先天性肾上腺皮质增生症、子痫前期、早产、妊娠剧吐和侵入性胎盘等疾病的诊断中。

母体血浆中平均 10% ~ 20% 的游离 DNA 来源于胎儿。这个百分比（即所谓的胎儿百分比）通常随孕龄的增加而增加，直到分娩，之后胎儿 DNA 在几小时内从母体血浆中清除。胎儿游离 DNA 来源于胎盘，可能来自凋亡的滋养细胞，早在妊娠 5 周就可以检测到。与完整的基因组 DNA 不同，母体血浆中的游离 DNA 以片段形式存在，胎儿游离 DNA 通常短于游离母体 DNA。母体来源游离 DNA 的峰值大小为 166 个碱基对，而胎儿来源游离 DNA 在 143 个碱基对的信号中显著增加。

针对 NIPT 进行筛查主要通过三种 NGS 的方法：全基因组测序（大规模平行测序）、染色体选择性测序、SNP 分析。尽管三种方法的灵敏度和特异性相似，全基因组测序方法的失败率最低，为 1.58%；其次是靶向测序，失败率为 3.56%；基于 SNP 方法的失败率为 6.39%。造成检测失败的因素有很多，根据质量控制指标、胎儿 DNA 占比的测量和患者因素的不同而改变。

临床上最常用的 NIPT 采用大规模平行测序（massively parallel sequencing，MPS），对母体样本中提取的所有游离 DNA 进行检测，测序深度通常仅为 0.1 ~ 0.5×，远低于多数高通量测序的临床应用。检测过程为核酸提取、文库构建、测序，将测序结果与人类基因组进行比对，每个比对序列为一个唯一比对 reads。对某一个特定染色体上比对序列的数量进行计数，并与正常人基因组的参考值进行比较。计数过多或过少，以 Z 值（Z-score）或正常染色体值（normalized chromosome value，NCV）表示，如果某一染色体 reads 相对增加或减少，则说明可能存在三体或单体异常（MPS 在 NIPT 应用见图 6-3-7）。

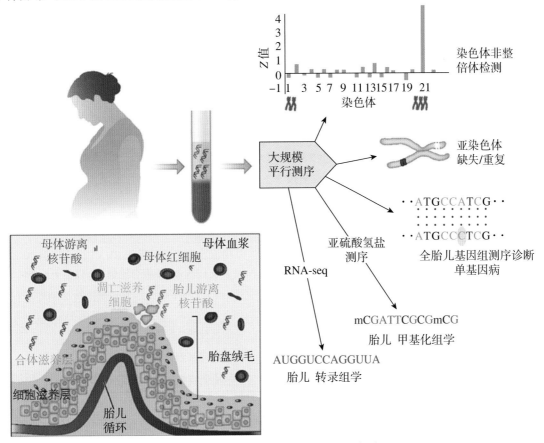

图 6-3-7　基于 MPS 的 NIPT 应用概述

虽然 NIPT 检测技术可以避免因侵入性诊断带来的感染风险和流产风险，准确率也高达 99% 以上，且报告周期较短，妊娠早期（12 周）即可检测，然而该技术无法筛查染色体结构异常，在嵌合体染色体检测、染色体平衡结构异常的检测中易出现假阴性、假阳性，同时在多胎妊娠诊断中无法使用，并受到肥胖、维生素 B_{12}、母体肿瘤等影响，出现不准确的结果，无法取代传统的染色体核型分析技术。

NIPT 作为产前筛查方法，可对胎儿非整倍体进行检测。此外，通过加深测序深度、优化检测方法，还可检测拷贝数变异及某些单基因遗传病。胎儿基因组的甲基化和转录组也可通过母血游离 DNA 检测，还可以进行印记基因相关疾病检测。

（四）母源污染的鉴定

遗传病的产前诊断存在一定的风险，侵入性采样过程存在母源风险，实验室在保证实验技术本身的检测性能稳定的同时，待测材料中胎儿来源的纯度也会影响检测结果的准确度，样本中存在母体细胞污染可能导致误诊，所以对于母源污染的鉴别对产前诊断结果的准确性具有重要意义。

STR 是人类基因组 DNA 中广泛存在的一类具有高度多态性和遗传稳定性的遗传标记。它是由 2 ~ 6 个碱基对组成的核心序列，经过几次到几十次串联重复，构成特定的 DNA 片段遗传标记，每一个个体同一等位基因上这种系列重复次数不同，呈多态性并按孟德尔遗传定律呈共显性遗传。STR 基因分型被广泛应用于法医物证个体识别和亲权鉴定中，在应用中主要选取突变率低的遗传标记，STR 基因座的突变率是评估遗传标记稳定性和亲子鉴定可靠性的重要指标。

在进行产前诊断时，各项其他实验结合 STR 基因分型，可以通过将母亲 DNA 与检测样本进行 STR 位点比对，分析样本 DNA 的亲代来源，可以排除产前诊断的绒毛组织、羊水和脐血样本检测中的母源污染。在实验室检测的过程中，根据各实验室情况，确定不影响正常检测及结果分析的母源污染比例阈值，保证检测结果的标准化和质量。

六、小结

截至 2012 年，卫生部报告我国的婴儿出生缺陷率为 5.6%，每年新增出生缺陷患儿 80 万 ~ 120 万。为避免缺陷患儿出生，产前检测可为临床遗传咨询提供指导。现阶段我国依据妊娠早期及妊娠中期血清学筛查和 NIPT，结合胎儿超声影像，筛查胎儿异常。对于高龄产妇、产前筛查高风险和（或）超声提示胎儿发育异常，羊水产前诊断仍然是首选的产前诊断方法。无论是低通量形态学观察的染色体核型分析，还是高通量测序的 CMA 和 NGS 检测技术，都具有其临床应用的优势，针对不同疾病选择合理、适用的实验室技术，才能更好地服务于产前诊断（表 6-3-3）。

表 6-3-3 产前诊断技术选择

疾病	适用技术	
数目异常	外周血染色体核型分析、CMA 和 CNV-seq	其中嵌合型患者可采用 CMA（嵌合比例 20% 以上）或 CNV-seq（嵌合比例 5% 以上）检测
染色体微重复 / 微缺失综合征	CMA、CNV-seq、FISH、实时定量荧光 PCR 和 MPLA	其中 CMA 和 CNV-seq 是检测染色体畸变最有效和全面的方法；针对靶向区域的 FISH 检测方法是最直接的诊断方法
明确致病位点	PCR-Sanger 测序、TGS、WES 和 WGS	检测特定基因致病突变
相关致病基因检测	TGS、WES 和 WGS	TGS 检测疾病相关基因靶向测序

（北京大学第三医院妇产科　田　婵）

第四节　产前遗传咨询

近年来，随着遗传检测技术的迅猛发展，产前诊断领域可采用的遗传检测技术也逐渐增多，比如在染色体异常的检测方面，除了传统的染色体核型分析、荧光原位杂交（FISH）等细胞学检测外，染色体微阵列分析（CMA）、拷贝数变异测序（CNV-seq）已经广泛应用；在单基因遗传病方面，全外显子组测序在超声结构异常的胎儿家系中逐步应用开展。总之，检测范围从染色体异常扩展至基因突变检测，检测的分辨率亦逐级提高，这些无疑对精准医学提供了更有力的帮助，但是在产前领域也衍生出一系列问题。目前在我国，医学遗传学知识的科普程度不足，遗传检测报告对于普通大众可能"犹如天书"，只识其字，不知其意；即使对于普通的产科医师，可能也无法准确地解读遗传报告，所以产前遗传咨询应运而生，其作为连接遗传检测与受检者之间的沟通桥梁，要将生涩难懂的遗传检测结果转化为受检者可以听懂的语言，达到不仅"听得懂"，而且"听得准"的目的，这样才有助于完成产前诊断的精准诊断。

一、产前遗传咨询的对象特点

根据中国遗传学分会遗传咨询分会的定义，遗传咨询是指联合人类基因组技术和人类遗传学知识，为患者开展遗传咨询、基因诊断、遗传病治疗等相关医学服务。产前遗传咨询属于其中的一个类别，与传统的儿童、成人的遗传咨询有所不同，最大的区别体现在咨询主体是尚未出生的胎儿，而最终具有选择权的是胎儿的父母。产前的胎儿具有一些特殊性。①胎儿表型信息获取有限：大多数源自影像学检查，很难获得各脏器系统功能方面的评估；②妊娠决策的选择：在非指令性咨询中，虽然咨询医师不能代替胎儿父母作决定，但其遗传咨询的内容将会影响夫妻双方的妊娠决策，间接地影响胎儿能否出生以及出生后的家庭支持护理和康复方案等。因此，尊重生命、敬畏生命，通过产前遗传咨询使得胎儿父母对遗传结果形成准确的理解，是其进行决策非常重要的环节。

二、产前遗传咨询的原则及伦理问题

产前遗传咨询同样需要遵循医学伦理及遗传咨询的基本原则：尊重、有利无害、公正、平等、信息公开、非指令性咨询、自愿、知情同意、风险评估及保护隐私等，同时需关注咨询者的心理、社会和情感影响尺度。遗传咨询常常伴随着一系列的遗传检测，而产前核心家系（胎儿＋父母）的检测是较常用的产前检测模式，难免会有一些家系的亲缘关系不匹配的情况被发现，所以是否需要告知孕妇或如何告知，都是需要慎重考虑的。

非指令性咨询是产前咨询很重要的一个原则，"我的孩子能不能要？"应该是产前咨询医师经常碰到的问题，也是无法给出结论的情况。但非指令性咨询并不意味着袖手旁观，需要咨询医师做好检测后咨询，帮助夫妻准确理解检测结果，解释其不能理解的问题，同时支持咨询者的一切决定。

三、产前遗传咨询的临床场景

产前遗传咨询的主体针对本次妊娠的胎儿，但是由于家族史的差异，常见下列两种场景。

（一）既往有先证者家系，再孕咨询

在此类场景中，较多见的情况是夫妻既往生育过患儿或此次妊娠超声显示异常胎儿，此次妊娠咨询再发风险，此次胎儿就诊时可能存在异常或尚未发现异常。在这种情况下，为精准评估胎儿再发风险，首先需要查明先证者是否遗传病（染色体病或单基因遗传病），方可进行胎儿的准确产前诊断。但遗憾的是，临床常遇到的情况是本次妊娠已到妊娠中、晚期才进行第一次遗传咨

询，产前诊断的时效性受到限制；或者先证者已去世，但未进行遗传学诊断，这些都增加了产前咨询的不确定性，无法进行明确的风险评估，产前诊断的意义大打折扣。

（二）既往无先证者家系，本次妊娠胎儿超声异常

这也是产前诊断较常见的指征，其检测方案重点围绕染色体病和单基因遗传病展开，通过不同的检测技术，部分病例可以得到明确的遗传诊断。但是可能存在一些超声异常并不显著，未获得阳性遗传诊断结果的情况；或胎儿超声异常的阳性诊断结果在产后有相应的治疗方案，或遗传检测发现一个临床意义不明确的变异，由于咨询不到位，夫妻可能由于看到异常报告而过度焦虑、紧张，在对结果理解不清楚的状况下选择终止妊娠，虽然咨询医师尊重夫妻的决定，但有些确实是令人痛心的结局。

四、产前遗传咨询的主要步骤

（一）临床信息采集

1. 家系图　在临床遗传咨询中，绘制准确的家系图是第一步，无论该家系是否有遗传病，它依旧是遗传咨询必不可少的工具；一般需要三代或四代的信息，建议采用规范的家系符号。先证者是家系中第一个被医师或遗传研究者确认的遗传病患者，也是家系调查的线索人员。在产前诊断家系，先证者可能是夫妻生育过的孩子，或是其他家庭成员，但更多的情况胎儿即是先证者，因此，围绕先证者展开的病史及家族史采集是绘制家系图的基础。在问诊过程中，对于既往有先证者家系，建议在夫妻口述的基础上，尽量面诊先证者，以及需要提供客观的证据（比如病史资料），避免由于口述内容不规范或认知差异，导致先证者被误诊或漏诊其他家族成员。同时，需要时刻留意咨询者可能会提供一些不准确的信息，比如家系关系、家系成员的表型，以及需要注意咨询者的民族、地域等遗传背景信息。

2. 二次信息采集　在拿到遗传报告后，医师需针对报告内容进行基因型 - 表型评估。评估以后，可能一些报告需要家系提供更多的临床信息或体格检查，甚至扩大家系成员检测等，所以在检测后咨询时，需要根据报告结果进行针对性问诊、咨询。由于遗传病多是罕见病，在进行咨询前，医师可能需要做一些"功课"，比如查阅文献、数据库。

（二）遗传检测

围绕着遗传检测方案的实施，产前遗传咨询可分为检测前咨询和检测后咨询。

1. 检测前咨询（pre-test counseling）　目前，产前遗传检测重点围绕染色体异常和单基因遗传病两个方面进行筛查、诊断。由于遗传检测技术不如临床生化检测被大众熟知，在进行检测前，需要进行规范、详细的检测前咨询，使夫妻充分了解产前诊断检测技术的范围、优势和局限性、获得的益处、结果的类型及后续可能的策略等。比如，CMA 技术是目前产前染色体异常检测的重要方法之一，其分辨率也达到 100 Kb 以上的染色体拷贝数变异，远高于染色体核型分析，故可以避免一些微缺失、微重复综合征的漏诊。但与此同时，也提高了意义不明确（VOUS）结果的检出；或发现了一个存在高度的表现度差异或外显不全的 CNV，亦或有一个与送检表型无关的次要发现。这些都是目前产前遗传咨询的难点和挑战。遗传检测虽然是最接近人类生命密码的检测技术，但鉴于遗传病的复杂性、人类认知的局限性以及检测技术的局限性，遗传检测技术不是万能的，更不代表做了遗传检测就可以解释胎儿所有的问题。因此检测前遗传咨询是必不可少的环节，以便夫妻自愿选择是否检测，同时也为检测后咨询提供了良好的开端。

2. 检测方案的制定　适用于产前诊断的遗传检测技术多种多样，每一种都具有其优点及局限性，因此，需要根据检测前的临床信息以及临床疑诊来制定适宜的检测方案。比如，若考虑胎儿可能为染色体综合征，可选择染色体核型分析和 CMA；若根据胎儿表型及家系信息，考虑可能为单基因遗传病的可能，则需同时进行 WES 或基因 panel 等检测。对于咨询的家系，在胎儿明确为遗传病时，往往涉及咨询再次妊娠风险，则需进行父母溯源检测，以明确遗传病来源，从而有助

于风险精准评估。这种情况须结合胎儿异常的结果类型，有针对性地选取适宜的检测。比如，若胎儿为涉及两条染色体末端缺失、重复的染色体异常结果，则父母溯源应首选染色体核型分析，必要时辅助 FISH 检测，而并非所谓的"高级"的 CMA 或 WES 检测。

3. 检测后咨询（post-test counseling） 胎儿父母在一段时间焦虑并怀着期待的等待后，其收到检测报告后可能是震惊的、迷茫的、焦虑的、忐忑不安的等多种情绪，迫切地期盼着医师的咨询，检测后咨询就是在这种情况下展开的。

检测结果一般可大体分为阳性结果和阴性结果。阳性结果一般代表发现了具有临床意义的 CNV 或基因变异，往往意味着此次胎儿异常归因于遗传学病因，但是产前遗传咨询是实验室和受检者的沟通纽带，需要从临床角度去评估基因型 - 表型的相关性，将检测报告转化为临床报告，继而转化为受检者可听懂的语言进行解读。由于实验室检测判读标准和临床诊断标准的角度不同，在进行咨询前，就需要对报告结果进行分析审核，重点进行基因型 - 表型相关性评估。另外，对于阳性结果，如果夫妻有继续妊娠意愿，咨询医师需对相关遗传病的临床表型、治疗现状、预后等进行解释，便于后期家庭护理和为临床诊治提供思路。但对于进行 CMA 或 CNV-seq 检测时，由于 CNV 的五分类结果，有可能检测结果为意义不明确的分类，此种阳性结果可能并非具有临床意义的染色体异常结果，因此需要咨询医师谨慎、准确地咨询，避免造成受检者误解。

对于阴性结果的报告，意味着此次胎儿并未发现与表型相关的致病性的染色体异常或单基因变异，这并不代表胎儿就完全没有风险，它更大的意义在于排除了已知的致病性染色体拷贝数变异或单基因变异，依旧需要慎重地进行检测后咨询。

4. 多学科团队（multiple disciplinary teamwork，MDT） 现代临床医学主要为专科化培养模式，专科医师对其他学科疾病的诊治能力相对较低，因此多学科团队（MDT）诊疗模式逐渐受到关注。胎儿的诊疗归属于产科，但胎儿的异常可涉及多个学科，并且遗传病多为综合征疾病，常常累及多个系统，所以，不仅产科医师，即使是产前遗传咨询医师也很难擅长所有学科，可能导致对某些疾病的诊治不规范。所以 MDT 诊疗模式在产前遗传咨询中尤为重要。MDT 一般由产科、遗传咨询、胎儿异常相关学科等相关医师和遗传实验室分析人员等组成。多学科会诊适用于产前遗传咨询的各个时期，比如检测前咨询时表型的评估、胎儿宫内治疗、胎儿出生后的诊疗方案、预后评估。建议有条件的单位建立遗传学、产前诊断分子实验室、产前诊断临床医师、其他相关临床科室及影像学等多学科、多专业的 MDT 诊断模式，对疑难病例的数据、资料和报告进行合作分析，并与家属进行良好的沟通和遗传咨询。

5. 风险评估 目前，对于 CNV 或基因变异的致病性判读采用五分类方法，包括致病性、可能致病性、良性、可能良性和意义未明（VOUS）。即使是致病性、可能致病性的级别，仍需回归到"基因型 - 表型"相关性的层面，尤其对于基因变异位点的评估。但是，上述的五分类级别并非一成不变，或不能一概而论，必要时需要结合家系共分类的情况进行分析。另外，遗传病的外显不全或表现度差异的特点，无疑增加了遗传咨询的难度。

对于染色体病，根据其结构变异的类型或者遗传来源不同，夫妻再次生育患儿的风险是不同的。比如，对于一方为平衡易位的携带者夫妻，其再次生育，根据配子的类型，理论上有 1/18 为正常的子代，1/18 为平衡易位携带者的子代，余下 16 种类型均为非平衡性的结构变异子代。对于游离型 21 三体综合征患儿，多为减数分裂异常所致，夫妻再次生育患儿的风险就相对较低。因此，染色体病风险的评估主要依据先证者的表现方法以及家系溯源进行评估。

对于单基因遗传病，根据先证者疾病的遗传模式不同，其再发风险是不同的。对于常染色体显性遗传病，若父母一方为携带者，则其后代再发风险为 50%；若先证者为新发变异，则父母再生育风险低，但要注意父母有存在生殖腺嵌合的可能。对于常染色体隐性遗传病，多数情况下先证者的父母分别为基因变异的携带者，这也是临床较常见的一种类型，家系中可能有多个相同表型的患儿，则再次生育正常后代的概率为 3/4，生育患儿的风险为 1/4。对于 X 连锁显性遗传病

（XLD），若为父母遗传而来，其再发风险与胎儿性别及父母携带者有关；若母亲为变异携带者，则每次生育男胎或女胎均有 50% 的患病风险；若父亲为变异携带者，则女胎均为患者，男胎均正常。对于 X 连锁隐性遗传病（XLR），若母亲为变异携带者，则每次生育女胎中有 1/2 为变异携带者，1/2 正常，男胎中有 1/2 为患者，1/2 正常。但是对于 X 连锁疾病，由于女性存在一条 X 染色体失活的现象，部分女性携带者可能会存在失活偏倚，从而导致不同性别的患者表型表现度差异大，部分疾病可能存在性别选择。

上述均是简单的遗传情景下的风险评估，由于部分染色体病和单基因遗传病存在外显不全、表现度差异以及 X 连锁失活的问题，这也是目前产前遗传咨询的难题和挑战。

五、产前遗传咨询的特殊性和挑战

基因型 - 表型的评估建立在数据库的基础上，但是现在很多遗传病的表型谱是来自儿童或成人，胎儿期表型谱非常欠缺。有些疾病产前、产后的表型可能相差较大；或者产后表现为严重的智力发育迟缓，但是缺乏其产前的表型数据，所以致使很多检测出来的染色体拷贝数变异或基因突变在产前很难去精准评估。因此，胎儿表型谱数据库的建立是产前遗传咨询非常重要、也是亟待解决的难题。另外，国内的产前遗传咨询仍处于初期阶段，产前遗传咨询工作多由产科医师负责，缺乏统一的行业规范和准则。

综上所述，产前遗传咨询是产前诊断很重要的一个环节，但现阶段仍存在着一系列的问题和挑战，所以产前遗传咨询工作者任重道远。只有在医学迅速发展的浪潮中努力提升自我，与时俱进，创新改革，为母胎健康保驾护航！

（北京大学人民医院妇产科　张　璐　张晓红）

第五节　新生儿筛查的基因组测序

一、新生儿筛查

（一）新生儿筛查的历史

新生儿筛查（newborn screening，NBS）是指在新生儿早期（生后数日），运用实验室技术，对某些严重危害新生儿健康的先天性或遗传病施行专项普遍筛查的总称。目的是在新生儿期筛查，明确诊断疾病，使患儿能够得到及时治疗，以预防或改善疾病对个体健康的不良影响，使患儿有更健康的生活，保证生活质量，降低致病率和病死率。

20 世纪 60 年代，Robert Guthrie 发明了一种相对简单、快速的检测血液中苯丙氨酸水平升高的方法，对无症状新生儿进行筛查，及早发现苯丙酮尿症（phenylketonuria，PKU）患儿，由此开始 NBS。这种方法成为一项全球公认的、重要的公共卫生计划。

20 世纪 70 年代以及随后的 20 年，先天性甲状腺功能减退症（congenital hypothyroidism，CH）、先天性肾上腺皮质增生症（congenital adrenal hyperplasia，CAH）、葡萄糖 -6- 磷酸脱氢酶缺乏症、生物素酶缺乏症、囊性纤维化（cystic fibrosis，CF）和酪氨酸血症Ⅰ型（tyrosinemia typeⅠ，HTⅠ）等数十种遗传病在不同国家的 NBS 中开展。

以人口学为基础，NBS 的核心是：通过有组织的早期检测方法，对新生儿人群中的无症状个体，系统地检测一组疾病或疾病的生物标志物，在疾病症状出现之前即识别即将出现的疾病，当通过确诊方法确定诊断后，立即启动预防症状出现的治疗和管理方案，旨在改善预后。现有的 NBS 项目做到了早发现、早干预遗传病，挽救了无数的生命，极大地改善了儿童的生存质量。

新生儿遗传代谢病是我国开展最早、最为广泛的新生儿筛查病种，筛查始于 20 世纪 80 年代。具体筛查步骤为采集出生 72 小时的新生儿足跟血制成滤纸干血涂片标本，递送至筛查实验室集中检测，根据检测结果进行代谢指标分析，判断指标有无异常，得到筛查结果。对于筛查阳性者，根据严重程度，告知家长需二次复查或立即召回做血清学、酶学或遗传学检测以进一步确诊，并尽早干预治疗。整个筛查流程涉及包括相关助产机构（标本采集）、递送机构（标本递送）、检测机构（实验检测）、诊断随访机构（健康教育，随访治疗）和相应人员组成的筛查网络，国家临床检验中心已制定并发布了各环节质量管理的相关共识，以保障从样本接收到报告解读，再到随访复查的整个环节的操作流程标准化，以确保筛查患儿及其家庭获得最佳服务和预后。我国各省市在主要筛查苯丙酮尿症和先天性甲状腺功能减退症之外，根据地域特点选择了不同病种进行筛查，如葡萄糖 -6- 磷酸脱氢酶缺乏症、先天性肾上腺皮质增生症。

我国新生儿听力筛查工作起步于 20 世纪 80 年代，在一系列通知及技术规范颁布后，2009 年，卫生部正式颁布《新生儿疾病筛查管理办法》，新生儿听力普遍筛查（universal newborn hearing screening，UNHS）工作在全国各地全面启动。新生儿听力筛查是通过耳声发射、自动听性脑干反应和声阻抗等电生理学检测，在新生儿出生后自然睡眠或安静的状态下进行的客观、快速和无创的检查。此后，2016 年 1 月，我国开始在全国范围内开展新生儿先天性心脏病筛查项目，采用心脏听诊和经皮脉搏血氧饱和度检测双指标法，为出生后 6 ~ 72 小时的新生儿进行筛查，耗时短且对新生儿无伤害。

迄今为止，我国新生儿疾病筛查分为新生儿遗传代谢病筛查、新生儿听力筛查和新生儿先天性心脏病筛查三大部分，已颁布一系列 NBS 的共识和政策，标志着我国 NBS 工作不断规范和完善。

（二）新生儿遗传代谢病筛查的扩展

20 世纪 90 年代，串联质谱法（tandem mass spectrometry，MS/MS）等新一代测序技术在 NBS 中发展和普及。MS/MS 以其高灵敏性、高特异性、高选择性和快速检测的特性，能在 2 分钟内对 1 个标本同时进行数十种小分子物质的定量检测，检测多种氨基酸代谢障碍、有机酸代谢紊乱和脂肪酸氧化缺陷病，实现了"从一种实验检测一种疾病，到一种实验检测多种疾病"的转变，从而促进了新生儿遗传代谢病筛查在全球范围内进一步扩展。

MS/MS 已成为扩展的新生儿遗传代谢病筛查的主要手段，对某些危害严重的遗传代谢病，在新生儿期进行血液检测，通过群体筛查，使罹患个体得以早期发现、早期诊断，从而及时开展有针对性的治疗，避免重要脏器损害导致的生长、智力发育损害，甚至死亡。随着重症联合免疫缺陷病（severe combined immunodeficiency，SCID）、脊髓性肌萎缩（spinal muscular atrophy，SMA）和溶酶体贮积病（lysosomal storage disease，LSD）等疾病临床治疗的发展，激发了试验技术的不断进步。

随着筛查范围逐渐扩大，检测技术逐渐完善，成本逐渐降低，很多新的疾病加入 MS/MS 的筛查中。当 MS/MS 的筛查结果异常，仅表示新生儿有某种疾病风险，仍需进一步通过诊断性试验确认或排除所怀疑的疾病。扩展的新生儿遗传代谢病筛查方法也从 MS/MS 筛查逐步转变为 MS/MS 结合基因检测。

（三）现有遗传代谢病筛查的局限性

1. 依从性有待提高　NBS 之前，医务人员需要向新生儿监护人进行宣传和解释，内容包括筛查疾病范围、筛查的利弊、阳性病例召回的重要性等。对筛查阳性的病例，除按要求召回外，需要由专业的医务人员团队进行复测和随访，并对新生儿监护人进行解释，从而解除其疑惑，并提高随访依从性。

2. 部分疾病筛查假阴性率高　生化检测技术是目前常用的新生儿遗传代谢病筛查手段，但由于接受筛查的新生儿多无明显临床症状、尚未发病无代谢物改变、代谢物改变不明显或者为特殊人群（如早产儿），因此筛查结果为阴性，导致漏诊。

3. **不够精准** 一种代谢物改变可由多种基因变异所致，遗传代谢病筛查的常规检测手段往往无法实现疾病早期精确分类，不能确定遗传病基因型。

4. **工作量不断增大** 随着新生儿遗传代谢病筛查中不断增加稳定生长期的健康问题，不同分析方法的数量也在增加，给实验室带来更大的工作量。但是迄今为止，仍未涵盖一些发病率较高的疾病，例如黏多糖贮积症和肝豆状核变性等。

5. **把握时机困难** 遗传病的临床表现在疾病早期往往不典型，而危重症状态下的患儿遗传病表型还可能被其他临床症状所掩盖，患儿通常会接受多种常规检测，重复采集血样，进行各种辅助检查，甚至实施侵入性操作，不仅使患儿承受了很多痛苦，也给家庭带来了很大的经济负担。当现有的实验室检查和临床诊断无法解释其病情时，临床医师才建议对新生儿进行遗传代谢病筛查，由于不能早期明确诊断，及时采取有针对性的治疗措施，导致患儿的病情延误，可能产生致死、致残等严重后果，因此把握检测的最佳时机困难。

6. **自费易出现纠纷** 目前在我国扩展的新生儿遗传代谢病筛查尚不属于法定筛查项目，其费用多为监护人自费，会导致新生儿监护人对自费项目的质疑，且有可能涉及医疗纠纷。

7. **疾病发病率数据不明确** 我国新生儿遗传代谢病总体发病率、单一疾病发病率及疾病谱均不明确。

二、基因组测序应用于新生儿筛查

对于 NBS 中复查异常者，后续的确认检测包括血液及尿液代谢物检测、酶活性测定以及基因检测等。20 世纪 80 年代，学者就通过外周血涂片上的 DNA 检测苯丙酮尿症的基因变异。但由于当时基因组测序技术和成本效应的限制等因素，基因测序技术并未广泛应用于新生儿遗传代谢病筛查。

基因组学改变了人类遗传学的格局，随着人类基因组学（human genomics）和二代测序（next generation sequencing，NGS）方法的发展，基因组测序技术快速发展，这项技术正被用于提高诊断率、了解疾病预后和开发新疗法。因此，在精准医学时代的需求下，基因组学（genomics）从实现个体医疗保健的目标，发展到利用基因组学促进公共健康，即将基因组测序技术用于新生儿筛查（genomic newborn screening，gNBS），对遗传病诊断的准确性、报告速度、报告规范性等方面进一步提升，将会为患儿提供强有力的诊断手段。但同时，父母的认可和接受度、基因的选择、临床有效性和实用性、道德、法律和社会影响等问题也需要解决。

（一）gNBS 中的 NGS

1. **靶向二代测序（targeted next generation sequencing，T-NGS）** 即对某些疾病的相关基因进行选定基因组测序（sequencing of the panels of selected genes），可同时检测数种至数百种基因。检测基因数量少、检测成本相对低，但针对性强，检测深度高，比全外显子组测序具有更高的诊断率。不同检测基因所包含的致病基因可能存在差异，是否涵盖重点疑诊的致病基因尚未可知。T-NGS 适用的遗传病多具有如下特点：具有明显的临床表型多样性；多个疾病中存在表型重叠现象，需要进行鉴别诊断；遗传位点的异质性，多个基因同时调控一个代谢通路；多用于某一类或几类遗传病基因检测。

2. **全外显子组测序（whole exome sequencing，WES）** 一部分 DNA 片段含有蛋白质合成的密码"指令"，这部分片段被称作外显子（exon）。基因组中所有的外显子被统称为外显子组（exome），对这部分序列的测序就被称为全外显子组测序。外显子虽然只占人类基因组的大约 1%，共有大约 180 000 个外显子，但是涵盖 85% 以上的致病突变。由于已知的大多数导致疾病的突变均发生在外显子中，WES 能够检测出所有基因的蛋白质编码区域的变异，而不仅仅是被选择的有限基因，因此，WES 被认为是一种高效识别可能致病突变的方法。WES 是应用频率最高的基因组测序方法，所覆盖的大部分功能性的变异与个体表型相关，对非编码区及其他拷贝数异常或基因组结构异常的检测能力有限，而且因为存在建库捕获过程，因此对 MS/MS 检测阳性的病例具有较好的确诊和鉴别意义，成为诊断遗传病的有力工具，但检测成本高、检测周期长、生物信息分析有一定难度，需要抽取新鲜血液送检。

3. 全基因组测序（whole genome sequencing，WGS） 受基因覆盖度、检测深度等影响，外显子区域以外的 DNA 序列突变也可以影响基因活性，继而影响蛋白质的表达，导致疾病发生，上述的 WES 就不能检测到，有可能出现漏诊。因此，被称为全基因组测序的方法出现了，即对所有已知基因编码区测序。WGS 可以读取个体所有 DNA 核苷酸序列，即可以检测出基因组任何部分的变异，对未知基因组序列的个体进行全基因组重测序，覆盖范围广，能检测个体基因组中的全部遗传信息，但数据量大，加上由于对人类大部分基因组区域的功能缺乏了解，有许多不明意义的变异难以判断其与疾病之间的联系。需要抽取新鲜血液送检。

相比于 T-NGS，WES 与 WGS 能够发现更多的基因变异，检测出来的变异可分为 5 类：致病性、可疑致病性、意义未明、可疑良性和良性。会有相当一部分的变异意义是不明确的，并不是所有的基因变异都会影响健康，因此很难断定某些检测出的变异是否与患者的疾病、表型等相关。有时，一种被识别出的基因变异还可能与另一种尚未被诊断的遗传病有关［被称为"偶然"或"继发发现"（incidental or secondary findings）］。

（二）gNBS 的优势和劣势

（1）对于通过生化检测代谢产物明确诊断的疾病，基因组测序可进一步从分子水平明确诊断和突变来源，为遗传咨询、优生优育提供依据。

（2）对生化检测及 MS/MS 不能确诊或无法明确疾病分型者，基因组测序可明确诊断和分型。WES 和 WGS 可以帮助确定新的基因变异是否与人的健康状况有关，这将有助于未来的疾病诊断。

（3）对 MS/MS 筛查不能明确的新生儿遗传代谢病，基因组测序可早期诊断，判断预后，尤其适用于出生时和出生后因各种危重临床症状和体征需要重症监护的新生儿。

（4）当采用 WES 或 WGS 时，检测结果中可能包含发现致病变异携带、与某迟发性疾病相关的基因变异及临床意义不明的变异，此时需全面考虑和衡量患儿及家庭获知此信息的利弊，需考虑广泛使用 WES/WGS 的潜在风险。

（三）设计 gNBS 应考虑的因素

设计 gNBS 应考虑的因素列于表 6-5-1。

表 6-5-1　设计 gNBS 应考虑的因素

道德、法律和社会影响	基因选择与分析
● 评估和调整计划	● 考虑外显率、可操作性、发病年龄、表达力以及通过另一种方法确证疾病
● 考虑儿童与家庭利益	
● 制定法律框架	● 选择基因的透明过程
有效性与有用性	**父母的理解和同意**
● 识别严重、可治疗、早发的疾病，加强现有新生儿筛查	● 不同人群的平等可及性
	● 知情和灵活的同意
● 扩展检测发现疾病	● 避免影响现有的新生儿筛查
● 目标分析，最大限度地减少偶然和不确定的发现	● 提供优质教育材料和决策帮助

（四）可考虑进行 gNBS 的情况

足月健康新生儿出生后在母亲身边，在母子情况稳定时出院回家；出生后 27 天进行 NBS 检测，如果新生儿出生前有某些高危因素时，可能会需要考虑进行更多项目的检测，血滤纸片基因测序技术可补充用于基于 MS/MS 筛查的 NBS 方案。血滤纸片基因测序技术（dried blood spot next generation sequencing，DBS-NGS）是从滤纸片提取遗传物质并进行基因检测，DBS-NGS 可嵌入

NBS 中，一次采血可完成 MS/MS 筛查和基因检测，节约时间和成本。对 MS/MS 筛查不能明确诊断的临床表型，DBS-NGS 可能会揭示这一临床表型的基因变异，使尚未被发现的某些新生儿遗传代谢病得到及时治疗。

如果新生儿出生后病情危重，因为各种临床表现转入新生儿病房或新生儿重症监护病房进行治疗，当患儿临床表现用现有检测无法解释，高度怀疑遗传病时，快速全基因组测序（rapid whole-genome sequencing，rWGS）可将常规基因检测 4 ~ 8 周时间缩短为 7 ~ 10 天，为临床实施精准治疗决策提供依据。其优势在于：①没有对目标序列捕获建库过程，耗时较 WES 和 T-NGS 更短，在危重症新生儿遗传病病因检测中能发挥更大的作用；②检测范围最广，对全基因组进行测序，能涵盖基因编码区和非编码区的变异；③可以检测多种变异类型，包括单核苷酸变异、基因组拷贝数变异和染色体结构变异等；④可以对线粒体基因组变异进行分析，能诊断部分线粒体基因组突变导致的疾病；⑤可以进行宏基因组分析，对于合并重症感染的新生儿，在进行分子病因检测的同时，亦能对病原微生物进行同步分析，为临床合理使用抗生素提供重要依据。NGS 改变了罕见遗传代谢病的诊断方式，将改善新生儿的个性化治疗状况，考虑进行 gNBS 的情况列于表 6-5-2。

表 6-5-2　考虑进行 gNBS 的情况

有高危因素新生儿
①有难治性癫痫、智力低下、脑瘫等疾病家族史；
②母亲既往孕产史有胎儿宫内发育异常、死胎、死产或新生儿期死亡、婴儿猝死综合征病史；
③父母有基因或染色体异常；
④母亲孕期证实胎儿生长受限、脑发育异常、心脏结构发育异常等
病情危重新生儿
①有胎儿窘迫、出生时低阿普加（Apgar）评分（1 分钟评分小于 3 分）、出生后需转入新生儿重症监护病房的危重新生儿；
②严重先天畸形与已知综合征不一致；
③病情危及生命（心肺功能衰竭、多器官功能衰竭）难以解释（短期内有死亡风险）；
④严重无法解释的神经系统体征；
⑤严重的未知病原的器官疾病，尤其对标准治疗反应不佳；
⑥不明原因的代谢衰竭
（不适用于高度怀疑某种单基因遗传病或染色体病；家属拒绝进行检测或无法采集家系样本；采血样前有输血史）

（五）gNBS 结果解读

临床注释、伦理、报告规范、成本效益等仍是 gNBS 不容忽视的问题，gNBS 的最大挑战是解释结果。NBS 的目的是在出现临床症状之前识别患有严重疾病的患儿。对于出生后健康的新生儿，进行 gNBS 后，如果表型尚未形成或检测位点的支持证据有限，则很难通过基因变异的位点致病性进行遗传病诊断，这是遗传病筛查与诊断最大的差异。目前，国内外专家认为可将已发表的文献和公共数据库、实验室内部的位点数据库以及生物信息学的预测结果等作为位点判读的主要证据，但针对不同的遗传病进行基因筛查前，仍需积累更多的临床诊断经验。

（六）gNBS 面临的问题

1. gNBS 成本效益问题　哪些情况适合纳入筛查的范围，需要充分考虑该筛查疾病的发病时间、该类疾病目前是否可治疗、早期治疗对患儿的利弊以及家庭对于遗传病的接受度。纳入筛查范围的情况扩大，将不可避免地造成某些不可早期防控的疾病过早确诊，亦不利于新生儿筛查的成本效益要求，失去了筛查的本质意义。因此，需要进一步评估和分析 gNBS 成本效益，为相关政策和法规的制定提供依据。

2. **gNBS 结果效应问题** gNBS 的目的是早期发现相关基因变异位点，可对高危或怀疑遗传病的患儿进行早期密切随访，改善此类患儿的临床结局。但是 gNBS 的检测结果中，哪些信息适合告知父母或监护人，对于当前无法治愈的遗传病或直到成年中期或后期才发病或疾病倾向，是否告知以及如何告知，是否会给家庭带来经济和心理负担，甚至造成患儿被遗弃，都是面临的问题。

3. **gNBS 生物信息问题** 受检者大量基因检测数据和血滤纸片，将集中形成生物样本库样本和基因信息的储存，对这些生物样本的再应用，需要有严格的法律、法规、伦理学和遗传学约束，数据保存、再利用和保存时长、删除，以及保存地、保存人的权限等也将面临伦理问题。

4. **gNBS 伦理问题** NBS 是在法律上无行为能力但长大后会获得行为能力的新生儿身上进行的，代理决策者（即父母）对新生儿进行检测作决定，可能会引发与尊重未来自主权和隐私保护相关的问题。假设检测结果中显示一些遗传病是直到成年才发病或仅有疾病倾向，而新生儿在成年期是否会同意进行基因检测？在新生儿期的 gNBS 结果是否引起其成长期的困扰？伦理学冲突也可能会随着基因组测序技术的逐渐推广而日渐凸显。

5. **gNBS 个例流程** 实施 gNBS 之前，取得新生儿法定监护人（即父母）知情同意，完善的健康管理、疾病管理、治疗干预、随访体系、公共和专业教育以及行政监管体系等也为 gNBS 的前景提供保障。

（七）gNBS 方案

1. **国际观点** 美国建立了新生儿基因组医学健康（Newborn Sequencing in Genomic Medicine and Public Health，NSIGHT）联盟，提出了 gNBS 的模式，即"阶段性新生儿基因组筛查"策略，随年龄增长而获得的阶段性基因组分析，在整个发育过程中逐渐引入遗传信息，而不是在一个阶段将整个基因组信息全部解读，使儿童在特定的发育阶段能够及时检测到遗传状况，以便采取预防性的管理措施。这种策略可以让儿童逐渐同意接受筛查，使其做好准备，一旦成年，能对成年期发病的情况进行筛查的潜在益处和风险做出明智决定。英国学者提出，基因组序列的分阶段展开，即将出生时的基因组序列，随着时间的推移，按顺序公开，例如新生儿期，指定筛查的新生儿疾病；儿童期，肾母细胞瘤、视网膜母细胞瘤；青少年期，主动脉病、心肌病；生育年龄，携带者风险；成人期，结肠癌、乳腺癌。在特定年龄和环境作用下，当变异已经达到足够的证据用于临床，由监管机构负责展开基因组信息。此外，个体基因组序列的数据应该保留在他或她的医疗记录中，便于医疗保健人员查阅和供重新分析。

2. **多学科团队参与** 我国在制定 gNBS 流程中，也建议制定相应的规范化流程，同时加入更多临床医学、遗传学、社会学、经济学、伦理学专家，共同探讨 gNBS 的临床实践。现阶段，gNBS 应被视为二阶筛查，即现有 NBS 项目的补充。

3. **gNBS 的范围** 病种的选择主要参考 Wilson 和 Jungner 标准，对于遗传背景清晰、基因型与表型相对明确的疾病进行筛查；主要针对儿童期发病的疾病且具有低、中度外显率或与成人期发病有关的基因。

4. **gNBS 技术** 无论选择基因测序还是芯片技术方案，在不同疾病中均具有一定的局限性，也需具体考虑，同时对 gNBS 实验室应进行规范化的质量控制。

5. **gNBS 结果报告** 应选取证据充分的疾病基因和变异位点以及规范的报告格式等。

综上所述，新生儿筛查发展迅速，临床上已将基因组测序技术作为新生儿疾病的二阶筛查，即对于生化指标异常者再次使用干血涂片进行筛查，以降低串联质谱法筛查的假阳性率，从而提高新生儿筛查的特异性。在精准医疗时代，将基因组测序技术引入新生儿筛查已成为大势所趋。但新生儿基因筛查的模式、病种选择、测序数据的分析、结果解读、随访管理和伦理学问题等尚在探索中，应努力探索出在我国临床实践中可普及推广的运行模式，以最佳临床实践保证新生儿的最佳利益（图 6-5-1）。

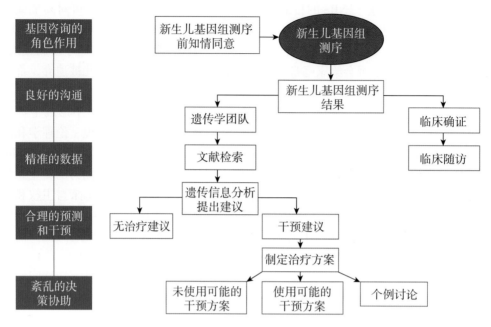

图 6-5-1 个例新生儿基因组测序步骤及基因咨询

（北京大学第三医院儿科 韩彤妍）

第六节 胎儿心脏疾病的产前诊断与筛查

一、概述

先天性心脏病（congenital heart disease，CHD）占活产婴儿的 6.8‰ ~ 10‰，为目前最常见的先天畸形，也是引起婴幼儿死亡的首要原因，且种类繁多，预后差别大。产前明确诊断，有利于围产期根据病情制定可接受的治疗方案，包括定期评估胎儿的心脏功能及血流动力学情况、分娩方式的选择、出生时是否需要用药或急诊手术。如对于动脉导管依赖性 CHD，包括室间隔完整的完全性大动脉转位、肺动脉重度狭窄或闭锁、三尖瓣闭锁等，需早期注射前列腺素保持动脉导管开放；完全型肺静脉畸形引流合并梗阻时，则需要出生后急诊手术。对于部分胎儿 CHD，如室间隔完整的肺动脉瓣闭锁、主动脉瓣严重狭窄和卵圆孔瓣闭锁，宫内介入治疗可促进受累房室腔发育，为出生后进一步手术提供机会。除了结构性的 CHD，胎儿期还会有一些特殊的功能性改变，如动脉导管缩窄、卵圆孔瓣开放受限，需通过严密监测，适时终止妊娠，既要避免胎死宫内，又要避免过早分娩；而对于胎儿获得性自身免疫性心脏病，宫内治疗可以缓解病情进展；对于一些致死性或手术效果差的胎儿 CHD，如单心房、单心室、左心发育不良综合征，可选择终止妊娠。另外，部分胎儿 CHD 和染色体异常关系密切，产前明确诊断有助于染色体异常的风险评估。并且大多数患有 CHD 的胎儿并不具备产前危险因素，因此，有必要在低风险胎儿中进行常规胎儿心脏畸形筛查，对可疑 CHD 的胎儿，转诊至产前诊断机构进一步明确诊断，制定合理的围产期管理方案，提高 CHD 患儿生存率，改善预后。

目前胎儿超声心动图（fetal echocardiography，FECG）是胎儿心脏疾病产前筛查与诊断的主要方法，与成人超声心动图相比，胎儿没有肺气的干扰，肋骨和胸骨的声影也不明显，只要避开脊柱，就可以从任何方位观察胎儿的心脏结构。因此，2001 年以色列研究者 Yagel 提出了五短轴切面连续横向扫查方法。五短轴切面包括腹腔横切面、四腔心切面、左室流出道切面、右室流出道切面以及三血管气管切面。其中三血管气管切面既显示了大血管、气管和食管的位置关系，又包含了主动脉弓横弓和导管弓横弓，能代替主动脉弓和导管弓长轴切面，全面评价胎儿的大血管结构，技术也容易掌握。2006 年，国际妇产学超声协会（International Society of Ultrasound in Obstetrics and Gynecology，ISUOG）胎儿超声心动图小组达成共识，指出 FECG 检查至少应包含四腔心切面、左室流出道切面、右室流出道切面以及三血管气管切面，与 Yagel 的观点基本一致。共识进一步指出：①连续横向扫查可获取上述短轴切面；②在连续横向扫查的过程中，如果上述切面未见异常，不再增加其他特殊切面；③如果发现异常，可增加其他相应的切面进一步明确诊断；④不建议常规测量房室腔及大血管内径，除非可疑异常；⑤不建议常规测量瓣膜速度，除非可疑异常。2013 年 ISUOG 胎儿心脏超声检查操作指南（更新版）中，更加详细地阐述了连续横向扫查技术的要点，迄今为止，胎儿心脏超声连续横向扫查方法已成为目前最实用、可靠的超声检查方法。

需要说明的是，这里所强调的胎儿心脏连续横向扫查，并非强调纯正的连续横切，比如三血管气管切面，要求同步显示主动脉弓的横弓和导管弓的横弓，而这两个弓本身就不在同一水平，主动脉弓略高于导管弓，因此需倾斜一定的探头角度才能同时显示，但倾斜的角度非常小，所以仍然归为横切面。同样，在连续横向扫查的过程中，从四腔心切面开始，若不倾斜探头，可显示较短的流出道切面（图 6-6-1A），否则可获取较长的流出道切面（图 6-6-1B）。因此，结合笔者的体会，对胎儿心脏连续横向扫查方法进行了如下解析。胎儿连续横向扫查是指：①探头沿胎儿腹腔横切，获取腹腔横切面后，向胎儿头侧滑行，获取四腔心切面。②在四腔心切面，探头继续滑行或略倾斜探头，依次观察左室流出道、右室流出道切面。③在右室流出道切面，探头继续滑行，依次获取动脉导管弓的横弓和主动脉弓的横弓，在主动脉横弓水平，调整探头角度，同时显示主动脉横弓和导管横弓，即三血管气管切面。

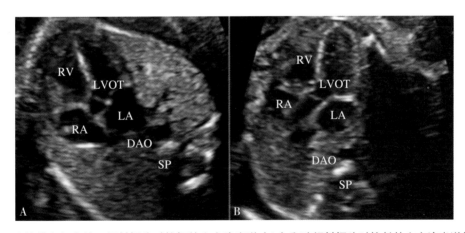

图 6-6-1　连续横向扫查的无倾斜探头时较短的左室流出道（A）和略倾斜探头时较长的左室流出道切面（B）
RV. 右心室；LVOT. 左室流出道；RA. 右心房；LA. 左心房；DAO. 降主动脉；SP. 脊柱

胎儿心脏连续横向扫查技术的可行性也通过我们构建的一系列正常和异常胎儿心脏解剖数据库得到了进一步证实。2009 年，笔者在国内外首次报道了一例胎儿心脏连续横向扫查解剖数据库，数据库依次显示了四腔心、左室流出道、右室流出道、主动脉弓横弓和导管弓横弓。随后又相继建立了 140 例不同类型的胎儿 CHD 畸形连续横向扫查数据库，数据库不仅清晰地显示上述横切面，也反映了病变的解剖特征（图 6-6-2），连续横向扫查解剖数据库的建立为胎儿心脏连续横向扫查技术奠定了基础。

胎儿心脏连续横向扫查方法的建立，在很大程度上简化了胎儿超声心动图技术，胎儿超声心动图的难点不是切面的获取，而是切面的认知，掌握正常及不同类型胎儿先天性心脏畸形的切面特征，是产前诊断胎儿CHD的关键所在。结合彩色多普勒超声、频谱多普勒、M型超声、时空关联成像（STIC）和心功能评价，可以进一步提高胎儿先天性心脏畸形产前诊断的准确率。

结合胎儿超声心动图技术的上述特征，本节主要从四腔心切面、左室流出道切面、右室流出道切面和三血管气管切面，对正常胎儿及常见不同类型胎儿CHD的超声特征进行描述。受篇幅限制，胎儿心脏肿瘤、胎儿心律失常、胎儿获得性自身免疫性心脏病及一些少见的CHD、胎儿循环相关性心脏改变不包括在本章节内。

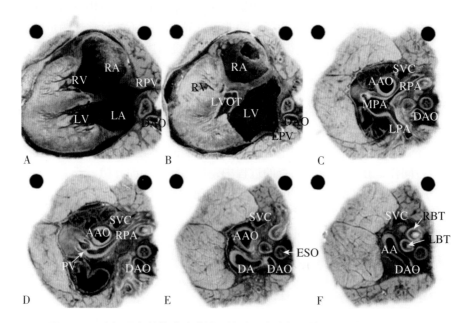

图 6-6-2　室间隔完整的肺动脉瓣闭锁胎儿心脏解剖横切面数据库典型图像

A. 四腔心切面显示右心室小，三尖瓣增厚；B. 左室流出道显示主动脉起自左心室，主动脉瓣纤细；C、D. 右室流出道切面显示肺动脉瓣增厚；E. 导管弓横弓；F. 主动脉弓横弓

RV. 右心室；LV. 左心室；RA. 右心房；LA. 左心房；LPV. 左肺静脉；RPV. 右肺静脉；DAO. 降主动脉；LVOT. 左室流出道；MPA. 主肺动脉；LPA. 左肺动脉；RPA. 右肺动脉；SVC. 上腔静脉；PV. 肺动脉瓣；AAO. 升主动脉；ESO. 食管；DA. 动脉导管；AA. 主动脉弓；RBT. 右主支气管；LBT. 左主支气管

二、正常胎儿心脏的切面超声特征

（一）腹腔横切面

正常情况下，在腹腔横切面，胃泡位于胎体的左侧，主动脉位于脊柱左前方，下腔静脉位于脊柱右前方，主动脉位于下腔静脉左后方，奇静脉位于降主动脉的右后方（图6-6-3）。上述血管位置、内径及数目改变常提示胎儿患有不同类型的先天性心血管畸形。如主动脉位于下腔静脉右后方，提示心房反位；主动脉和下腔静脉位于脊柱同侧，提示右侧异构；奇静脉扩张，下腔静脉消失，提示下腔静脉离断、奇静脉异常引流（见于孤立性下腔静脉离断或左侧异构畸形）；下腔静脉与降主动脉间见异常血管，要考虑心下型肺静脉畸形引流。

（二）四腔心切面

四腔心切面是五个切面中最重要的切面。正确分析四腔心切面，可以除外50%以上的胎儿先天性心脏畸形。在四腔心切面，心尖指向左前方，大部分心脏位于胎体的左侧，心脏不超过胸腔面积的1/3，心轴左偏45°±20°。两个心房腔大小相似，卵圆瓣在左心房漂动。心脏"十字"交叉结构是由房间隔的下部、室间隔的上部以及房室瓣的附着点组成的，其中房间隔的下部为原发

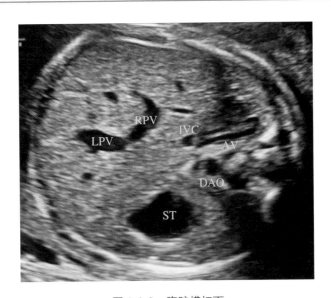

图 6-6-3　腹腔横切面

ST.胃泡；DAO.降主动脉；AV.奇静脉；IVC.下腔静脉；LPV.门脉左支；RPV.门脉右支

房间隔。可以看到肺静脉汇入左心房，通常应至少显示 1 条肺静脉（图 6-6-4）。两组房室瓣（右侧的三尖瓣、左侧的二尖瓣）应启闭自如。三尖瓣隔瓣附着室间隔的位置较二尖瓣更靠近心尖（即正常位移）。调节束是横跨右室腔的一条明显的肌束，它靠近心尖并有助于判定形态学右心室。左心室的心尖光滑，并组成了心脏的心尖。

左、右房室腔及室壁基本对称。尽管正常情况下妊娠晚期可能出现轻微的左、右心室腔及室壁不对称，但是妊娠中期明显的左右不一致应当进一步检查。但由于动脉导管和卵圆孔循环，胎儿期永存左上腔、卵圆孔瓣冗长、主动脉弓缩窄可以导致容量性左房室腔减小，严重的容量性左房室腔减小应注意与左心发育不良相鉴别，二尖瓣及主动脉瓣发育正常与否是鉴别的关键所在。持续的动脉导管缩窄、卵圆孔瓣开放受限（图 6-6-4）可导致右心室壁肥厚，应注意与心肌病变相鉴别。

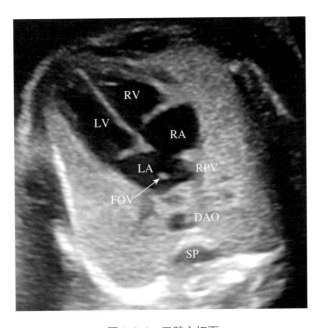

图 6-6-4　四腔心切面

LV.左心室；RV.右心室；LA.左心房；RA.右心房；FOV.卵圆孔瓣；RPV.右肺静脉；DAO.降主动脉；SP.脊柱

心尖四腔心更容易观察房室瓣的启闭及附着情况，此时室间隔与声束平行，容易表现为回声缺失，故不宜在此切面诊断室间隔缺损。胸骨旁四腔心切面室间隔与声束垂直，能更好地判断室间隔的情况，但不易观察房室瓣结构，因此应根据观察内容调整四腔心的角度。

应当重视心轴及心脏的位置。当胎儿的心脏和（或）胃不在胎儿左侧时，应怀疑位置异常。膈疝或者占位性疾病，例如肺囊腺瘤，也可以造成心脏位置异常。心脏位置异常还可继发于肺发育不良。心轴左偏也可以由腹裂和脐膨出引起。左心房后方的降主动脉也属于四腔心切面观察的内容。在正常情况下，降主动脉和左心房间的距离增大或见到异常管状回声，常提示有肺静脉畸形引流。

正常胎儿心率是 110 ~ 160 次 / 分。正常妊娠中期的胎儿可以观测到轻微的一过性心动过缓。持续的心动过缓，特别是心率低于 110 次 / 分，就需要及时请胎儿心脏专家评估心脏传导阻滞的可能性，尤其当孕妇合并有自身免疫病时，应警惕免疫性房室传导阻滞及心肌病变。胎儿活动时可出现轻微的心动过速。然而，持续性的心动过速（≥ 180 次 / 分）应当考虑胎儿缺氧的可能。心律不齐在胎儿较为常见，多数为良性心律不齐，出生后多可自愈，不需要治疗，最常见的是房性期前收缩。

四腔心切面异常可以诊断的先天性心脏畸形包括心内膜垫缺损、三尖瓣下移、肺静脉畸形引流、左心发育不良、右心发育不良、心脏肿瘤、部分心肌病变心肌致密化不全、心脏瓣膜病、室间隔缺损及心律失常等。

（三）左、右室流出道切面

在四腔心切面，探头向胎儿头侧滑动（或倾斜），可以获取左室流出道切面。当声束垂直室间隔时，能将左室流出道显示得更好，特别是更好地显示主动脉与室间隔之间的连续性。它还可以较好地显示升主动脉全程。在得到左室流出道切面之后，探头向头侧倾斜，直到肺动脉显示，此时肺动脉几乎与主动脉垂直。

左室流出道显示主动脉从形态学左心室发出（图 6-6-5），室间隔与主动脉前壁连续。主动脉瓣启闭自如，瓣膜无增厚。可以追踪主动脉至主动脉弓及三条血管发出的位置。然而，辨认主动脉弓的这些血管不作为常规心脏检查的一部分。

右室流出道切面显示了从形态学右心室发出的肺动脉（图 6-6-5），它通常在胎儿期较主动脉根部略宽，肺动脉瓣启闭自如，瓣膜无增厚。肺动脉在发出后即近乎以直角与降主动脉交叉，并依次发出右肺动脉和左肺动脉，通常右肺动脉比左肺动脉容易显示。在这个水平，腔静脉在主动脉右侧显示。这个切面与三血管气管切面相似，呈现了肺动脉、降主动脉、上腔静脉以及它们之间的大小和位置关系。

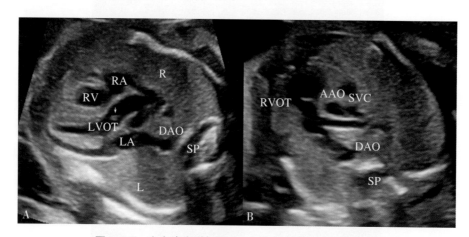

图 6-6-5　左室流出道切面（A）和右室流出道切面（B）

LV. 左心室；RV. 右心室；LA. 左心房；RA. 右心房；LVOT. 左室流出道；DAO. 降主动脉；RVOT. 右室流出道；AAO. 升主动脉；SVC. 上腔静脉；SP. 脊柱

流出道切面有助于检出在四腔心切面不易检出的圆锥动脉干畸形、半月瓣病变及流出道间隔缺损等。

（四）三血管气管（3VT）切面

在右室流出道切面，探头继续向头侧滑行，能更好地显示主动脉横弓和导管弓的横弓，并能显示主动脉弓与气管的关系。气管通常在图像上表现为小的液性暗区，周围被高回声包绕。导管弓和主动脉弓都在气管左侧，它们在降主动脉处汇合时呈"V"字形排列（图 6-6-6）。主动脉弓较动脉导管弓高，因此要同时显示两个弓需要调整探头角度，而不是平行于四腔心的切面。三血管气管切面能够检出的疾病包括主动脉弓缩窄、右位主动脉弓、双主动脉弓等血管畸形。

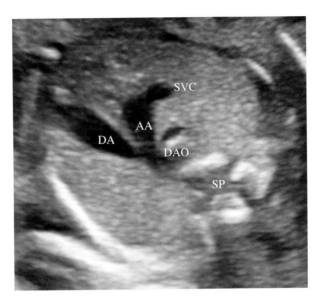

图 6-6-6　三血管气管切面

DA. 动脉导管；DAO. 降主动脉；AA. 主动脉弓；SVC. 上腔静脉；SP. 脊柱

三、常见胎儿先天性心脏畸形的超声特征

（一）室间隔缺损

1. 定义、分型与临床要点

（1）室间隔缺损（ventricular septal defect，VSD）是胚胎时期心脏室间隔发育不完整，致左、右心室异常相通的先天性心脏畸形。

（2）VSD 为最常见的 CHD，仅次于主动脉瓣二瓣畸形，可位于室间隔的任何位置，大小不一，可单发或多发。可单独存在，常合并其他复杂 CHD。也可单发，后者占 CHD 的 20% ~ 25%。

（3）根据缺损的位置不同，常用的 VSD 外科分型列于表 6-6-1。

表 6-6-1　常用的 VSD 外科分型

分型	亚型	说明
漏斗部 VSD	干下型和嵴内型	分别位于主、肺动脉瓣下和室上嵴上方，容易合并主、肺动脉瓣关闭不全
膜周部 VSD	嵴下型、单纯膜部和隔瓣下型	为最常见的类型，约占所有病例的 80%，缺损累及膜部及其周围的肌肉组织
肌部 VSD	窦部和小梁部	

（4）因胎儿 VSD 断端回声增强不明显，左、右心室压力相当，CDFI 可没有过隔血流信号，因此 VSD 的产前诊断率低，约为 50%。而室间隔膜部的回声失落又常常被误诊为 VSD。

（5）VSD 胎儿的远期预后取决于缺损的大小、位置及心内和心外是否合并畸形。产前 VSD 直径＜ 3 mm 的胎儿，在胎儿期或出生后 1 岁以内自发变小或愈合的可能性较大。VSD 较大者，在出生后随着生理性肺阻力下降，会表现为充血性心力衰竭，有可能进展为艾森门格（Eisenmenger）综合征，故应尽早手术或采用介入方法治疗。

（6）据报道，超过 20% 的 VSD 合并染色体异常，如 21 三体综合征、18 三体综合征及 13 三体综合征。大型膜周部 VSD 合并染色体异常的风险增加。

2. 声像图特点 不同类型的 VSD 显示的切面不同，同一类型的 VSD 也可以在多个切面显示（图 6-6-7），产前建议至少从两个不同的切面显示缺损的类型。

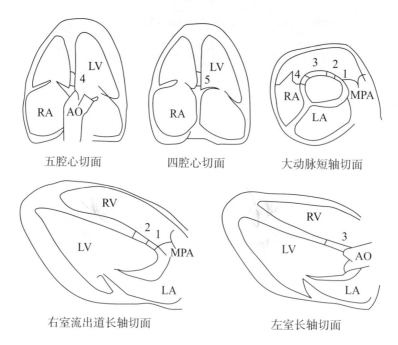

图 6-6-7 不同类型 VSD 和显示切面模式图

1. 干下型；2. 嵴内型；3. 嵴下型；4. 膜周部；5. 隔瓣下；RA. 右心房；LV. 左心室；AO. 主动脉；LA. 左心房；MPA. 主肺动脉；RV. 右心室

（1）漏斗部 VSD：大动脉短轴切面（图 6-6-8A）和右室流出道长轴切面（图 6-6-8B）可见位于肺动脉瓣下的室间隔连续性中断。

（2）膜周部 VSD：五腔心切面显示位于主动脉瓣下（图 6-6-9A）、大动脉短轴切面位于三尖瓣隔瓣和嵴之间（图 6-6-9B）、左室长轴切面位于主动脉瓣下、四腔心切面位于三尖瓣隔瓣下的室间隔连续性中断。

（3）肌部 VSD：上述切面远离三尖瓣、主动脉瓣和肺动脉瓣的室间隔连续性中断（图 6-6-10）。

（二）房室隔缺损

1. 定义、分型及临床要点

（1）房室隔缺损（atrioventricular septal defect，AVSD）是常见的心脏畸形，占所有婴幼儿先天性心脏病的 4% ~ 7.4%，占活产儿的 0.36%。

（2）房室隔缺损包括完全型、部分型和中间型，完全型又可分为对称型和非对称型。

（3）常合并的心脏畸形包括法洛四联症、右心室双出口等。部分可出现房室传导阻滞。

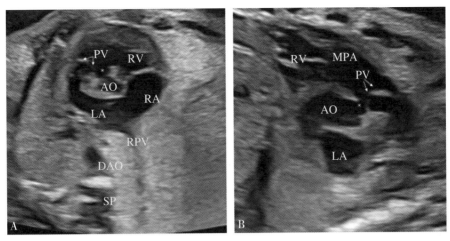

图 6-6-8 干下型室间隔缺损大动脉短轴切面（A）和右室流出道长轴切面（B）

*示缺损位于肺动脉瓣下，箭头示肺动脉瓣。RA. 右心房；LA. 左心房；AO. 主动脉；PV. 肺动脉瓣；RV. 右心室；DAO. 降主动脉；RPV. 右肺静脉；MPA. 主肺动脉；SP. 脊柱

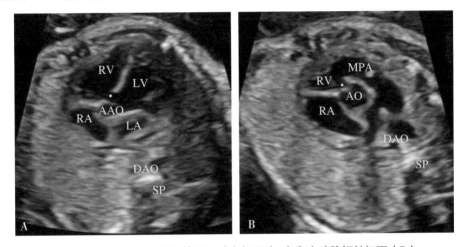

图 6-6-9 膜周部室间隔缺损五腔心切面（A）和大动脉短轴切面（B）

A图示 VSD 位于主动脉瓣下；B图示 VSD 紧邻三尖瓣。RV. 右心室；LV. 左心室；RA. 右心房；LA. 左心房；DAO. 降主动脉；SP. 脊柱；MPA. 主肺动脉；AAO. 升主动脉；AO. 主动脉

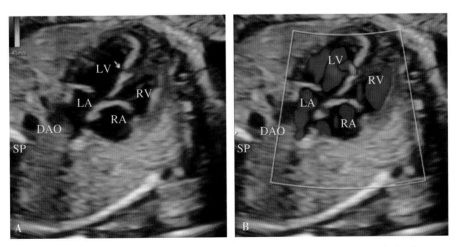

图 6-6-10 肌部室间隔缺损四腔心切面二维图像（A）和 CDFI 图像（B）

A图箭头所示为室间隔肌部连续性中断；CDFI 显示从右向左的红色过隔血流信号。LV. 左心室；RV. 右心室；LA. 左心房；RA. 右心房；DAO. 降主动脉；SP. 脊柱

（4）40%～45% 的 21 三体综合征患儿存在 CHD，其中 40% 为 AVSD，以完全型常见。

（5）部分性 AVSD 择期手术时间为 2～4 岁，手术死亡率为 1%～3%，再次手术率为 1%。完全性 AVSD 应在出生后 3～6 个月手术，手术死亡率为 1.5%～5%，再次手术率为 3%～7%。未接受手术治疗的婴儿有 50% 在 1 岁以前死亡。

2. 声像图特点

（1）完全性 AVSD：四腔心切面可见心脏中央"十"字交叉结构消失，仅见一组共同房室瓣，CDFI 仅见一组血流束，共同房室瓣对称开口于两个心室（对称型）（图 6-6-11）或主要开口于一个心室（非对称型）。

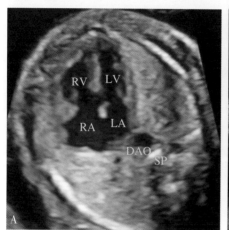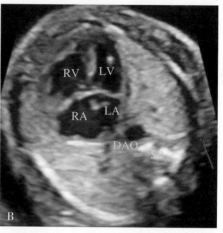

图 6-6-11　完全性房室隔缺损四腔心切面舒张期（A）和收缩期（B）

心脏中央"十"字交叉结构消失，仅见一组共同房室瓣，A 图显示舒张期共同房室瓣开放状态，B 图显示收缩期共同房室瓣关闭状态，可见瓣上房间隔和瓣下室间隔连续性中断。RV. 右心室；LV. 左心室；RA. 右心房；LA. 左心房；DAO. 降主动脉；SP. 脊柱

（2）部分性 AVSD：又称为原发孔房间隔缺损，四腔心切面表现为房间隔下段的原发房间隔缺损（图 6-6-12），可见二组房室瓣，常伴有二尖瓣裂。

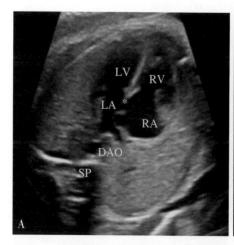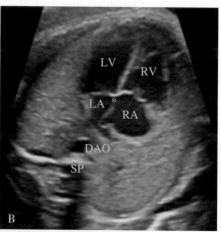

图 6-6-12　部分性房室隔缺损四腔心切面舒张期（A）和收缩期（B）

房间隔上段（＊）原发房间隔缺损。LV. 左心室；RV. 右心室；RA. 右心房；LA. 左心房；DAO. 降主动脉；SP. 脊柱

（3）过渡型（中间型）AVSD：介于部分型和完全型之间，四腔心切面可见两组房室瓣，两组房室瓣附着点在同一水平，瓣上和瓣下分别可见原发孔房间隔缺损和室间隔缺损（图 6-6-13），CDFI 可见两组血流束。

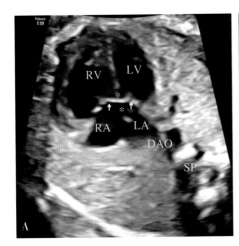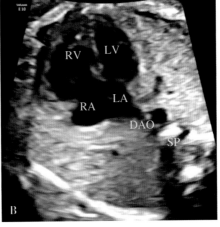

图 6-6-13　中间型房室隔缺损四腔心切面收缩期（A）和舒张期（B）

可见两组房室瓣，两组房室瓣附着点在同一水平，瓣上和瓣下分别可见原发孔房间隔缺损（下 *）和室间隔缺损（上 *），左侧箭头示三尖瓣，右侧箭头示二尖瓣。LV. 左心室；RV. 右心室；LA. 左心房；RA. 右心房；DAO. 降主动脉；SP. 脊柱

（4）合并法洛四联症及右心室双出口等圆锥干畸形时，可有相应的超声特征。

（5）合并染色体异常的完全性 AVSD，胎儿常表现为鼻骨缺如、股骨短小和宫内发育受限。

（三）三尖瓣下移畸形

1. 定义、分型与临床要点

（1）三尖瓣下移畸形（Ebstein anomaly，EA）又称埃布斯坦综合征，是指胚胎发育过程中，右侧房室瓣瓣叶、腱索及乳头肌从室壁组织中的分化过程异常，导致隔瓣及后瓣与心室壁融合并下移至心室，以及异常的腱索及乳头肌附着，严重时可缺如。

（2）三尖瓣下移畸形是一种少见畸形，占新生儿 CHD 的 0.5% ~ 1%，无性别差异。

（3）三尖瓣下移畸形常可合并心脏其他畸形，如室间隔缺损、肺动脉狭窄，也可合并心外畸形及染色体畸形。

（4）三尖瓣下移畸形病变程度差异较大，从轻度三尖瓣下移到瓣膜和乳头肌不发育。预后差别大，较轻者可不出现任何症状，预后较好，有些在体检时才被发现，严重者可胎死宫内。

（5）新生儿期三尖瓣下移畸形手术矫治死亡率较高，因此首选内科对症支持治疗。保守治疗无效者可行瓣膜成形和双心室矫正。术后应终身随访，重点关注心律失常、三尖瓣功能及右心功能。

（6）产科对产前诊断三尖瓣下移畸形的胎儿应关注新生儿的呼吸及发绀情况，出现明显发绀及呼吸困难者需吸入一氧化氮、氧气或给予降低肺阻力药物改善症状，尽快转诊至新生儿病房。

（7）目前胎儿三尖瓣下移畸形的诊断主要依赖三尖瓣大量反流和三尖瓣附着点的下移，但又缺乏不同孕周正常位移的参考值，因此对表现为三尖瓣明显反流，又不能确定是否存在三尖瓣隔瓣附着点下移的病例，建议客观地描述三尖瓣反流情况，不轻易诊断三尖瓣下移畸形，避免增加孕妇的压力。

（8）肺动脉瓣狭窄或闭锁、三尖瓣发育不良等多种畸形也可表现为三尖瓣反流、右心房增大、肺动脉发育不良，注意进行鉴别诊断。

2. 声像图特点

（1）四腔心切面可见三尖瓣隔瓣短小，附着点下移（图6-6-14A，图6-6-15A），将右心室分为房化右心室和功能右心室，功能右心室明显减小，心房明显增大。多数情况下，前瓣附着点正常，瓣叶冗长，偶尔前瓣也可下移。CDFI于三尖瓣探及中至大量反流信号（图6-6-14B），反流起点低于正常三尖瓣环的位置。

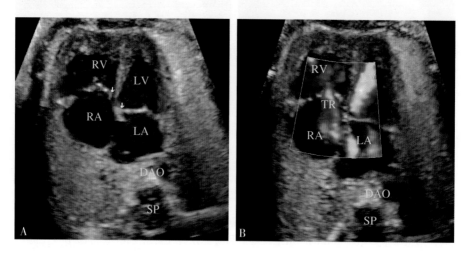

图 6-6-14　轻度三尖瓣下移畸形的四腔心切面二维图像及 CDFI 图像

显示三尖瓣隔瓣附着点轻度下移（A）及中量三尖瓣反流（B），反流点明显低于瓣环水平。左侧箭头、右侧箭头分别示三尖瓣隔瓣和二尖瓣前瓣的附着点。RV. 右心室；LV. 左心室；RA. 右心房；LA. 左心房；DAO. 降主动脉；TR. 三尖瓣反流；SP. 脊柱

（2）右心两腔心切面可见三尖瓣后瓣短小，附着点下移（图6-6-15B）。

（3）右室流出道切面可见肺动脉狭窄，严重时可表现为肺动脉发育不良，肺动脉瓣增厚，开放受限；左室流出道常无明显异常。严重时 CDFI 于动脉导管内可探及反流信号。

（4）三尖瓣下移畸形超声表现多样化，除上述典型表现外，还可表现为腱索和乳头肌缺如，或合并心肌致密化不全。

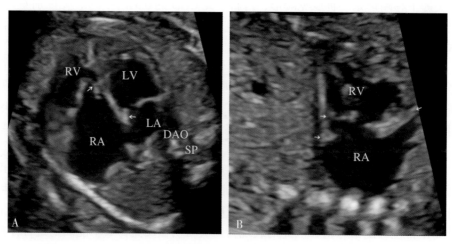

图 6-6-15　重度三尖瓣下移畸形的四腔心切面（A）和右心两腔心切面（B）

A 图上下箭头分别示明显下移的三尖瓣隔瓣和正常的二尖瓣前瓣附着点；B 图上下箭头分别示三尖瓣后瓣附着点和房室沟的位置。RA. 右心房；RV. 右心室；LA. 左心房；LV. 左心室；DAO. 降主动脉；SP. 脊柱

（四）三尖瓣闭锁

1. 定义、分型及临床特征

（1）三尖瓣闭锁（tricuspid atresia，TA）是指三尖瓣解剖型闭锁，多数情况下为肌性闭锁，少数情况下为膜性闭锁，导致右房和右室之间的交通缺乏。

（2）本病占 CHD 的 1.1% ~ 2.4%，在青紫型先天性心脏病中位居第三，仅次于法洛四联症和大动脉转位。常伴室间隔缺损、大动脉转位和肺动脉发育不良或闭锁，其中完全型大动脉转位近30%，矫正型大动脉转位少见。

（3）TA 胎儿中染色体 22q11 微缺失的发生率高达 7% ~ 8%。

（4）TA 为青紫型、严重复杂 CHD，手术效果差，有研究报道患儿 1 年存活率约为 83%。

（5）TA 合并肺动脉重度狭窄或闭锁时，患儿出生后需要静脉滴注前列腺素 E_1 维持动脉导管开放。

2. 声像图特点

（1）四腔心切面可见三尖瓣呈条索样改变（图 6-6-16），无启闭运动。

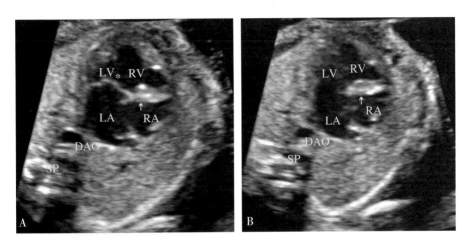

图 6-6-16　三尖瓣闭锁四腔心切面收缩期（A）和舒张期（B）

四腔心切面可见三尖瓣呈条索样改变，无启闭运动。箭头示条索样三尖瓣回声，＊示室间隔缺损。LV. 左心室；RV. 右心室；LA. 左心房；RA. 右心房；DAO. 降主动脉；SP. 脊柱

（2）常合并室间隔缺损、大动脉转位（图 6-6-17）和肺动脉发育不良。

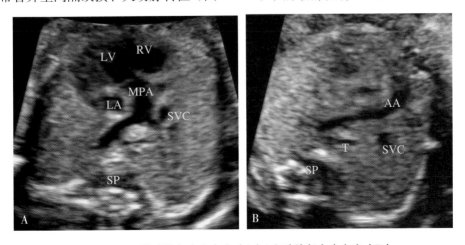

图 6-6-17　肺动脉起自左心室（A）/ 主动脉起自右心室（B）

图 6-6-17 与图 6-6-16 同一病例的流出道切面，显示肺动脉起自左心室（A），主动脉起自右心室（B）。LV. 左心室；RV. 右心室；LA. 左心房；MPA. 主肺动脉；SVC. 上腔静脉；AA. 主动脉弓；T. 气管；SP. 脊柱

（五）肺静脉异位连接

1. 定义、分型及临床要点

（1）肺静脉异位连接（anomalous pulmonary venous connection，APVC）是指肺静脉全部或部分未与左心房连接，直接或间接引流入右心房。

（2）APVC分为完全型肺静脉异位连接（total anomalous pulmonary venous connection，TAPVC）、部分型肺静脉异位连接（partial anomalous pulmonary venous connection，PAPVC）和混合型。TAPVC又根据引流途径的不同分为心上型、心内型、心下型和混合型（表6-6-2）。其中部分型在产前难以诊断。

（3）TAPVC占CHD的0.7%～1.5%，占活产新生儿的1/1万。影响TAPVC患儿症状严重程度的因素为是否合并肺静脉回流梗阻及房间隔水平梗阻，前者是指共同静脉腔狭窄或肺静脉本身狭窄；后者包括卵圆孔窄小或限制性房间隔缺损。

（4）TAPVC合并回流梗阻患儿，出生后早期肺动脉压力增高，肺血流量减少，且肺静脉回流受阻引起肺水肿，会迅速导致低氧血症。如果不及时治疗，很快出现循环衰竭，需要急诊行体外膜氧合（ECMO）支持，或者急诊手术。

（5）APVC常合并房室隔缺损、单心房、单心室等其他心内畸形，合并无脾综合征（左房异构）的发生率可达50%。

（6）大多数TAPVC婴儿或新生儿都可以进行手术治疗并效果良好，术后肺静脉狭窄（梗阻）的发生率约为15%。一旦术后出现肺静脉梗阻，尽管予以再次或多次手术治疗，其病死率仍高达25%～49%。

表6-6-2　TAPVC的分型、占比及常见引流途径

类型	占比	引流途径
心上型	43%	无名静脉、上腔静脉、奇静脉
心内型	18%	冠状静脉窦、右心房
心下型	27%	门静脉、下腔静脉、肝静脉、静脉导管
混合型	12%	上述两种不同的引流途径同时存在

2. 声像图特点

（1）四腔心切面：左房室腔偏小，但因卵圆孔和动脉导管特殊循环，四腔心也可无明显改变；左心房与降主动脉间距离增大，二者之间见共同静脉腔；左心房壁完整、连续，二维图像及彩色多普勒不能显示肺静脉进入左心房（图6-6-18A，图6-6-19A）。

（2）除以上共同表现外，根据共同静脉腔的引流途径不同，又有各自特征性改变，例如心上型于左室流出道切面后方（图6-6-18B）、于三血管或三血管气管切面的肺动脉或动脉导管外侧可见共同静脉腔短轴切面（图6-6-18C），无名静脉或奇静脉增宽（图6-6-18D）；心下型可见门脉增宽，腹腔横切面显示降主动脉与下腔静脉之间的共同静脉腔（图6-6-19B）；心内型可见冠状静脉窦增宽（图6-6-20）。

（3）合并肺静脉和共同静脉腔狭窄时，狭窄处血流束明亮、细窄，血流速度增快，STIC血流成像能更好地显示肺静脉异位连接的立体空间结构（图6-6-21）。

（六）左心发育不良综合征

1. 定义、分型及临床要点

（1）左心发育不良综合征（hypoplastic left heart syndrome，HLHS）是指一组左心室流入道与流出道发育不良的先天性心脏畸形，包括不同程度的左房室腔窄小，二尖瓣狭窄或闭锁，主动脉瓣及主动脉狭窄或闭锁，升主动脉及主动脉弓发育不良。

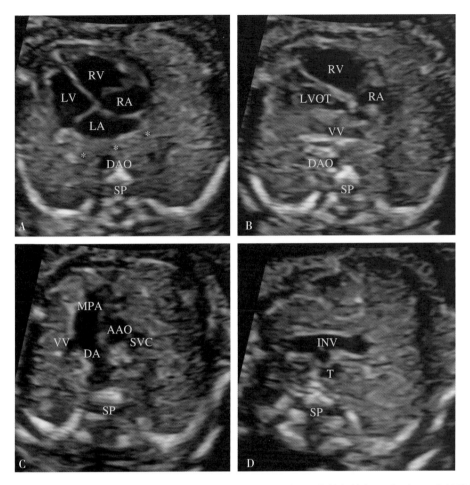

图 6-6-18　心上型 TAPVC 四腔心切面（A）、左室流出道切面（B）、三血管气管切面（C）、无名静脉长轴（D）
分别显示左心房与降主动脉间距离增大，左房后壁连续完整（A），*所示未进入左心房的肺静脉，垂直静脉（VV）位于心脏后方（B）和导管弓左侧（C），无名静脉增宽（D）。LA.左心房；LV.左心室；RA.右心房；RV.右心室；AAO.升主动脉；DAO.降主动脉；LVOT.左室流出道；MPA.主肺动脉；DA.动脉导管弓；VV.垂直静脉；SVC.上腔静脉；INV.无名静脉；SP.脊柱；T.气管

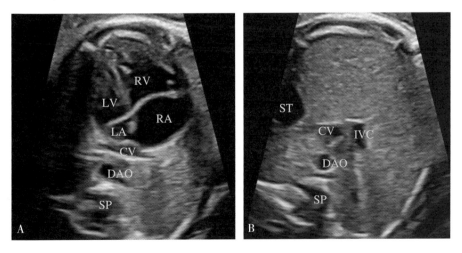

图 6-6-19　心下型 TAPVC 四腔心切面（A）及腹腔横切面（B）
四腔心切面显示左心房与降主动脉间距离增大，可见共同静脉腔；腹腔横切面显示降主动脉与下腔静脉之间的共同静脉腔。LA.左心房；LV.左心室；RA.右心房；RV.右心室；DAO.降主动脉；IVC.下腔静脉；CV.共同静脉腔；ST.胃泡；SP.脊柱

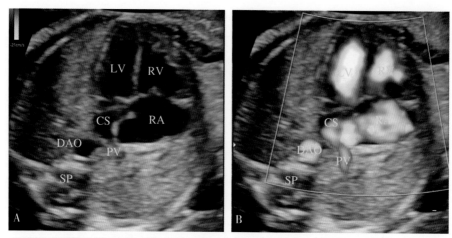

图 6-6-20　心内型 TAPVC 冠状静脉窦切面二维图像（A）和 CDFI 图像（B）

可见冠状静脉窦（CS）增宽，肺静脉（PV）回流入增宽的冠状静脉窦。CS. 冠状静脉窦；LV. 左心室；RA. 右心房；RV. 右心室；DAO. 降主动脉；PV. 肺静脉；SP. 脊柱

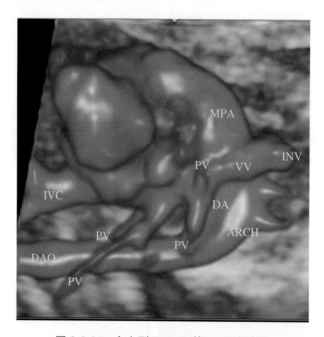

图 6-6-21　心上型 TAPVC 的 STIC 血流图

显示四支肺静脉（PV）经垂直静脉（VV）引流入无名静脉。PV. 肺静脉；VV. 垂直静脉；INV. 无名静脉；MPA. 主肺动脉；DA. 动脉导管弓；ARCH. 主动脉弓；DAO. 降主动脉；IVC. 下腔静脉

（2）左心发育不良综合征占活产新生儿的 0.1‰ ~ 0.25‰，占所有 CHD 的 3.8%；70% 的病例发生在男性。

（3）宫内生长可以正常，但出生后常出现明显症状，预后极差，25% 新生儿在出生后 1 周内即死亡，如果不进行有效治疗，几乎所有受累新生儿在出生后 6 周内死亡。

（4）国内 HLHS 手术例数极少，尚无成功报道。4% ~ 5% 的 HLHS 合并染色体异常，10% ~ 25% 的婴幼儿 HLHS 合并心外畸形与基因综合征有关。

（5）本病胎儿心脏在宫内能耐受，血液从动脉导管反向灌入胎儿颈部及冠状动脉而胎儿不致出现心脑缺血及缺氧。

（6）由于胎儿期特殊的卵圆孔和动脉导管循环，多种情况下胎儿可表现为容量左房室腔减小，主动脉弓细，严重时主动脉弓内可见逆向血流信号，常见于卵圆孔瓣冗长、主动脉弓缩窄、永存左上腔、肺静脉畸形引流，应注意进行鉴别诊断。

（7）HLHS和容量性左房室腔减小的鉴别点在于前者心尖由右心室构成，同时合并二尖瓣和主动脉瓣器质性病变；后者心尖部由左心室构成，不合并二尖瓣和主动脉瓣器质性病变，发现导致容量性左房室腔的诱因有助于鉴别诊断。但当容量性左房室腔减小明显时，左心尖塌陷容易被误认为心尖由右心室构成，导致容量性左房室腔减小诱因的复杂性，也进一步增加了鉴别诊断的难度。

（8）HLHS预后差，一旦确诊，应建议终止妊娠。

2. 声像图特点

（1）四腔心切面可见左房室腔明显小于右房室腔（图6-6-22），心尖部主要由右心室构成，二尖瓣狭窄或闭锁。部分左心发育不良胎儿四腔心切面可见心内膜回声增强，呈"蛋壳样"，表现为心内膜弹力纤维增生。个别情况下，当二尖瓣严重狭窄并伴有主动脉闭锁或严重狭窄时，经狭窄二尖瓣流入左心室的血不能流出，形成血凝块，左心室可增大，内充满不均低回声。

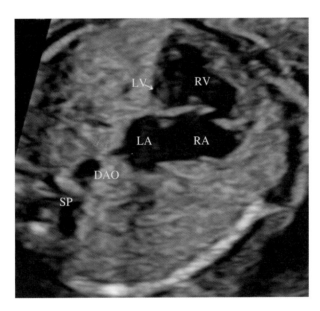

图6-6-22　左心发育不良四腔心切面

左心室（箭头所示）明显减小，二尖瓣处于关闭状态。LV. 左心室；RV. 右心室；LA. 左心房；RA. 右心房；DAO. 降主动脉；SP. 脊柱

（2）卵圆孔瓣开放受限或明显凸向右心房。

（3）流出道切面可见主动脉瓣及主动脉狭窄（图6-6-23A）或闭锁。严重时主动脉瓣和升主动脉可不显示。

（4）三血管气管切面或主动脉弓矢状切面可见主动脉弓细窄或闭锁。

（5）CDFI于二尖瓣、主动脉瓣、升主动脉及主动脉弓内探及细窄血流束，严重时主动脉弓探及逆向血流信号（图6-6-23B）。肺静脉回流速度减慢，严重时A波反向。

（七）法洛四联症

1. 定义、分型与临床要点

（1）法洛四联症（tetralogy of Fallot，TOF）是最常见的发绀型CHD之一，在活产儿中的发病率为1/3600，占CHD的3%～7%。

（2）胎儿TOF主要病理改变是VSD、右室流出道梗阻、主动脉增宽骑跨，由于胎儿期特殊的

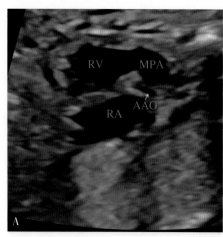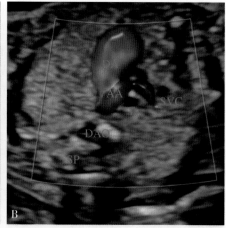

图 6-6-23　与图 6-6-22 同一病例的左室流出道二维图像（A）和三血管气管切面的 CDFI 图像（B）

A 图中的箭头所示为严重狭窄的升主动脉（AAO），未探及明确主动脉瓣回声。B 图于主动脉弓（AA）内探及逆向血流信号。RV. 右心室；RA. 右心房；MPA. 主肺动脉；AAO. 升主动脉；DA. 动脉导管；DAO. 降主动脉；SVC. 下腔静脉；T. 气管；SP. 脊柱

卵圆孔和动脉导管循环，右心室壁增厚常不明显。

（3）右室流出道梗阻主要表现为漏斗部、肺动脉瓣及肺动脉主干复合狭窄，其中漏斗部狭窄是 TOF 最主要的病变。肺动脉闭锁及肺动脉瓣缺如为 TOF 的特殊类型。对表现为室间隔缺损、肺动脉狭窄但不合并漏斗部狭窄的胎儿，应慎重诊断 TOF。TOF 合并肺动脉闭锁常被误诊为永存动脉干，探及动脉导管有助于诊断 TOF（详见永存动脉干）。

（4）法洛四联症常合并的畸形为完全性房室隔缺损、多发室间隔缺损、右位主动脉弓和肺动脉二瓣化畸形等。常见的染色体异常为 21 三体、18 三体、13 三体等。

（5）TOF 患儿的预后主要取决于肺动脉狭窄程度和侧支循环情况。多数中心推荐 6 个月以上一期根治。

2. 声像图特点

（1）四腔心切面：左、右房室腔基本对称，室间隔缺损较小时，四腔心切面可正常（图 6-6-24A）。

（2）左室流出道切面：可见膜周部室间隔连续性中断，主动脉增宽并骑跨于室间隔之上，主动脉后壁和二尖瓣前瓣呈纤维性连续（图 6-6-24B），CDFI 可见主动脉同时接受左心室及部分右心室的血流。

（3）右室流出道切面：肺动脉起自右心室，漏斗部、肺动脉瓣及肺动脉主干狭窄（图 6-6-24C）。肺动脉闭锁时，主肺动脉内探及源于动脉导管的逆向血流信号；肺动脉瓣缺如时，超声表现为肺动脉瓣环狭窄伴狭窄后主肺动脉及左右肺动脉明显扩张（图 6-6-24D），有时在肺动脉瓣环处探及 "嵴样" 突起，无启闭运动。

（4）三血管及三血管气管切面：主动脉增宽、前移，肺动脉狭窄（图 6-6-24C），动脉导管常明显狭窄或缺如。

（八）大动脉转位

1. 完全型大动脉转位（complete transposition of the great arteries，c-TGA）

（1）定义、分型及临床要点

1）完全型大动脉转位是心房与心室连接一致，心室与大动脉连接不一致，即主动脉起源于右心室，肺动脉起源于左心室。可伴或不伴室间隔缺损及肺动脉狭窄。

2）c-TGA 占先天性心脏病的 5% ~ 7%，在活产新生儿中的发病率为 0.02%。

3）新生儿出生后给予吸氧，纠正酸中毒，维持正常体温及预防低血糖等支持治疗。静脉滴

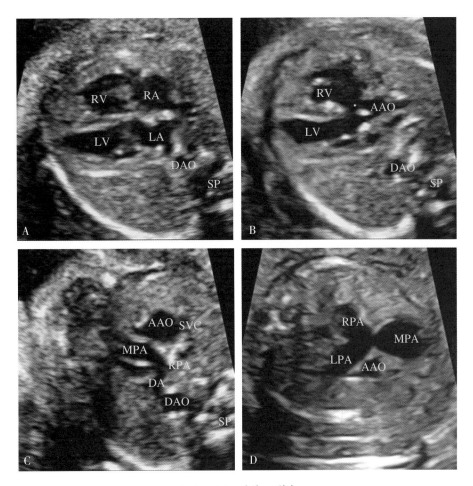

图 6-6-24 法洛四联症

四腔心切面（A）、左室流出道切面（B）、右室流出道切面（C），分别显示左、右房室腔基本对称，主动脉增宽并骑跨于室间隔之上和肺动脉狭窄。D 为肺动脉瓣缺如型 TOF 的右室流出道切面，显示肺动脉瓣缺如，主肺动脉及左右肺动脉扩张。RV. 右心室；RA. 右心房；LV. 左心室；LA. 左心房；DAO. 降主动脉；SP. 脊柱；MPA. 主肺动脉；RPA. 右肺动脉；LPA. 左肺动脉；AAO. 升主动脉；DA. 动脉导管；SVC. 上腔静脉；*示室间隔缺损

注前列腺素 E$_1$ 维持动脉导管开放，增加肺血流量，并尽快转至儿科心脏外科病房。

4）室间隔完整 c-TGA 患儿的最佳治疗方法是在出生后 2 周内动脉调转。错过最佳时机时，就需要分期手术矫治。室间隔缺损 c-TGA 患儿行动脉调转＋室间隔缺损修补术也可以在新生儿期手术，近期及远期手术效果好。

（2）声像图特点

1）四腔心切面：左、右房室腔基本对称，房室连接一致，伴或者不伴有室间隔缺损（图 6-6-25A）。

2）流出道切面：心室大血管连接不一致，肺动脉完全（图 6-6-25B）或大部分起自左心室，主动脉完全（图 6-6-25C）或大部分起自右心室，两条大动脉平行走行。

3）三血管气管切面：血管排列紊乱，仅能显示主动脉弓与上腔静脉，不能显示动脉导管，主动脉弓延长（图 6-6-25D）。

2. 矫正型大动脉转位（corrected transposition of great arteries，cc-TGA）

（1）定义、分型及临床要点

1）矫正型大动脉转位是指心房与心室连接不一致，心室与大动脉连接不一致，心房可正位或反位的一种 CHD。其中心房反位少见。

2）cc-TGA 占所有 TGA 病例的 20%，占所有 CHD 少于 1%。cc-TGA 最常合并的畸形是 VSD、

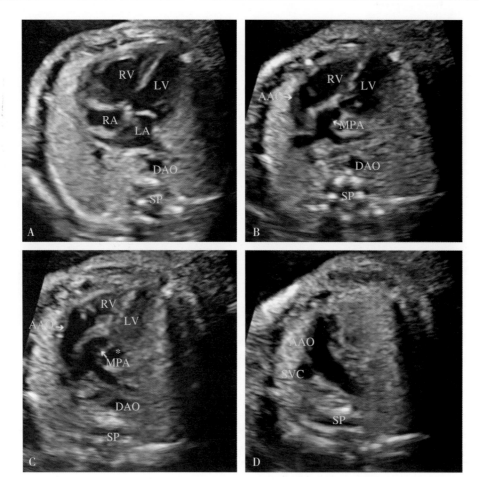

图 6-6-25　完全型大动脉转位四腔心切面（A）、左室流出道切面（B）、右室流出道切面（C）和三血管气管切面（D）
A. 左、右室腔基本对称；B. 肺动脉起自左心室；C. 主动脉起自右心室并与肺动脉呈平行排列；D. 主动脉弓延长。* 示左心房。RV. 右心室；RA. 右心房；LV. 左心室；LA. 左心房；DAO. 降主动脉；SP. 脊柱；MPA. 主肺动脉；AAO. 升主动脉；SVC. 下腔静脉

肺动脉瓣和肺动脉狭窄并导致左室流出道狭窄、三尖瓣轻度或重度畸形和移位、房室传导阻滞。

3）一般来说，患儿接受根治手术或姑息手术，在婴儿期后，生存率仍然低于正常人群。但也有报道单纯 cc-TGA 不经过手术治疗，可存活到 80 岁。

4）cc-TGA 的姑息手术是体肺分流术和肺动脉环缩术。根治手术分为经典修补术和解剖修补术。经典修补术是右心室承担体循环，三尖瓣用作体循环的房室瓣。解剖修补术是心房调转加大动脉调转术。

5）cc-TGA 病例数量少，手术方式选择多样化，争议较大，手术效果不一。

（2）声像图特点

1）四腔心切面：左、右房室腔基本对称，房室连接不一致，心房正位、心室左襻或心房反位、心室右襻（图 6-6-26A），伴或者不伴有室间隔缺损。

2）流出道切面：肺动脉起自左心室，主动脉起自右心室，两条大动脉平行走行（图 6-6-26B）。

（九）永存动脉干

1. 定义、分型与临床要点

（1）永存动脉干（persistent truncus arteriosus，PTA）又称为大动脉共干，表现为仅一条大动脉起源于心脏，骑跨在室间隔上，供应体循环、肺循环、冠状动脉循环。

（2）在胚胎发育时期，若圆锥间隔完全不发育，引起主动脉和肺动脉间隔缺如，则形成

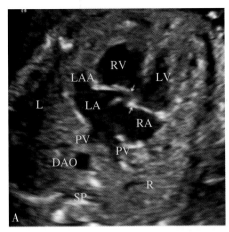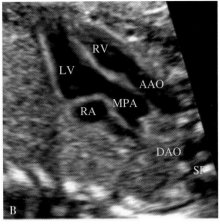

图 6-6-26 矫正型大动脉转位四腔心切面（A）和流出道切面（B）

A. 心房正位，心室左襻，箭头所示分别为三尖瓣隔瓣（向下箭头）和二尖瓣前瓣的附着点（向上箭头）；B. 主动脉起自右心室，肺动脉起自左心室，二者呈平行走行。LA. 左心房；LV. 左心室；RA. 右心房；RV. 右心室；AAO. 升主动脉；MPA. 主肺动脉；DAO. 降主动脉；PV. 肺静脉；LAA. 左心耳；SP. 脊柱

PTA，即一个动脉干及高位室间隔缺损，半月瓣多发育不全形成双叶或多叶瓣。

（3）根据肺动脉起源，PTA 可表现为以下几型。

Ⅰ型：主肺动脉起自大动脉干近心端，然后分叉为左、右肺动脉。

Ⅱ型：左、右肺动脉分别起自大动脉干后方。

Ⅲ型：左、右肺动脉分别起自大动脉干两侧。

Ⅳ型：左、右肺动脉起源于降主动脉。部分学者将此型归为肺动脉闭锁。

（4）PTA 为少见 CHD，占 CHD 的 0.21% ~ 0.34%，常伴有其他心内畸形，如心内膜垫缺损、单心室、冠状动脉畸形；约 20% 患者同时存在其他心外畸形，如脐膨出、无脾综合征、十二指肠闭锁。

（5）如果不治疗，PTA 患儿 6 个月内死亡率为 65%，1 年内死亡率为 75%。出生后 2 ~ 6 周手术预后较佳，6 个月内手术矫治能取得很好的短期和长期效果。术后早期生存率取决于肺血管阻力、共干瓣有无反流、并发畸形。术后中、远期生存率取决于共干瓣有无反流和肺动脉管道的置换率。

2. 声像图特点

（1）四腔心切面：左、右房室腔基本对称，可显示或不显示室间隔连续性中断（图 6-6-27A）。

（2）流出道切面：室间隔连续性中断，仅见一条粗大的血管骑跨于室间隔之上，依次发出左、右肺动脉后延续为主动脉弓（图 6-6-27B、C、D），或左、右肺动脉起自降主动脉。

（3）三血管气管切面：仅见一条粗大前移的横弓和上腔静脉短轴。

（4）法洛四联症合并肺动脉闭锁时，供应左、右肺动脉的动脉导管常被误认为是肺动脉主干，但与 PTA 相比，法洛四联症发病率较高，且疑似肺动脉主干的动脉导管起源不同于 PTA 的肺动脉主干，前者常位于弓降部；右位主动脉弓时，导管也可起源于镜像颈动脉分支的左头臂干；而 PTA 的肺动脉主干位于大血管近心端。

（十）右心室双出口

1. 定义、分型及临床要点

（1）右心室双出口（double outlet right ventricule，DORV）是指两条大动脉全部起自右心室，或一条大动脉起自右心室，另一条大动脉大部分起自右心室。根据室间隔缺损位置与大动脉的关系，以及是否合并肺动脉狭窄，DORV 可分为四型：室间隔缺损型、大动脉转位型、法洛四联症

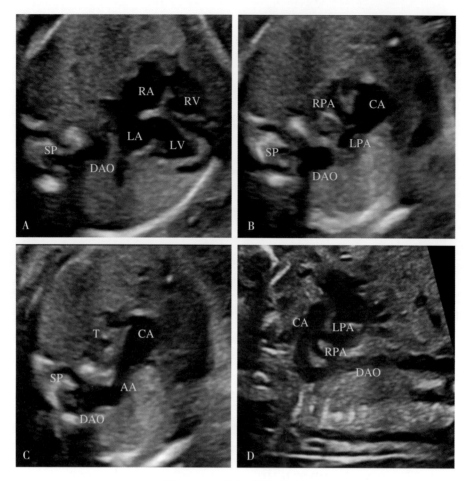

图 6-6-27　永存动脉干 II 型

A. 四腔心切面，左、右房室腔基本对称，不显示室间隔连续性中断；B. 流出道切面近心端，左、右肺动脉自单一动脉干发出；C. 流出道切面远心端，单一动脉干发出左、右肺动脉后延续为主动脉弓；D. 单一动脉干矢状切面，大血管于近心端发出左、右肺动脉后延续为主动脉弓。RV. 右心室；LV. 左心室；DAO. 降主动脉；SP. 脊柱；RPA. 右肺动脉；LPA. 左肺动脉；AA. 主动脉弓；CA. 共同动脉干；T. 气管

型、远离大动脉型。

（2）DORV 占活产婴儿的 0.009%，占先天性心脏病的 0.48% ~ 2.7%，男女发病率之比为 1.7 : 1。

（3）DORV 患儿可在出生后早期出现症状，其临床表现取决于室间隔缺损和大动脉之间的关系、是否合并肺动脉狭窄。室间隔缺损为非限制型，且不合并肺动脉狭窄的主动脉下、双动脉下或远离型 DORV，其肺血流量不受限制，可表现为充血性心力衰竭；法洛四联症型临床表现同法洛四联症患儿；大动脉转位型临床表现同大动脉转位患儿。

（4）根据 DORV 的类型选择手术方法和时机。不合并肺动脉狭窄的室间隔缺损型 DORV，应在婴儿早期行完全根治手术。法洛四联症型 DORV，建议出生后 6 个月实施手术；大动脉转位型 DORV 最常用的手术方法是动脉调转术和内隧道关闭室间隔缺损至肺动脉。

（5）远离大动脉型 DORV 可行双心室或单心室矫治，手术难度大，产前明确诊断，准确判断是否合并肺动脉瓣口狭窄，对产前咨询及围生期管理具有重要的临床价值。室间隔缺损和流出道瓣口不能在同一切面显示常提示为远离大动脉型 DORV；连续横向扫查时室间隔缺损和瓣口的空间距离增大也有利于明确诊断。

（6）DORV 术后 5 ~ 8 年生存率为 73% ~ 88%。再手术率为 26% ~ 42%。再手术的原因包括主动脉瓣下狭窄、肺动脉瓣下狭窄、残留室间隔缺损，未进行再手术患者 10 年生存率为 65%。

（7）DORV 常见的合并心内畸形包括房室瓣异常、主动脉弓离断、主动脉弓缩窄及房室隔缺损。

（8）DORV 常合并染色体异常，常见的染色体异常包括 21 三体、18 三体、13 三体、47,XYY、22q11.2 缺失等，发生率为 12% ~ 31%。DORV 常见于各种综合征，如 VACTERL 综合征、CHARGE 综合征、特纳综合征、克兰费尔特（Klinefelter）综合征、Cantrell 五联征及内脏异位综合征。

（9）超声心动图检查应全面检测 DORV 胎儿可能存在的畸形，这些畸形和染色体异常对于判断预后具有至关重要的作用。

2. 声像图特点　因胎儿期特殊的卵圆孔和动脉导管循环，若不合并其他畸形，各型右室双出口的四腔心常无明显改变，可显示或不显示室间隔缺损。

流出道切面则根据不同类型的特征表现不同，分别描述如下。

（1）室间隔缺损型：室间隔缺损位于主动脉瓣下，主动脉骑跨于室间隔之上，骑跨率大于 75%，有时主动脉瓣下可见圆锥，肺动脉起自右心室，不伴有肺动脉狭窄；或室间隔缺损位于双动脉瓣环下，不伴有肺动脉狭窄。

（2）法洛四联症型：室间隔缺损位于主动脉瓣下，主动脉增宽骑跨于室间隔之上，骑跨率大于 75%，肺动脉起自右心室，肺动脉狭窄（图 6-6-28）或闭锁。

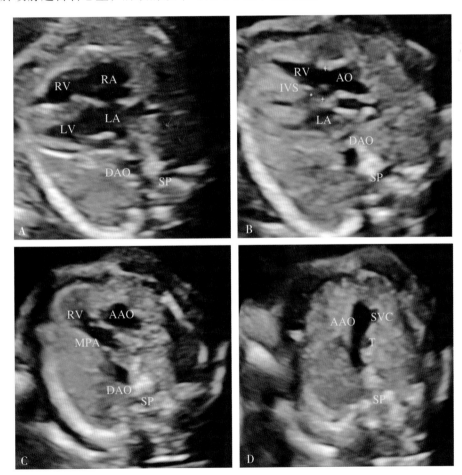

图 6-6-28　法洛四联症型 DORV

A. 四腔心切面；B. 左室流出道切面；C. 右室流出道切面；D. 三血管气管切面。显示左、右房室腔基本对称，室间隔缺损位于主动脉瓣下，主动脉增宽骑跨于室间隔之上，骑跨率大于 95%，肺动脉狭窄，起自右心室。RV. 右心室；RA. 右心房；LV. 左心室；LA. 左心房；DAO. 降主动脉；SP. 脊柱；MPA. 主肺动脉；AAO. 升主动脉；AA. 主动脉弓；T. 气管；SVC. 上腔静脉；IVS. 室间隔；* 示室间隔缺损；+ 之间为增宽骑跨的主动脉

（3）大动脉转位型：室间隔缺损位于肺动脉瓣下，肺动脉骑跨于室间隔之上，骑跨率大于

75%，合并或不合并肺动脉狭窄，主动脉完全起自右心室，无肺动脉狭窄的大动脉转位型 DORV 又称为陶西平型 DORV（图 6-6-29）。

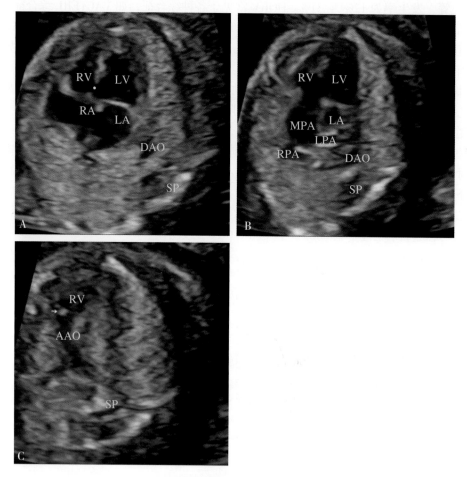

图 6-6-29　大动脉转位型 DORV

A. 四腔心切面；B. 肺动脉长轴切面；C. 主动脉长轴切面。可见左、右房室腔基本对称，室间隔缺损，肺动脉增宽骑跨于室间隔之上，骑跨率大于 75%，主动脉起自右心室。RV. 右心室；LV. 左心室；LA. 左心房；RA. 右心房；DAO. 降主动脉；SP. 脊柱；MPA. 主肺动脉；LPA. 左肺动脉；RPA. 右肺动脉；AAO. 升主动脉；* 示室间隔缺损；箭头所指为主动脉瓣

（4）远离大动脉型：室间隔缺损上缘距主动脉瓣或肺动脉瓣中心的距离大于主动脉瓣环或肺动脉瓣环的内径，伴或不伴肺动脉瓣口狭窄，主动脉、肺动脉均起自右心室，位置关系正常或异常（图 6-6-30）。其与上述类型的鉴别点在于不能在同一切面显示室间隔缺损和主动脉或肺动脉瓣口。

（十一）肺动脉狭窄

1. 定义、分型和临床要点

（1）根据肺动脉狭窄（pulmonic stenosis，PS）的部位可分为 3 种类型：漏斗部狭窄、肺动脉瓣狭窄（占 70%～80%）和肺动脉干狭窄，其中肺动脉瓣狭窄最常见，多伴狭窄后肺动脉干扩张。

（2）病变程度差异较大，轻者仅表现为肺动脉瓣或肺动脉轻度狭窄；重者可表现为肺动脉瓣或肺动脉严重狭窄或闭锁（pulmonic atresia，PA），常伴有右心室腔小，右心室壁肥厚及三尖瓣发育不良，此类常见类型为室间隔完整的肺动脉闭锁或严重狭窄，又被归为右心发育不良综合征，

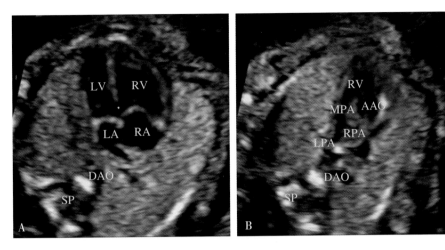

图 6-6-30　远离大动脉型 DORV

A. 四腔心切面；B. 流出道切面。显示室间隔缺损，主动脉和肺动脉均起自右心室，室间隔缺损与主动脉或肺动脉瓣不能在同一切面显示。RV. 右心室；RA. 右心房；LV. 左心室；LA. 左心房；DAO. 降主动脉；SP. 脊柱；MPA. 主肺动脉；RPA. 右肺动脉；LPA. 左肺动脉；AAO. 升主动脉；*示室间隔缺损

若合并室间隔缺损，又被归为法洛四联症。

（3）PS 占全部 CHD 的 12%～18%，胎儿期肺动脉闭锁和严重狭窄发生率高于新生儿期，但缺乏确切的数据。常合并心内畸形：右心室双出口、三尖瓣下移畸形、大动脉转位、内脏异构综合征等。常合并心外畸形：努南（Noonan）综合征、威廉姆斯综合征等。据报道，双胎输血综合征受血儿发生 PS 的概率增高。

（4）轻度或中度 PS 病例可无症状，中度以上狭窄早期症状为乏力和活动后气短。室间隔完整的肺动脉闭锁或重度 PS 狭窄，患儿肺动脉血供依赖于动脉导管，在新生儿期，如未经药物治疗和手术干预，患儿难以生存。因此一旦确诊，出生后应立即开放静脉通路，保持动脉导管开放，分期手术治疗。目前国内部分心脏中心和产前诊断中心已能在宫内行肺动脉瓣球囊扩张术，促进宫内右心室发育，改善预后。

2. 声像图特点

（1）四腔心切面：严重肺动脉狭窄或闭锁多伴有右心发育不良，表现为右心室腔小（图 6-6-31A）、右心室壁肥厚、三尖瓣发育不良、右心房增大，CDFI 于三尖瓣探及大量反流信号（图 6-6-31B）。轻度至中度肺动脉狭窄四腔心改变可不明显。

（2）左室流出道切面：肺动脉严重狭窄或闭锁常伴有左室流出道增宽。

（3）右室流出道切面或三血管气管切面：严重 PS 主要表现为肺动脉瓣回声增强、增厚、开放受限，CDFI 表现为瓣口及瓣上五彩花色血流信号，血流束细窄（图 6-6-31C），血流速度＞200 cm/s（图 6-6-31D）。肺动脉闭锁表现肺动脉瓣膜状回声增强，未见启闭运动，CDFI 无过瓣血流信号，主肺动脉狭窄，内探及源于动脉导管的逆向血流；或肺动脉主干不显示，左、右肺动脉血流来源于降主动脉。病变较轻者可仅表现为轻度肺动脉瓣和或肺动脉主干狭窄；罕见左、右肺动脉分支狭窄；多数肺动脉狭窄病例伴有狭窄后肺动脉干扩张。

（4）三血管气管切面：严重肺动脉狭窄或闭锁时，CDFI 于动脉导管内探及逆向血流信号。

（十二）主动脉缩窄

1. 定义、分型和临床要点

（1）主动脉缩窄（coarctation of the aorta，COA）是指主动脉局部有狭窄性病变，在主动脉弓至肾动脉水平以上的降主动脉及腹主动脉均可出现，常发生在左锁骨下动脉远端和动脉导管邻接处，即主动脉弓峡部；也可累及整个主动脉弓，表现为主动脉弓管状发育不良。

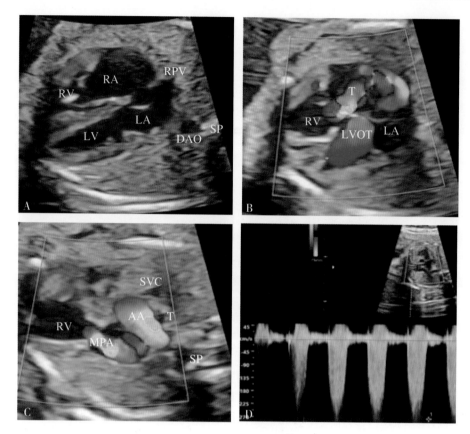

图 6-6-31　肺动脉瓣狭窄

A. 四腔心切面二维图像；B. 四腔心切面 CDFI 图像；C. 右室流出道 CDFI 图像；D. 过肺动脉瓣脉冲频谱。显示右心室壁略厚，三尖瓣大量反流，过肺动脉瓣细窄花色血流信号，过瓣血流速度增快。RV. 右心室；RA. 右心房；LV. 左心室；LA. 左心房；DAO. 降主动脉；PV. 肺动脉瓣；SP. 脊柱；LVOT. 左室流出道；MPA. 主肺动脉；T. 气管；AA. 主动脉弓；SVC. 下腔静脉

（2）COA 常见的伴随畸形包括室间隔缺损、主动脉瓣二瓣化畸形等。COA 发病率约为 4/1 万活产新生儿，占先天性心脏病的 4% ~ 6%。

（3）胎儿主动脉弓缩窄缺乏统一的量化标准，多普勒参数变化也不稳定，加上胎儿期容量性主动脉弓细窄发生率较高，增加了主动脉弓缩窄的宫内诊断难度，使其成为目前假阳性率和假阴性率均较高的胎儿 CHD 之一。建议对宫内表现为主动脉弓细窄、左房室腔小的病例，产前、产后定期进行超声心动图检查，提高产前及产后的诊断率。

（4）产前诊断的 COA 多为重度 COA，往往合并主动脉弓发育不良。患儿出生后即出现症状，导管一旦关闭，缩窄远端器官缺血导致肾衰竭和酸中毒，若不及时治疗，患儿很快死亡。出生后可静脉输注前列腺素 E_1 扩张并维持动脉导管开放，并尽快转至儿童心脏外科病房。

2. 声像图特点

（1）四腔心切面：左、右房室腔对称或左房室腔略窄小。

（2）左室流出道切面：左室流出道可以正常或狭窄，常伴有室间隔缺损（图 6-6-32）、主动脉瓣二瓣化畸形等。

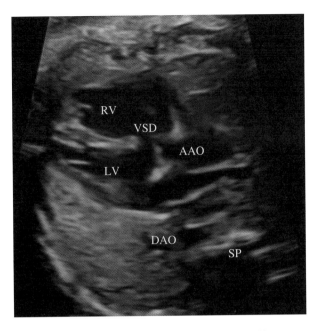

图 6-6-32　主动脉弓缩窄胎儿的左室流出道切面

可见主动脉瓣下室间隔缺损。LV.左心室；RV.右心室；AAO.升主动脉；DAO.降主动脉；VSD.室间隔缺损；SP.脊柱

（3）主动脉横弓和主动脉弓矢状切面：主动脉弓局限性缩窄，多见于峡部，或主动脉弓管状发育不良。CDFI 显示主动脉弓血流细窄，严重狭窄时可见源于降主动脉的逆向血流信号。

（4）目前胎儿尚无明确、统一的 COA 量化指标，笔者认为如主动脉弓峡部的内径小于降主动脉内径的 1/3，应考虑 COA 的可能，但假阴性率较高。主动脉弓舒张期血流速度增快有助于缩窄的产前诊断，但缺乏稳定性。主动脉弓形态失常（图 6-6-33）、僵直有助于产前诊断。

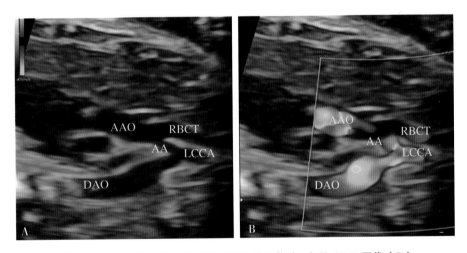

图 6-6-33　主动脉弓矢状长轴切面二维图像（A）及 CDFI 图像（B）

显示主动脉弓形态失常（与图 6-6-32 同一病例）。RBCT.右头臂干动脉；LCCA.左侧颈总动脉；AAO.升主动脉；AA.主动脉弓；DAO.降主动脉

（十三）主动脉弓离断

1. 定义、分型及临床要点

（1）主动脉弓离断（interruption of aortic arch，IAA）是指主动脉弓连续性中断，包括弓的一段缺如，或两个不相连部分之间有韧带组织相连或有隔膜样组织相隔，后两者又称为主动脉弓闭

锁。根据离断部位不同，Celoria 与 Patton 于 1959 年将 IAA 分为以下三种类型。

A 型：左锁骨下动脉开口远端的主动脉与降主动脉连续性中断。

B 型：左颈总动脉与左锁骨下动脉之间主动脉弓连续性中断。

C 型：无名动脉与左颈总动脉之间主动脉弓连续性中断，此型较罕见。

（2）IAA 是一种少见的 CHD，在所有 CHD 中占 0.2% ~ 1.4%，若不及时、有效治疗，患儿 1 年生存率仅为 10%。

（3）IAA 最常合并的畸形为室间隔缺损，其次为主动脉瓣下狭窄、完全型大动脉转位、右心室双出口、主肺动脉窗、单心室、二尖瓣闭锁等。部分 IAA 伴有 Di George 综合征和染色体 22q11 微缺失。

（4）IAA 新生儿期就出现心力衰竭，75% 的患儿于出生后 1 个月内死亡，死因往往为动脉导管闭合。即使动脉导管保持开放，90% 患儿于 1 岁以内死亡。

（5）产前明确诊断可减少死亡率，对表现为左房室腔小、升主动脉细的胎儿，应仔细观察主动脉弓的连续性，提高产前诊断率。

2. 声像图特点

（1）四腔心切面：左、右房室腔基本对称（图 6-6-34A）或左房室腔略小于右房室腔。

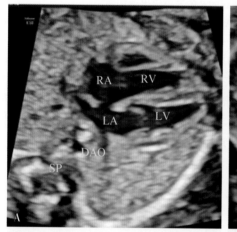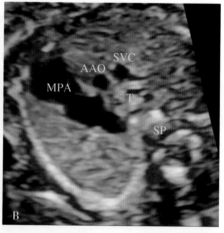

图 6-6-34　主动脉弓离断

A. 四腔心切面，可见左、右房室腔基本对称；B. 三血管气管切面，可见主动脉细窄。RA. 右心房；RV. 右心室；LA. 左心房；LV. 左心室；DAO. 降主动脉；SP. 脊柱；SVC. 上腔静脉；AAO. 升主动脉；MPA. 主肺动脉；T. 气管

（2）左室流出道切面：升主动脉细窄。

（3）三血管气管切面：可进一步显示主动脉弓不能与降主动脉相连，主动脉内径明显窄于动脉导管（图 6-6-34B）。

（4）主动脉弓长轴切面：不能显示完整的主动脉弓（图 6-6-35）。

（十四）右位主动脉弓

1. 定义、分型及临床要点

（1）右位主动脉弓（right aortic arch，RAA）的分型与"双主动脉弓"学说：关于主动脉弓的胚胎期发育，目前公认的是 1948 年 J.E.Edwards 提出的"双主动脉弓"学说，推测在胚胎早期存在成对的双主动脉弓和双动脉导管，两弓形成环状结构，气管食管位于其内，左、右主动脉弓从前向后依次发出左侧的颈总动脉、左侧的锁骨下动脉和右侧的颈总动脉、右侧锁骨下动脉。在胚胎发育的过程中，右侧的主动脉弓在右锁骨下动脉的远端断开，右侧的动脉导管断开，留下了左侧的主动脉弓和动脉导管，残留的右侧主动脉弓成为左侧主动脉弓的第一个分支，形成正常的

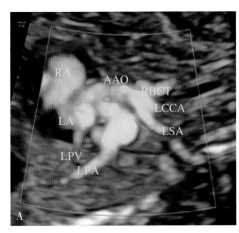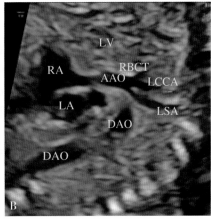

图 6-6-35 主动脉弓长轴切面二维图像（A）和 CDFI 图像（B）

与图 6-6-1 同一病例，可见主动脉发出右头臂干、左颈总动脉和左锁骨下动脉后和降主动脉连续性中断（A 型）。RA. 右心房；LA. 左心房；AAO. 升主动脉；DAO. 降主动脉；RBCT. 右无名动脉；LCCA. 左颈总动脉；LSA. 左锁骨下动脉；LPV. 左肺静脉；LPA. 左肺动脉

左位主动脉弓和左位动脉导管（图 6-6-36A）。在胚胎发育过程中，主动脉弓和动脉导管弓非上述位置的中断和发育，会导致各种主动脉弓和导管弓异常，常见的主动脉弓异常包括 RAA 合并镜像颈动脉分支（图 6-6-36B），RAA 合并左锁骨下动脉迷走（图 6-6-36C），双主动脉弓（图 6-6-36D），动脉导管可以左位，也可以右位，以左位常见。RAA 合并右位动脉导管时，常合并孤立性左锁骨下动脉和孤立性左头臂干畸形，比较少见。本文重点讨论 RAA 合并左位动脉导管。双主动脉弓详见双主动脉弓章节。

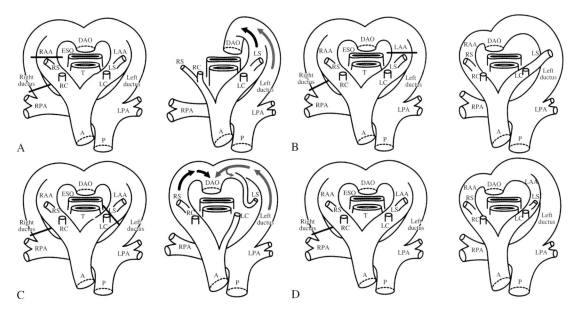

图 6-6-36 正常及不同类型右位主动脉弓的双弓假说模式（左）及胎儿循环（右）

粗黑线代表主动脉弓和导管弓退化的部位，黑箭头和灰箭头代表胎儿循环的方向。A. 正常左位主动脉弓和左位动脉导管；B. 右位主动脉弓、左位动脉导管合并镜像颈动脉分支；C. 右位主动脉弓、左位动脉导管合并左锁骨下动脉迷走；D. 双主动脉弓、左位动脉导管。RAA. 右位主动脉弓；LS. 左锁骨下动脉；DAO. 降主动脉；ESO. 食管；LAA. 左位主动脉弓；LC. 左颈总动脉；LPA. 左肺动脉；A. 主动脉；P. 主肺动脉；RC. 右颈总动脉；RPA. 右肺动脉；RS. 右锁骨下动脉；Left ductus. 左动脉导管；Right ductus. 右动脉导管；T. 气管

（2）RAA 合并左位动脉导管的常见类型及解剖特征根据主动脉弓上头颈部血管的分布情况，RAA 分类如下。

1）RAA 合并镜像颈动脉分支：主动脉弓位于气管食管右侧，导管弓位于气管食管左侧，主动脉弓自前向后发出左头臂干、右颈总动脉和右锁骨下动脉。

2）RAA 合并左锁骨下动脉迷走：主动脉弓位于气管食管右侧，导管弓位于气管食管左侧，主动脉弓自前向后发出左颈总动脉、右颈总动脉和右锁骨下动脉，左颈总动脉在动脉导管汇入降主动脉前发出。

（3）大部分 RAA 合并镜像颈动脉分支常合并其他心内畸形，主要包括法洛四联症、共同动脉干、肺动脉瓣缺如、三尖瓣闭锁、右心室双出口等。当 RAA 合并圆锥动脉干畸形时，会增加并发 22q11 染色体微缺失综合征的风险。

（4）大部分孤立性 RAA 合并左锁骨下动脉迷走或镜像颈动脉分支患儿没有症状，不需要治疗。少数患儿出生后数周至数月出现症状，以 RAA 合并左锁骨下动脉迷走较为常见，需要在出生后 1 岁内手术。典型症状包括呼吸窘迫、喘鸣、"海豹咆哮"样咳嗽、呼吸暂停、吞咽困难和反复呼吸道感染。

（5）RAA 合并左锁骨下动脉迷走的发生率最高，其次为镜像颈动脉分支，但缺乏具体数据。因大部分 RAA 胎儿没有症状，因此，报道的婴幼儿 RAA 的发病率约为 1/1000，低于实际发病率。

2. 声像图特点

（1）在三血管气管切面，主动脉弓位于气管食管右侧，动脉导管位于气管食管左侧，二者形成 U 形结构，气管食管位于其内（图 6-6-37）。

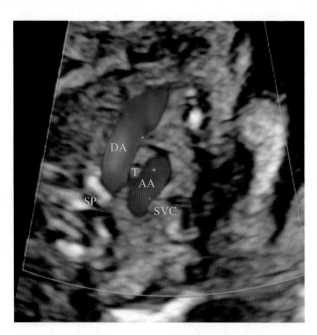

图 6-6-37　右位主动脉弓合并左位动脉导管三血管气管切面 CDFI 图像
DA. 动脉导管；T. 气管；AA. 主动脉弓；SVC. 上腔静脉；SP. 脊柱

（2）在三血管气管切面的基础上，探头继续向头侧滑行，主动脉横弓自前向后依次发出左颈总动脉、右颈总动脉、右锁骨下动脉，左锁骨下动脉于动脉导管汇入降主动脉前发出，为 RAA 合并左锁骨下动脉迷走。沿降主动脉的冠状切面也可显示左锁骨下动脉起源于降主动脉前方。STIC 血流成像能更直观地显示其起源及走行（图 6-6-38A）。

（3）沿三血管气管切面继续向头侧滑行，主动脉横弓自前向后依次发出左头臂干、右颈总动脉、右锁骨下动脉为右位主动脉弓合并镜像颈动脉分支（图 6-6-38B）。

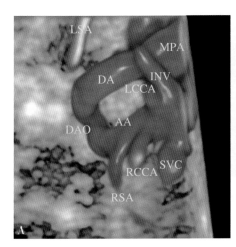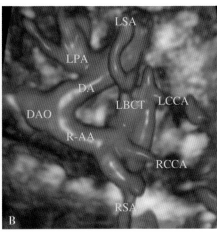

图 6-6-38　三血管气管切面 STIC 血流图像

A. 右位主动脉弓合并左锁骨下动脉迷走；B. 右位主动脉弓合并镜像颈动脉分支。DA. 动脉导管；SVC. 上腔静脉；LSA. 左锁骨下动脉；RCCA. 右颈总动脉；LCCA. 左颈总动脉；RSA. 右锁骨下动脉；SVC. 上腔静脉；INV. 无名静脉；MPA. 主肺动脉；DAO. 降主动脉；LPA. 左肺动脉；LBCT. 左头臂干

（十五）双主动脉弓

1. 定义、分型与临床要点

（1）双主动脉（double aortic arch，DAA）是指升主动脉同时发出左、右主动脉弓，两弓于降主动脉前方汇合并入降主动脉，形成环状结构，气管食管位于其内。其发病机制详见右位主动脉弓。

（2）双主动脉弓是较少见的 CHD，准确发病率不详，在患血管环畸形的婴幼儿中，报道的双主动脉弓发生率为 46% ~ 76%。

（3）双主动脉弓患儿气管食管压迫症状为呼吸窘迫、喘鸣、"海豹咆哮"样咳嗽、呼吸暂停、吞咽困难和反复合并呼吸道感染。一旦出现症状，应及时手术治疗。

（4）外科治疗可以解除 95% 以上患儿的气管食管压迫。术后多数患者"海豹咆哮"样咳嗽需要数周至数月，有时需要 1 年才能消失。

（5）22% 的双主动脉弓伴有先天性心脏畸形，主要为完全性大动脉转位和法洛四联症。

（6）双主动脉弓可伴随染色体异常，例如 13 三体、18 三体、21 三体、22q 微缺失。

（7）双主动脉弓和右位主动脉弓合并镜像分支的产前鉴别诊断困难，在诊断双主动脉弓之前，一定要仔细除外后者。

2. 声像图特点

（1）三血管气管切面或主动脉弓横弓切面可探及两条主动脉弓（图 6-6-39），两弓形成环状结构，包绕气管和食管。

（2）左、右主动脉弓分别发出左、右颈总动脉和左、右锁骨下动脉。通常右侧主动脉弓内径粗于左侧主动脉弓内径。

（3）经降主动脉冠状切面可见三支血管汇入降主动脉，或左侧主动脉弓先汇入导管弓，再汇入降主动脉。从左向右依次是导管弓、左侧主动脉弓和右侧主动脉弓。

（4）CDFI 及 STIC 血流成像有助于明确诊断（图 6-6-40）。

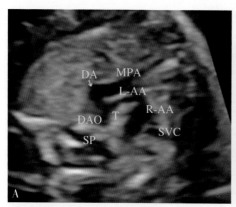
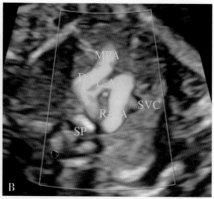

图 6-6-39　双主动脉弓三血管气管切面二维图像（A）和 CDFI 图像（B）

可见双主动脉弓形成环状结构（右弓优势型）。R-AA. 右主动脉弓；L-AA. 左主动脉弓；DA. 动脉导管；DAO. 降主动脉；T. 气管；SVC. 上腔静脉；MPA. 主肺动脉；SP. 脊柱

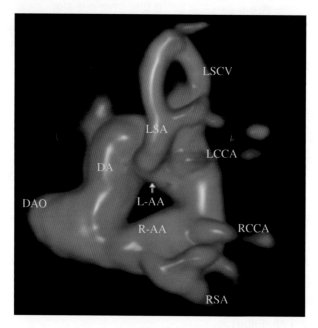

图 6-6-40　三血管气管切面 STIC 血流图

与图 6-6-1 同一病例。R-AA. 右主动脉弓；L-AA. 左主动脉弓；DA. 动脉导管；DAO. 降主动脉；RSA. 右锁骨下动脉；LSA. 左锁骨下动脉；RCCA. 右颈总动脉；LCCA. 左颈总动脉；LSCV. 左锁骨下静脉

（北京大学人民医院妇产科　裴秋艳）

综合思考题

1. 产前遗传学诊断的适应证有哪些？
2. 各种产前诊断技术实施的时间和优势有哪些？
3. 先天性疾病的病因是什么？
4. 患有先天性疾病的孕妇进行产前诊断咨询的要点是什么？
5. 如何解读胎儿和成人超声心动图检查方法的不同？
6. 部分胎儿 CHD 的超声表现和出生后不同，主要原因有哪些？

第六章综合思考题解析

第六章典型案例

参考文献

［1］VAISBUCH E，APPELMAN Z. Chorionic villus sampling compared with amniocentesis and the difference in the rate of pregnancy loss［J］. Obstet Gynecol，2006，109（1）：205.

［2］ODIBO A O，GRAY D L，DICKE J M，et al. Revisiting the fetal loss rate after second-trimester genetic amniocentesis：a single center's 16-year experience［J］. Obstet Gynecol，2008，111（3）：589-595.

［3］LIOU J D，CHEN C P，BREG W R，et al. Fetal blood sampling and cytogenetic abnormalities［J］. Prenatal Diagnosis，1993，13（1）：1-8.

［4］OBSTETRICIANS A C O . Committee Opinion No. 545：Noninvasive prenatal testing for fetal aneuploidy［J］. Obstet Gynecol，2012，120（6）：1532-1534.

［5］BUSCAGLIA M，GHISONI L，BELLOTTI M，et al. Percutaneous umbilical blood sampling：indication changes and procedure loss rate in a nine years' experience［J］. Fetal Diagnosis & Therapy，2009，11（2）：106-113.

［6］CHEUNG S W，PATEL A，LEUNG T Y . Accurate description of DNA-based noninvasive prenatal screening［J］. N Engl J Med，2015，372（17）：1675-1677.

［7］中华人民共和国卫生部.《中国出生缺陷防治报告（2012）》问答［J］. 中国实用乡村医生杂志，2012，19（20）：3.

［8］孙丽雅，邢清和，贺林 . 中国出生缺陷遗传学研究的回顾与展望［J］. 遗传，2018，40（10）：800-813.

［9］陆国辉，徐湘民 . 临床遗传咨询［M］. 北京：北京大学医学出版社，2007.

［10］ZHAO Q M，LIU F，WU L. Prevalence of congenital heart disease at live birth in China［J］. J Pediatr，2019，204：53-58.

［11］廖灿 . 胎儿结构发育异常的遗传咨询［M］.北京：人民卫生出版社，2019.

［12］CASSIDY S B，BATTAGLIA A，CAREY J，et al. Management of genetic syndromes［M］. New York：Wiley，2018.

［13］BAUMAN J G，WIEGANT J，BORST P，et al. A new method for fluorescence microscopical localization of specific DNA sequences by in situ hybridization of fluorochromelabelled RNA［J］. Exp Cell Res，1980，128（2）：485-490.

［14］GIOVANNONI S J，DELONG E F，OLSEN G J，et al. Phylogenetic group-specific oligodeoxynucleotide probes for identification of single microbial cells［J］. J Bacteriol，1988，170（2）：720-726.

［15］NEDERLOF P M，VAN DER FLIER S，WIEGANT J，et al. Multiple fluorescence in situ hybridization［J］. Cytometry，1990，11（1）：126-131.

［16］SCHRÖCK E，DU MANOIR S，VELDMAN T，et al. Multicolor sspectral karyotyping of human chromosomes［J］. Science（New York，NY），1996，273（5274）：494-497.

［17］RAWAL L，BHATTACHARYA S，MISHRA S，et al. Chromosomal microarray analysis uncovers pathogenic copy number variations in unexplained neurodevelopmental disorders and congenital anomalies［J］. J Biomed Sci，2019，8（13）：1-14.

［18］KALLIONIEMI A，KALLIONIEMI O P，SUDAR D，et al. Comparative genomic hybridization for molecular cytogenetic analysis of solid tumors［J］. Science（New York，NY），1992，258（5083）：818-821.

［19］SOLINAS-TOLDO S，LAMPEL S，STILGENBAUER S，et al. Matrix-based comparative genomic hybridization：biochips to screen for genomic imbalances［J］. Gene Chromosome Canc，1997，20（4）：399-407.

［20］ALFARAWATI S，FRAGOULI E，COLLS P，et al. First births after preimplantation genetic diagnosis of structural chromosome abnormalities using comparative genomic hybridization and microarray analysis［J］. Hum Reprod（Oxford，England），2011，26（6）：1560-1574.

［21］SIMOPOULOU M，HARPER J C，FRAGOULI E，et al. Preimplantation genetic diagnosis of chromosome abnormalities：implications from the outcome for couples with chromosomal rearrangements ［J］. Prenatal Diagnosis，2003，23（8）：652-662.

［22］AMBAYYA A，SASMITA A，SATHAR J，et al. Application of molecular karyotyping in acute myeloid leukemia：a review［J］.IJSTE，2018，6（2）：20.

［23］LI D，WANG Y，ZHAO N，et al. A case report and mechanism analysis of a normal phenotype mosaic 47,XXY complicated by paternal iupd（9）who had a normal pgd result［J］. BMC medical genetics，2019，20（1）：172.

［24］LORD J，MCMULLAN D J，EBERHARDT R Y，et al. Prenatal exome sequencing analysis in fetal structural anomalies detected by ultrasonography（page）：a cohort study［J］. Lancet（London，England），2019，393（10173）：747-757.

［25］GOH G，CHOI M. Application of whole exome sequencing to identify disease-causing variants in inherited human diseases［J］. Genomics & informatics，2012，10（4）：214-219.

［26］COSTA J M，BENACHI A，GAUTIER E. New strategy for prenatal diagnosis of X-linked disorders［J］. N Engl J Med，2002，346（19）：1502.

［27］LO Y M，HJELM N M，FIDLER C，et al. Prenatal diagnosis of fetal rhd status by molecular analysis of maternal plasma［J］. N Engl J Med，1998，339（24）：1734-1738.

［28］LI Y，DI NARO E，VITUCCI A，et al. Detection of paternally inherited fetal point mutations for beta-thalassemia using size-fractionated cell-free DNA in maternal plasma［J］. JAMA，2005，293（7）：843-849.

［29］CHIU R W，LAU T K，CHEUNG P T，et al. Noninvasive prenatal exclusion of congenital adrenal hyperplasia by maternal plasma analysis：a feasibility study［J］. Clin Chem，2002，48（5）：778-780.

［30］LEVINE R J，QIAN C，LESHANE E S，et al. Two-stage elevation of cell-free fetal DNA in maternal sera before onset of preeclampsia［J］. Am J Obstet Gynecol，2004，190（3）：707-713.

［31］LUN F M，CHIU R W，CHAN K C，et al. Microfluidics digital PCR reveals a higher than expected fraction of fetal DNA in maternal plasma［J］. Clin Chem，2008，54（10）：1664-1672.

［32］ALBERRY M，MADDOCKS D，JONES M，et al. Free fetal DNA in maternal plasma in anembryonic pregnancies：confirmation that the origin is the trophoblast［J］. Prenatal Diag，2007，27（5）：415-418.

［33］YARON Y. The Implications of non-invasive prenatal testing failures：a review of an under-discussed phenomenon［J］. Prenatal Diagnosis，2016，36（5）：391-396.

［34］WONG F C K，LO Y M D. Prenatal diagnosis innovation：genome sequencing of maternal plasma［J］. Annu Rev Med，2016，67（1）：419-432.

［35］苏丽娟，王忆霄，单鑫，等.306例亲子鉴定案件基因突变的观察与分析［J］. 基因组学与应用生物学，2019，38（8）：3511-3514.

［36］贺林.今日遗传咨询［M］. 北京：人民卫生出版社，2019.

［37］张舒扬，赵玉沛.罕见病学［M］. 北京：人民卫生出版社，2020.

［38］ROBERT L，RODERICK R，HUNTINGTON F，et al. Thompson & Thompson genetics in medicine［M］. 8th ed. Toronto：Elsevier，2016.

［39］STOSIC M，LEVY B，WAPNER R. The use of chromosomal microarray analysis in prenatal diagnosis［J］. Obstet Gynecol Clin North Am，2018，45（1）：55-68.

［40］RICHARDS S，AZIZ N，BALE S，et al. ACMG Laboratory Quality Assurance Committee. Standards and guidelines for the interpretation of sequence variants：a joint consensus recommendation of the American College of Medical Genetics and Genomics and the Association for Molecular Pathology［J］. Genet Med，2015，17（5）：405-424.

［41］RIGGS E R，ANDERSEN E F，CHERRY A M，et al. Technical standards for the interpretation and reporting of constitutional copy-number variants：a joint consensus recommendation of the American College of Medical Genetics and Genomics（ACMG）and the Clinical Genome Resource（ClinGen）［J］. Genet Med，2020，22（2）：245-

257.

［42］MENZEL M B, LAWRENCE A K. Team counseling in prenatal evaluation: the partnership of the radiologist and genetic counselor［J］. Pediatr Radiol, 2018, 48（4）: 457-460.

［43］国家卫生健康委临床检验中心新生儿遗传代谢病筛查室间质量评价委员会. 新生儿疾病筛查生物样本管理专家共识［J］. 临床检验杂志, 2020, 38（7）: 488-490.

［44］国家卫生健康委员会临床检验中心新生儿遗传代谢病筛查室间质量评价委员会, 欧明才, 江剑辉. 新生儿遗传代谢病筛查随访专家共识［J］. 中华医学遗传学杂志, 2020, 37（4）: 367-372.

［45］REMEC Z I, TREBUSAK P K, REPIC L B, et al. Next-generation sequencing in newborn screening: a review of current state［J］. Front Genet, 2021, 12: 662254.

［46］BERG J S, AGRAWAL P B, BAILEY D B, et al. Newborn sequencing in genomic medicine and public health［J］. Pediatrics, 2017, 139（2）: e20162252.

［47］DOWNIE L, HALLIDAY J, LEWIS S, et al. Principles of genomic newborn screening programs: a systematic review［J］. JAMA Netw Open, 2021, 4（7）: e2114336.

［48］OWEN M J, NIEMI A K, DIMMOCK D P, et al. Rapid sequencing-based diagnosis of thiamine metabolism dysfunction syndrome［J］. N Engl J Med, 2021, 384: 2159-2161.

［49］JOSEPH G, CHEN F, HARRIS-WAI J, et al. Parental views on expanded newborn screening using whole-genome sequencing［J］. Pediatrics, 2016, 137 Suppl 1（Suppl 1）: S36-46.

［50］YAGEL S, COHEN S M, ACHIRON R. Examination of the fetal heart by five short-axis views: a proposed screening method for comprehensive cardiac evaluation［J］. Ultrasound Obstet Gynecol, 2001, 17（5）: 367-369.

［51］International Society of Ultrasound in Obstetrics & Gynecology. Cardiac screening examination of the fetus: guidelines for performing the 'basic' and 'extended basic' cardiac scan［J］. Ultrasound Obstet Gynecol, 2006, 27（1）: 107-113.

［52］INTERNATIONAL S O U I, CARVALHO J S, ALLAN L D, et al. ISUOG practice guidelines（updated）: sonographic screening examination of the fetal heart［J］. Ultrasound Obstet Gynecol, 2013, 41（3）: 348-359.

［53］EDWARDS J E. "Vascular rings" related to anomalies of the aortic arches［J］. Mod Concepts Cardiovasc Dis, 1948, 17: 19-20.

第七章

宫内诊断与干预治疗技术

学习目标

◎ **基本目标**

1. 说出常见的产前影像诊断技术和不同的诊断技术的应用特点。
2. 解释胎儿 NT 测量的意义和异常解读要点。
3. 列举胎儿 MR 检查在产前诊断中的作用。
4. 描述常见神经系统遗传病的产前诊断和孕期管理。
5. 列举产前诊断常见单基因遗传病的种类。
6. 列举胎儿宫内治疗的一般原则和常见的宫内治疗手段。

◎ **发展目标**

1. 概括常见出生缺陷的产前筛查和诊疗流程。
2. 描述胎儿 MR 检查协助诊断的常见神经系统发育畸形。
3. 拓展出生缺陷干预相关知识。
4. 说明染色体核型、拷贝数变异、全外显子组测序在产前诊断中的作用。
5. 解释复杂性双胎的宫内治疗指征和方法。

第一节　产前影像诊断技术的发展和展望

宫内诊断是指在胎儿出生前通过某些技术手段明确胎儿在子宫内的生长、发育各方面有无异常情况。通过对孕期胎儿结构及遗传物质检测，以防止遗传病儿及先天畸形儿的出生。宫内诊断技术有赖于生化遗传学、细胞遗传学、分子遗传学的发展和与临床实践相结合，为能否继续妊娠提供科学依据，指导后续干预治疗。宫内诊断技术可追溯到 60 余年前，1961 年 Donald 和 Brown 首次报道了通过超声检查发现的胎儿和妊娠异常病例；1968 年 Valenti 等首次通过培养羊水中胎儿细胞进行 21 三体综合征的诊断；同年 Nadler 通过测量羊水中酶含量诊断代谢性疾病；1997 年

Chamberlain 等首次发现母体血液循环中存在胎儿游离 DNA，开启了基于母体血液样本的胎儿遗传学检查，至此胎儿宫内诊断技术逐渐形成体系，随着影像学设备分辨率的提升，实验室和临床取样技术的发展，胎儿疾病宫内诊断的准确性逐年提升。本节将介绍宫内影像诊断技术和未来发展的方向。

一、影像学技术

（一）胎儿畸形超声诊断技术（Prenatal Diagnosis of Fetal Malformations by Ultrasound）

妇产科超声国际协会（ISUOG）产科超声指南中推荐超声检查，其可以呈现准确的孕周、胎儿数量、心脏活动、胎盘位置，对于严重胎儿异常进行诊断，是影像学检查的首选技术。超声检查技术的进步，可以帮助临床医师更准确地判断孕周、识别双胎妊娠、定位胎盘、诊断胎儿生长受限、脊柱裂及胎儿肢体缺失等疾病。20 世纪 80 年代，引入彩色多普勒技术，其可以提供高分辨率的实时扫描技术，医院开始于妊娠 20 周进行胎儿解剖结构扫描，且随着孕周增加，胎儿异常的检出率逐渐提升，在妊娠早期即检测出重大异常的概率也逐渐增加。2007 年 Dane 等针对 1290 例病例进行的一项大型研究显示，妊娠早期的胎儿异常检出率为 70%，妊娠中期的胎儿异常检出率提高到 95%。超声检查也逐步应用于引导侵入性产前诊断，大大降低了此类有创检查所带来的流产风险。

妊娠中期超声筛查胎儿结构异常已成为产前检查的常规部分。产科超声检查途径包括经腹、经阴道和经会阴，进行实时超声检查，通过观察胎儿心脏活动和胎动确认胎儿存活。一个标准的产科超声检查包括对胎先露和胎儿数量、羊水量、胎心活动、胎盘位置、胎儿生物测量和胎儿解剖结构的评估。除此之外，在临床上合适并且技术上可行的情况下，应该检查母体的宫颈和附件。

常见的胎儿疾病包括房室隔缺损、法洛四联症、十二指肠闭锁和胎儿水肿等，同时超声检查过程中的某些指标对疾病诊断也具有指导意义，例如胎儿颈部透明层增厚、鼻骨发育不全、肠管回声增强和短股骨常提示 21 三体综合征，虽然单个指标对 21 三体综合征诊断的敏感性和特异性较差，但是当多个指标同时存在时，其预测价值将有所提升。常规超声筛查和后续异常检查为父母提供了更多胎儿信息，也可以进行额外的基因检测或胎儿成像，如胎儿神经管超声或超声心动图检查，若及早发现严重的先天性异常，父母可以选择终止妊娠，从而降低胎儿围产期的死亡率。常规超声筛查还可以进一步指导后续宫内干预治疗，优化分娩方式决策，降低新生儿发病的可能性。

通过超声测量胎儿头围、腹围、股骨长度和连续扫描进行胎儿运动监测，可以判断胎儿生长情况。通过胎儿脐动脉和其他血管的多普勒超声结果可以评估胎儿健康状况。通过羊水量的测量可以诊断胎儿先天性疾病，羊水量过少可能是由于胎儿尿量减少、肾缺失或梗阻性尿路病变、胎膜早破或与严重的胎儿生长受限有关，可能会导致胎儿受压而导致肺发育不全或肢体、面部畸形等。羊水量过多可能与母体糖尿病或胎儿结构性胃肠道异常有关，例如胎儿食管闭锁症。

胎儿结构异常的检出率取决于胎儿异常的类型和所检查的器官，神经管和腹壁缺陷的检出率往往较高，而心脏、骨骼和肺部畸形却不一定能检出。胎儿结构异常检出率还取决于超声科医师的经验、所使用设备的分辨率和检测入路，如经腹或经阴道检查。腹壁和腹腔肠道气体等对超声波束存在一定的干扰，超声波对脂肪组织的穿透力低，检查时受胎头位置限制而导致超声波难以穿越胎儿颅骨清晰观察颅内结构情况，以及在羊水过少、双胎、母体有子宫肌瘤等病例中对胎儿病变显示欠佳。因此在某种程度上，超声检查是有一定局限性的。

随着成像技术的进步，三维超声逐渐进入历史舞台。利用三维超声，可以计算目标解剖区域的体积，三维超声的技术优势包括其获取大量平面的能力以及显示二维超声无法获得的超声波平面。但是，没有证据表明三维超声在产前诊断中具有临床优势，三维超声可能有助于诊断胎儿面部异常、神经管缺陷、胎儿肿瘤和骨骼畸形，但不能替代二维超声检查。实时超声可识别胎盘异常（胎盘早剥、前置胎盘）和胎儿异常，如脑积水、神经管发育异常、十二指肠闭锁、膈疝、肾发育不全、下尿路梗阻、先天性心脏病、肢体异常、骶尾部畸胎瘤、脐膨出、腹裂和水肿。

（二）磁共振成像

超声因其价格低、安全性和准确性高而成为影像学检查首选技术，而磁共振成像（magnetic resonance imaging，MRI）的优点在于高安全性、高组织分辨率，且可以克服超声视野局限、对脂肪组织穿透率低、受胎头位置和羊水量影响等的局限性，随着产前诊断技术重要性的日益增加，MRI逐渐成为胎儿成像的有效补充，尤其是对胎儿胸部病变、神经系统结构异常、脑组织发育的成像比超声更具有优势，可以提高遗传咨询的质量，有助于对产后早期干预提供指导。妊娠18周前行MRI检查的获益较局限，因为此时的胎儿体积较小，且存在胎儿运动伪影；妊娠24周之后MRI可作为超声结构筛查的有效辅助工具，可以更好地评估已知或潜在的胎儿异常；妊娠晚期行MRI检查是评估大脑皮质发育和颈部肿块引起气道梗阻的最佳时期。目前，胎儿MRI常用于先天性膈疝、先天性肺畸形、胎儿气道堵塞、食管闭锁、胎粪性腹膜炎、下尿路梗阻等疾病的检出。

二、产前诊断影像学技术展望

（一）超声影像学技术

随着超声技术的发展，孕期超声检查能够实现更为精准的诊断，包括结构畸形的确诊、母胎循环状态评估等。超声技术在硬件方面的进步表现在以下两个方面。第一，通过主机平台的集成，可以实现声束的全场全域聚焦，应用超宽频带的声束发射和聚焦技术的探头，其声束穿透深度良好而图像质量上能够具有匹拟MRI高清图像的分辨力，因此在图像的获取和成像技术上能够显示更加清晰的解剖图像。包括妊娠早期及全周期精细结构筛查中，探头技术的进步将会为神经、消化、骨骼和心脏等各系统器官发育异常提供高清图像，为出生缺陷的早期诊断和干预提供帮助。第二，能量多普勒微细血流成像技术和立体化二维血流模式的应用，使得母胎循环的测量更为精准，使母胎循环异常导致的病理生理状态的早期诊断成为可能，为早期疾病干预提供证据支持。

软件系统的革命性进步在于优化的软件系统，包括采集技术的应用，例如筛查切面采集的流程指引模式、自动胎儿结构测量技术、实时三维容积技术、微波束技术、薄层面成像和立视图复合技术等大量的集成应用，为临床工作提供了前所未有的便利。筛查切面采集的流程指引模式、自动胎儿结构测量技术为出生缺陷的筛查节约了大量的时间成本，实时三维容积技术则可以提供更为直观的信息，方便医师的诊断和患者的理解。电子矩阵探头可以实现临床三维图像的实时和多角度多切面采集，实现了实时容积采集。微波束技术具备薄层面成像和立视图复合等技术，从而实现容积图像的任意多平面成像，能够在2秒内采集超快速搏动的胎儿心脏，提供高空间分辨率的胎儿心动周期的容积数据。为评估胎儿心脏结构和功能提供革命性的进步。数据分析和处理软件技术的发展也是其中重要的组成部分。通过超声容积扫描，可一次性或实时获得胎儿解剖结构的完整容积数据，可在X、Y、Z轴多角度直观观察胎儿四肢、颜面部、大脑及脐带等结构，也称为表面观察模式。对采集到的宫内各解剖结构进行投照，增加视觉获得的信息量，以增加诊断的准确性。三维成像技术通过对采集的图像进行分析，滤掉软组织信息，从而提供类似成人CT脊柱三维重建的胎儿脊柱及全身骨骼图像，得到全面的脊柱清晰图像，帮助精准诊断隐性脊柱裂、脊髓栓系等二维影像较难诊断的疾病。

（二）胎儿磁共振成像

MRI作为超声筛查的重要补充方法，不受扫描角度、羊水量、母体肥胖等因素影响，近年来，其应用越来越广泛，目前已经成为诊断胎儿异常的重要影像检查方法。

MRI 在胎儿结构筛查上可作为超声筛查的有力补充，为出生缺陷的诊断提供支持。其中 MRI 单次激发快速 T2 加权序列是胎儿 MRI 检查的必备脉冲序列，多应用于神经系统结构筛查中，而以二维平行采集加速技术为基础的稳态快速进动电影序列可进一步缩短扫描时间，快速获得一系列二维相同切面的影像，利用连续播放的模式，还可对胎儿在宫内的肢体运动及胃肠道蠕动状况进行研究。利用标准化的三垂直切面（矢状面、冠状面、横断面）影像，进行三度空间影像重组，可以用于研究胎儿脑部的脑沟与脑回的发育过程。三维稳态快速进动电影序列可应用于三维 T2 加权 MRI 技术，也可用于 3D 打印的数据采集。磁敏感加权成像（SWI）可用于大脑静脉血管成像，也可区分骨骼和周围软组织，从而评估胎儿脊柱的发育。

功能磁共振成像（fMRI）是一种新的神经影像学检查方式。近年来，多种功能磁共振成像技术包括血氧水平依赖脑功能成像（BOLD MRI）、弥散加权成像（DWI）、弥散张量成像（DTI）、磁共振波谱（MRS）等快速发展，提供了对胎儿宫内组织缺氧情况进行评估的技术手段。血氧水平依赖脑功能成像（blood oxygen level dependent functional magnetic resonance imaging，BOLD-fMRI）是指当血红蛋白从氧合状态转化为脱氧状态时磁性发生了改变，影响了相邻水分子的磁性，从而增加了信号的强度。动物实验表明，在缺氧条件下，脑组织改变最小，而肝和心脏改变最为显著。有学者对胎盘的氧合情况进行了监测，用于预测或诊断胎儿生长受限。弥散加权成像（DWI）是目前唯一能够检测活体组织内水分子扩散运动的无创方法。组织细胞内水分子扩散越快，信号越低。当组织细胞缺血及缺氧时，水分子弥散运动减弱，DWI 信号增高，目前尚未见到在胎儿期的应用，但是其在评估新生儿缺氧损伤方面显示了高敏感性，未来有可能应用于胎儿期。与 DWI 不同的是，DTI 在三维空间内定时、定量地分析组织内水分子的弥散特性，主要集中在中枢神经系统的检查，反映脑白质的微结构变化，并对脑髓鞘的发育成熟度进行准确的量化评价，在胎儿缺氧中的应用仍处于新的研究领域。磁共振波谱（MRS）是检测活体细胞代谢物的一种无创性检查方法，是在磁共振成像的基础上又一新型功能分析诊断技术，通过检测多种神经化学物质，如 N- 乙酰胺、肌酸、磷酸肌酸、胆碱、乳酸及脂质，并根据这些代谢物含量的改变，以其在磁共振波谱曲线中产生不同的峰值及比率，来分析组织细胞结构或代谢的异常。如乳酸是葡萄糖无氧酵解的产物，它的升高通常提示有氧呼吸发生障碍。磁共振波谱通常在缺氧损伤后 24 小时之内即能检测到代谢异常。因此，对于一些缺氧性损伤可以早期进行诊断，如复杂性双胎妊娠一胎发生胎死宫内后，可以通过早期的 MRI 检查，对其脑损伤进行预测性研究。

（三）AI 技术和影像组学在产前成像诊断技术中的应用

近两年，人工智能（AI）推动影像技术有了大发展，随着大数据的积累、深度学习方式的进步，机器学习通过逐步的临床验证而进入临床实践阶段。影像组学是利用计算机及图像处理，提取高通量影像特征，通过筛选、排序及降维，提取关键影像标志物，从而达到精准诊断、精准治疗、精准预测的目的。人工智能影像分析技术在肿瘤的诊断和预后评估中有一定的临床应用，初步的研究结果认为优于传统的诊断准确性。目前的人工智能技术在产前超声诊断中的发展仅限于对于已有数据库进行高通量的图像特征识别和分析的程度，尚未见到通过模拟神经网络进行自主学习，从而进行胎儿疾病诊断的报道。

解剖智能超声应用于成人心脏检查，也为胎儿心脏结构成像分析提供了新的思路，可将胎儿心脏检查从单纯的结构性异常诊断推进到结构性成像和功能性成像阶段，即通过智能化心肌运动定量分析，对胎儿心脏功能做出评估，期待在心脏结构发生代偿性改变前进行宫内干预或者终止妊娠，从而避免进一步的心脏损伤，提高胎儿出生后的生存质量。

（北京大学第三医院妇产科　魏　瑗　赵扬玉）

第二节　超声在胎儿遗传疾病中的应用

遗传病在胎儿期的检出主要见于两种情况：其一为家族患有遗传病，有明确的染色体病变或致病基因，为检出胎儿是否患有同样的疾病，行有创性产前诊断（如绒毛活检术或羊膜腔穿刺术）来明确诊断；其二为常规行超声检查时发现胎儿结构畸形，进一步行有创性产前诊断，如染色体核型分析、基因芯片技术、羊水代谢产物分析、全外显子组测序，明确遗传病等诊断。这两种方式中，以后者为主，尤其当胎儿是家族中首发的遗传病患者时，完全依赖超声检出结构异常，胎儿才有进一步明确诊断的机会。由此可见，超声的异常发现是胎儿遗传病诊断的前提条件。

一、孕期用于胎儿畸形筛查与诊断的超声分类

孕期主要在三个时段通过超声检出胎儿畸形：妊娠早期 11 ~ 14 周、妊娠中期 18 ~ 22 周，妊娠晚期 28 ~ 32 周。

（一）妊娠中期超声筛查

目前国际公认的超声评价胎儿解剖结构的时期为妊娠中期。按照中华医学会 2022 年发布的《超声产前筛查指南》要求，应该在妊娠 20 ~ 24^{+6} 周行胎儿系统畸形筛查。在指南中，对于胎儿头颅、脊柱、颜面、颈部、胸部 / 心脏、腹部、四肢、外生殖器、胎盘、脐带及羊水，应严格按照标准平面进行详细扫查。

典型的遗传学超声检查也是在妊娠中期超声筛查时进行的。遗传学超声（genetic ultrasound）是指用超声来评价有无结构异常及提示 21 三体综合征的软指标。单胎孕妇经过血清学筛查区分为低风险和高风险后，可用遗传学超声检查来进一步评价其风险。遗传学超声也可用于多胎和没有进行血清学筛查的孕妇。但是不适用于已经接受了 21 三体综合征筛查高危的孕妇，例如孕妇外周血游离 DNA 检测。对于游离 DNA 检测是否可以替代遗传学超声检查目前是有争议的。大多数孕期可检出的遗传病都是通过妊娠中期的详细超声扫查发现胎儿畸形，从而进一步行遗传学检查而诊断。

（二）妊娠早期超声检查

妊娠早期超声检查的主要任务是证实活胎、推算孕龄、确认胎儿数目、出现多胎妊娠时评估绒毛膜性和羊膜性。妊娠早期超声也是遗传学超声的一部分。妊娠早期开展畸形筛查可以使胎儿畸形检出的时间提前，尽早筛查胎儿染色体异常的软指标，为胎儿染色体异常的早期诊断提供机会，为致死性畸形及染色体异常胎儿的早期终止妊娠提供机会。

妊娠早期胎儿超声筛查主要包括两方面：其一为测量胎儿颈部透明层厚度（nuchal translucency，NT）；其二为胎儿重大畸形的筛查和诊断。NT 是指胎儿颈后皮下的无回声带，位于皮肤的高回声带与深部软组织的高回声带之间。这是早孕晚期所有胎儿都会出现的一种超声征象。1992 年，Nicolaides 等首次将 NT 这一名称应用于临床。NT 现已广泛应用于胎儿染色体异常的筛查，是最可靠的、应用最广泛的评价胎儿 21 三体综合征风险的超声指标。除 NT 外，有资质的产前筛查中心还可以采用其他非整倍体标记（如鼻骨缺失或发育不良、三尖瓣反流、静脉导管反流）联合检测。颈部透明层的增厚与胎儿非整倍体、结构畸形、遗传综合征及不良预后发生率增高相关。颈部透明层越厚，风险越高。

NT 应在妊娠 11 ~ 13^{+6} 周（顶臀长 45 ~ 84 mm）期间测量，应在胎儿标准平面上按照严格的测量方法测量。NT 随着胎儿胎龄的增加而增加。所以，Nicolaides 等的研究表明，随着顶臀长的增加，NT 数值的第 95 百分位增加，但是第 99 百分位都是 3.5 mm。不同的诊断中心对于 NT 增厚的诊断标准不尽相同，多数以大于第 95 百分位或第 99 百分位为标准。对于 NT 增厚的胎儿，

应常规进行染色体核型及拷贝数变异（copy number variation，CNV）检测，以除外染色体及 CNV 致病性异常。NT 增厚可以是 20%Rasopathies 病胎儿的唯一超声异常表现，建议除外染色体及 CNV 致病性异常的胎儿符合以下情况时行 Rasopathies 基因包或全外显子组测序检查：

（1）孤立性 NT ≥ 5 mm。

（2）NT ≥ 3.5 mm 并至少符合以下一项超声异常表现：①颈部淋巴管扩张；②胎儿水肿；③羊水过多；④胸腔积液；⑤腹水；⑥心脏畸形；⑦肾畸形。

妊娠 11 ~ 13^{+6} 周诊断胎儿畸形的价值已经得到肯定，但并非所有的胎儿畸形都可以在此阶段被检出。根据胎儿严重畸形是否可以在此阶段被检出，将畸形分为三组：第一组为基本上都可以在此阶段检出的严重畸形，如体蒂异常、无脑儿、无叶型及半叶型全前脑、大面积脐膨出、大面积腹裂及巨膀胱；第二组为基本上都不能在此阶段检出的严重畸形，如小头畸形、小脑半球及蚓部发育不良、脑积水、胼胝体缺失、软骨发育不良、肺部占位性病变、肾发育异常及肠梗阻；第三组为可能在此阶段检出的严重畸形，也可能漏诊，如开放性脊柱裂、膈疝、致死性骨发育异常、肢体缺如、足内翻及唇腭裂。病情的严重程度、超声医师水平、超声仪器性能、检查时长、胎儿体位等各种因素都会影响检出率。

（三）妊娠晚期超声检查

虽然 50% 以上妊娠期可检出的胎儿畸形可以在妊娠 24 周之前检出，但是还是有大量的畸形在妊娠 24 周之前难以明确诊断，其中以胎儿神经系统疾病、消化道梗阻、胎儿各种肿瘤最常见，如各种神经元增生及移行性疾病（巨头畸形、小头畸形、无脑回、巨脑回、多微小脑回、灰质异位、脑回发育不良等）、气管食管瘘、空肠及回肠梗阻闭锁、胎粪性腹膜炎。为了减少这些疾病在妊娠期的漏诊，目前推荐在妊娠 28 ~ 32 周针对胎儿畸形再进行一次超声检查，检查的重点就是这些可能在妊娠 24 周前不能诊断的疾病。

二、各类遗传病的超声表现

超声发现的胎儿结构异常与胎儿遗传病的关系分为四种：①染色体数目及结构异常导致的各种胎儿结构畸形或超声软指标；②染色体致病性拷贝数变异、致病性微缺失及微重复导致的胎儿结构畸形；③单基因遗传病导致的胎儿结构畸形；④胎儿有明确的结构畸形，但未发现明确的致病基因，因其发病符合遗传病的发病规律，故不能除外遗传病的可能。这部分疾病随着医学的进步，可能会发现致病基因。

（一）染色体数目异常

染色体数目异常分为多倍体、非整倍体和嵌合体。多倍体（如三倍体、四倍体）的胎儿结局多数是流产，但也有个别在宫内存活，表现为显著的多发畸形。非整倍体中如果染色体增加一条，称为三体型，最常见的是 21 三体综合征。染色体减少一条称为单体型，最常见的为特纳综合征。在同一个个体的体细胞中有 2 种或 2 种以上的核型，称为染色体嵌合。

非整倍体是产前诊断中最常见的遗传学异常。目前产前筛查及诊断胎儿非整倍体仍然是产前诊断的首要任务，在此过程中超声起到了决定性作用。在评价胎儿染色体异常的风险时，要将超声发现、母体血清标志物检查和父母双方遗传学风险进行综合分析。明确染色体核型需要有创性检查，如妊娠 11 ~ 14 周的绒毛活检术或妊娠中期的羊膜腔穿刺术。胎儿多倍体、18 三体、13 三体常表现为多系统结构畸形，但 21 三体产前超声检出明显结构畸形者仅占 25% ~ 33%。染色体嵌合型的胎儿超声表型根据嵌合异常染色体的种类及比例不同而不同。多系统结构畸形的胎儿容易被产前超声检出，但没有明显结构异常或仅有超声软指标阳性时容易被超声检查漏诊。

超声软指标是指意义不确定的超声表现。通常可以出现在正常胎儿中（即正常变异），为一过性，没有临床后遗症。随着孕周的进展或在出生后将缓解或消失。但是，这些软指标也确实会伴有胎儿非整倍体染色体异常的风险增高，所以应在血清学风险的基础上重新评价胎儿非整倍体异常的风险值。这些软指标包括 NT 增厚（妊娠早期）、颈部皮肤增厚（妊娠中期）、脑室扩张、鼻骨缺失、肠壁回声增强、肾盂扩张、长骨（股骨、肱骨）短、心室强光点及脉络丛囊肿。11% ~ 17% 的正常胎儿会出现单发的软指标异常。当伴有一项以上的超声软指标时，胎儿罹患非整倍体的似然比显著升高。尽管如此，用超声软指标来筛查或除外胎儿非整倍体还是效率低下的。故而只要发现了一项或更多的软指标，应该对胎儿的解剖结构进行详细扫查。

不同类型的染色体异常有不同的结构畸形谱系，熟悉这些谱系对于产前明确诊断胎儿染色体异常具有重要意义（表 7-2-1 ~ 表 7-2-5）。

表 7-2-1　13 三体综合征胎儿主要结构畸形谱系

心脏	室间隔缺损
	房室共同通道
	左心发育不良综合征
	心内强回声灶
面部及颈部	NT 增厚 / 颈部囊性淋巴管瘤
	双侧完全性唇腭裂、低耳位
	前脑无裂畸形的系列面部畸形
	眼眶畸形
颅脑	前脑无裂畸形
	小头畸形
	神经管缺陷
	脑室扩张
	胼胝体缺如
	丹迪－沃克（Dandy-Walker）综合征
腹部	脐膨出
	多囊肾、多发性囊性发育不良肾、肾积水
其他	多指畸形
	宫内发育迟缓

表 7-2-2　18 三体综合征胎儿主要结构畸形谱系

颅脑	胼胝体发育异常
	草莓形头颅
	脉络丛囊肿
	丹迪－沃克（Dandy-Walker）综合征
	颅后窝池扩大
	神经管缺陷
	脑积水
面部及颈部	NT 增厚
	小下颌
	小耳畸形、低耳位
	唇腭裂
	眼畸形（小眼、眼距过宽）

肢体	手指屈曲，重叠指
	足内翻，平底足
	桡骨发育不全
心脏	室间隔缺损
	房室共同通道
	右心室双出口
肾	多囊性肾发育不良
	马蹄肾
	肾积水
腹部	脐膨出
	膈疝
其他	单脐动脉
	脐带囊肿，脐静脉瘤
	宫内发育迟缓
	羊水过多

表 7-2-3　21 三体综合征胎儿主要结构异常谱系

颅脑	轻度脑室扩张
	额叶小
	短头
	丹迪 – 沃克（Dandy-Walker）综合征
面部及颈部	NT 增厚、颈后皮肤增厚、颈部淋巴水囊瘤、颈部水肿
	鼻前皮肤增厚
	额上颌角增大
	舌肥大
	狮子鼻（扁鼻），唇突出，面部轮廓扁平
肢体	第 5 指中节指骨发育不良
	屈曲指，第 5 指屈曲
	贯通掌
	草鞋足（跚趾与第二趾间距增大）
	肱骨短
	股骨短
	髂骨角增大
心脏	房室共同通道
	室间隔缺损
	心内强回声灶

续表

腹部	十二指肠闭锁
	脐膨出
	肠管强回声
	轻度肾盂扩张
胸腔	胸腔积液
其他	胎儿水肿
	宫内发育迟缓
	羊水过多

表 7-2-4　特纳综合征胎儿结构畸形谱系

心脏畸形：主要为主动脉缩窄、主动脉瓣畸形

胎儿水肿

囊性淋巴管瘤（多有分隔）

肾畸形：肾发育不全或发育不良，肾盂积水

股骨短

表 7-2-5　三倍体胎儿结构畸形谱系

颅脑	脑室扩张
	丹迪 - 沃克（Dandy-Walker）综合征
	胼胝体发育异常
	前脑无裂畸形
	脑膜膨出
	神经管缺陷
面部	眼距过宽
	小下颌
	小眼畸形
其他	NT 增厚、颈部囊性淋巴管瘤
	第 3、4 指并指畸形
	足内翻畸形，可伴有踇趾和第二趾间距增大
	心脏畸形
	脐膨出
	肾畸形
	块状胎盘
	宫内发育迟缓
	羊水过多

表 7-2-1 ~ 表 7-2-5 引自：李胜利，罗国阳 . 胎儿畸形产前超声诊断学［M］.2 版 . 北京：科学出版社 .

　　从以上几种常见的胎儿染色体异常的表现可以看出，18 三体综合征、13 三体综合征、特纳综合征及三倍体的胎儿有多种结构畸形。13 三体是活产儿中发生率最低的常染色体异常，因为

超过 75% 的胎儿会出现胎死宫内。典型的 13 三体综合征表现为无叶型全前脑相应的脑部及面部畸形，以及心脏、骨骼、泌尿系统等多系统畸形（图 7-2-1A ～ C）。18 三体是妊娠中期进行非整倍体筛查时第二常见的染色体异常，均伴有致命的畸形。典型的 18 三体综合征患儿表现为脉络丛囊肿、草莓形头颅、严重的心脏畸形、重叠指（图 7-2-2A ～ C）。典型的致死型特纳综合征表现为颈部较大的淋巴水囊瘤，胎儿全身皮肤水肿，伴胸腔积液、腹水、心脏畸形及肾畸形（图 7-2-3A、B）。淋巴水囊瘤是出现在颈后方皮下的薄壁单房或多房肿物，其内充满淋巴液体，可伴有广泛的淋巴水肿。不伴有淋巴水肿的单房小的淋巴水囊瘤很难与其他原因引起的颈部透明层增厚相鉴别。相比较之下，分隔是多房的淋巴水囊瘤的特征，可以很好地与单纯的颈部透明层增厚相鉴别。妊娠中期患有颈部囊性淋巴管瘤的胎儿，70% 为致死性特纳综合征，5% 为 18 三体

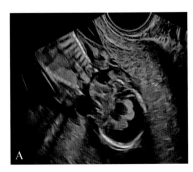
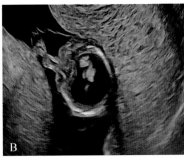
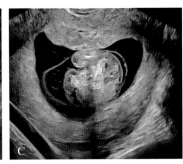

图 7-2-1　13 三体综合征胎儿超声图像

A. 脑部可见单一脑室，脉络丛于脑中线处融合，丘脑呈融合状；B. 因罹患全前脑，出现相应的面部畸形，此胎儿鼻部长于双眼上方，明显前凸，称为喙鼻；C. 除面部畸形外，腹壁脐孔外脐带内可见肠管回声，诊断为脐膨出

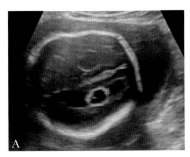
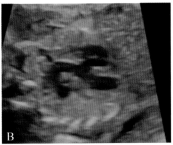
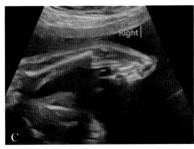

图 7-2-2　18 三体综合征胎儿超声图像

A. 双侧脉络丛囊肿；B. 室间隔上段回声连续性中断，诊断为室间隔缺损；C. 胎儿右侧上肢桡骨缺失，腕关节呈持续内收状，诊断为桡骨发育不全

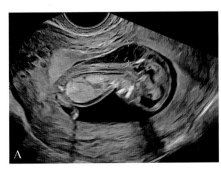
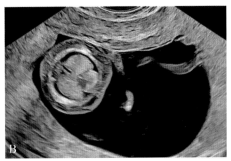

图 7-2-3　特纳综合征胎儿超声图像

A. 颈部淋巴水囊瘤；B. 胎儿皮肤水肿、双侧胸腔积液

综合征，5% 为 21 三体综合征，约 20% 的胎儿染色体核型正常，但仍有可能为各种遗传综合征，如努南综合征。三倍体的胎儿由于多出一套染色体（每号染色体均为 3 条，共 69 条），严重畸形和流产是非常普遍的，产前超声有非常高的检出率，妊娠早期可表现为淋巴水囊瘤，妊娠中期表现为早发型不均称型胎儿生长受限（逗点征，图 7-2-4）及多发畸形。虽然以上各种染色体异常各有特点，但是也会有很多畸形在不同染色体异常中发生重叠。例如妊娠早期的 NT 增厚、颈部淋巴水囊瘤可见于多种染色体异常。妊娠中期胎儿结构畸形筛查时可见多种颅脑畸形、心脏畸形、肢体畸形等多系统结构畸形。故发现结构异常时，单纯以各种结构畸形尚不能决定胎儿染色体异常等类型，需要利用有创性产前诊断技术（如绒毛活检术、羊膜腔穿刺术）进一步明确。

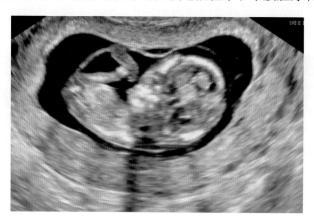

图 7-2-4　三倍体胎儿超声图像
早发型不均称性胎儿生长受限，躯干、肢体明显小于孕周，头相对较大，形似逗号，故称逗点征

与上述的几种染色体异常不同，大约仅有 1/3 的 21 三体综合征胎儿有 1 项或更多以下系统结构异常（重大畸形或超声软指标），包括心血管系统（尤其是心内膜垫缺损和室间隔缺损）、中枢神经系统（如轻度侧脑室扩张）、消化系统（如妊娠 22 周以后的十二指肠闭锁）、颅面部（如淋巴水囊瘤、NT 增厚、短头畸形）、胎儿水肿（图 7-2-5A ～ E）。所以多数 21 三体综合征胎儿产前不会表现出明显的结构畸形，而是表现为超声软指标。当 NIPT 阴性的胎儿发现超声软指标时，是否应做有创性及产前诊断是有争议的。但是在临床实践中，NIPT 阴性胎儿因发现超声软指标进而诊断 21 三体综合征的情况时有发生。所以超声软指标的检出为胎儿接受有创性产前诊断提供了机会，是 NIPT 有效的补充。

（二）染色体结构异常

造成染色体结构畸变的根本原因是某种因素导致了染色体断裂和重接，形成缺失、异位、倒位、重复、环状染色体、等臂染色体等畸变。染色体结构畸变导致的 DNA 变异幅度大于 3 Mb，才可以在显带染色体图谱上检测到。大片段的 DNA 缺失可能会导致多种遗传病。其中比较常见的是 5p 部分单体综合征（partial monosomy 5p syndrome）［又称猫叫综合征（cri-du-chat syndrome）］和 22q11.2 缺失综合征。

5p 部分单体综合征是由于 5 号染色体短臂末端缺失所致。发病率约为 1/5 万，女性患者多于男性患者。其畸形特征为生长受限、哭叫呈猫样、智力低下、肌张力低下、小头、眼距增宽、眼裂下斜、低耳位及面部不对称。其产前超声的特征并不明显。文献报道的产前畸形表现以中枢神经系统为主，多数为小脑发育不良，例如胼胝体部分缺如（图 7-2-6A ～ C）。

DiGeorge 综合征又称 22q11.2 综合征，是由于 22 号染色体长臂近着丝粒端片段 22q11.21-q11.23 缺失引起的遗传综合征。活产儿发病率约为 1/4000。特征性畸形主要包括心脏畸形、面部异常、胸腺缺如或发育不良、甲状旁腺发育不良、鼻咽发育缺陷等，常合并其他异常（如低钙血症、免疫力缺陷、语言障碍、精神异常、认知能力缺陷）。该综合征的颜面特征很难通过产前超

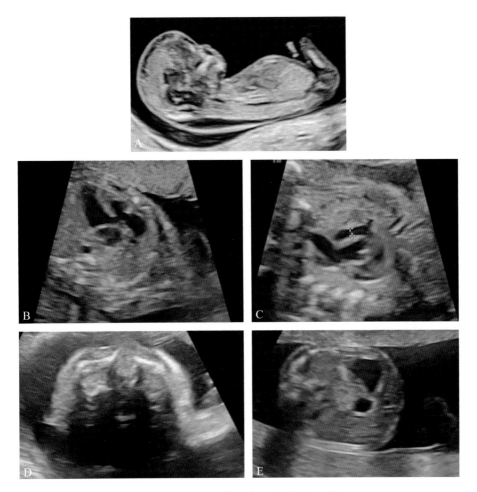

图 7-2-5　21 三体综合征胎儿超声图像

A. 胎儿 NT 明显增厚；B. 妊娠中期发现胎儿法洛四联症，图中为室间隔缺损及主动脉骑跨（此例未行绒毛膜穿刺术，妊娠中期行羊膜腔穿刺术，妊娠 21 周行胎儿畸形筛查时羊膜腔穿刺术还未出结果）；C. 肺动脉狭窄；D. 胎儿双侧鼻骨不对称；E. 胎儿腹部双泡征

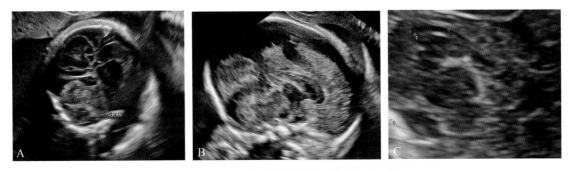

图 7-2-6　5p 部分单体综合征胎儿超声图像

A. 妊娠 28 周小脑横径 27 mm，小于第 1 百分位；B. 妊娠 24 周时胼胝体完整，各部分均可见；C. 妊娠 28 周胼胝体压部菲薄，显示不清

声明确诊断，可结合心脏畸形的类型和胎儿胸腺的大小初步评估该综合征的风险。如发现圆锥动脉干畸形和胸腺小，该综合征的发病风险明显增高。主要的圆锥动脉干畸形包括法洛四联症、永存动脉干、主动脉弓离断、肺动脉狭窄及右心室双出口等。

（三）拷贝数变异

拷贝数变异（CNV）也称为拷贝数目多态，是一种大小介于 1 Kb 至 3 Mb 的 DNA 片段的变异，广泛分布于人类基因组中。多种致病性的 CNV 可能导致患儿严重的畸形及器官功能异常，其中部分畸形可以通过产前超声检出。目前 CNV 的检测已经成为发现胎儿畸形后常规进行的有创性产前诊断项目。

米勒 - 迪克尔（Miller-Dieker）综合征又称为 17p13.3 缺失综合征、Ⅰ 型无脑回畸形。其遗传学病因主要为涉及 *PAFAHlBl*、*CRK*、*YWHAE* 基因的染色体 17p13.3 微缺失。之所以又称为 Ⅰ 型无脑回畸形，就是因为此病以无脑回畸形为突出特征，并伴有相关的发育迟缓、智力发育落后、脑室扩张、胼胝体发育不良、小头畸形等。产前超声表现为特征性的脑沟回发育落后，呈特征性的"8"字形脑轮廓表现，多数伴有侧脑室扩张、小头畸形和胼胝体发育不良。但是部分胎儿表现明显（图 7-2-7A ～ C），部分胎儿表现并不显著。

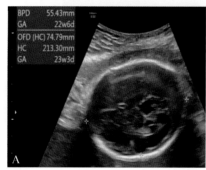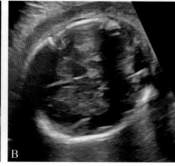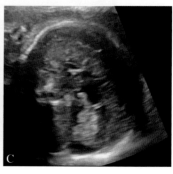

图 7-2-7　米勒 - 迪克尔综合征胎儿超声图像

A. 妊娠 28 周，头围仅如妊娠 23 周大，小头畸形诊断明确；B. 妊娠 28 周，双侧外侧裂失去正常形态，呈锐角改变，整个脑部外形呈"8"字形；C. 胎儿胼胝体明显短小、菲薄，诊断胼胝体发育不良

并非所有的致病性 CNV 所致的胎儿异常都能在产前表现出来，例如普拉德 - 威利综合征（Prader-Willi syndrome）和天使综合征（angelman syndrome，AS）。这两个综合征都是由于第 15 号染色体 15q11-q13 的缺失。缺失来自父源，即为普拉德 - 威利综合征；缺失来自母源，即为天使综合征。这两个综合征的表现多为患儿运动、智力、行为、精神等各方面的异常，普拉德 - 威利综合征特征性的表现为食欲不能控制，而天使综合征的患儿 80% ～ 95% 会出现癫痫发作。但是两个综合征的患儿都没有明显的畸形，所谓的特殊面容在产前也无法明确诊断。所以这样的胎儿产前诊断困难。

（四）全外显子组测序

根据异常的严重程度和数量，经超声检查发现有结构性出生缺陷的胎儿出现异常核型的可能性高达 30%。比较微阵列分析（comparative microarray analysis，CMA）的更高分辨率为超声异常而核型正常的胎儿提供了 4% ～ 6% 的额外诊断率。但是，即使使用这些技术，超过一半的结构异常胎儿仍然没有被诊断。全基因组测序（whole genome sequencing，WGS）和全外显子组测序（whole exome sequencing，WES）是在核苷酸水平上检测基因组的技术。WES 仅限于 20 000 多个基因的蛋白质编码区，占基因组的 1% ～ 2%。WES 分析已知致病基因（临床外显子组）的编码序列，或分析未知临床意义的基因，是目前评估结构异常胎儿的一种选择。

由于 WES 基因结果的分析必须密切结合患者的临床症状，而胎儿期缺乏临床症状的准确评估。且 WES 测序结果中经常会出现与检查目的不符的与其他疾病相关的致病基因，使胎儿父母无从选择。WES 还面临诸多的伦理挑战。所以，WES 不适合在胎儿期进行常规检测，对于需要进行 WES 检测的胎儿需要严格筛选。研究证实，检测目标人群不同，核型及 CMA 均正常但 WES 发现致病性基因的患儿比例不同。有效地选择病例，WES 阳性率高达 80%；不选择病例，WES 阳性率下降至 10% ~ 19%，甚至 6.2%。对于孕妇的选择依赖于精确的产前超声评价。

Meckel-Gruber 综合征是常染色体隐性遗传病，致病基因定位于染色体 17q21-q24，以胎儿枕部脑膨出、多囊肾、多指为特征性的临床表现。患儿预后差，多于新生儿早期死亡。图 7-2-8A、B 为妊娠 22 周诊断的 Meckel-Gruber 综合征胎儿，特征性超声表现显著。而且这对父母 2 年前就曾经引产过一例超声表现几乎一致的胎儿。虽然上一胎没有经过基因证实，但是推断也是 Meckel-Gruber 综合征。同一家系反复出生表型相同的患儿也符合常染色体隐性遗传病的遗传规律。

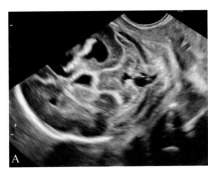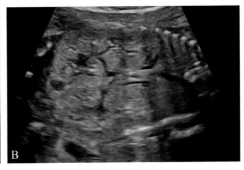

图 7-2-8　Meckel-Gruber 综合征胎儿超声图像

A. 妊娠 22 周胎儿枕部颅骨回声中断，脑膜由此膨出；B. 双肾明显增大，回声增强，诊断为双肾多囊性病变

胎儿颅内出血是一种较为罕见的疾病，发病率尚不明确，文献报道发病率约为 1/10 000，在转诊中心机构报告的发生率为 0.5/1000 ~ 1/1000。其中多数的颅内出血为脑室内出血，脑实质内出血罕见，尤其是反复出血、新鲜出血与出血后的陈旧损伤同时存在的病例更加罕见。虽然胎儿不良预后是可预见的，但是明确出血原因、准确评价下一胎的再发风险对于患儿家庭是非常重要的。有文献报道胎儿期颅内反复脑出血及脑穿通畸形的病例（图 7-2-9A、B），出生后的全外显子组测序结果显示其为 COL4A1 基因杂合突变，单基因常染色体显性遗传病，该基因突变将导致脑部多发微小血管病变，从而导致脑穿通畸形及脑出血。此外，COL4A1 基因突变可以引起其他器官微小血管病变，如视网膜微血管病变、肾小血管病变。如果产前即诊断 COL4A1 基因突变，应行剖宫产术终止妊娠，避免经阴道分娩使胎儿脑出血的风险增加，对于分析胎儿预后、决定分娩方式、评估再发风险都有重要意义。

常见的单基因遗传病的遗传方式除了上述的常染色体隐性遗传、常染色体显性遗传外，还有 X 连锁遗传。其中 X 连锁脑积水是可以通过产前超声来诊断的疾病。发病率在男性约为 1/30 000，致病基因 L1CAM 位于 Xq28 区。笔者发现的一例男性胎儿，妊娠 23 周超声发现双侧侧脑室及第三脑室显著扩张（图 7-2-10 A、B）。WES 检测显示胎儿携带 L1CAM 致病基因。

综上所述，经过妊娠早期、妊娠中期、妊娠晚期详细规范的超声检查，可能会检出胎儿染色体、CNV 及核苷酸水平各层次的遗传病，尤其是对于各种非整倍体异常，产前超声诊断准确性高。但是对于 CNV 及核苷酸水平的异常，只有超声表现为显著畸形的、尤其是对于遗传综合征指向明确的，才可能得到准确诊断。

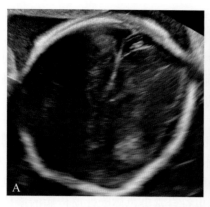
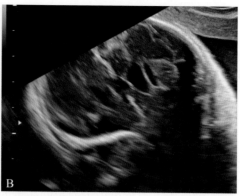

图 7-2-9　*COL4A1* 基因突变胎儿超声图像

A. 超声发现脑实质内高回声，考虑脑实质内新鲜出血；B. 胎儿侧脑室旁脑白质内可见囊性软化灶

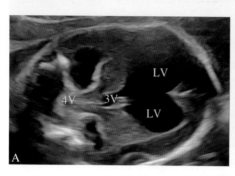
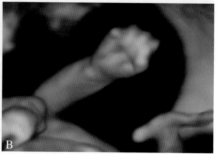

图 7-2-10　X 连锁脑积水胎儿超声图像

A. 双侧侧脑室及第三脑室显著扩张，中脑导水管闭合；B. 胎儿拇指呈持续内收状

LV. 侧脑室；3V. 第三脑室；4V. 第四脑室

（北京大学第一医院妇产科　陈俊雅　杨慧霞）

第三节　MRI 在胎儿遗传疾病中的应用

一、胎儿 MR 检查技术的应用

（一）胎儿 MR 检查的安全性

近 10 年，胎儿 MRI 在我国应用日益广泛，已经成为重要的产前影像检查项目，是出生缺陷二级防控的重要手段之一。我国于 2020 年发布了《胎儿 MRI 中国专家共识》，从胎儿 MR 检查时机、安全性、适应证、扫描技术等方面进行规范，对胎儿 MRI 技术规范推广和应用具有重要的指导意义。

迄今为止，相关中英文文献均未报道使用 3.0 T 及以下场强 MR 检查会对母体或胎儿带来任何不良后果。由于最大的理论风险发生在器官发生时，并且发育中的胎儿体积小，很难在妊娠早期进行评估，因此尽管有研究表明妊娠早期使用 1.5 T MR 检查并没有显示对胎儿有害，但我们尽可能避免在妊娠早期进行 MR 成像。总体来说，3.0 T 及以下场强 MR 检查对妊娠中、晚期胎儿是安全的。

（二）MR 检查序列的选择

因胎儿运动的不确定性及孕妇的生理特点等特殊原因，胎儿 MR 扫描一般不采用屏气扫描，不使用钆对比剂增强扫描，不使用任何抑制胎动的药物。孕妇选择舒适的体位，一般取平卧位或左侧卧位。

胎儿 MRI 扫描序列应以各种快速及超快速序列为主，一般 1 ~ 2 秒采集一幅图像的原始数据，减少胎动对图像的影响，获得清晰的解剖图像。最常用的序列包括单次激发快速自旋回波（single shot fast spin echo，SSFSE）序列、平衡稳态自由进动（balanced steady-state free precession，BSSFP）序列（如 FIESTA、True-FISP）、T1WI 及弥散加权成像（diffusion weighted imaging，DWI）等。SSFSE 序列临床应用最多，适用于胎儿全身各系统，对骨骼系统显示较差。BSSFP 序列适用于胎儿各系统，但组织对比较 SSFSE 序列差，对于骨骼系统显示较好。T1WI 可以帮助显示某些胎儿组织或液体成分，如脂肪、出血、肝及胎粪。DWI 序列的表观扩散系数（apparent diffusion coefficient，ADC）值的测量可以反映胎儿组织内水分子扩散是否受限。

（三）MR 检查的适应证

由于胎儿疾病特点、孕妇情况（孕妇肥胖、羊水过少）、胎位等原因，尤其是妊娠晚期胎头入盆，当超声怀疑异常，但不能充分诊断时，针对性胎儿 MRI 对于产前明确诊断具有重要价值。MRI 组织分辨率高，不受含气肠管、羊水量、胎儿体位等影响，可以进行大范围、多参数成像，能够清晰地显示胎儿各个器官信号特点，获得更多的胎儿信息。胎儿 MRI 可以用于评价胎儿正常解剖、先天畸形及发育变异等方面，还可以了解胎儿器官功能与代谢活动。

中枢神经系统畸形是最常见的先天畸形之一，胎儿 MRI 在妊娠中、晚期能够为系统性超声筛查不能充分诊断的神经系统先天畸形提供更多信息。对于结节性硬化、胼胝体发育不全及无脑回畸形等脑部疾病家族风险的胎儿，即便超声检查阴性，MRI 筛查也具有重要的临床意义。

（四）MR 检查的禁忌证和局限性

MR 检查绝对禁忌证包括安装心脏起搏器、铁磁性植入物，如颅内动脉瘤夹、人工电子耳蜗、某些神经刺激器或电子设备。孕妇幽闭恐惧症属于相对禁忌证，应慎重选择 MR 检查。

二、胎儿 MRI 在中枢神经系统的应用

中枢神经系统畸形是最常见的先天畸形之一。超声是胎儿中枢神经系统畸形筛查的首选方法，胎儿 MRI 在妊娠中、晚期能为超声筛查怀疑或不能充分诊断的神经系统先天畸形提供额外信息。MRI 能显示胎儿中枢神经系统各阶段脑发育的形态学改变，并通过信号强度的改变来描绘其成熟过程，可用于诊断胎儿脑室扩张、颅后窝病变、胼胝体及透明隔异常、神经元移行异常及血管畸形等。

（一）脑室扩张

脑室扩张（ventriculomegaly）是临床上需要进行胎儿中枢神经系统 MR 检查的最常见原因之一。它可能是由畸形、脑损伤或者更少见的肿瘤引起的。遗传原因或脑畸形相关的脑室扩张大多是双侧的。脑室扩张也见于一些综合征。胎儿脑室扩张的机制尚未明确，且预后各不相同。

脑室扩张的影像学诊断标准：测量侧脑室三角区横径（三角区脉络丛平面），于三角区脉络丛后缘测量侧脑室宽度，妊娠任何时期横径 ≤ 10 mm 为正常，> 10 mm 则诊断为侧脑室增宽。

1. 单纯性脑室扩张　双侧侧脑室不对称临床常见，侧脑室扩张可以为单侧，也可以为双侧。侧脑室扩张分为三级：轻度扩张（10 mm ≤ 侧脑室宽度 < 12 mm）（图 7-3-1）、中度扩张（12 mm ≤ 侧脑室宽度 < 15 mm）、重度扩张（侧脑室宽度 ≥ 15 mm）（图 7-3-2）。对于单纯轻度侧脑室扩张，予以充分评估，排除其他异常后，出生后神经系统发育异常的风险很低，90% 以上的胎儿存活且神经发育正常；中度侧脑室扩张，不良结局风险更高；而重度侧脑室扩张可能是大脑发育异常的标志。

MR 影像表现：当三角区横径 > 10 mm 而无其他畸形时，为单纯性侧脑室扩张。

2. 脑积水（hydrocephalus）　是指由于脑脊液动力学异常（脑脊液分泌过多、脑脊液吸收障碍或脑脊液循环障碍），脑脊液过多积聚于脑室系统内，造成侧脑室异常扩张（图 7-3-2），常合并其他系统畸形或染色体异常。脑积水诊断仅适用于可直接观察到或推断出梗阻的胎儿。脑积水的病因有以下几种：①中脑导水管狭窄；②丹迪-沃克（Dandy-Walker）综合征，因第四脑室正

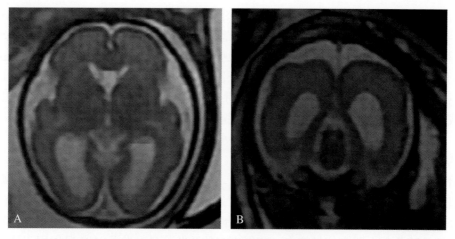

图 7-3-1 妊娠 28 周，单纯性脑室扩张
FIESTA 序列轴位（A）和冠状位（B）示双侧侧脑室增宽，右侧宽约 13 mm，左侧宽约 11 mm

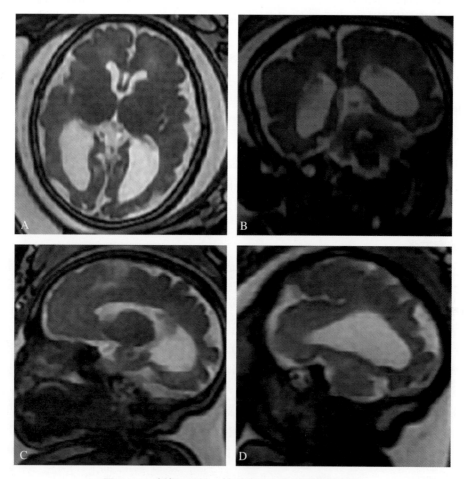

图 7-3-2 妊娠 36 周，松果体区占位导致的脑积水
FIESTA 序列轴位（A）、冠状位（B）示双侧侧脑室明显增宽，右侧最宽处约 16 mm，左侧最宽处约 14 mm；矢状位（C、D）分别示右侧、左侧脑室后角增宽，相应枕叶皮质变薄、形态不规整

中孔或侧孔闭锁所致；③阿诺德 - 基亚里（Arnold-Chiari）畸形，因小脑扁桃体、延髓及第四脑室疝入椎管内使脑脊液循环受阻；④其他颅内畸形，如脑穿通畸形、无脑回畸形；⑤非发育性病因等各种原因引起的脑脊液分泌过多或颅内出血或肿瘤阻塞脑脊液循环。

3. 脑穿通畸形（porencephaly） 又称为脑穿通性囊肿，是一种少见的先天性脑发育畸形，一种特殊类型的脑积水，又称为"脑积水性空洞症"。

胎儿脑穿通畸形主要是胚胎期神经系统发育障碍所致，主要病因可能包括感染、出血、梗死或坏死，但亦有家族性脑穿通畸形的报道。宫内妊娠中、后期，胎儿发生脑梗死可导致脑穿通畸形。遗传易感性可能起一定的作用，例如莱顿 V 因子和 *MTHFR*（亚甲基四氢叶酸还原酶基因）突变。脑穿通畸形可单独出现，也可以合并其他中枢神经系统畸形和病变。

MR 影像表现：脑实质单发或多发，单侧或双侧分布的脑脊液样信号囊腔，与邻近脑室和（或）蛛网膜下腔相通（图 7-3-3），囊壁无灰质内衬。

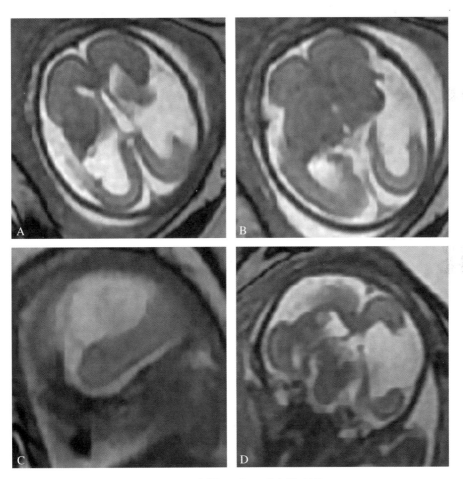

图 7-3-3 妊娠 20 周，脑穿通畸形
FIESTA 序列轴位（A、B）、矢状位（C）、冠状位（D）示左侧脑室旁囊性病变与扩张的侧脑室相通

（二）丹迪 - 沃克（Dandy-Walker）综合征及变异型

颅后窝宽度是指小脑蚓部与枕骨内缘间的距离，正常值为 2 ~ 10 mm，如果测量值＞ 10 mm，提示颅后窝增宽。因超声检查观察到颅后窝增宽而做 MR 检查的孕妇非常多，因此判断是正常发育还是异常十分重要。

1. 丹迪－沃克综合征 是指小脑及第四脑室严重发育障碍，囊性扩张的第四脑室与枕大池相连续，第四脑室正中孔（Magendie 孔）闭塞缺如。发生于妊娠 7 ~ 10 周，由第四脑室顶部和周围脑膜发育障碍而形成。由于第四脑室的出口狭窄或闭锁，脑脊液循环受阻，使第四脑室囊状扩大。小脑蚓部缺如或发育不良，使囊状扩大的第四脑室向后延伸与扩大的枕大池相连，并压迫周围结构。小脑半球发育不良，向上方及两侧移位，小脑幕、横窦及窦汇受压上移高位，颅后窝增大（图 7-3-4）。丹迪 - 沃克综合征预后较差，患儿多有明显的智力障碍。丹迪 - 沃克综合征还常与其他畸形伴发，预后不良。

MR 影像表现：①第四脑室囊性扩张，与颅后窝相通；②小脑蚓部完全或部分发育不全；③颅后窝池扩大；④小脑幕上抬。

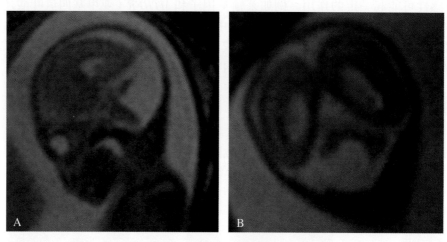

图 7-3-4　妊娠 22 周，丹迪 - 沃克综合征伴一侧小脑发育不全

FIESTA 序列矢状位（A）示颅后窝宽约 12 mm，小脑蚓部缺如，第四脑室扩大与颅后窝相通，小脑幕上抬；冠状位（B）示右侧小脑半球发育不良、向上方移位

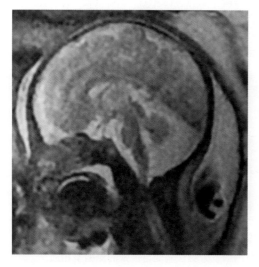

图 7-3-5　妊娠 30 周，丹迪 - 沃克变异型

SSFSE 序列正中矢状位示颅后窝增宽，宽约 13 mm，小脑下蚓部部分缺如，第四脑室与后方相通，小脑幕未见明显上抬

2. 丹迪 - 沃克变异型（Dandy-Walker variant）

最近的文献已不再使用丹迪 - 沃克变异型，而改为小脑蚓部发育不良（cerebellar vermian hypoplasia），多由下蚓部发育不全或蚓部轻度向上旋转造成。小脑蚓部发育不良是一种较常见且易于识别的颅后窝畸形。导致小脑发育不良的病因包括代谢性疾病、染色体异常（尤其 18 三体）、胎儿酒精综合征。

MR 影像表现：正中矢状位可见小脑蚓部短小、下蚓部缺失，但颅后窝池正常，颅后窝池与扩大的第四脑室相通，小脑幕位置正常（图 7-3-5）。因小脑蚓部在妊娠 24 周以后才能在 MRI 分辨，所以妊娠 24 周以前不能轻易诊断小脑蚓部发育不良。

研究认为，小脑蚓部发育不良可以是无症状的，其预后仍有待进一步的研究与观察。

（三）胼胝体发育异常

胼胝体是双侧大脑半球之间最大的联合纤维，位于大脑半球纵裂的底部，是连接左右两侧大脑半球的横行神经纤维束。胼胝体呈窄条状结构，于轴位图像上观察，形似汉字"工"形，位于双侧侧脑室之间。妊娠 12 周时，胼胝体嘴首先发育，后逐渐发育成胼胝体的前部。胼胝体的发育同时向前、后两个方向进行，向后发育成体部、压部，向前发育成膝部、嘴部，一般到妊娠 18 ~ 20 周，胼胝体发育过程基本完成，并随着脑的成熟而逐渐增长。所以临床上妊娠 20 周以前一般不诊断胼胝体缺如。

胼胝体发育不全（agenesis of corpus callosum）是最常见的畸形之一。胼胝体和其他连合的缺如是一种非特异性发现，是至少 70 种综合征中的一部分，常见的是胼胝体和相关海马连合的缺如或缺损。许多畸形可能与连合发育不全有关，例如眼部畸形、视 - 隔发育不全、下丘脑垂体缺损、颅后窝囊性畸形和颅面裂。如发现胼胝体发育不全，应在脑组织内寻找皮质发育不良或灰质移位等异常。

胼胝体发育不全所致的脑室复合体（双侧侧脑室远离中线、相互分离，后部增宽）畸形是有特点的，易于在胎儿颅脑 MRI 识别。然而，有时对胼胝体发育不全全面评价很困难，特别是存在半球间囊肿时，可能因为囊肿的占位效应影响到相关皮质发育畸形的检测。在脑室重度扩张的病例中，胼胝体会被严重拉伸，此时胎儿脑部 MRI 也难以识别胼胝体。

胼胝体发育不全分为完全型（即不发育）和部分型。在胼胝体发育早期，严重损伤（某些致畸因素，如丙酮酸脱氢酶缺乏症）多造成胼胝体完全缺如；若损伤较轻或在胼胝体发育晚期，则仅导致胼胝体部分缺如，往往是压部缺如。

1. **胼胝体完全缺如**　正中矢状面可直接显示胼胝体全貌，应结合轴位及冠状位进行全面分析。完全缺如时，在多个平面胼胝体均未见显示。

间接征象：①矢状位：扣带回外翻，大脑半球内侧面的脑沟直接伸向第三脑室；②冠状位：双侧脑室分离，侧脑室前角向外突，呈羊角状；③轴位：两侧脑室呈平行状分离，变平直。第三脑室扩大并上移至两侧脑室间（图 7-3-6、图 7-3-7）。

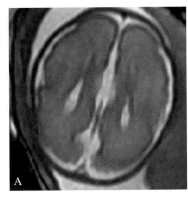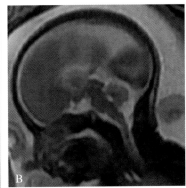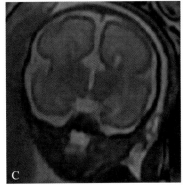

图 7-3-6　妊娠 25 周，胼胝体缺如

FIESTA 序列轴位（A）示双侧侧脑室呈平行状；正中矢状位（B）胼胝体未见明确显示；冠状位（C）透明隔间腔未见显示

2. **胼胝体部分发育不全**　胼胝体不同部位发育不全 MRI 表现不同。①嘴部缺如：大脑半球纵裂池前部向后伸展，明显靠近第三脑室前壁。嘴部发育完成最晚，无论胼胝体部分发育不全或不发育，均累及胼胝体嘴部。因此纵裂与第三脑室相通是最常见的表现。②体部缺如：侧脑室体部受累，双侧侧脑室扩大、分开、平行，或侧脑室体部脉络丛轴线间夹角变小，第三脑室扩大，上移至分离的两侧侧脑室之间。正中矢状面可见半球间脑回呈放射状指向第三脑室。③膝部缺如：两侧侧脑室前角分离，变平直，呈倒"八"字形或新月形。④压部缺如：两侧侧脑室三角区和后角不成比例地扩大。

（四）无脑回

无脑回畸形（agyria）为完全缺失脑回、脑沟的光滑脑，是大脑半球脑沟、脑回形成障碍的一类疾病。其形成原因是神经元移行障碍，使神经元在白质中异常积聚。

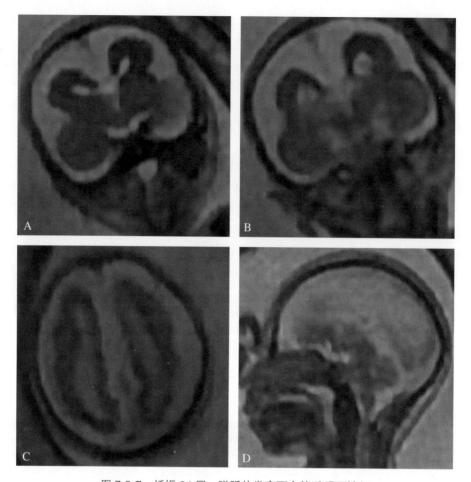

图 7-3-7　妊娠 24 周，胼胝体发育不全伴透明隔缺如

FIESTA 序列冠状位（A、B）透明隔间腔未见明确显示；轴位（C）示侧脑室体部平行；矢状位（D）示胼胝体结构显示不清

　　米勒 - 迪克尔综合征和 Norman-Roberts 综合征以经典型无脑回畸形为主要表现。米勒 - 迪克尔综合征患儿除严重智力障碍、运动障碍、喂食困难、头部异常小之外，还包括多指、白内障、先天性心脏缺陷、肾及其他器官衰竭等致命性并发症。Norman-Roberts 综合征还包括颅面异常相关的症状，例如枕骨突出、双眼间距过远、额头低。

　　MR 影像表现：大脑皮质表面光滑，脑沟、脑裂缺如，大脑皮质异常增厚（图 7-3-8），皮质下白质变薄。灰白质交界面平滑，这是由于缺少白质指状突起所致。由于两侧侧裂的变宽、变浅，与脑长轴垂直，使两侧大脑半球呈特殊的"8"字形或哑铃形改变。在增厚的皮质周围还可以出现一圈特征性的长 T2 高信号带，与胶质增生有关。由于白质发育不良，可伴有侧脑室扩张。

（五）动静脉畸形——Galen 静脉瘤

　　宫内常见的血管畸形有 Galen 静脉瘤（VGAM）和硬脑膜窦畸形（DSM）。已知有几种疾病是遗传性的，如遗传性出血性毛细血管扩张症［郎 - 奥 - 韦综合征（Rendu-Osler-Weber syndrome）］，由 4 种基因（*ENG*，*ACVRLI*，*GDF2* 或 *SMAD4*）中的任何一个突变导致。

　　大脑大静脉属于脑深部静脉系统，又称为盖伦静脉（Galen vein）。在胚胎期，大脑大静脉的前体是前脑中央静脉，前脑中央静脉为大脑前动脉和脉络膜动脉提供静脉引流。当基底节和丘脑内的血管形成时，大脑内静脉开始引流，与前脑中央静脉的后端相连，初步形成大脑大静脉，即大脑大静脉是由双侧大脑内静脉汇入后引流至直窦，位于松果体后方。

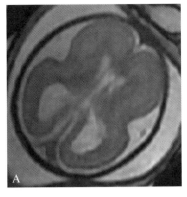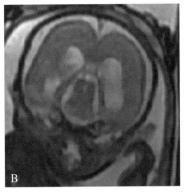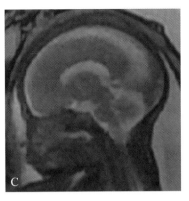

图 7-3-8　无脑回畸形

FIESTA 序列轴位（A）、冠状位（B）示双侧大脑皮质平滑，未见相应沟裂形成，双侧皮质略增厚，白质内信号略增高，双侧侧脑室增宽；矢状位（C）胼胝体可见

Galen 静脉瘤是胎儿最常见的动静脉畸形。由于胎儿期分流到大脑的高输出流量，受累胎儿通常会出现心功能不全和多器官功能衰竭，最终可能导致围产期死亡。Galen 静脉瘤形成有两个原因：第一，胚胎期胚胎发育异常，前脑中央静脉不能正常退化，可形成 Galen 静脉瘤；第二，大脑大静脉血流异常改变，当动静脉瘘发生时，动脉血未经毛细血管而直接流入大脑大静脉，大脑大静脉腔压力异常增高，从而导致大脑大静脉扩张。

MR 影像表现：颅脑内中央区域有较大的流空，位于丘脑上方的大脑中线管状结构与扩张的矢状窦相邻，称为"彗星尾或锁孔征"，直窦扩大，引流至横窦，于 SSFSE 序列呈明显低信号（图 7-3-9）。

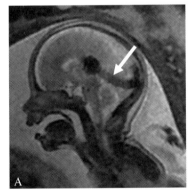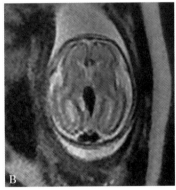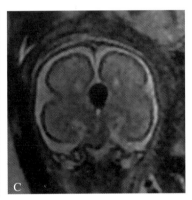

图 7-3-9　妊娠 24^{+4} 周，Galen 静脉瘤

SSFSE 序列矢状位（A）显示大脑大静脉水平可见条形低信号（箭头），局部可见扩张，直窦增大。轴位（B）和冠状位（C）显示大脑大静脉区域类圆形低信号枕

三、胎儿 MR 在中枢神经系统以外的应用

（一）颈部

颈部的胚胎起源极其复杂，由多组基因编码。胎儿颈部囊肿较为常见，其相关的遗传病多表现为染色体畸形和颈部透明层增厚，常伴发育畸形（85%）。囊性淋巴管囊肿是早期妊娠最常见的胎儿结构异常之一，胎儿 MRI 有助于辅助早期诊断。

颈部囊性淋巴管囊肿（cervical cystic lymphangioma）：胎儿囊性淋巴管瘤又称为囊性水瘤，是一种罕见的先天性淋巴系统畸形，75% 发生在颈部，累及皮肤和皮下组织，与 21 三体综合征、特纳综合征等染色体异常高度相关。该疾病是淋巴系统的良性错构瘤，主要由胚胎期颈部淋巴管阻塞或淋巴管异常分离所致，多节段发病，可延伸至颈部两侧，其内多可见分隔。该疾病主要通过手术治疗，其成功与否取决于瘤体大小及位置。一般来说，核型正常的胎儿淋巴管瘤婴儿预后较好。

MR 影像表现：颈部可见囊状信号影（图 7-3-10），随着淋巴管囊肿内蛋白质含量、出血量而变化，呈均匀或不均匀信号，其内可见分隔。单侧多见，体积一般较大。瘤体较大者可向枕部、背部及纵隔发展，边界较清，可推压颈部血管及气管致移位。

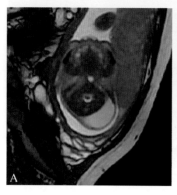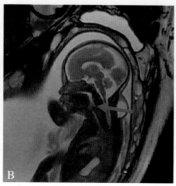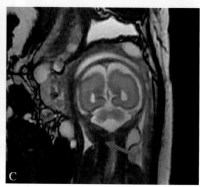

图 7-3-10　妊娠 26 周，左侧后颈部淋巴管瘤

FIESTA 序列冠状位（A）、矢状位（B）和轴位（C）图像示左侧后颈部皮下囊状长 T2 信号影（箭头所示），边界清，大小约 3.3 cm × 1.6 cm × 3.3 cm

（二）胸部

胎儿肺发育状态是其出生后能否存活的决定性因素之一。相关的常见遗传性肺疾病包括先天性囊性腺瘤样畸形和先天性膈疝。

1. 先天性囊性腺瘤样畸形（congenital cystic adenomatoid malformation）　又称为先天性肺气道畸形（congenital pulmonary airway malformation，CPAM），是先天性肺发育畸形中最常见的类型（30% ~ 40%），是以终末细支气管过度增生、扩张为特征的先天性肺错构瘤样病变，常累及一部分或整个肺叶，表现为肺实质内单房或多房囊状、蜂窝状改变，可单侧或双侧同时受累，90% 可发生纵隔移位。其发病机制可能是妊娠第 5 ~ 6 周终末细支气管异常增生，平滑肌上覆盖着呼吸上皮和纤毛柱状细胞，导致肺部缺乏正常肺泡而形成多囊性肺部肿块。据报道，该病少与染色体异常直接相关，而染色体异常者多伴有其他解剖结构发育异常，常见的染色体异常包括 8- 三体、13 三体、18 三体和单体 X 等。当胎儿考虑诊断为 CPAM 时，仍建议进行染色体核型分析检查。

根据组织病理学改变特征，CPAM 分为三型：Ⅰ 型，由单个或多个囊腔构成，囊腔直径 > 2 cm；Ⅱ 型，由多个小囊构成，囊腔直径 < 1 cm；Ⅲ 型，由较微小的囊肿与肺组织融合而成。上述病理分类已被广泛用于描述产前肺部病变，但是该分型与预后的相关性较差。实用性更强的分型是依据囊腔直径大小分为两类：①大囊型，囊腔直径 ≥ 5 mm；②微囊型，囊腔直径 < 5 mm。

MR 影像表现：①大囊型，表现为单个或多个囊状长 T2 信号影，直径 ≥ 5 mm；②微囊型，表现为多发囊状长 T2 信号影，直径 < 5 mm（图 7-3-11）。

2. 先天性膈疝（congenital diaphragmatic hernia，CDH）　是一种胎儿先天性结构异常，指孕期胎儿膈肌发育缺陷，从而导致腹腔脏器疝入胸腔，进而对肺组织造成压迫的结构性畸形，多表现为单发和散发。40% 的 CDH 伴其他脏器畸形，约 1/3 的病例存在染色体异常，如 13 三

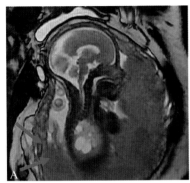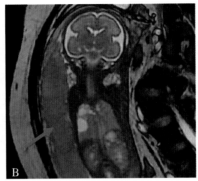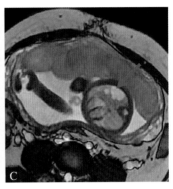

图 7-3-11　妊娠 27 周，右肺先天性囊性腺瘤样畸形

FIESTA 序列矢状位（A）、冠状位（B）和轴位（C）示右肺内不规则高信号影（箭头所示），范围约 1.5 cm×3.8 cm×3.5 cm，其内可见多发分隔，大者约 1.3 cm×1.7 cm，周围结构受推挤，心影略左移

体、18 三体、21 三体，也可能是综合征的一部分，如 Fryns、阿姆斯特丹型侏儒征（Cornelia de Lange）、11p 部分三体综合征（Beckwith‐Wiedemann syndrome）及特纳综合征。CDH 传统上分为后外侧疝［胸腹膜裂孔疝（Bochdalek）］和前外侧疝［先天性胸骨后膈疝（Morgagni）］，其中前者是最常见的膈肌异常（90% 的病例），特征是膈肌后外侧缺损，常为单侧和左侧（80%）发病。但是，该疾病在产前成像诊断方面常根据发生部位及疝入物不同分为胸膜内型和纵隔型。

引起 CDH 的病因尚不明确，基因、环境具有一定的影响。目前超声依然是诊断该病的首选检查与评估工具，但是，产前超声会受到羊水量、胎儿体位及疝入脏器的干扰而影响测量结果的准确性。MRI 近年来逐渐成为该疾病产前诊断与评估的重要工具，有助于明确疝内容物及疝入体积、测量胎儿肺等。

MR 影像表现：①胸膜内型（图 7-3-12），约占 90%，单侧发病，常见于左侧，多伴肺发育不全。疝入物为胃、肠、脾和部分肝；②纵隔型，又可分为腹侧型、胸骨后疝及食管裂孔疝，其好发部位分别为前部和中间部、前内侧孤立小范围及后部和中部，疝入物前两者多为肠及肝，常伴有心包积液及 Cantrell 五联征，食管裂孔疝疝入物多为胃，常伴有先天性短食管，MRI 图像特征根据疝入物不同表现不同。

（三）腹部和盆腔

由于结肠（T1 高信号、T2 低信号）和小肠（T2 高信号）易于区分，胎儿 MRI 在显示胃肠道异常方面具有价值。不过，一般来说，超声检查通常足以诊断伴有 21 三体的十二指肠闭锁。

（四）泌尿生殖系统

胎儿 MRI 有助于检测泌尿生殖系统畸形。尿瘘可通过直肠内 T2 异常高信号，和（或）当直肠末端位于膀胱颈上方（上提肌损伤）时看到。该种畸形可以单独发生，也可以作为 VACTERL（脊柱、肛门、心脏、气管、食管、肾和肢体异常）相关的一部分。MRI 在检测肾异常高信号和（或）微囊方面也有帮助。多囊肾病是常见的染色体异常疾病。Benacerraf 等首次报道了肾盂积水与非整倍体异常的密切联系，如肾盂扩张时 21 三体综合征的风险为 3.3%。

1. **肾积水（hydronephrosis）**　胎儿肾积水是最常见的胎儿泌尿生殖系统畸形，发病率为 2%～5.5%。遗传性肾积水表现为常染色体显性遗传，与非整倍体（13 三体、18 三体、21 三体等）密切相关，是几种常见综合征的组成部分，可导致单侧或双侧肾盂输尿管连接部梗阻。目前关于胎儿肾积水的诊断标准尚存在争议。超声检查显示妊娠 20 周或妊娠 28 周肾盂前后径大于 5 mm 或 10 mm 则诊断为肾积水。根据肾盂前后径，肾积水分为三度：轻度，7～9 mm；中度，10～15 mm；重度，＞15 mm。90% 轻度肾积水出生后可自愈，中、重度肾积水出生后自愈率较低。

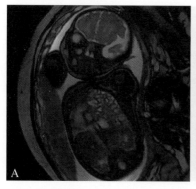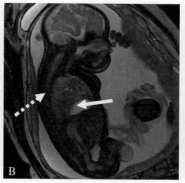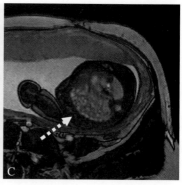

图 7-3-12　妊娠 37 周，左侧先天性膈疝

FIESTA 序列冠状位（A）、矢状位（B）和轴位（C）图像示左侧胸腔可见胃泡（实线箭头所示）、大量肠管（虚线箭头所示）等影，左肺体积明显变小，心脏受压右移，位于右侧胸腔

　　胎儿肾积水可由多种病因引起，其中 65% 是一过性的生理性肾积水，而由于梗阻因素导致的肾积水称为病理性肾积水。对于梗阻因素导致的病理性肾积水而言，上尿路梗阻位置主要是肾盂输尿管连接处（最常见）和尿道膀胱连接处；下尿路梗阻（如后尿道瓣膜或尿道发育不全）相对少见。

　　MR 影像表现：扩张的肾盂、肾盏及迂曲扩张的输尿管，呈长 T1 长 T2 信号影。对于梗阻性肾积水，肾盂输尿管连接处异常时呈肾盂扩张，伴或不伴肾盏扩张，此时输尿管不扩张（图 7-3-13）；膀胱输尿管连接处异常时呈输尿管扩张，伴或不伴肾盂、肾盏扩张；后尿道瓣膜严重梗阻时可继发肾发育不良，常伴膀胱输尿管反流，MR 可显示近段扩张的尿道、膀胱（图 7-3-14）。

　　2. 多囊肾病（polycystic kidney disease，PKD）　是一种遗传性慢性肾病，可能由胚胎早期肾盂漏斗部闭锁所致，分为常染色体显性多囊肾病和常染色体隐性多囊肾病两型。常染色体隐性多囊肾病又称为胎儿型多囊肾，是儿童和婴儿期最常见的遗传性肾病，以肾集合管和远端小管梭形扩张、肾体积增大为特征，该型症状较重，最终发展为终末期肾病，与 *PKHD1* 基因（6 号染色体短臂）突变有关。

　　MR 影像表现：双侧肾体积明显增大，形态正常，肾实质内弥漫性微小囊肿（图 7-3-15），可累及肝，呈不同程度的门脉周围纤维化、胆管发育不良等。

（五）骨骼系统

　　胎儿骶尾部畸胎瘤（sacrococcygeal teratoma，SCT）是新生儿中常见的肿瘤之一，女性发病率是男性的 3 ~ 4 倍。与骶尾部畸胎瘤相关的细胞遗传学异常包括近单倍体、部分三体、部分单体等，其中最常见的染色体异常是 12 号染色体短臂异常，可见于 81% 的原发性非精原性生殖细胞肿瘤，在生殖细胞恶性转化中起重要作用。

　　SCT 原发于骶前区，由三种原始胚胎层组织演变而来，属于错构瘤的一种，分为良性和恶性，可以向骨盆和腹腔蔓延。根据肿瘤的侵袭程度，美国儿科学会外科学分会将其分为四型：Ⅰ型，显著远处侵袭，盆腔内侵袭较少；Ⅱ型，以远处侵袭为主，伴明显盆腔内侵袭；Ⅲ型，可见远处侵袭，但以内部侵袭为主；Ⅳ型，以内部侵袭为主，可见外部侵袭。

　　MR 影像表现：该病变含有囊性和实性成分（图 7-3-16），良性 SCT 囊性部分呈长 T1 长 T2 信号，实性成分主要包括脂肪、钙化、骨骼或牙齿等，脂肪呈短 T1 长 T2 信号，钙化、骨骼或牙齿等各序列均为低信号。恶性 SCT 以实性成分为主。

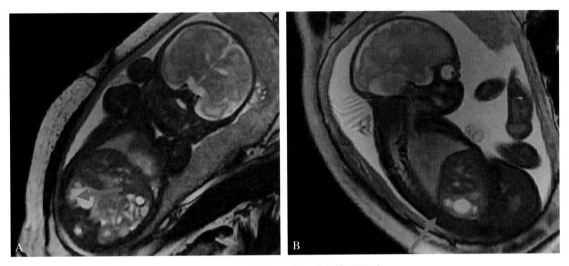

图 7-3-13 妊娠 33 周，右侧肾盂积水

FIESTA 序列冠状位（A）和矢状位（B）图像示右侧肾盂积水扩张（箭头所示），最宽处约 13 mm

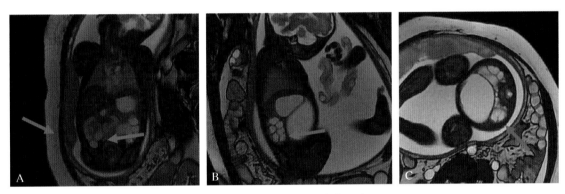

图 7-3-14 双侧肾盂、肾盏积水

FIESTA 冠状位（A）、矢状位（B）和轴位（C）图像示双肾盂、肾盏明显扩张，局部肾皮质明显变薄，呈明显高信号影（箭头所示），膀胱明显扩张

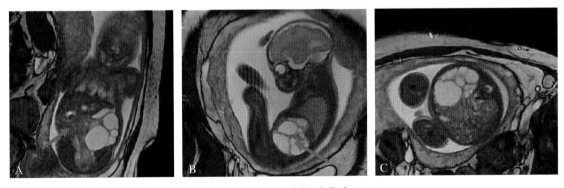

图 7-3-15 左侧多囊肾病

FIESTA 序列冠状位（A）、矢状位（B）和轴位（C）图像示左肾多发类圆形、大小不等高信号影（箭头所示），范围约 2.3 cm×2.8 cm，未见明确正常肾实质结构

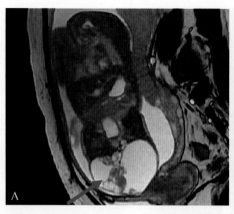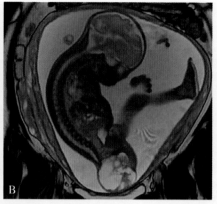

图 7-3-16　骶尾部畸胎瘤

FIESTA 序列冠状位（A）和矢状位（B）图像示骶尾部类圆形、混杂信号影（箭头所示），病变主体向后方、下方突起，大小约 5.5 cm×8.1 cm×5.0 cm，其内信号不均匀，可见斑点状等信号及低信号，其内可见分隔，局部与椎管分界欠清，椎管未见扩张。

（北京大学第三医院放射科　刘　颖）

第四节　胎儿神经系统遗传病的产前诊断与管理

神经系统遗传病（neurogenetic disorder）是由于遗传物质的数量、结构或功能改变，使发育的个体出现以神经系统功能障碍为主要临床表现的疾病。

一、神经系统遗传病概述

（一）神经系统遗传病临床分类和诊疗

1. 依据遗传方式分类

（1）染色体病：由染色体数目或结构异常所致，如 21 三体综合征患者体细胞中多 1 条 21 号染色体。

（2）单基因遗传病：是因单个基因发生碱基替代、插入、缺失、重复或动态突变引起的疾病。遗传方式包括常染色体显性、常染色体隐性、X 连锁隐性、X 连锁显性和动态突变性遗传等。临床常见的单基因遗传病包括苯丙酮尿症、腓骨肌萎缩症和佩利措伊斯 - 梅茨巴赫病（简称佩 - 梅病）等。其中有些疾病是已知的生化异常而致病，如苯丙酮尿症（phenylketonuria，PKU）是 12q24.1 染色体的苯丙氨酸羟化酶（phenylalanine hydroxylase，*PAH*）基因突变所致，该基因编码的苯丙氨酸羟化酶缺乏或活性减低，导致苯丙氨酸代谢障碍而致病。有些疾病目前只发现由基因突变所致，如佩 - 梅病是由于蛋白脂蛋白 1（proteolipid protein 1，*PLP1*）基因突变致病。

（3）多基因遗传病：是由 1 个以上基因突变的累加效应与环境因素相互作用所致的疾病。常见的神经系统多基因遗传病包括不明原因智力运动发育迟缓、癫痫、偏头痛和脑动脉硬化症等。

（4）线粒体遗传病：由线粒体 DNA 突变所致，为母系遗传疾病，包括线粒体肌病、线粒体脑病与线粒体脑肌病等。

2. 依据主要累及神经系统不同部位分类

（1）主要累及脑灰质的遗传病：包括遗传性癫痫与结节性硬化症等。

（2）主要累及脑白质的遗传病：包括髓鞘形成低下（如佩 - 梅病）、髓鞘变性（如肾上腺脑白质营养不良）与髓鞘囊性变（如伴皮质下囊肿的巨脑性白质脑病）等。

（3）脑灰质与脑白质同时受累的遗传病：如智力障碍、发育迟缓。

3. 神经系统遗传病的临床表现 分为共同性表现和特征性表现。

（1）共同性表现：智力运动发育迟滞、抽搐、眼球震颤、语言障碍、行为异常、不自主运动、共济失调、肌张力异常、肌萎缩和感觉异常、面容异常、五官畸形、脊柱裂、弓形足、指（趾）畸形、皮肤和毛发异常、肝大及脾大等。

（2）特征性表现：肝豆核变性的 K-F 环、黑蒙性痴呆的眼底樱桃红斑、毛细血管扩张性共济失调综合征的结合膜毛细血管扩张、结节性硬化症的面部血管纤维瘤等。

4. 神经系统遗传病的诊断 依赖于病史、症状、体征及常规辅助检查，包括生化、电生理、影像学和病理检查等，这些是疾病诊断及鉴别诊断的基础。此外，系谱分析（pedigree analysis）是遗传病诊断的重要依据，遗传学检测方法（如染色体检查、DNA 和基因产物分析）可为诊断提供重要的证据，成为确诊的关键。

5. 神经系统遗传病的治疗 随着医学的发展，能够医治的遗传病逐渐增多，早期诊断、及时治疗可使症状减轻或缓解，如肝豆状核变性患者用铜的螯合剂青霉胺治疗，促进体内铜排除，苯丙酮尿症患儿用低苯丙氨酸奶粉和苯丙氨酸降氨酶治疗等。基因治疗（gene therapy）是应用基因工程技术替换、增补或校正缺陷基因，达到治疗遗传病的目的。引入外源性基因方法是利用病毒载体把正常基因携带到靶细胞中，并产生有生理效应的表达。随着人类基因组计划完成、分子遗传学发展和神经系统遗传病的病因和发病机制阐明，预期基因治疗将在遗传病治疗方面发挥重要作用。其他治疗如神经营养药饮食疗法、酶替代（如黏多糖 I 型和 II 型）、康复和手术矫正等有一定的疗效。自 2012 年以来，研究者更多地关注基因编辑和目标基因重组，反义寡核苷酸诱导外显子跳跃以及 RNA 干扰方面的基因治疗，处于从基础到 I、II 期临床试验的不同阶段。虽然这些方法对人类疾病的基因治疗存在很多局限性，但随着基于基因治疗在特定疾病中的一定疗效，其应用终将会越来越广泛。2016 年，美国 FDA 批准了首个杜氏肌营养不良症寡核苷酸诱导的外显子跳跃药物 Exondys 51，又称依特普森（eteplirsen），治疗假肥大型肌营养不良症（DMD）的第 51 号外显子突变的患者，还批准了脊髓性肌萎缩（SMA）基因疗法药物诺西那生钠注射液（spinraza），对 DMD 与 SMA 使用基因治疗药物治疗的典型案例已见报道，表明遗传病的基因治疗已经正式开启，相信在不久的将来，会有更多种类遗传病的基因治疗应用于临床，并取得较大进步。

6. 神经系统遗传病的预后 大多数神经系统遗传病患者在 30 岁前出现症状，目前尚无有效的治疗方法，预后不良。

7. 神经系统遗传病的预防 由于神经系统遗传病治疗困难，疗效不满意，所以预防显得更为重要。预防措施包括避免近亲结婚、推行遗传咨询、携带者基因检测、产前诊断和选择性人工流产等，防止患儿活产。

（二）遗传咨询

遗传咨询是帮助人们理解和适应遗传因素对疾病的作用及其对医学、心理和家庭影响的程序。这一程序包括：通过对家族史的解释来评估疾病的发生或再发风险率；进行相关疾病的实验室检测、治疗处理及预防宣教，并提供与疾病有关的各种可以求助的渠道和研究方向；辅导促进知情选择和对所患疾病及其再发风险的逐步认知和接受。对于具有产前诊断指征者，需进行遗传咨询。

随着现代检测技术的进步，对遗传病的认识不断深入，特别是近年来普遍开展的遗传病筛查，使得遗传咨询的应用范围不断扩展。可以预见，在遗传咨询基本原则不变的基础上，其内容将会不断更新，应用领域也会越来越广泛。

（三）产前诊断

北京大学第一医院儿科制定了神经系统遗传病明确诊断产前诊断流程图（图 7-4-1）。先证者经分子遗传学检测确诊，先证者的母亲再次妊娠后，签署知情同意书，采集胎儿绒毛或者羊水脱落细胞提取 DNA，依据先证者分子遗传学诊断所用方法来进行胎儿的基因诊断，Y 染色体性别决定区（sex determining region Y，SRY）用于胎儿性别鉴定，DXS6797、DXS6807 与 AR 分别为 X 染色体上短重复序列标签，用于检测胎儿的生物学父母以及是否有母血污染。

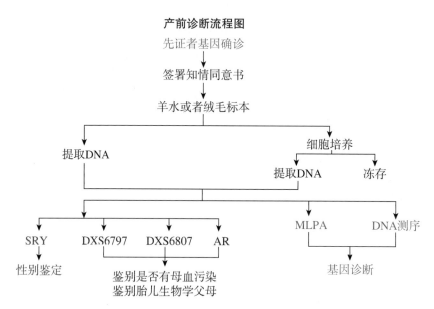

图 7-4-1　北京大学第一医院儿科的产前诊断流程图

（四）常见神经系统遗传病的分子遗传学检测与产前诊断

北京大学第一医院儿科联合产科于 2005 年起开展了部分神经系统遗传病的分子遗传学检测与产前诊断，其致病基因列于表 7-4-1。

表 7-4-1　部分神经系统遗传病的致病基因

疾病中文名称	疾病英文名称	致病基因
门克斯病	Menkes disease	*ATP7A*
婴儿型神经轴索营养不良	infantal neuroaxonal dystrophy（INAD）	*PLA2G6*
海绵状白质脑病（卡纳万病）	spongiform leucoencephalopathy（Canavan disease）	*ASPA*
佩 - 梅病	Pelizaeus-Merzbacher disease（PMD）	*PLP1*
佩 - 梅样病	Pelizacus-Merzbacher-like disease（PMLD）	*GJA12*
遗传性痉挛性截瘫 2 型	hereditary spastic paraplegia 2（SPG2）	*PLP1*
巨脑性白质脑病伴皮质下囊肿	megalencephalic leukoencephalophathy with subcortical cysts（MLC）	*MLC1* 或 *GliaCAM*
白质消融性脑白质病	vanishing white matter disease（VWM）	*EIF2B1-5*
腓骨肌萎缩症	Charcot-Marie-Tooth disease X（CMTX）	*Cx32*
异染性脑白质营养不良	metachromatic leukodystrophy（MLD）	*ARSA*
亚历山大病	Alexander disease	*GFAP*

二、胎儿常见神经系统遗传病

（一）主要累及脑灰质的遗传病

1. **遗传性癫痫（genetic epilepsy）**　癫痫（epilepsy）是一种以具有持久性的产生癫痫发作倾

向为特征的慢性脑部疾病。癫痫是一种异质性很强的疾病，既可以是遗传性因素所导致的，也可以继发于各种脑损伤后。癫痫遗传方式较复杂，包括单基因遗传、多基因遗传与 DNA 结构异常或拷贝数变异（copy number variation，CNV）。目前已发现的参与人类癫痫发病的基因大多数是离子通道的编码基因，包括电压依赖性离子通道（Na^+、K^+、Ca^{2+} 通道等亚单位）以及配体门控离子通道（烟碱型乙酰胆碱受体、GABA 受体等亚单位）。一些编码携带子家族（carrier family）成员（SLC2A1、SLC1A3）以及 Na^+/K^+ 转运 ATP 酶（ATP1A2）的基因也被证实与癫痫发生有关。一些较为低频的潜在致病性癫痫相关联的基因组片段 CNV 的不断发现，包括 15q13.3、15q11.2、16p13.11、1q21.1 以及 22q11.2 区域中的 CNV 等。在白种人中，15q13.3、15q11.2 及 16p13.11 的 CNV 中的每一种在特发性癫痫中占 0.49% ~ 1.3%。对于这类遗传性癫痫患者遗传学诊断均可进行产前诊断。

2. 结节性硬化症（tuberous sclerosis，TSC） 又称为 Bourneville 病，是一种常染色体显性遗传的神经皮肤综合征，也有散发病例，多由外胚叶组织的器官发育异常所致，可出现脑、皮肤、周围神经、肾等多器官受累。典型临床表现为面部皮脂腺瘤、癫痫发作、发育迟缓或智力障碍。发病率约为 1/6000 活婴，男女之比为 2：1。致病基因为 *TSC1* 或 *TSC2*。本病多于儿童期发病，男性多于女性。

（1）临床表现：皮肤损害特征是口鼻三角区皮脂腺瘤，对称蝶形分布，呈淡红色或红褐色，为针尖至蚕豆大小的坚硬蜡样丘疹，按之稍褪色。90% 在 4 岁之前出现，随年龄增长而增大，很少累及上唇。85% 患者有四肢及躯干色素脱失斑，可见咖啡牛奶斑与皮肤纤维瘤等。

1）神经系统损害：70% ~ 90% 的患者表现为发作形式多样的癫痫，进行性加重的发育迟缓、智力障碍，部分患者可表现为孤独症，少数表现为偏瘫、室管膜下结节等，50% 患者有视网膜胶质瘤、视网膜损害及视神经萎缩等。

2）肾病：以肾血管平滑肌脂肪瘤（AML）和肾囊肿最常见，表现为无痛性血尿、蛋白尿、高血压或腹部包块等，在 TSC 死亡者中，因肾病而夭折者约占 27.5%，是该病死亡的第二大原因。

3）心脏病变：47% ~ 67% 的患者可出现心脏横纹肌瘤。该肿瘤一般在新生儿期最大，随年龄增长而缩小至消失，可引起心力衰竭，是本病婴儿期最重要的死亡原因，产前超声最早能在妊娠 22 周时发现肿瘤，提示患 TSC 的可能为 50%。

4）其他：肺部、骨骼、消化道、甲状腺、甲状旁腺、子宫、膀胱、肾上腺、乳腺及胸腺等均可能受累。

（2）辅助检查：头颅平片可见脑内结节性钙化和因巨脑回而导致的巨脑回压迹。头颅 CT 或 MRI 平扫可见室管膜下脑室边缘及大脑皮质表面多个结节状稍低或等密度病灶，部分结节可显示高密度钙化，为双侧多发性，增强呈普遍增强，结节更清晰，可发现平扫不能显示的结节。皮质和小脑的结节有确诊意义。脑电图可见高幅失律和各种癫痫波。腹部超声可见肾血管平滑肌脂肪瘤、肾囊肿、多囊肾。超声心动图新生儿及婴幼儿易发现心脏横纹肌瘤。还需要进行心电图与胸部 X 线等检查。

（3）诊断：典型的临床表现，*TSC1* 与 *TSC2* 致病性变异。

（4）治疗：TSC1 和 TSC2 蛋白参与调节哺乳动物雷帕霉素靶蛋白（mTOR）激酶活性，因此考虑应用西罗莫司（雷帕霉素）治疗 TSC。抗癫痫治疗、外科手术治疗及面部皮脂腺瘤可整容治疗等。

（5）预后：目前尚缺乏有效的手段治愈本病，也无法准确预测疾病的病程和严重程度，但经过严密的监测和适当的治疗，患者寿命可不受影响。

（6）遗传咨询与产前诊断

1）遗传咨询：确定咨询者家系中结节性硬化症的临床诊断，建立遗传咨询档案。确定临床诊断。绘制咨询者的家系图，符合常染色体显性遗传或散发病例。对先证者进行 *TSC1* 和 *TSC2* 基因检测，明确其致病性变异。对其父母进行验证是否存在相同的致病性变异，若确认该家系为遗传性，则后代受累概率为50%，建议其再生育行产前诊断。

2）产前诊断：确认先证者的临床表型和基因致病位点，对母亲再次妊娠胎儿进行绒毛膜穿刺取样或羊膜腔穿刺抽取羊水进行胎儿细胞的致病位点检测。当确认携带有与先证者相同的致病位点时，提示为受累胎儿，应在知情同意的情况下，由其家庭决定是否采取治疗性流产或引产。对于先证者为新发（de novo）致病性变异的家系，建议进行产前诊断，以除外生殖细胞嵌合体的可能。

（二）主要累及脑白质的遗传病

遗传性白质脑病（genetic leukoencephalopathy）又称为脑白质营养不良（leukodystrophy），是指一组主要累及中枢神经系统白质的进展性遗传病。基本特点为中枢白质的髓鞘发育异常或弥漫性变性。所有神经遗传病导致的脑白质病变具有一些共性，例如智力运动发育迟滞或倒退、视听损害（长传导束受累）、运动障碍、锥体束征阳性等。但是，这些疾病也存在很多不同点。总的来说，遗传性白质脑病主要或者仅累及中枢神经系统白质，灰质核团较少受累或者不是主要受累区域，神经系统以外的其他脏器大多没有损害，也无生化代谢障碍。而其他伴有脑白质受累的神经遗传病，根据其不同的遗传缺陷，多数合并脑白质以外的其他神经系统部位或者神经系统以外的其他脏器损害表现。以下将就几种胎儿期常见的遗传性白质脑病分别进行阐述。

1. 伴皮质下囊肿的巨脑性白质脑病（megalencephalic leukoencephalopathy with subcortical cysts，MLC） 是一种由于 *MLC1* 或胶质细胞黏附分子基因（glial cell adhesion molecular，*GlialCAM*）突变所导致的常染色体隐性（autosomal recessive，AR）或常染色体显性（autosomal dominant，AD）白质脑病，临床上以婴儿期起病的巨颅、运动发育迟缓、大脑白质肿胀伴异常信号及皮质下囊肿为特点。根据患儿临床表现及病情转归，MLC可分为经典型（classic phenotype）和改善型（improving phenotype）。

（1）临床表现：经典型和改善型MLC患儿均为胎儿期、出生时或出生后1年内起病，起病症状常为头围增大和运动发育落后，部分患儿为癫痫发作。经典型患儿和改善型患儿早期都具有典型的头颅MRI表现，即双侧大脑白质弥漫性肿胀伴异常信号，颞叶、额-顶叶出现皮质下囊肿。改善型和经典型的鉴别诊断在1岁以内较难，一般需要遗传学的辅助检查以及长时间的随访来确定。

胎儿期出现双顶径增大或婴儿期出现巨颅，1岁以内头围增长快速，1岁以后头围增长速度与正常人一致，但头围值始终大于同年龄同性别婴幼儿头围值第98百分位；运动发育迟缓或倒退：早期发育正常或者轻度落后，大多数患儿可获得独立行走能力，运动功能缓慢进行性倒退；智力发育正常或轻度异常；大多数患儿在病程早期出现癫痫发作，但易被抗癫痫药控制，部分患者可出现癫痫持续状态；轻微的头部外伤、发热等诱发发作性加重，表现为抽搐、长时间意识丧失和急性运动功能倒退，大多数患儿可以缓慢恢复；其他症状包括锥体外系异常运动、精神行为异常与构音障碍等。

（2）辅助检查：MLC患儿生化等检查无特异性表现。基因检测是诊断的金标准，可提取外周血DNA进行 *MLC1*、*GlialCAM* 检测。影像学检查是诊断MLC的重要辅助检查。最常见的头颅MRI特点为大脑白质弥漫性肿胀伴异常信号，中央白质结构（如胼胝体、内囊和脑干）一般不受累或者轻度局部受累；小脑白质轻度信号异常，无肿胀；前颞叶、额顶叶出现皮质下囊肿；随着病程进展，白质肿胀消失，开始出现大脑萎缩，皮质下囊肿数量和体积增加；始终不出现对比增强。

（3）诊断：典型的临床表现，*MLC1*、*GlialCAM* 致病性变异。

（4）治疗：MLC目前尚无有效的治疗方法，仅能对症处理。治疗方法主要是针对患儿出现的可控制和改善的症状，包括抗癫痫治疗和康复训练。由于患儿在头部外伤后可出现暂时性倒退，因此还应做好MLC患儿的陪护，尽量避免头颅损伤。在疾病晚期，当患者丧失独立行走能力时，可进行一些肌肉按摩等以避免肌肉萎缩。当患儿出现吞咽困难时，可置胃管进行营养支持。

（5）预后：MLC患者运动发育情况及运动倒退年龄有一定的差异，极少数患者始终不能独立行走。一些患者在十几岁、二十几岁甚至四十几岁还保留独立行走的能力。关于MLC患者的寿命，各报道不等，一般认为MLC本身不影响患者的寿命，目前报道最大年龄的患者为57岁，也有部分患者在10岁以内因为并发症去世。

（6）遗传咨询与产前诊断

1）遗传咨询：确定咨询者家系中MLC的临床诊断，建立遗传咨询档案。确定临床诊断。绘制咨询者的家系图，符合常染色体显性、隐性遗传。对先证者进行 *MLC1*、*GlialCAM* 检测，明确其致病性变异。对其父母进行验证是否存在相同的致病性变异，若确认该家系为常染色体隐性遗传方式，后代受累概率为25%；若确认该家系为常染色体显性遗传方式，则后代受累概率为50%，建议其再生育前进行产前诊断。

2）产前诊断：确认先证者的临床表型和基因致病位点，对再次妊娠胎儿通过绒毛膜穿刺取样或羊膜腔穿刺进行胎儿细胞的致病位点检测，当确认携带有与先证者相同的致病位点时，提示为受累胎儿。应在父母知情的情况下，由其家庭决定是否采取治疗性流产或引产。对于先证者为常染色体显性遗传方式的新发（de novo）致病性变异的家系，建议进行产前诊断，以除外生殖细胞嵌合体的可能。

2. 海绵状白质脑病（spongiform leucoencephalopathy） 又称为卡纳万病（Canavan disease），是由天冬氨酸酰基转移酶基因（*ASPA*）缺陷所导致的一种罕见的常染色体隐性遗传的神经系统退行性白质脑病。

（1）临床表现：本病主要的临床表现为胎儿期出现双顶径增大及婴儿期大头，患儿出生后3～6个月出现发育迟缓和肌张力低下，尿代谢筛查N-乙酰天冬氨酸（NAA）增高，头颅磁共振成像（MRI）显示弥漫性大脑白质异常信号，头颅磁共振波谱（MRS）显示NAA峰增高。

海绵状白质脑病分为三型。①先天型：也称为新生儿型，少见，出生后不久即发现肌张力低，吸吮和吞咽困难，多于数周内死亡。②婴儿型：最常见，一般出生后3～6个月出现发育迟缓，以肌张力低、不能竖头、巨颅为主要临床表现。6个月后，发育迟缓现象更显著，以运动发育落后为主，6～18个月患儿常常出现视神经萎缩，肌张力减低越发严重，最终演变为痉挛性瘫痪的大脑去强直状态。可出现睡眠障碍、癫痫。终末期出现假性球麻痹、喂养困难和胃食管反流，需要鼻饲。大多数患儿在青春期之前死亡。③少年型（轻型）：5岁以后起病，早期发育正常或以语言、运动轻度发育落后为主要临床表现，头围可正常，患儿可存活至约20岁。

（2）辅助检查：头颅影像（主要为MRI）呈现脑白质营养不良表现，弥漫性大脑皮质下及中央区白质变性，可累及小脑、脑干、丘脑，不累及壳核。少年型影像学表现不典型。气相色谱-质谱法检测尿NAA，先天型及婴儿型患者尿液中NAA是正常人的200倍，少年型仅数倍（4～6倍）升高。酶学诊断：检测培养的成纤维细胞中的天冬氨酸酰基转移酶活性，患者显著降低。基因诊断：*ASPA* 基因突变检测包括天冬氨酸酰基转移酶突变类型有点突变、大片段缺失和小的缺失/插入。点突变可包括错义突变、无义突变和剪接位点突变。

（3）诊断：典型的临床表现，*ASPA* 致病性变异。

（4）治疗：本病尚无有效的治疗方法，预后与酶缺陷程度有关，治疗方法有支持治疗、康复训练及对症治疗等。

（5）预后：本病预后不良，先天型、婴儿型患儿多于青春期前死亡，少年型患儿可存活至20岁左右。

（6）遗传咨询与产前诊断：首先需确定咨询者家系中海绵状白质脑病的临床诊断，包括询问患儿的生长发育史，如竖头年龄，检查是否有肌张力异常，是否头围大于同龄儿，有无喂养困难、易激惹、不追视、癫痫发作。尿液NAA是否增高，头颅MRI是否弥漫性大脑白质异常信号，头颅 MRA 是否出现 NAA 峰。

绘制先证者家系图，确定是否符合常染色体隐性遗传。系谱中父母均正常，子代患病，男、女性均可患病。家族中不出现连续几代遗传，患者的双亲及旁系均不患该病。对先证者进行 ASPA 基因检测，明确其致病位点，多为点突变，可为复合杂合突变或纯合突变，少数为大片段缺失或小片段缺失/插入。并对该家系进行分离分析验证，即对母亲、父亲 ASPA 基因的两个相应位点进行检测，确定先证者致病基因的两个位点的来源。若确认先证者致病基因的两个突变位点分别遗传自父亲、母亲，则该家系再生育每一胎的患病率均为 25%，且与性别无关。

产前诊断：确认先证者的临床表型和 ASPA 基因致病性变异位点或存在大片段缺失。确认先证者的致病突变位点分别遗传自父亲、母亲，或者其他遗传学上可以解释来源的突变。先证者母亲再次妊娠进行绒毛膜穿刺术或羊膜腔穿刺术取样，提取胎儿 DNA，进行 ASPA 先证者致病位点的检测。当确认胎儿具有与先证者相同的基因型时，提示为受累胎儿，应在父母知情同意的情况下，由母亲自主选择继续妊娠或者采取治疗性流产或者引产。对于先证者确诊的家系，如果反复发生妊娠患胎的现象，可以选择进行植入前产前诊断。对于行产前基因诊断后出生的新生儿，应进行生长发育史随访和记录，以及出生后采血对新生儿进行产前诊断结果的验证。

3. 脑灰质与脑白质同时受累的遗传病　以遗传性智力障碍/发育迟缓（intellectual disability/developmental delay，ID/DD）最具有代表性。

智力障碍/发育迟缓是一组常见的神经发育障碍性疾病，指发育成熟（18 岁）以前出现的认知和适应行为障碍，患病率为 1%～3%。ID 用于诊断 5 岁及以上的儿童，相关的发育评估方法比较稳定、可靠；DD 用于诊断 5 岁以下的儿童，诊断标准为患者在大运动、精细运动、言语/语言、认知、个人社交和适应性等发育能区中，存在 2 个或 2 个以上能区的落后，DD 患者可能发展为 ID。ID/DD 患者需要终生康复支持治疗，这给患儿家庭和社会造成沉重的心理和经济负担。

ID/DD 的病因复杂，包括环境因素与遗传性因素两方面。随着生活水平的提高和医疗保健措施的完善，环境因素如感染、中毒、外伤、缺氧、营养不良、文化落后、心理损伤造成的 ID/DD 已得到极大控制，遗传性因素在病因构成中日显突出。

ID/DD 的临床表现具有高度异质性，主要表现为认知、语言、情感和社会适应等方面在成熟和功能水平上显著落后于同龄儿童，可以同时伴有精神或躯体疾病，或由后者所继发。可以是单独症状表现，也可以与先天畸形或者其他神经系统症状比如癫痫、感觉障碍和孤独症谱系障碍（autism spectrum disorder，ASD）共同表现。ID/DD 程度的判定依据智力商数（intelligence quotient，IQ）与发育商数（developmental quotient，DQ）分为轻度、中度、重度及极重度。IQ 通过一系列标准测试测量人在其年龄段的认知能力（"智力"）的得分，是用于表示人的智力水平高低的数量指标，也可以判断一个人对知识的掌握程度，反映人的观察力、记忆力、思维力、想象力、创造力以及分析问题和解决问题的能力。DQ 是用于衡量婴幼儿心智发展水平的核心指标之一，在大运动、精细动作、认知、情绪和社会适应性发展等方面对婴幼儿发育情况进行衡量。应用 IQ、DQ 对 ID/DD 患儿进行临床诊断与程度分级。

ID/DD 的病因学诊断分为基本的生化代谢及影像学以及遗传学检测两大部分。生化代谢及影像学检测是 ID/DD 病因学中最基本的检查，生化代谢检测结果异常可以明确生化代谢相关的疾病，影像学如头颅磁共振成像的检测可以分别对脑发育以及脑结构异常进行评估与判断，为明确病因诊断提供有力的证据。

遗传性因素在 ID/DD 的病因诊断中起着重要的作用，占 50% 左右，并存在高度的遗传异质性。遗传学检测包括细胞遗传学与分子遗传学两大类。目前已经确定染色体拷贝数变异（copy number variation，CNV）与 1200 多个基因变异可导致 ID/DD。检测 CNV 的方法目前常用的如染色体核型分析，可以检出大于 10 Mb 的染色体片段的缺失或者重复，染色体芯片比较基因组杂交（comparative genomic hybridization，CGH）可以检测大片段 CNV 以及应用多重连接探针扩增技术（multiplex ligation-dependent probe amplification，MLPA）与甲基化特异性 MLPA（methylation-specify MLPA，MS-MLPA）检测 30～48 个核苷酸序列拷贝数的改变，ID/DD 由于 CNV 致病者占 10%～20%。单基因水平检测包括 DNA 测序，如一代、二代测序，范围从单个基因到全外显子组以及全基因组检测，特别是近年应用基于家系全外显子组测序的应用，使得 ID/DD 遗传学病因的确诊得到了明显提高，占 20%～30%。

绝大多数 ID/DD 尚不能进行针对病因的治疗，康复治疗是最为有效的方法，强调早期实施以及多方面协作。其他治疗包括对症治疗、特殊教育、加强护理等，在治疗方面起着重要作用，另外肠道菌群调控、体医融合、心理情绪与音乐等治疗也在试用之中。总之，对于 ID/DD 的治疗，需要医护人员、特殊教育者、家庭与社会共同参与的全方位治疗干预模式才能取得好的效果。

ID/DD 病因复杂，致残率高，迄今尚无有效治愈方法。早期发现、早期诊断、早期干预对于改善患儿的预后具有重要意义。ID/DD 依据轻重程度不同，预后也不相同，基于不同疾病预后差异较大。总体来说，轻、中度 ID/DD 患儿经过规范化的康复训练与特殊教育等综合措施，基本可以达到或者接近正常人的发育水平，但重度、极重度 ID/DD 患儿由于遗传学病因所占比例相对大，预后不良。对于遗传病因学可明确诊断的患儿给予准确的遗传咨询与产前诊断，预防家庭中患儿的再次出生，从而减轻家庭与社会负担。

（1）染色体病：数目异常性染色体病常见 21 三体综合征、18 三体综合征与 13 三体综合征；染色体微缺失/微重复，如 5p 部分单体综合征（猫叫综合征）、22q 微缺失综合征；基因组印记典型代表性疾病普拉德-威利综合征（Prader-Willi syndrome，PWS）与天使综合征（angelman syndrome，AS）等，均可导致不同程度的智力障碍/发育迟缓，先证者遗传学病因诊断明确或孕期筛查异常均需要进行详细的遗传咨询与产前诊断，详见相关章节。

（2）朱伯特综合征（Joubert syndrome，JBTS）：是一组以发育迟缓/多种先天畸形为主要临床表现的遗传病，具有很强的临床及遗传异质性。头颅影像学表现"磨牙征"（molar tooth sign，MTS）是其特征性标志。本病由 Marie Joubert 于 1969 年首次描述，发病率为 1/100 000～1/8000。目前已发现 35 个基因变异与该病有关，除 *OFD1* 位于 X 染色体外，其余 34 个基因均位于常染色体，除 *TTC21B*、*ZNF423* 呈常染色体显性、隐性两种遗传方式外，余 32 个基因均为常染色体隐性遗传。在线人类孟德尔遗传病数据库（OMIM）已对其中 30 个致病基因对应的表型进行了编号（JBTS1～JBTS30），基因名称、对应的表型编号及在基因诊断明确 JBTS 中所占比例见表 7-4-2。

表 7-4-2　常见 JBTS 致病基因列表

分类	遗传方式	OMIM	致病基因	百分比
JBTS 1	AR	213300	*INPP5E*	2%～4%
JBTS 2	AR	608091	*TMEM216*	2%～3%
JBTS 3	AR	608629	*AHI1*	7%～10%
JBTS 4	AR	609583	*NPHP1*	1%～2%
JBTS 5	AR	610188	*CEP290*	7%～10%
JBTS 6	AR	610688	*TMEM67*	6%～20%
JBTS 7	AR	611560	*RPGRIP1L*	1%～4%
JBTS 8	AR	612291	*ARL13B*	少见
JBTS 9	AR	612285	*CC2D2A*	8%～11%
JBTS 10	XLR	300804	*OFD1*	少见
JBTS 11	AD/AR	613820	*TTC21B*	少见

续表

分类	遗传方式	OMIM	致病基因	百分比
JBTS 12	AR	200990	KIF7	少见
JBTS 13	AR	614173	TCTN1	少见
JBTS 14	AR	614424	TMEM237	少见
JBTS 15	AR	614464	CEP41	少见
JBTS 16	AR	614465	TMEM138	少见
JBTS 17	AR	614615	C5orf42	8% ~ 14%
JBTS 18	AR	614815	TCTN3	少见
JBTS 19	AD/AR	614844	ZNF423	少见
JBTS 20	AR	614970	TMEM231	少见
JBTS 21	AR	615636	CSPP1	2% ~ 4%
JBTS 22	AR	615665	PDE6D	少见
JBTS 23	AR	616490	KIAA0586	2% ~ 7%
JBTS 24	AR	616654	TCTN2	~ 1%
JBTS 25	AR	616781	CEP104	少见
JBTS 26	AR	616784	KIAA0556	少见
JBTS 27	AR	617120	B9D1	少见
JBTS 28	AR	617121	MKS1	2% ~ 6%
JBTS 29	AR	617562	TMEM107	少见
JBTS 30	AR	617622	ARMC9	少见

数据整理自 OMIM 数据库（http：//www.omim.org/）及 GeneReview 数据库；AR. 常染色体隐性；AD. 常染色体显性。

1）临床表现：经典的朱伯特综合征表现为智力障碍或发育迟缓、"磨牙征"、肌张力减低或共济失调三个基本临床特征。婴幼儿期表现为发育里程碑落后。年长后表现为不同程度的智力障碍，以语言发育落后明显。朱伯特综合征患者小脑蚓部发育不良伴脑干畸形，头颅 MRI 表现为大脑脚之间凹陷加深，小脑上脚增粗、拉长并呈垂直前后走行，共同形成明显的"磨牙征"，这是临床识别朱伯特综合征的特征性表现，部分胎儿可检查出此特征性表现。患儿新生儿期呈肌张力降低，后期逐渐发展为躯干共济失调。

除以上三个主要特征以外，JBTS 患儿还常出现婴儿期呼吸模式异常及动眼失用，眼、肾、肝、骨骼系统也可受累。据文献报道，30% 朱伯特综合征患者表现有视网膜疾病，17% ~ 19% 有眼组织缺损，23% ~ 25% 有肾病，15% ~ 19% 有多指（趾）畸形，14% ~ 18% 有肝纤维化和6% ~ 8% 有脑膜膨出。

2）辅助检查：头颅影像学"磨牙征"是诊断朱伯特综合征的基本条件。眼科评估视力、视觉追踪能力及视网膜发育情况；腹部超声检查评估有无肝、肾畸形；检测肝功能、肾功能；朱伯特综合征致病基因变异检测。

3）诊断：根据典型的临床表现，特别是"磨牙征"。朱伯特综合征致病基因变异。

4）治疗：目前尚无针对朱伯特综合征确切、有效的治疗方法，主要为对症支持治疗。

5）预后：朱伯特综合征患者临床表型差异较大，患儿的预后取决于受累的器官及严重程度。

6）遗传咨询与产前诊断。

遗传咨询：对临床怀疑朱伯特综合征的患者，需进行相关基因检测，明确致病基因。患者父母及其他有类似症状的亲属需进行相应致病性位点的验证。若致病基因为常染色体隐性遗传，患者的父母多为携带者，患者的同胞为朱伯特综合征患者、无症状携带者、野生型的概率分别为 25%、50%、25%；若患者本人与非 JBTS 患者结婚，其子女均为携带者。

若致病基因为常染色体显性遗传（*TTC21B*、*ZNF423*），患者父母表型正常、外周血基因型为野生型，根据生殖细胞嵌合体以及同一个家庭第二次发生新生致病性突变的理论概率，患者同胞受累的风险低于 1%；若患者本人结婚生育，其生育的每一个孩子的患病风险均为 50%。

若致病基因为 *OFD1* 导致的 X 连锁隐性遗传病（JBTS10），且患者的母亲多为无症状的杂合基因携带者，患者的女性同胞为无症状携带者、野生型的概率分别为 50%、50%，患者的男性同胞为 JBTS10 患者、野生型的概率分别为 50%、50%。若患者本人与非 JBTS10 患者结婚生育，所生子代 50% 概率为携带者、50% 为野生型。

产前诊断：明确的基因诊断是产前分子诊断的必要条件，应在产前诊断人员妊娠以前确认 JBTS 患者的临床表型、基因型以及相应家系成员的基因型，告知胎儿的患病风险、可选择的产前诊断方法及产前诊断过程中存在的风险，由当事人决定是否进行产前诊断及进行何种方式的产前诊断。

分子遗传学检测：均为携带者的患者父母再次生育时应进行产前分子诊断，可在自然妊娠后的妊娠 10 ~ 13 周进行绒毛膜穿刺取样或妊娠 16 周以后羊膜腔穿刺抽取羊水，提取胎儿样本基因组 DNA 并进行致病基因突变位点检测，需注意除外母源细胞污染。自然妊娠困难或想避免患胎的治疗性流产的携带者夫妻也可选择进行植入前产前诊断。

影像学检查：对有 JBTS 家族史的家系，携带者夫妻再次妊娠后可进行系列的产前影像学检查以协助判断胎儿的表型，包括自妊娠 11 ~ 12 周起至妊娠 20 周进行规律的产前超声检查、妊娠 20 ~ 22 周进行胎儿 MRI 检查以评估胎儿小脑及其他生理结构发育情况。如胎儿影像学检查发现脑膨出、肾囊肿、多指（趾）或颅后窝畸形，提示 JBTS 诊断；但产前影像学检查诊断 JBTS 的敏感性、特异性还尚未知，故如检查未发现异常，亦不能排除 JBTS 的诊断。

当确认胎儿存在与患者相同的基因型或胎儿影像学提示胎儿为患胎时，应告知孕妇及其家属，由当事人决定是否采取治疗性流产或引产。

产前诊断结果仅能确认胎儿是否具有与患者相同的相应致病基因的突变类型，不能除外胎儿携带有该基因其他致病性突变类型的可能性，也不除外胎儿携带其他遗传病的可能。对于产前诊断后出生的新生儿，应进行随访和出生后基因型验证。

（北京大学第一医院儿科　王静敏）

第五节　遗传代谢病的产前诊断与治疗

一、概述

遗传代谢病（inherited metabolic diseases，IMD）又称为先天性代谢缺陷病，是由于遗传或基因突变导致机体合成的酶、受体及载体等蛋白功能缺陷，从而引发机体内部生化物质在合成、代谢、转运及储存等方面出现异常，产生一系列临床症状的一类疾病。大多数 IMD 为常染色体隐性遗传的单基因遗传病，以往认为其发病率较低，但随着检测技术的进步和对 IMD 疾病谱的了解越来越深入，越来越多的 IMD 患者得到了精准诊断，预计 IMD 的总发生率可能超过新生儿的 0.5%，占所有单基因遗传病的一半左右。由于我国人口数量众多，IMD 整体的发病人数并不少，而这类疾病临床表现缺乏特异性，并不容易得到及时诊断，一旦延误诊治，对患儿寿命及生活质量影响非常严重，给家庭和社会带来极大负担。近30年，串联质谱法在新生儿遗传代谢病筛查工作中的应用逐渐规范，随着二代测序的发展，基因测序已越来越多地应用于遗传代谢病的诊断，部分医疗机构也探索了结合基因测序和串联质谱法分析对于曾分娩先证患儿的孕妇进行产前诊断，为寻找有效的生殖干预手段预防遗传代谢病患儿的出生提供了科学基础。

由于IMD涉及各种生化物质在体内的合成、代谢、转运和储存，因此其临床表现是由糖、脂、蛋白等物质发生代谢紊乱后导致的复杂的临床表现。这些疾病在产前均无明显表现，因为在妊娠期，胎儿由母体提供营养，其营养代谢均通过母体、脐带、胎盘完成，只有在出生后婴儿自身独立进行营养代谢时才可能表现出来，其症状发生时间可早可晚，表型异常复杂，常表现为临床所说的"疑难杂症"，包括代谢性酸中毒和酮症、严重呕吐、肝功能不全、特殊面容、皮肤和毛发异常、神经系统异常、眼部异常及耳聋等。部分疾病在新生儿期即可发病，可表现为急性脑病，造成癫痫、脑性瘫痪（脑瘫），甚至昏迷、死亡等严重并发症。虽然少数疾病可通过饮食、药物、酶补充等方法进行治疗，但需终身服药、费用昂贵，如未能在早期明确诊断并开始治疗，患儿的智力将受到不可逆转的损害。国内外已相继有文献报道通过间充质干细胞治疗遗传代谢病的成功案例，但目前仍处于科学研究阶段，尚未广泛应用于临床。对于曾经分娩IMD患儿的家庭，通过遗传咨询、产前诊断和终止妊娠可能是现阶段最主要的干预办法，而第三代试管婴儿（胚胎植入前诊断）技术为这类家庭拥有自己的健康孩子提供了希望。

二、遗传性代谢病的病因和临床特点

根据发生异常代谢物的种类不同，IMD可分为氨基酸代谢病、有机酸代谢病、脂类代谢障碍性疾病、糖原代谢障碍性疾病、溶酶体贮积症、过氧化物酶体病及其他遗传性代谢病。

（一）氨基酸代谢病

遗传性氨基酸代谢病是一组小分子代谢病，由于基因缺陷导致氨基酸代谢通路中的酶缺陷，造成相关氨基酸代谢障碍，引起单脏器或多脏器损害，如脑、肝、肾、骨骼、心血管。致死率或致残率很高，需依靠血浆或尿氨基酸分析及基因分析诊断（表7-5-1）。

表7-5-1　部分氨基酸代谢病及其病因、遗传方式

疾病	酶缺陷	基因缺陷	遗传方式
高苯丙氨酸血症			
苯丙酮尿症	苯丙氨酸羟化酶	PAH	AR
轻度高苯丙氨酸血症	仅含J域蛋白	DNAJC12	AR
四氢生物蝶呤代谢障碍	6-丙酮酰四氢蝶呤合成酶	PTS	AR
	二氢蝶啶还原酶	QDPR	AR
	三磷酸鸟苷酸环化水解酶1	GCH1	AD
	蝶呤-4α-甲醇胺水解酶	PCBD1	AR
酪氨酸血症			
1型	延胡索酰乙酰乙酸水解酶	FAH	AR
2型	酪氨酸δ转氨酶	TAT	AR
3型	4-羟基-苯基-丙酮酸双氧化酶	HPD	AR
枫糖尿症			
1a型	支链α-酮酸脱氢酶复合体E1α亚基	BCKDHA	AR
1b型	支链α-酮酸脱氢酶复合体E1β亚基	BCKDHB	AR
2型	支链α-酮酸脱氢酶复合体E2	DBT	AR

续表

疾病	酶缺陷	基因缺陷	遗传方式
同型半胱氨酸血症			
1 型	胱硫醚 -β- 合成酶	*CBS*	AR
2 型	亚甲基四氢叶酸还原酶	*MTHFR*	AR
3 型	蛋氨酸合成酶	*MTR*	AR

AR. 常染色体隐性；AD. 常染色体显性。

1. 病因及分类 最常见的氨基酸代谢病是遗传性高苯丙氨酸血症，包括两组遗传缺陷。一组为肝苯丙氨酸羟化酶（phenylalanine hydroxylase，PAH）缺陷所导致的经典型苯丙酮尿症（phenylketonuria，PKU）和高苯丙氨酸血症，占 90% 以上；另一组为 PAH 的辅酶四氢生物蝶呤（tetrahydrobiopterin，BH4）代谢缺陷导致的四氢生物蝶呤缺乏症。这两种疾病都会引起患者体内苯丙氨酸异常蓄积，多巴胺、肾上腺素等生理活性物质缺乏，引起一系列神经精神损害，但疾病的诊断与治疗方法不同，应及早鉴别。

经典型 PKU 的致病基因 *PAH* 基因位于 12q23.2，含 13 个外显子，已知近千种基因变异。我国 PKU 发病率较高，一般人群中 *PAH* 基因杂合变异携带率高达 1/50 ~ 1/30。PKU 患者由于基因缺陷，肝 PAH 的水平仅有正常人的 1% 或更低，因此，苯丙氨酸不能进一步转化为酪氨酸、多巴胺、肾上腺素、黑色素等重要的生理活性物质。如果在发病后才开始治疗，多数患儿将遗留不可逆性脑损害。新生儿筛查是早期发现 PKU 的重要措施，2018 年我国新生儿 PKU 筛查覆盖率达到了 97%，使得 PKU 患儿得到早期治疗、降低致残率成为可能。

四氢生物蝶呤缺乏症又称为异型 PKU。由于四氢生物蝶呤是 PAH、酪氨酸羟化酶和色氨酸羟化酶的辅酶，参与苯丙氨酸、多巴胺、5- 羟色氨酸等多种物质代谢，因此如果缺乏四氢生物蝶呤，导致苯丙氨酸蓄积，可表现出类似 PKU 的代谢异常。但其发病更早，多自婴儿期出现肌张力异常、惊厥、发育落后、吞咽困难，易感染，经低苯丙氨酸饮食治疗无明显效果，即使血苯丙氨酸浓度降至正常，病情仍进行性加重，需补充四氢生物蝶呤、左旋多巴等神经递质前质。

对所有新生儿进行 PKU 筛查、以及在有上述临床表现的患儿中进行筛查，如发现血苯丙氨酸增高，结合苯丙氨酸浓度及苯丙氨酸 / 酪氨酸比值增高，可明确诊断经典型 PKU，如发现尿蝶呤谱异常，结合红细胞二氢蝶啶还原酶活性和基因分析（如 *PTS* 基因、*DHPR* 基因）可确诊四氢生物蝶呤缺乏症。

2. 治疗与预后 如果在发病后开始治疗，多数患儿将遗留不可逆性脑损害。低苯丙氨酸饮食是治疗 PKU 的主要方法，限制天然蛋白质摄入，以防止苯丙氨酸及其代谢产物的异常蓄积，补充无或低苯丙氨酸配方奶粉，满足机体蛋白质、热量等营养需要，保证患儿的正常发育。血中苯丙氨酸浓度应控制在理想范围（2 ~ 6 mg/dl，120 ~ 360 mmol/L），待血浓度降至理想浓度时，可逐渐少量添加天然饮食，首选母乳。较大婴儿及儿童可添加低蛋白、低苯丙氨酸食物，以及少量添加牛奶、粥、面、蛋等。

（二）其他有机酸代谢障碍

除了氨基酸之外，脂肪、糖代谢过程中所产生的羧基酸由于某种酶的缺乏，也可导致相关羧酸及其代谢产物蓄积。1966 年，Tanaka 运用气相色谱 - 质谱法（GC-MS）诊断了首例异戊酸血症，迄今已陆续发现了 60 余种有机酸代谢障碍所导致的疾病（表 7-5-2）。据报道，在活产婴儿中，有机酸障碍的总体发病率大约为 1/3000。

1. 病因和分类 列于表 7-5-2。

表 7-5-2　有机酸血症的分类

物质代谢障碍类型	疾病
支链氨基酸	甲基丙二酸血症、丙酸血症、β 酮硫解酶缺乏症、异戊酸血症、3- 甲基巴豆酰辅酶 A 羧化酶缺乏症、2- 羟基戊二酸尿症
芳香族氨基酸	尿黑酸尿症
赖氨酸 - 色氨酸	戊二酸血症 I 型、2- 酮脂酸尿症、黄尿酸尿症
丙酮酸	丙酮酸脱氢酶缺乏症、丙酮酸激酶缺乏症、丙酮酸羧化酶缺乏症、磷酸烯醇丙酮酸羧化激酶缺乏症
三羧酸循环	延胡索酸酶缺乏症
酮体	β 酮硫解酶缺乏症、细胞质型乙酰乙酰基辅酶 A 硫解酶缺乏症
多部分缺陷	戊二酸尿症 II 型、多种羧化酶缺乏症、E3- 硫辛酰胺脱氢酶缺乏症
谷胱甘肽循环	氧合脯氨酸酶缺乏症、谷胱甘肽合成酶缺乏症、γ- 谷氨酰半胱氨酸合成酶缺乏症、γ- 谷氨酰转肽酶缺乏症
甘油酸	复合型甘油尿症、散发性甘油尿症、甘油不耐症
其他中间代谢障碍	海绵状白质脑病、D-2- 羟基戊二酸尿症、L-2- 羟基戊二酸尿症、4- 羟丁酸尿症、高草酸尿症 II 型（L- 甘油酸尿症）

2. 临床特点　有机酸类物质的异常蓄积引起代谢性酸中毒以及脑、肝、肾、心脏、骨髓等脏器功能损害。同时，旁路代谢增加，其他相关有机酸的产生亦随之增多，体液分析伴随多种有机酸异常。以甲基丙二酸血症、丙酸血症为例，体内除甲基丙二酸、丙酸蓄积外，可合并甘氨酸、丙酮酸、谷氨酸蓄积，线粒体能量合成功能下降。并且，体内蓄积的有机酸需与肉碱结合，转化为水溶性酰基肉碱，肉碱消耗异常增加，因此，有机酸血症患者常伴有严重的继发性肉碱缺乏症。

有机酸血症半数以上为新生儿、婴儿早期急性起病，临床表现类似缺氧缺血性脑病、败血症、感染中毒性休克等普通疾病，部分患者则表现为进行性神经系统损害或多脏器损害，如不能及时诊断、正确治疗，病死率很高，存活者多遗留严重智力残疾。酮体及脂肪酸 β 氧化异常可表现为稳定期无明显异常，在感染、腹泻、饥饿、疲劳、饮食不当等状态下，诱发急性发作，严重时猝死。

有机酸血症的患儿可能在确诊前死亡。对高度可疑的患儿，应争取及早采集并保存必要的标本或组织，如尿、血清或血浆、干燥血液滤纸、抗凝血、冷冻组织（肝、肾、脑、皮肤），用于死亡后确诊和遗传咨询与优生优育指导。

尿有机酸分析是有机酸血症确诊的关键，采用液相色谱 - 串联质谱法（liquid chromatography-tandem mass spectrometry，LC-MS/MS）可进行多种有机酸血症的筛查、诊断与监测，如甲基丙二酸血症、丙酸血症、多种羧化酶缺乏症患者的丙酰肉碱增高，异戊酸血症患者异戊酰肉碱增高，中链酯酰辅酶 A 脱氢酶缺乏症患者血中链酯酰肉碱增高。原发性肉碱缺乏症患者游离肉碱及酯酰肉碱降低。采用桑格测序或高通量测序可进行有机酸代谢病的基因诊断，用于确诊、携带者筛查与产前诊断。

3. 治疗及预后　有机酸血症急性期病情危重、病死率极高，早期诊断、合理治疗是决定预后的关键。如能在出现症状之前获得诊断，很多患者可以获得良好的预后。

（1）急性期治疗：对于高度怀疑有机酸血症的患儿，可在确诊前开始治疗。静脉补液纠正酸中毒，必要时进行血液透析。对于合并高氨血症的患儿，应适当禁食或限制蛋白质摄入。同时，使用左卡尼汀、精氨酸、精氨酸谷氨酸、小剂量胰岛素减缓症状进展，并保证充足的热量供给，防止机体蛋白分解。

（2）维持治疗：生命体征稳定后，根据病种进行相应的饮食控制。对于与氨基酸代谢有关的有机酸代谢病患者，适当限制天然蛋白质，补充特殊氨基酸粉或奶粉。对于脂肪酸代谢异常者，则应增加糖类，限制脂肪，预防饥饿。根据不同的病种给予适当的药物治疗。左卡尼汀有益于多数有机酸血症的控制；维生素 B_{12}（首选羟钴胺及腺苷钴胺素）对于维生素 B_{12} 反应型甲基丙二酸血症、生物素对于全羧化酶合成酶缺乏症或生物素酶缺乏症、维生素 C 对于尿黑酸尿症常有显著疗效。

（三）肉碱与线粒体脂肪酸代谢障碍

自 1908 年肉碱被发现以来，其代谢途径、生理作用逐步明确，其作为特殊的维生素参与脂肪酸代谢。机体所需的肉碱 75% 来自食物，25% 为体内合成。人体内肉碱以游离肉碱和酯酰肉碱两种形式存在，约 98% 存在于心肌、骨骼肌等肌肉组织中，2% 存在于肝、大脑、肾及细胞外液（如血浆、尿液）。

由肉碱参与的长链脂肪酸转运系统称为肉碱循环。长链脂肪酸在长链脂肪酸转运蛋白的作用下进入细胞质，在线粒体外膜酯酰辅酶 A 合成酶的作用下生成长链酯酰辅酶 A，在肉碱棕榈酰转移酶 I 催化下与肉碱结合，生成酯酰肉碱。酯酰肉碱在线粒体内膜的肉碱酯酰肉碱转位酶的作用下进入线粒体基质，在位于线粒体内膜内侧面的肉碱棕榈酰转移酶 II 的催化作用下转变为酯酰 CoA，进行 β 氧化，而释出的肉碱则在肉碱酯酰肉碱转位酶作用下转运出线粒体内膜外，重新被利用。过剩的酯酰辅酶 A 也在肉碱棕榈酰转移酶 II 的作用下再转化为酯酰肉碱，经肉碱酯酰肉碱转位酶的帮助排出细胞外。

1. **病因及分类** 导致肉碱和线粒体脂肪酸代谢障碍的原因包括原发性与继发性两大类。根据有机酸代谢阻断的途径，有机酸血症可分为以下几类（表 7-5-3）。

（1）氨基酸代谢过程障碍：约占有机酸血症半数以上，多为氨基酸代谢第 2、3 步之后的中间代谢障碍。其中以支链氨基酸中间代谢障碍最多，也可见于芳香族氨基酸、赖氨酸、色氨酸代谢障碍。生化特点为有机酸蓄积，一般不伴有氨基酸蓄积。

（2）氨基酸以外代谢障碍：即糖、脂肪的中间代谢障碍，例如，乳酸、丙酮酸、三羧酸循环、酮体、谷胱甘肽循环、甘油酸等代谢障碍。

（3）多环节代谢障碍：某种因子的缺乏可导致一组酶的功能障碍，例如，维生素 B_{12}（钴胺素）代谢障碍所致维生素 B_{12} 依赖型甲基丙二酸尿症及甲基丙二酸尿症合并同型半胱氨酸血症、生物素代谢障碍所致多种羧化酶缺乏症、电子传导黄素蛋白缺乏导致戊二酸尿症 II 型（多种酯酰辅酶 A 脱氢酶缺乏症）。

（4）线粒体脂肪酸 β 氧化障碍（β 氧化异常）：导致脂肪酸及其相关有机酸类代谢产物的异常增加，一些患者以急性脑病、瑞氏（Reye）综合征、猝死的形式起病，一些患者表现为进行性加重或间歇性发病。

表 7-5-3 导致肉碱与线粒体脂肪酸代谢障碍的病因

疾病	相关基因
原发性肉碱缺乏症	*SLC22A5*
肉碱转运蛋白缺乏	*CPT1A*
肉碱酯酰肉碱转位酶缺乏	*SLC25A20*
脂肪酸 β 氧化障碍	
极长链酯酰辅酶 A 脱氢酶缺乏症	*ACADVL*
长链酯酰辅酶 A 脱氢酶缺乏症	

续表

疾病	相关基因
中链酯酰辅酶 A 脱氢酶缺乏症	*ACADM*
短链酯酰辅酶 A 脱氢酶缺乏症	
戊二酸尿症 II 型	*ETFA*、*ETFB*、*ETFDH*
甲基丙二酸血症、丙酸血症、戊二酸血症 I 型等	*PCCA*、*PCCB*
高氨血症（如尿素循环障碍）	
线粒体病	

2. 临床特点　以原发性肉碱缺乏症为例，该疾病的患儿临床表现缺乏特异性，与其他有机酸代谢病及线粒体脂肪酸氧化障碍症状类似，需要通过生化代谢分析进行鉴别诊断。患者临床表现复杂，可在新生儿至成年发病，以急性、间歇性或慢性形式发病，轻重不等，常因上呼吸道感染、胃肠炎、疲劳等引起高代谢状态触发代谢危象，出现喂养困难、呕吐、昏迷、肝大、低酮症性低血糖、肝酶增高、高氨血症、凝血酶原降低等多脏器受累，严重时致死。

对于临床高度可疑的患者，需结合血氨基酸及肉碱谱检测、基因分析有无 *SLC22A5* 基因纯合或复合杂合变异等进行明确诊断。对于血肉碱水平降低的患者，需通过病史调查、尿有机酸分析、基因分析等鉴别继发性肉碱缺乏症。

3. 治疗与预后　基本原则为避免饥饿，进食低脂、高糖类饮食，以减少低血糖的发生，减少脂肪动员的供能途径并增加糖原储备。患者常需终生补充左卡尼汀，维持血浆游离肉碱浓度在正常范围（20 ~ 60 μmol/L），以保护心脏、肝、大脑等脏器功能，改善生存质量。应注意监测患者生长发育、代谢状况、肝功能、肾功能、心肌功能，避免饥饿及疲劳，防止低血糖发生。由新生儿筛查发现或在脏器不可逆损伤前开始补充左卡尼汀的患者长期预后良好。反复发作的低血糖或严重心律失常是导致患者死亡的主要原因。

（四）糖原贮积症

糖原贮积症（glycogen storage disease，GSD）是由于先天性酶缺陷所造成的一组糖原分解障碍，患者肝、肌肉、心肌组织内糖原累积，导致多种疾病，遗传方式不同。糖原是由葡萄糖构成的带分支的多糖，糖原是葡萄糖的储备形式，维持血糖稳定及能量代谢。已经证实糖原合成和分解代谢中至少需要 10 余种酶，其中任一一种酶缺陷即可导致不同类型的糖原贮积症。不同的糖原贮积症的受累组织不同。糖原贮积症 II 型［蓬佩病（Pompe disease）］是糖原贮积症中唯一的溶酶体贮积病，主要影响心肌和骨骼肌。其他糖原贮积症为糖原分解代谢途径缺陷（表 7-5-4）。

表 7-5-4　各型糖原贮积症的酶缺陷、基因缺陷与主要特征

分型	别称	缺陷酶	基因	遗传方式	主要受累组织
0 型		糖原合成酶 2	*GYS2*	AR	肝，骨骼肌
糖原贮积症 I a 型	冯·基尔克病（von Gierke disease）	葡萄糖 -6- 磷酸酶	*G6PC*	AR	肝，肾，骨骼肌
糖原贮积症 II 型	蓬佩病（Pompe disease）	酸性 α- 葡糖苷酶	*GAA*	AR	心肌，骨骼肌
糖原贮积症 III 型	科利病（Cori disease）	糖原脱支酶	*AGL*	AR	肝，骨骼肌，心肌
糖原贮积症 IV 型	Anderson 病，支链淀粉	糖原分支酶	*GBE1*	AR	肝，骨骼肌
糖原贮积症 V 型	麦卡德尔病（McArdle disease）	肌糖原磷酸化酶	*PYGM*	AR	骨骼肌
糖原贮积症 VI 型	Hers 病	肝糖原磷酸化酶	*PYGL*	AR	肝
糖原贮积症 VII 型	垂水病（Tarui disease）	磷酸果糖激酶	*PFKM*	AR	骨骼肌

续表

分型	别称	缺陷酶	基因	遗传方式	主要受累组织
糖原贮积症Ⅸ型	GSD Ⅸa 型	磷酸化酶激酶	*PHKA2*	XL	肝
	GSD Ⅸb 型		*PHKB*	AR	肝
	GSD Ⅸc 型		*PHKG2*	AR	肝
	GSD Ⅸd 型		*PHKA1*	XL	骨骼肌
糖原贮积症Ⅺ型	Fanconi-Bickel 综合征	葡萄糖转运体 2	*SLC2A2*	AR	肝，肾小管

AR. 常染色体隐性；XL.X 连锁。

1. 临床特点 糖原贮积症患儿绝大多数出生时正常，新生儿期没有明显异常，在婴儿期或幼儿期出现空腹低血糖，伴有血酮增高和丙氨酸、乳酸浓度降低，喂养后通常会导致餐后高血糖和高乳酸血症。0 型的糖原类疾病患儿无肝大和高脂血症，Ⅰ型、Ⅱ型及Ⅲ型患者常表现为肝大、低血糖、高脂血症。大部分糖原贮积症患者远期可能发生肝硬化、肝衰竭、肝腺瘤、肝细胞癌等并发症。糖原贮积症Ⅲa 型患者还多见肌病和肥厚型心肌病，成年后表现为进行性肌无力，30 岁后患者心脏受累的症状更为突出，随年龄增长而恶化。

对于肌无力、肌张力低下、心脏扩大、心肌肥厚、血清肌酶升高，伴或不伴有肝扩大的患者，应高度警惕糖原类疾病，结合基因测序可明确诊断。

2. 治疗与预后 目前尚无特效治疗方法。以对症治疗为主，补充水、电解质，纠正酸中毒；补充足量的维生素 D、钙和磷酸盐合剂；婴儿和儿童早期增加进餐次数，高蛋白、高脂肪饮食，半岁后开始生玉米淀粉饮食治疗，维持血糖稳定。高蛋白饮食可预防低血糖发生。对于晚期肝硬化患者，应考虑肝移植。如不能有效控制病情，肝、骨骼肌、心肌进行性损害，导致肝硬化、肝癌、肌病和肥厚型心肌病等并发症。

（五）溶酶体贮积症

溶酶体是体内酸性最强的细胞器，含有 50 余种可降解大分子物质的酶，将黏多糖、鞘脂、糖蛋白、糖原等多种大分子降解为小分子进行再利用。如果其中某种酶及其激活因子或溶酶体膜蛋白基因异常，相关大分子降解障碍，在细胞内外堆积，导致溶酶体贮积病。溶酶体贮积症是一组疾病，人群中的总体发病率为 1/7000 ~ 1/6000，患者可能在任何年龄发病，儿童时期多见。按照贮积物及致病基因，溶酶体贮积病分为六类：黏多糖贮积症、黏脂贮积病、鞘脂贮积病、神经元脂褐质沉积病、溶酶体膜蛋白转运障碍及其他溶酶体贮积病。儿童较常见的是黏多糖贮积症。

黏多糖是一种长链复合糖分子，由己糖醛酸、氨基己糖或中性糖组成的二糖单位相连而成，可与蛋白质相连形成蛋白多糖。蛋白多糖是结缔组织基质、线粒体、核膜、质膜等的重要组分。黏多糖贮积症是由于溶酶体内降解氨基葡聚糖的水解酶缺陷导致的疾病，是溶酶体贮积病中的一组主要疾病（表 7-5-5），根据致病基因不同，产生不同的临床表现。其中，Ⅱ型为 X 连锁隐性遗传，其他类型均为常染色隐性遗传。在亚洲国家，黏多糖贮积症Ⅱ型（mucopolysaccharidosis type Ⅱ，MPS Ⅱ）的发病率较其他型高，约占黏多糖贮积症的 50%。该病又称为亨特综合征（Hunter syndrome），是由于艾杜糖醛酸 -2- 硫酸酯酶（iduronate-2-sulfatase，IDS）缺乏导致的。因其是最常见的黏多糖贮积症，故以Ⅱ型为例介绍。

表 7-5-5 溶酶体贮积症的酶缺陷、基因及遗传方式

疾病	酶缺陷	基因	基因定位	遗传方式
黏多糖贮积症 Ⅰ Ⅴ Ⅷ Ⅹ Ⅺ型	α-L- 艾杜糖苷酸酶	*IDUA*	4q16.3	AR
黏多糖贮积症 Ⅱ型	艾杜糖醛酸 -2- 硫酸酯酶	*IDS*	Xq28	XL

续表

疾病	酶缺陷	基因	基因定位	遗传方式
黏多糖贮积症Ⅲ A 型	乙酰肝素 N- 硫酸酯酶	SGSH	17g25.3	AR
黏多糖贮积症Ⅲ B 型	α-N- 乙酰氨基葡萄糖苷酶	NAGLU	17q21.2	AR
黏多糖贮积症Ⅲ C 型	乙酰辅酶 A：α- 氨基葡糖苷乙酰转移酶	HGSNAT	8p11.2-p11.1	AR
黏多糖贮积症Ⅲ D 型	N- 乙酰氨基葡糖 6- 硫酸酯酶	GNS	12q14.3	AR
黏多糖贮积症Ⅳ A 型	半乳糖胺 -6- 硫酸酯酶	GALNS	16q24.3	AR
黏多糖贮积症Ⅳ B 型	β 半乳糖苷酶	GLB1	3p22.3	AR
黏多糖贮积症Ⅵ型	芳基硫酸酯酶 B 型	ARSB	5q14.1	AR
黏多糖贮积症Ⅶ型	β 葡糖醛酸酶	GUSB	7q11.21	AR
黏多糖贮积症Ⅸ型	透明质酸酶	HYAL1	3p21.31	AR
戈谢病（Gaucher disease）	溶酶体葡糖脑苷脂酶（GBA）	GBA	1 q22	AR
尼曼 - 皮克病（Niemann-Pick disease, NPD）	酸性鞘磷脂酶	SMPD1	11p15.4	AR
		NPC1	18q11.2	
		NPC2	14q24.3	

AR：常染色体隐性；XL：X 连锁。

1. **临床特点**　根据患儿智力是否受累，黏多糖贮积症Ⅱ型分为 2 型，即智力受累的重型（A型）及智力正常的轻型（B型）。轻型患者约占 30%。重型患者面容粗陋、关节僵硬、爪形手、肝脾增大、身材矮小、复发性腹股沟斜疝、心脏受累。患者角膜无浑浊，可能合并色素性视网膜炎、听力损害，病情进展稍慢，多动，较常见攻击行为。一些患者出现皮肤结节或鹅卵石样改变。轻型患者寿命较长，易患呼吸道感染、通气障碍。

黏多糖贮积症Ⅱ型的诊断不能单独根据临床表现，需根据疾病的严重程度、症状、体征、酶学和基因分析综合判断。患者临床表现随时间的演变，在 18 个月至 4 岁时出现身材矮小、肝脾肿大、关节挛缩、面容粗糙、反复耳和鼻窦感染及脐疝等，骨骼 X 线检查发现多发性骨质疏松，尿中出现大量硫酸皮肤素和硫酸类肝素，结合酶活性明显降低可诊断。IDS 基因发现致病变异有助于确诊分型及产前诊断。

2. **治疗与预后**　酶替代治疗是黏多糖贮积症Ⅱ型轻型的有效治疗方法。一些患儿经过造血干细胞移植治疗后症状获得了改善。其他主要为对症治疗：如心脏瓣膜置换、人工耳蜗。如果不能早期治疗，预后不良。

除了前述几种疾病以外，其他遗传代谢病还包括 X 连锁肾上腺脑白质营养不良、肝豆状核变性、维生素 D 依赖性佝偻病等，不再赘述。

三、遗传代谢病的生殖干预

大多数遗传代谢病为隐性遗传的单基因遗传病，多数为常染色体隐性遗传，部分疾病的致病基因位于 X 染色体，为 X 连锁隐性遗传。预防遗传病患儿出生的前提是及早发现高危妊娠夫妻，主要是通过先证者发现高危妊娠夫妻，近年来通过健康人群的携带者筛查项目也可发现一部分高危家庭。

（一）高危妊娠夫妻的检出和咨询

如前文所述，遗传代谢病患儿的症状多数情况下是非特异性的，易误诊或漏诊。当症状出现或者症状严重之后再查找病因，对于遗传代谢病患者而言，往往耽误了治疗的最佳时期。因此，在症状出现之前的新生儿期进行遗传代谢病筛查显得尤其重要。近年来，通过串联质谱法

（tandem mass spertrometry，MS/MS）、气 相 色 谱 - 质 谱 法（gas chromatography mass spectrometry，GC/MS）以及高效液相色谱质谱（liquid chromatography mass spectrometry，LC-MS）联用的遗传代谢病筛查技术，可同时检测几十种甚至上百种代谢物，可以对患者进行初步筛查，观察其体内是否存在可能的代谢途径障碍，对筛选出来的疾病再进一步通过基因诊断确诊，可以在出现症状之前进行早期治疗，改善这部分患儿的预后，同时还可以分析夫妻双方是否致病基因携带者，判断其下一胎是否高危妊娠儿。

随着二代测序（next generation sequencing，NGS）的出现，发展了一种扩展性携带者筛查（expanded carrier screening，ECS）的策略。所谓扩展性携带者筛查，就是将一些常见的隐性遗传病基因组合在一起，即特定遗传病的捕获测序技术（panel sequencing），通过 NGS，在表型正常的人群中进行隐性遗传病的携带者筛查，目的在于帮助受检者明确他们的后代患所检测疾病的风险，为其生育计划提供指导，预防出生缺陷发生。NGS 可一次性检测个体全部基因序列，具有高通量、低运行成本和高灵敏度等优点。2017 年，美国妇产科医师学会（ACOG）建议为每个孕妇或有妊娠计划的夫妻提供扩展性携带者筛查检测。

利用 NGS 进行扩展性携带者筛查，当测序数据量一定时，每个基因的测序深度很高，可以最大限度地提高检出率。但是，由于选择的是目标基因，有可能漏掉一些极罕见的遗传代谢病。另外，全外显子组测序（whole exome sequencing，WES）和全基因组测序（whole genome sequencing，WGS）这两种方式可以检测全部基因，但测序的数据量大，生物信息学分析工作量大，其准确性和安全性尚需大样本研究证实。2020 年的一项回顾性研究指出，与 MS/MS 相比，WES 单独不足以作为大多数的新生儿疾病筛查服务项目，而 WES 对串联质谱法筛查疑似阳性的患儿进行二次检测，可以降低 MS/MS 筛查的假阳性结果，且 WES 能在多个真阳性病例中得出更具体的诊断，并据此采取相应的治疗措施。同时，WES 也可检出其他遗传代谢病以外的出生缺陷，可将新生儿筛查的范围扩大到那些不适合进行 MS/MS 的患者，有效地扩展现有新生儿疾病筛查的范围。

通过先证者检测或者新生儿筛查发现的高危妊娠夫妻，如果双方均为隐性携带者，明确有生育遗传代谢病患儿的高风险，下一代患病的风险为 25%，不携带致病基因的概率为 25%，隐性携带的概率为 50%。这样的家庭通过产前诊断或者植入前诊断的方式，可避免再次出生遗传代谢病的患儿。

（二）产前诊断和植入前诊断

产前诊断又称为宫内诊断，是对胎儿在出生前是否患有某种遗传病或先天畸形做出准确的诊断。针对遗传代谢病，产前诊断使用的遗传分析材料为绒毛、羊水或者脐血。绒毛活检术的检测时期较早，为妊娠 9 ~ 12 周；羊膜腔穿刺术的最佳时期为妊娠 16 ~ 23 周；而脐血检测的时期较晚，为妊娠 24 周以后。其中，羊水取材最为简单，而且取材导致的流产风险最低，是最常用的方法。羊水细胞为胎儿脱落的上皮细胞，可以代表胎儿的遗传物质，经培养后做酶活性测定或基因分析。同时还进行部分代谢产物的检测和酶活性分析以及基因诊断。

与其他单基因遗传病一般只能通过基因检测进行产前诊断相比，部分遗传代谢病还可以通过羊水中代谢产物的检测进行产前诊断。例如，黏多糖贮积症可检测羊水中的黏多糖，包括硫酸皮肤素、硫酸类肝素、硫酸角质素、硫酸软骨素。使用的方法有单向或双向醋酸纤维薄膜电泳、二甲基亚甲蓝法等。有机酸血症中的甲基丙二酸尿症可用 GC/MS 检测羊水中的甲基丙二酸。遗传性代谢病多数为酶缺陷所致，因此，可用经培养的羊水细胞或绒毛测定相应酶活性的方法进行产前诊断。但能够用羊水细胞或绒毛进行产前诊断的疾病并不多，因为很多酶在羊水或者绒毛中不表达。溶酶体贮积症是用酶活性测定方法进行产前诊断最多的一组疾病。产前诊断时要有一份正常标本（羊水或绒毛）做对照，若能有过去保留的阳性标本做阳性对照则更好。值得注意的是，产前诊断中使用代谢产物和酶活性分析，当前一般只是作为辅助诊断，精准的产前诊断还需要通过基因分析。

胚胎植入前遗传学诊断（preimplantation genetic diagnosis，PGD）是指在胚胎植入母体前完成的遗传学诊断。因为诊断在妊娠之前，所以又称为孕前诊断。与传统产前诊断方式相比，PGD避免了发育异常妊娠后的选择性流产对夫妻造成精神和肉体上的损伤，为遗传病高危妊娠提供了一种新的选择，但PGD技术助孕的胎儿，仍需要在常规的产前诊断孕周抽取胎儿标本，进行羊水染色体核型分析和基因检测，以确认胎儿的基因型（详见本书第八章）。

（北京大学第一医院儿科　杨艳玲　北京大学第三医院妇产科　原鹏波）

第六节　胎儿遗传相关单基因遗传病的诊治

随着技术的进步，新技术不断发展并应用于临床，从染色体核型分析、聚合酶链反应和桑格测序，到染色体微阵列分析和二代测序平台，使得临床对遗传病的认识不断提高。围产期所面临的胎儿遗传疾病谱不断扩展，从既往常规检测的染色体病，扩展到单基因遗传病及基因组病（如微缺失/微重复）。单基因遗传病是指由于单基因变异引起的、对应明显家系遗传特征且可以通过分子遗传检测方法检出的一大类疾病，例如囊性纤维化、进行性假肥大性肌营养不良（Duchenne muscular dystrophy，DMD）等。产前筛查产前诊断体系对于重大出生缺陷的防控做出了重要贡献。特别是在临床胎儿单基因遗传病的诊疗中，需要时刻考虑到特殊时效性，以充分知情为前提，通过较低风险手段获取样本，及时给出准确的检测报告。核心环节包括：根据临床情况评估确认疾病基因型-表型关联和遗传方式，选取适宜的检测手段，以及检测前后的遗传咨询。

一、系谱分析

在单基因遗传病临床诊疗过程中，系谱分析所提供的信息可帮助临床医师了解疾病的传递方式，分析检测结果，进而为家族其他成员提供检测建议。作为医学遗传学的基本环节和重要工具，系谱分析不可或缺。

（一）常见单基因遗传病

通过获取家族史信息，如个体性别、年龄、婚育情况、主要疾病、必要的遗传检测以及家族成员间的关系，并采用树状家系图进行总结的形式，称为系谱分析，采用标准化符号简化并标注关键信息。在图中，出现遗传病的患者称为先证者，而向医师/遗传咨询师展示家族情况的就诊者，称为咨询者（consultand）。咨询者可能是先证者本人，也可能是其他家族成员。一个家族内可同时存在多名先证者，家族中的唯一先证者称为散发病例。家族关系根据家系层级，分为一级、二级及三级亲缘。共有祖先则为近亲。先证者或其他具有临床表型者是评估建立疾病遗传模式的关键因素，如存在不同症状、体征的表型，也应予以标注。通过家庭成员分析，特别是以先证者为核心（而非局限于咨询者）的多代家族史信息，为判断疾病遗传方式提供重要线索。

复杂性疾病源于多基因共同作用，同时伴有环境因素，例如糖尿病、肿瘤易感性。单基因遗传病则常符合孟德尔遗传定律，以某种特定模式在家族中传递。如表现为垂直传递，多代受累，先证者父母之一携带，每个子女有1/2的风险受累，男女机会均等，应考虑为常染色体显性（autosomal dominant，AD）遗传，即一个等位基因即可表达其性质，显性性状见于杂合子，如软骨发育不全和马方综合征；无家族病史，某一代出现先证者，先证者父母正常，其子女有1/4患病风险，男女机会均等，近亲婚配增加风险，应考虑为常染色体隐性（autosomal recessive，AR）遗传，即仅当相关基因分别来自父母双方的2个拷贝都存在致病变异时才出现性状，见于纯合子或复合杂合子，如脊髓性肌萎缩。在性染色体中，X连锁隐性遗传表现为先证者多为家族男性成员，先证者母亲家系男性成员同时受累，先证者父母及子女不受累，先证者同胞男性有1/2患病风险，女性有1/2携带可能，如进行性假肥大性肌营养不良（Duchenne muscular dystrophy，

DMD），由于 X 染色体随机失活，女性携带者可能出现相对轻微的表现，DMD 致病变异携带者可表现为肌酸激酶水平增高；某些位点逃避随机失活，女性携带者不会出现表型，如鱼鳞病的 *STS* 基因。而 X 染色体显性遗传表现为垂直传递，多代受累，先证者父母之一携带，如父亲携带，所有女性后代患病，所有男性后代健康，而母亲携带，与 AD 类似。同样，由于 X 染色体随机失活，女性患者相对男性表现轻微、各异，如雷特综合征（Rett syndrome）。

如某 X 连锁隐性遗传单基因遗传病产前诊断的病例报道中，家族三代成员中共 4 例男性患者出现智力发育落后征象。为进一步明确所发现的致病变异，研究者对 14 名家庭成员进行共分离检测。而原则上，根据 X 连锁隐性遗传方法，评估可能的携带者，可适当减少检测对象；同时，现有家系图中的男性成员均发病，且携带该变异，研究者如进一步围绕第二代先证者，向上追溯第一代男性成员中未出现表型者进行检测，如不携带该变异，可进一步完善变异评估的共分离证据。

（二）影响系谱分析判定的可能因素

某些情况可能掩盖先证者，例如多次流产或生育力下降，或延迟显性以及成年发病者意外去世等。此外，某些遗传学现象也可影响对遗传方式的判断。如 AD 相关的遗传学现象：共显性、外显不全、表现度差异和基因多效性。其中，外显不全是指由于其他因素的影响，并非所有携带个体均出现临床表型；表现度则对应临床表现的严重程度。因此，细化表型及其出现的年龄、死亡原因、生育史都至关重要。此外，某些遗传修饰作用、环境暴露因素也可能改变表现度和外显率。

在非经典孟德尔遗传定律中，基因组印记和动态突变是生殖相关遗传检测常遇到的遗传现象。其中，基因组印记现象是指因致病变异亲缘性不同而导致的不同临床表型，由于某些印记基因仅限于父源或母源表达时行使正常功能，当出现单亲二倍体，或表观修饰、点突变等原因造成印记基因单一亲缘表达时，可出现表型。脆性 X 综合征相关 *FMR1* 基因组织特异性高表达，正常人群 CGG 重复次数具有多态性，减数分裂过程中，前突变重复次数增加，称为动态突变。患者变异来自母源前突变，呈 X 连锁遗传方式，当 UTR 区扩增，变异达到一定次数时，外显完全，无论性别，表现为认知障碍。由于存在前突变，在男性可表现为脆性 X 震颤共济失调综合征，女性则可出现脆 X 相关卵巢早衰。家族史中存在智力障碍或在 40 岁前出现卵巢功能家族成员，可考虑排查脆性 X 综合征，并可能指导生殖相关遗传检测。因此，对上述情况相关临床表型的信息采集和记录均极为重要。

除上述核基因组变异外，线粒体遗传也可以引起遗传病。线粒体作为体细胞细胞器，拥有完全独立于核基因组的环状 DNA 链，可自主复制，达 16.6 Kb，包含 37 个蛋白编码基因，涉及氧化磷酸化、转移 RNA、核糖体 RNA。由于精子在受精过程中线粒体丢失，线粒体病仅限于母系遗传，而每个细胞内的线粒体具有异质性，同时存在受累及非受累线粒体，传递风险、严重程度也存在很大差异。例如肌阵挛性癫痫伴破碎红纤维综合征（MERRF），线粒体脑肌病伴高乳酸血症和卒中样发作（MELAS）、线粒体脑肌病、乳酸酸中毒和脑卒中等。

（三）基于贝叶斯原理改进风险评估

当信息有限时，贝叶斯（Bayes）分析也是评估的重要工具。作为概率论基本定律之一，贝叶斯分析包括如下步骤：根据家族史先证者情况和（或）检测信息，基于某种是或否的假说，计算某种状态的初始可能性的前概率结合检测或家系分析后的可能性计算条件概率，进而得出联合概率（前概率 × 条件概率）和后概率（联合概率 ÷ 不同假说对应的联合概率之和），通过分步计算，进一步明确额外信息背景下个体某种假说的可能性，在遗传咨询中，能够为疾病或携带的可能性提供个体化风险评估信息。

（四）新技术应用需要系谱分析

近年来，外显子组测序平台开始逐渐应用于产前诊断领域。该检测手段可能检出大量变异，筛选致病变异的过程需要基于遗传方式考量。如 AD 模式，通常致病变异来自具有类似临床表型的双亲之一。由于某些"新发"变异出现在亲缘生殖细胞（卵细胞或精子）、受精卵或受精后突变，因而双亲外周血可能不能检出相同变异。同时，某些新发变异以嵌合形式存在，上述情况亦可见于 AD 模式。对于 AR 方式，受累个体通常同时携带来自双亲的致病变异，由于杂合携带状态，双亲不具有临床表型，通常先证者携带同一基因的不同致病变异，称为复合杂合。如近亲婚配生育，受累个体可表现为纯合携带。罕见情况下，还可出现同一致病通路上的双基因杂合致病变异发病的遗传方式。因而，双亲样本的同时检测，联合家系分析对于锁定致病变异非常重要。

新技术在提高检出率的同时，需警惕阳性结果不等同于诊断，特别是在产前，能否准确帮助临床进行后续决策，同时不造成过度诊疗，需要慎思笃行，完善家族史信息，做好家系分析，确保相关人员及时检测，是基础，也是关键。

二、多学科会诊助力开展单基因遗传病产前诊断

随着各专科疾病对遗传机制疾病的深入研究，遗传病诊疗能力不断提高，各专业学会推出相应的诊疗规范，越来越多的产前诊断需求来自各专科的先证者家庭，以期通过产前诊断规避再发风险。产前遗传咨询医师常常面临相对复杂的情形。疾病涵盖不同科室、不同年龄，种类庞杂、涵盖多个系统、表现复杂多变。产前遗传咨询专业医师将相关专业的诊疗工作充分串联整合，包括临床表现、影像学、实验室检测结果，结合遗传学检测报告，通过适当的方式向先证者家庭输出有效信息，从而提供生殖相关筛查、诊断、预后、治疗等信息，以利于知情选择。

北京大学第一医院 2014—2017 年进行产前诊断 5111 例，其中针对单基因遗传病 453 例，占比约 10%，疾病谱的前五位为进行性假肥大性肌营养不良 141 例、营养不良性大疱性表皮松解症 86 例、软骨发育不全 77 例、脊髓性肌萎缩 75 例、苯丙酮尿症 74 例。这些病例在产前的顺利检测得力于多学科会诊模式的开展，充分协调包括分子遗传实验室、儿科代谢室、产前超声、皮肤科、神经内科、产科、新生儿科等多个科室协同工作，特别是孕前或妊娠早期能明确先证者遗传致病变异，并能够在产前诊断实验室准确复核，从而明确产前样本的实验检测流程。此外，如孕妇本人为单基因遗传病患者，需要额外的孕前、孕期及分娩相关咨询及多学科管理。

三、胎儿超声异常单基因遗传病检测方法的选择

单基因遗传病常对应单个基因赋予的表型，即单基因性状，产前可表现为胎儿超声改变。

对于基因型（genotype）-表型（phenotype）关联而言，某些疾病表型相对特异，因而临床检测手段明确，如 21 三体综合征患儿的典型面容；而某些表型所对应的疾病谱则相对宽泛，如胎儿水肿。此外，同种遗传病，特定基因型对应相应预后，因而孕期胎儿基因型-表型确认具有重大意义。

产前超声作为重要的胎儿宫内评估手段，在产前诊断中发挥重要作用，其中，妊娠早期胎儿颈部透明层厚度（nuchal translucence，NT）作为重要的胎儿染色体病软指标，可及早检出胎儿 21 三体综合征、13 三体综合征、18 三体综合征、X 染色体单体综合征、三倍体综合征。排除染色体异常，根据其他受累器官表现，可对应相应基因组病及单基因遗传病风险：例如合并心血管异常，可考虑 22q11.2 缺失综合征、9q 部分三体综合征、GATA5 相关心血管遗传病风险。临床检测通常按照检测染色体、拷贝数变异、单基因遗传病排查顺序序贯开展。

某些表型常对应多个致病基因：如以 NT 增厚为表现的努南综合征，其遗传机制与 RAS/MAPK 通路相关，参与细胞增殖、分化、迁移、衰老、凋亡等重要生物学过程的单基因均可构成致病变异谱。与之类似的 Meckel-Gruber 综合征同样表现为遗传异质性，在妊娠早、中期所发现的胎儿多发结构异常，对应胎儿神经管缺陷、双肾异常、指（趾）变异等。

得益于检测解读能力的不断提高，全外显子组测序（whole exome sequencing，WES）的应用

"时间窗"从产后应用前移至产前。特别是对于孕期超声所发现的胎儿结构异常，越来越多的研究提示，当染色体及拷贝数未能发现异常时，WES 能够进一步补充提高异常检出率。PAGE 研究（prenatal exome sequencing analysis in fetal structural anomalies detected by ultrasonography）采用家系 WES 检测策略，在 610 例任意胎儿结构异常病例中共发现 321 个变异，其中致病变异的诊断率为 8.5%（52/610，95%CI6.4% ~ 11.0%）。诊断明确为临床表型预测及再发风险提供信息。作为近年来最大宗的队列研究，该研究给出 WES 适用的胎儿表型指征，多系统异常及骨骼异常者检出率最高，其后依次为心脏、脊柱、水肿、NT > 4 cm、面部、脑、腹部畸形。由于每种异常例数有限，后续仍有待进一步扩大样本量指导临床应用策略的制定。

单基因遗传病致病变异包括无义突变（提前产生终止密码子）、错义突变（导致氨基酸改变）、移码突变（改变 DNA 阅读框，继而可改变蛋白质翻译的三联密码子，导致下游产生新的 RNA 序列）以及非编码区变异（例如发生在功能元件上的变异，如剪切位点、启动子等）。美国医学遗传学与基因组学学会（ACMG）推荐使用五分类描述遗传变异的临床分类：致病性变异，即导致疾病的变异，具有明确的遗传学实验室证据，包括家系成员变异与疾病共分离、明确的功能研究；可能致病性变异，即根据与已知致病性变异的相似性、家族或人群的疾病共分离特征和功能证据，发现较强但尚不确凿的致病性证据的变异；良性变异，具有确凿证据提示变异不具有致病性，通常在人群中具有一定的携带频率，超过疾病患病率；可能良性变异，是指多个支持性证据（而非决定性证据）提示不具有致病性变异；介于上述两层之间为临床意义未明变异（variant of unknown significance，VUS），可能同时存在支持良性变异和致病性变异分类的证据，彼此矛盾，或证据不足。

WES 的优势在于以覆盖性及测序深度为前提，能够高效检出特定基因及外显子区点突变、小片段插入变异。产前 WES 应用所面临的重大挑战在于，现有数据库对应表型谱来自产后病例，而产前表现可能存在明显差异，因此，国内外学者对于产前胎儿表型的规范检查及描述日益重视。同时对于"假基因、重复区域、高度同源、富含 GC 区域"的基因测序，某些大片段重排、非整倍体、低度嵌合突变、重复扩增，WES 检测能力有限，同时不能检出表观遗传相关变异。因此，临床检测不应忽视疾病特异诊断方法，如多重连接探针扩增技术（multiplex ligation dependent probe amplification，MLPA）、毛细管凝胶电泳结合片段分析等。

四、检测前后的遗传咨询

检测前应明确产前诊断并非适用于所有致病变异的检测。多数情况下，产前诊断的目的是在通过有创性操作获取胎儿样本进行遗传评估，针对的是患有严重的致死、致残、致愚性疾病的胎儿。在现有条件下，常常面临知情选择，实行终止妊娠。某些疾病如成年发病、临床表型不确定或常见单基因遗传病中相关基因型表型特殊者，是否施行产前诊断并做出相应抉择，临床常常需要伦理委员会参与决策。

以 DMD 为例，作为一种 X 连锁隐性遗传病，见于 1/3500 男性新生儿，而女性携带率达 1/45 000。相关基因抗肌萎缩蛋白（dystrophin，DMD）分布在骨骼肌和心肌细胞膜内面，行使重要的细胞支架功能。基因位于 chr.Xp21.2，约为 2.2 Mb，涵盖 79 个外显子。在 DMD 疾病表型中，如变异不影响编码框，即框内移码，常常见于偶然发现血清肌酸激酶增高病例，伴或不伴 DMD 蛋白病理改变。在一篇涵盖 17 例男性、28 例女性存在 48 个外显子缺失的研究中，由于仅缩短 62 个氨基酸转录，并不影响糖蛋白复合物结合的关键区域。在报道病例中未见心肌病变报道，部分表现为轻度贝克肌营养不良（BMD），临床建议定期随访并评估心脏。对于以该变异作为产前诊断指征者，应充分沟通产前诊断的获益与风险。

（北京大学第一医院妇产科 马京梅 杨慧霞）

第七节　胎儿遗传相关微缺失、微重复的诊治

一、拷贝数变异的基本概念

（一）定义

正常个体存在基因序列的结构改变。通常涵盖碱基对（base pair，bp）数量达 1000 个（1 Kb），有时可小至 450 bp，人群携带并不罕见，大部分人群携带至少 1000 个类似变异。拷贝数变异（copy number variation，CNV）是其中最为常见的一类变异。健康个体携带 CNV 片段大小不等，数以千计至百万计不等。单拷贝重复、三倍剂量乃至多倍剂量造成增多，缺失通常为单个位点（杂合），有时也可能同时双等位缺失（纯合）。个体携带的 CNV 可能为遗传或新发，多起于散发突变，并遵循孟德尔遗传定律。认为"CNV 罕见并具有绝对的疾病关联"的观念不够准确。

致病性 CNV 是临床关注的焦点。目前认识的已知致病性 CNV 数量也在不断增加。出现在热点和非热点区的 CNV 均有报道，基因组内并非随机分布。由于发生 CNV 的主要机制为非等位同源重组（non-allelic homologous recombination，NAHR），因此在重复区域 CNV 发生最为多见。研究发现，CNV 常存在于特定基因富集区域，包括免疫、炎症反应、信号、黏附分子、结构蛋白、嗅觉受体等基因家族。大部分为良性变异，对应正常差异而非临床表型。一旦 CNV 涵盖剂量效应基因，或影响调控元件部位，可能分类为致病性，对应特定表型，如威廉姆斯综合征（Williams syndrome）的弹性蛋白基因缺失对应表型、遗传性运动感觉神经病［沙尔科 - 马里 - 图思病（Charcot-Marie-Tooth disease）］CMT1A 对应 *PMP22* 基因重复的表型，某些则仅表现为疾病易感性（如肿瘤、HIV 感染、自身免疫病、孤独症）。

（二）CNV 遗传方式

CNV 可表现为基因剂量增多、减少甚至仅限于基因的外显子水平，对应单基因遗传病。例如，连续基因缺失或重复对应综合征［Williams-Beuren 综合征、22q11.2 缺失综合征、史密斯 - 马盖尼斯综合征（Smith-Magenis syndrome）、Potocki-Lipski 综合征］，上述情况源于低拷贝重复区域的 NAHR 现象。或基因缺失甚至部分基因（外显子）缺失导致单基因遗传病，包括常染色体显性（autosomal dominant，AD）［如鲁宾斯坦 - 泰比综合征（Rubinstein-Taybi syndrome）］和 X 连锁隐性（如 DMD）。

需要注意的是，CNV 也可以表现为同时受到遗传、环境因素作用的复杂性疾病。如部分与自身炎症性疾病相关的 CNV，疾病关联在不同研究并不一致，例如 *FCGR3* 相关肉芽肿性多血管炎；补体 C4 位点的一个缺失对应系统性红斑狼疮的风险增加 1.6 ~ 5.3 倍；防御素 *DEFB4* 缺失与结肠克罗恩病相关，*IRGM* 基因上游 20 Kb 的缺失与克罗恩病和牛皮癣相关；32 Kb 的缺失内含包膜蛋白的两个基因（*LCE3B*、*LCE3C*）对牛皮癣易感性增加，而 *DEFB4* 缺失也与银屑病性关节炎相关。其他复杂疾病还包括生殖腺新发 CNV 在孤独症谱系疾病和精神分裂症中有所增加。某些区域可能潜在增加孤独症致病风险，包括 15q11-q13 重复、16p11.2 缺失 / 重复和 1q21 重复。此外，有研究通过在是否发生发育性疾病的人群中，通过病例对照设计（2312 例对 8329 例）比较 CNV 情况，病例组出现不同区域的一种以上 CNV 比例增加，疾病发生机制可能源于新发基因扰动或改变基因剂量，或对基因损伤易感性的增加。

（三）CNV 发生机制

NAHR 是 CNV 最常见的发生机制，由于基因组重排造成染色体物质增多或减少。由于基因组中存在低拷贝（10 ~ 300 Kb）重复（95% 以上同源），在减数分裂期，高度同源区域的错配可造成错位和非对称性重组。

如 CMT1，由于 17 号染色体 p11.2 的 *PMP22* 基因的重复，表现为外周神经病，如果出现缺

失，则表现为遗传性压力敏感性周围神经病（herediary neuropathy with liability to pressure palsies，HNPP）。其他机制还包括非同源末端连接（non-homologous end-joining）和微同源序列介导的断裂诱导复制（microhomology-mediated break-induced replication，MMBIR）。由于关键区域周边不同LCR介导重排而造成 CNV 大小的差异。

CNV 对应的临床表现与涵盖的剂量敏感基因缺失重复有关。其中单倍剂量不足（haploinsufficiency）是指单个等位基因缺失或重复，可影响蛋白产生或功能异常，进而导致疾病发生。例如 Williams-Beuren 综合征，缺失部位涵盖弹性蛋白编码基因，而正常产物一半的弹性蛋白即可产生动脉结构破坏并导致主动脉缩窄及其他动脉异常。当出现大片段 CNV 涵盖多个相邻基因时，例如 Williams-Beuren 综合征由于染色体 7q11 存在 1.5 ~ 1.8 Mb 缺失，内含 9 个基因。在 11p 部分单体综合征病例中，CNV 位于染色体 11p11.3，涵盖 *WT-1* 缺失、*PAX6* 缺失，表现为肾母细胞瘤、无虹膜、泌尿生殖道异常和智力落后。此外，相对于女性，男性更多见表型变异的遗传病（如智力障碍），而非综合征（孤独症谱系疾病），这可能与女性发生 X 染色体上的变异相关。重复也可导致蛋白发生改变，如影响阅读框，或暴露隐性位点；其他的致病机制还包括影响印记基因（BWS），或影响调控元件（多指 *A2 BMP2* 基因外重复）。新发 CNV 更易表现为综合征，而亲源性遗传 CNV 则可能出现表型的不同，如智力障碍。

二、CNV 临床应用

（一）CNV 解读

临床解读 CNV 需要基于多个来源的数据库信息整合，包括 DGV、ClinVar、DECIPHER（DatabasE of Chromosomal Imbalance and Phenotype in Humans using Ensembl Resources）等，其中 DECIPHER 数据库涵盖 14 000 名发生严重发育落后儿童及其父母的检测结果及表型特征。ClinVar 则是基于评估多级别资源建立的由专家编纂的 CNV 解读数据库。当出现同一个体携带多个 CNV 时，解读致病性较为困难。有研究提示对于多种罕见 CNV，无论遗传或新发，可能导致临床严重程度进一步加重。而某些人群中常见 CNV 是否在常见病中发挥作用尚未明确。

（二）检测手段

目前临床应用的 CNV 检测平台包括微阵列比较基因组杂交（array-CGH）和单核苷酸多态性（single nucleotide polymorphism，SNP）芯片，SNP 芯片检测平台能够进一步检出由于单亲二倍体（uniparental disomy，UPD）导致的印记相关疾病。例如天使综合征（AS），由于减数分裂 II 不分离或单体自救造成同源二体，导致缺乏母源 15q11-q13；如缺乏父源，则表现为普拉德 - 威利综合征。此外，还能检出多倍体。

需要注意芯片检测平台的局限性：变异起止精确的位点是基于预先设定的探针，不同的芯片可能存在差异；检测范围和分辨率与芯片设定有关；不能检出平衡易位，同时，在 CNV 检出基础上，通过 FISH 可有助于确定 CNV 在染色体中的结构定位，如变异来自父母一方染色体结构易位，则再发风险不同于新发改变，可指导后续生殖相关遗传检测；对于低水平嵌合的检出能力有限。

近年来，随着二代测序平台的推广应用，CNV-seq 检测可降低芯片检测成本，2020 年国内也对其临床规范应用于产前诊断发布了专家共识。

三、CNV 检测在产前筛查诊断中的应用

（一）产前 CNV 检出模式

目前，产前进行 CNV 检测指征主要包括：无创检测发现的 CNV 异常、超声发现胎儿结构改变、其他产前诊断指征，要求尽可能扩大检测范围。

自 2011 年开始，无创产前检测筛查（noninvasive prenatal screening，NIPS）革命性地用于

T21、T18、T13 等常见非整倍体染色体异常的筛查，筛查效率相对优于血清学筛查方法，得以逐渐普及并不断拓展。适用人群由高危人群转向低危人群，检测范围也逐渐将性染色体异常、染色体微结构异常等纳入其中。然而，NIPS 对微结构异常的检测效率是否类似、甚至优于常见染色体数目异常，尚存争议。有回顾性研究认为 NIPS 对 22q11.2、15q- 等微结构缺失类型具有较高的阳性预测值（positive predictive value，PPV），但是对其他类型微结构异常，其 PPV 差异明显。另有研究认为，NIPS 检测微结构缺失不够准确，存在较高的假阳性率，需要进一步通过前瞻性多中心研究进行探索。而是否推荐 NIPS 用于微结构异常的筛查，不同的指南观点各异：2015 年母胎医学会（Society for Maternal-Fetal Medicine，SMFM）暂不主张将染色体微缺失纳入常规 NIPS 检测范围，而 2016 年美国医学遗传学与基因组学学会（American College of Medical Genetics and Genomics，ACMG）认为，所有孕妇均可选择 NIPS 针对有临床意义的微结构变异进行筛查。

毋庸置疑，作为有创性检查前的初筛工具，NIPS 的确能够发现并锁定部分有显著临床意义的微结构异常的高危人群，有针对性地进行产前诊断，减少有创性操作风险，提高检出效率。但也受到患者病情、检测平台、专业人员技术水平等多因素影响，临床检测效果不一。通过对 NIPS 微结构异常检测率的进一步探索，比较不同异常类型的检测能力，或是联合其他检测手段，可能进一步提高微结构异常的检出率。

需要注意的是，对于超声发现的胎儿异常指征，由于宫内胎儿各器官、系统尚未发育完全，难以观察到胎儿全部的异常表型、异常严重程度乃至异常类型，产前与产后所见可能存在差异，如宫内发育受限、胎儿颈部透明层厚度（nuchal translucency，NT）增厚、心脏或神经系统结构变异，出生后可能表现为特殊面容、智力低下、癫痫、孤独症等临床表现。肌力、肌张力、智力发育等功能变化，超声亦不能确诊。以最常见的亚端粒重组异常缺失综合征——1p36 微缺失综合征为例，胎儿在宫内仅表现为发育迟缓，出生后可能表现为唇腭裂、内眦赘皮、双耳不对称等不典型面部特征，以及肌张力低下、喂养困难、房间隔缺损、癫痫等临床表现，根据基因型 - 表型关系，以胎儿宫内表型特征作为产前诊断指征，在指征选择及结果解读时需要警惕。此外，以"胎儿结构异常"作为产前诊断进行 CMA，发现异常的时间点往往临近妊娠晚期，不利于进行早期诊断和干预。

现阶段 NIPS 能够检测出的微结构异常疾病种类相对有限，某些微结构异常的假阳性率高达 90%，如出现阳性及高风险结果，孕妇仍将承受巨大的心理负担，甚至可能错过产前诊断的最佳时机。一项系统评价与 meta 分析显示，以高龄作为唯一指征进行产前诊断的孕妇，0.84% 能够发现胎儿染色体微结构异常，由于微结构异常的发病与年龄无关，所以该部分人群能够客观代表普通人群。还有研究表明，CMA 检查微结构异常的发病率超过 1%，已高于早筛中以 1∶250 为阈值人群的发病率。此外，当染色体核型分析结果及超声检测均提示正常时，CMA 能够额外发现 1.7% 的异常病例。然而，对所有孕妇均进行有创检查的重要阻力在于流产风险，相关研究评估结果显示，CVS 或羊膜腔穿刺术本身的风险均为 0.35%，其中 CVS 流产发生概率的 95%CI 0.07 ~ 0.63，羊膜腔穿刺术为 0.31 ~ 1.00，因此，对所有孕妇常规直接采用有创性产前诊断进行 CMA 检测，可及时获取最准确、全面的信息，仍不失为一种选择。

不论采用何种路径，针对 CMA 进行产前诊断应包括检测前、后的充分遗传咨询，主要内容包括检测范围、局限性、结果判读及准确性等。

（二）产前 CNV 检测的特殊性

由于目前 CNV 检测模式采用全基因组覆盖的检测策略，报告中可能出现以下两种情况：临床意义不清和次要发现。如前所述，CNV 变异分类中临床意义不清主要见于以下情况：CNV 片段较大，或内含 OMIM 致病基因，可能是 AR 遗传病携带者，或是 AD 方式遗传但外显不全；存在大片的连续纯合子片段（runs of homozygosity，ROH）。对于上述情况，临床应充分考虑临床表型、家族共分离信息、是否存在可能的干预措施等，进行充分沟通，尽量减少或规避过度干预的发生。

在产前诊断中，通过全基因组范围的检测，在产前诊断孕妇中可能检出"次要发现（secondary findings，SF）"。次要发现涵盖表型包括肿瘤易感性、心血管疾病相关、先天性代谢相关等，非临床检测指征相关，其外显率在不同人群存在差异。其中，ACMG 2021 共识提出，应由个体明确是否有意愿接收 SF 报告。在产前是否进行报告，检测前是否与检测者沟通，以及如何与检测者进行沟通，目前尚缺乏相应的指南规范。

美国医学遗传学与基因组学学会（American College of Medical Genetics and Genomics，ACMG）与临床基因组资源（Clinical Genome Resource，ClinGen）2019 年 11 月 6 日发布了《原发性拷贝数变异的报告解读技术标准联合共识》，对变异分类借鉴《CMG/AMP 基因序列变异解读指南》，更新为五分类法。通过规范评分规则和标准，实现不同病例的相同变异分类应保持一致。与围产领域密切相关的问题：①关于变异分类及临床意义，采用"客观而一贯"的解读原则，特别应避免过于强调临床表型而忽略其他证据，最终导致偏倚。②考虑到可能发现"非指征相关"的临床重要变异，共识强调检测前知情同意的必要性。某些致病 / 可能致病变异，为便于早期诊治，建议报告；但特殊情况下仍应恪守保密原则，并在临床报告中注明。不可因"检测指征未涵盖"而偏废证据充足的变异，分类为"临床意义未明变异（variant of unknown significance，VUS）"。③"携带（carrier）状态"中以下情况建议报告：尽管作为"非常规检查项目的偶然发现"，如明确为功能丧失致病机制的疾病，特别是携带率较高时，知情有助于后续生殖咨询。同样，当发现符合临床表型时，进行报告有助于进一步检测，从而可能发现另一个潜在致病等位基因；女性病例，若CNV 位于 X 染色体，且涵盖剂量敏感基因时，报告有益于自身及其他家庭成员的后续咨询及管理。④临床随访不容忽视，特别是针对 VUS 的持续文献跟进。

（北京大学第一医院妇产科　马京梅　杨慧霞）

第八节　胎儿先天性疾病宫内治疗

一、概述

先天性疾病是指胎儿在母体子宫内生长发育过程中由于受到外界或内在不良因素作用而导致的发育异常。患儿可以在出生时已经有所表现或有异常迹象，也可以在出生一段时间后表现出来。遗传病是先天性疾病的一种，一般是指由于受精卵中的遗传物质异常而引起的表型异常，具有先天性、终生性和家族性。对于染色体或基因突变导致的遗传病，多数情况下并没有良好的治疗方法，如在宫内诊断，终止妊娠或提前分娩仍然是主要的医疗手段之一，仅个别情况下可尝试通过基因或干细胞技术进行宫内治疗。本节仅讨论非遗传性的先天性疾病的宫内治疗。

20 世纪 80 年代以来，"胎儿即患者"（"fetal as a patient"）的概念在欧美发达国家逐渐深入人心。随着产前诊断技术的快速发展，胎儿疾病逐渐发展成为涵盖生殖医学、围产医学、新生儿科、小儿外科、影像科乃至基础研究等多个领域的前沿交叉学科。近 40 年，得益于高分辨率超声显像技术和分子诊断、无创产前筛查等技术的进步，很多先天性疾病得以在宫内明确诊断，从而使得一部分先天性疾病的宫内治疗成为可能。宫内治疗的方式包括妊娠期宫内药物治疗、普通介入性治疗（例如羊膜腔穿刺术及相关治疗）、胎儿宫内输血、宫内分流术、胎儿镜治疗、开放性胎儿手术及产时胎儿外科手术等。胎儿宫内治疗需充分评估母体疾病、宫内干预可能产生的母体并发症风险，并考虑社会环境、伦理原则等的影响。

二、宫内治疗的一般原则

如同任何一种治疗方式，宫内治疗同样有利有弊，母体和胎儿两个个体同时接受治疗，但他们的利益是有可能发生冲突的，因此需要考虑伦理原则。国际胎儿医学及手术学会（International Fetal Medicine and Surgery Society，IFMSS）曾于1982年提出了胎儿宫内治疗的必要条件，虽已过去40年，至今仍被胎儿医学专家严格遵循。这些原则包括：①必须对胎儿疾病进行精确诊断和分期；②必须熟悉胎儿疾病的自然病程；③目前确无有效的产后治疗方法；④经动物模型证实手术确为可行，能够改善不良结局；⑤必须在有经验的胎儿医学中心进行，经过伦理讨论，充分告知家属胎儿宫内干预的利弊及对母胎带来的风险。

除此以外，宫内治疗必须尊重孕妇及家属的自主选择权。如果胎儿作为患者的利益超过其母亲的利益、甚至孕妇的身体完整性可能受到伤害时，是否进行胎儿宫内干预的选择非常困难。在选择诊断或干预措施时，孕妇除了会考虑是否对胎儿有利以外，可能还会考虑其他与健康无关的利益，如宗教信仰、治疗费用、后续抚养问题，以及是否需要再次生育等社会因素。医师应首先确保父母对胎儿疾病的性质有全面的了解，明确理解疾病对将来儿童生命及生存质量的影响、宫内干预的潜在风险以及这些信息的局限性和不确定性，讨论并确定下一步的处理措施。医师无权评价孕妇与健康无关的其他利益是否有价值或意义，同样也无法干预孕妇及家属基于以上各种因素所做出的可能对胎儿不利的选择。

因此，胎儿外科手术的实施必须严格遵循知情同意原则，孕妇的自主权应优先考虑。随着我国社会经济水平的发展，人们对于生育健康、出生缺陷等概念的认知水平有所变化，更多的胎儿疾病获得宫内治疗的机会，但仍然需要注意不同地区医疗保障制度具有一定差异、个人认知水平参差不齐，要注重结合患者实际情况，制订个体化的诊疗方案。

三、宫内药物治疗

关于宫内药物治疗的适应证较少，比较成熟的、也是最常见的宫内药物治疗是羊膜腔内注射地塞米松促胎肺成熟，其余宫内药物治疗胎儿疾病，包括孕妇口服地高辛进行胎儿心律失常的宫内转律、羊膜腔内注射碳酸氢钠治疗胎儿宫内窘迫或注入氨基酸治疗胎儿生长受限等，疗效均有待证实。

（一）羊膜腔内注射地塞米松促胎肺成熟

这是一种最常见的宫内药物治疗形式。对于孕周<34周或妊娠糖尿病孕周<38周，可羊膜腔内给予地塞米松10 mg。产前给孕妇使用糖皮质激素可增加磷脂酰胆碱胆苷酰转移酶的活性，促进胎儿肺表面活性物质产生，有效地预防新生儿呼吸窘迫综合征（NRDS）。宫内给药形式相对于孕妇肌内注射给药，全身作用不显著，对孕妇的血糖、血压影响较小。曾有文献报道将合成的肺表面活性物质进行羊膜腔内给药，考虑到该药物较为昂贵，以及新生儿重症监护治疗病房（NICU）的救治水平的提高，多数医疗机构只在产后进行肺表面活性物质的替代治疗。

（二）胎儿心律失常的宫内治疗

胎儿心律失常的发生率约为1%，多数心律失常为自限性，血流动力学无异常，可待出生后自行缓解。持续的胎儿心动过速可因心脏舒张期过短而导致心力衰竭，出现胎儿水肿，甚至宫内死亡。可通过母体、羊膜腔内或胎儿肌内注射等方式给予地高辛（digoxin）等进行药物转律。对于胎儿心动过速的治疗，需首先除外母体或胎盘因素导致的胎儿宫内缺氧所致的胎儿心动过速。多数胎儿心律失常可能同时合并胎儿先天性心脏病或其他畸形，需进行仔细的胎儿超声心动图检查以除外器质性心脏病，尤其是对于频繁心房颤动、期前收缩的胎儿，应更频繁地通过超声心动图进行评估。

在药物选择方面，由于地高辛相对安全，且在妊娠期使用的时间较长，在许多中心对其使用更为熟悉，因此多数医疗结构将地高辛作为治疗持续性胎儿快速心律失常的首选药物。一般可给予母体地高辛 0.25 ～ 0.5 mg，每日 2 次，治疗 3 天或病情改善后减量。对合并胎儿水肿的孕妇，可口服地高辛 0.5 ～ 1 mg，每日 2 次，共 3 天，同时加用胺碘酮 1200 mg/d 或氟卡尼 200 ～ 400 mg/d，共 3 天。转为窦性心律后，减量维持 3 ～ 7 天后停药。早在 20 世纪 90 年代，就有学者进行胎儿肌内直接注射治疗伴有水肿的胎儿心律失常，与母体给药相比，胎儿肌内直接注射地高辛联合胎盘穿刺治疗，可缩短心动过速的初始复律时间并可维持胎儿窦性心律，因此认为对于水肿胎儿，可直接注射治疗。最近的一篇文献综述指出，对于没有水肿的胎儿心律失常，索他洛尔治疗心房扑动（atrial flutter，AF）可能是药物治疗的首选，而对于严重室上性心动过速，尤其对于伴有水肿的胎儿，应考虑使用氟卡尼。当然，这些治疗措施目前仍缺乏大规模的病例对照研究证据支持，故在实施宫内治疗时应谨慎处理。

（三）宫内注射药物治疗淋巴水囊瘤

胎儿淋巴水囊瘤又称为囊性淋巴管瘤，是一种血管异常伴淋巴畸形，最常见的好发部位是颈部（75%），其次是腋窝（20%），胸壁或其他部位也可能发生。这种淋巴回流异常经常与染色体非整倍体异常或胎儿先天性心脏病有关，如排除上述严重畸形，单纯的颈部囊性淋巴管瘤可以通过宫内注射硬化剂来治疗。一种被称为毕西巴尼（picibanil）（英文别名 OK-432）的溶链菌制剂是主要的宫内硬化药，但多数为散发个案报道。有文献显示，这种药物在产后儿童期淋巴管瘤的治疗方面也显示出较好的治疗反应。这也提示淋巴水囊瘤胎儿是否可以等待至产后再进行治疗。由于胎儿预后的不确定性，该疾病的宫内治疗指征需严格把握，在治疗前，须充分评估胎儿染色体异常和心脏等主要结构异常。一篇来自日本的共纳入 107 例胎儿淋巴水囊瘤的长期随访研究显示，31 例（29%）胎儿淋巴水囊瘤得到改善，其中 26 例活产，在活产胎儿中一半正常，另一半在婴儿期检测到各种异常，而胎儿颈部透明层厚度 ≥ 5 mm 与异常显著相关。

总之，对胎儿异常进行宫内药物治疗需十分慎重，并应充分评估使用药物可能导致的母儿副作用，且充分告知家属治疗效果后再实施。

四、超声引导的宫内微创治疗

一些胎儿疾病可在单纯的实时超声监测下进行宫内治疗，这种微创治疗的方式既无须切开子宫，又不需要借助胎儿镜观察子宫内的情况，通常对母体没有太大的风险。常采用的微创治疗技术包括羊水减量术、羊膜腔内灌注治疗、胎儿宫内输血、宫内分流术及超声引导下多胎妊娠选择性减胎术等。

（一）羊膜腔内灌注治疗

该治疗主要用于妊娠中期顽固性羊水过少的患者，经腹行羊膜腔穿刺术灌注液体；也可在产时或分娩前为预防羊水过少导致的频发胎心变异减速及胎粪吸入，将羊膜镜经宫颈置入羊膜腔进行灌注（目前已很少实施）。在妊娠中期即出现羊水过少的患者首先要警惕胎儿畸形（尤其是泌尿系统畸形）和胎儿染色体异常。羊水过少的状态持续时间越长，越容易导致胎肺发育不良。因此，在除外胎儿泌尿系统严重畸形及染色体核型异常后，在妊娠中、晚期进行羊膜腔内灌注液体以增加羊水量，可改善胎儿肺发育。

由于羊水量过少，宫内空间有限，该操作的难度较大，术前的超声定位非常重要。穿刺部位应避开胎儿、脐带及子宫大血管，尽可能避开胎盘组织。局部麻醉后，在实时超声引导下行羊膜腔穿刺术（图 7-8-1），明确穿刺针进入羊膜腔后抽取羊水进行染色体、病毒等相关检查。羊膜腔内灌注的液体通常选用预热至 37 ℃ 的 0.9% 氯化钠溶液或林格氏液，在超声下可以看到液体注入羊膜腔内形成涡流。建议在羊水恒温灌注装置的控制下以 2 ml/min 的速度进行输注，一次灌注量为 300 ～ 500 ml 为宜，羊水指数（AFI）＞ 8 cm 即可停止灌注。羊膜腔内灌注的并发症包括宫腔压力过高、宫内感染、子宫瘢痕破裂、脐带脱垂、胎盘早剥及羊水栓塞等，需要超声监测胎心情况，注意患者的生命体征。多次操作的病例应引起高度重视，术后需监测感染征象并适当给予宫缩抑制药。

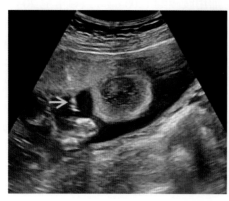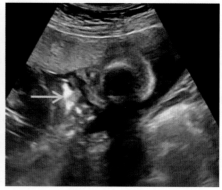

图 7-8-1　超声引导下羊膜腔内灌注治疗

A.箭头为穿刺针；B.箭头为注入液体后的涡流（图片来自北京大学第三医院）

（二）羊水减量术

羊水减量术可用于反复羊水过多的患者减轻羊膜腔压力、缓解孕妇腹胀症状并可降低胎膜早破及早产风险。但该操作不能解决羊水过多的病因。孕期羊水过多的原因有很多种，如胎儿消化道梗阻、开放性神经管畸形，以及双胎输血综合征受血儿持续羊水过多。可在超声引导下局部麻醉后行羊水减量术。在床旁超声指引下确定穿刺部位，避开胎儿、脐带及胎盘。通常情况下，此类孕妇因子宫膨胀明显、腹壁组织较薄，穿刺针不需要置入过深即可顺利进入羊膜腔，留取羊水送检染色体核型分析、细菌培养等检查；建议采用带有导丝指引的穿刺引流装置（如中心静脉穿刺组件），根据羊水深度确定引流管留置在羊膜腔内的深度。操作要点：注意控制羊水流出速度不宜过快，通常每小时不宜超过 1000 ml，如果羊水流出速度过快，宫腔内压力骤降，可能增加胎盘早剥的风险。根据患者腹胀程度、羊水最大深度、术中子宫收缩情况综合决定每次羊水引流的量，在某些双胎输血综合征病例中，单次羊水引流量最大可至 4000 ~ 5000 ml。如患者孕周较小，宫缩频繁，必要时可在行羊水减量术时应用宫缩抑制药。因本操作无法解除羊水过多的病因，重复介入治疗的概率较高，而多次有创操作会增加宫内感染的风险，因此应结合临床症状、子宫张力等情况综合决定介入操作的时机，尽量减少穿刺引流带来的并发症。

（三）胎儿宫内输血

1976—1981 年由 Bowman 及 Hobbins 首先开展对贫血胎儿的腹腔内红细胞输入治疗，至今已超过 40 年历史。胎儿宫内输血（intrauterine transfusion，IUT）是目前胎儿宫内治疗领域最成熟的一项技术。1990 年 Harman 采取严格的病例对照研究，证实胎儿血管内输血在疗效、延长孕周、降低 NICU 的观察时间、胎儿并发症等指标均明显好于胎儿腹腔内输血，故目前多数机构均采用实时 B 超引导下经胎儿脐静脉、肝静脉的输血治疗。各种原因引起的胎儿贫血，包括同种免疫引起的胎儿溶血性贫血、遗传性贫血及肠道微小病毒（如人类细小病毒 B19）感染后导致骨髓造血干细胞抑制引起的胎儿贫血，均可以进行宫内治疗。

宫内输血通常在经皮脐血管穿刺检测血常规、血型等步骤之后，准备好血液滤过装置、血液预热装置、三通及连接设备。为保证输血装置的稳固性，近年来有学者采用脐静脉内置入导管的方法，导管可留存 30 ~ 210 分钟，使穿刺与治疗同步完成更为可行。

关于血液制品的选择，供血血型最好选择不含抗原的 O 型 Rh 阴性血，最好是在取血 5 天之内的较为新鲜的血液，血细胞比容（HCT）以 0.75 ~ 0.85 为宜。通常一次输血量应不超过该胎儿估计循环血量的 20%，或达到提高血细胞比容的 35% 左右为度，还需要考虑胎儿脐血 HCT 和体重及胎儿胎盘循环血量。输血体积的计算公式为：血液输注量 = 预期的 HCT 值 × 估计胎儿体重（g）× 0.14/ 输血血液 HCT 值。Giannina 推荐的简化公式 HCT 每增加 0.10，需要输注的血液为体重乘以 0.2%，而目标 HCT 值为 0.40 ~ 0.50。Selbing 研究认为胎儿宫内最佳输血量为 20 ml/kg，可按照公式（妊娠周数 — 20）× 10 ml 简化计算。如果胎儿体重小于 400 g，输血量应严格少于 30 ml。妊娠 20 周以内由于脐静脉穿刺较为困难，可选择腹腔内输血，有的中心认为血管内输血和腹腔内输血同时进行其 HCT 更为稳定，而再次输血的间隔时间延长。输血后 HCT 每日下降约 0.01，可以间隔 1 ~ 4 周重复输血。水肿胎儿或者严重贫血胎儿需警惕首次输血过多可引起胎儿死亡，首次输血后应 HCT < 0.25，48 ~ 72 小时即可以进行第二次输血。

宫内输血术中一旦发生严重的心动过缓，可以应用肾上腺素 0.1 ~ 0.3 mg/kg，或输注 0.9% 氯化钠溶液进行扩容治疗。如胎心率不能恢复，而手术时孕周大于 28 周，需要与家属充分沟通，经知情同意后行紧急剖宫产术，做好新生儿窒息复苏及输血的准备。

（四）宫内分流术

因各种原因导致的胎儿浆膜腔积液，可通过宫内分流术（Shunt）将积液引流至羊膜腔内，以减轻对胎儿组织或器官的压迫。宫内分流术最早开始于 20 世纪 80 年代，首先应用于胎儿下尿道梗阻导致的膀胱或肾盂积水的引流，通过分流解除梗阻，不仅避免了由于长期压迫引起的肾功能丧失，且保证了妊娠后期羊水的主要来源，避免因羊水过少可能导致的胎儿肺发育不良，所以宫内分流术的治疗效果是比较肯定的。

从 20 世纪 90 年代开始，研究者针对胎儿胸腔积液开展分流术治疗。胎儿胸腔积液的原因很多，感染、乳糜性胸腔积液以及胸腔巨大占位（如先天性肺囊腺瘤）等均可引起。大量的胸腔积液可能引起肺发育不良，甚至引起纵隔移位、肺萎缩，影响胎儿在分娩后的肺扩张，围产儿死亡率较高。单纯胸腔积液的胎儿在分流术解除巨大占位的压迫后，胎肺复张率可达 66% ~ 74%。同时合并腹水的胎儿预后很差，存活率只有 25% ~ 33%，但经过胸腔 - 羊膜腔引流后，存活率可上升至 46% ~ 60%。

宫内分流术通常使用双螺旋式 Rodeck 分流管（图7-8-2）。操作时，在超声监测下通过 Trocar 将引流管一端置入胎儿胸腔，一边推进、一边后撤分流管芯，最终将分流管置入胸腔 5 mm 左右，另一端保留在羊膜腔中，即可将胸腔内液体分流至羊膜腔内确定引流管位置。在操作过程中，要注意缓慢、轻柔操作。分流术后 48 ~ 72 小时复查超声。该操作的并发症主要是可能出现分流管梗阻，发生率约为 38%，少数情况下会出现分流管移位，必要时需在新生儿期手术取出分流管。另外，有研究者对双侧胸腔积液的胎儿进行宫内分流术的同时，应用毕西巴尼（picibanil）注入胎儿胸腔内，可使胸膜腔产生非特异性刺激，引起胸膜粘连、肥厚，从而控制胸腔积

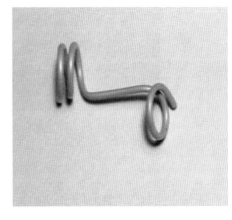

图 7-8-2　双螺旋式 Rodeck 分流管

液，不合并水肿胎儿的长期存活率为 66.7%（12/18），但水肿胎儿（合并腹水）长期存活率仅有 14.8%（4/27），提示免疫调节治疗可以作为非水肿胎儿胸腔积液的辅助治疗。

（五）超声引导下多胎妊娠选择性减胎术

选择性减胎术是指通过手术方法减少多胎妊娠孕妇的胎儿数目，一般在妊娠早期末和妊娠中期进行。减胎方式的选择与多胎的绒毛膜性质密切相关。双绒毛膜双胎的两胎儿之间无血管交通，因此可以通过对其中一胎儿心腔内注射氯化钾的方法达到减胎目的，对另一胎儿无直接影响。而对于单绒毛膜双胎，两胎儿之间广泛存在交通血管吻合，无法通过药物注射方法减胎，只可以选择机械性（如脐带结扎术）或物理性（热凝固术）方法减灭一个胎儿，同时由于

胎儿端血管闭塞，从而避免保留胎儿反向失血。单绒毛膜双胎减胎术最广泛使用的是射频消融（radiofrequency ablation，RFA）减胎术。

射频消融技术是在超声引导下将射频消融针（图 7-8-3）穿刺置入胎儿脐带进入腹腔部位，在高频电流作用下，组织离子剧烈震动、摩擦产热导致局部组织温度升高，细胞内发生蛋白质变性，血管凝固闭塞，从而达到减胎目的。这种技术类似于脐静脉穿刺技术，易于掌握，操作简便，术者的学习周期较短。射频电流引起的热损伤范围一般不超过 2 cm，是一种安全、有效的减胎技术，但也有文献报道减胎术后出现胎儿热损伤，甚至肢体坏疽。除了射频消融以外，双极电凝、微波消融、高强度聚焦超声等技术也被用于单绒毛膜双胎的减胎治疗。加拿大学者最近发表的一篇纳入 105 例复杂性双胎减胎治疗病例的研究（包括射频消融 74 例、激光减胎 17 例、双极电凝 14 例）显示，射频消融减胎组与其他两组相比，妊娠 34 周前及妊娠 37 周前早产的风险最低，减胎术后的胎儿期死亡率总体为 19%，新生儿期死亡率为 18.8%，最终的胎儿健康存活率为 65% 左右。国内胎儿医学中心采用微波消融技术应用于选择性减胎术的胎儿存活率与之类似，但微波消融可避免胎儿热损伤，有可能成为未来减胎治疗的首选技术。

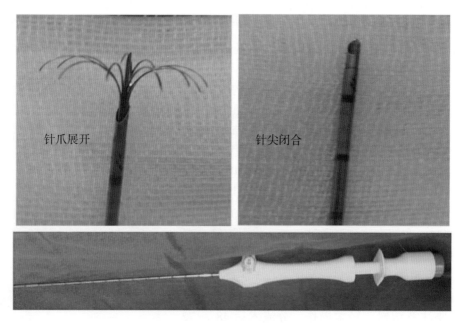

图 7-8-3　射频消融针
消融针爪展开为进行消融时的状态

（六）胎儿先天性心脏病的宫内治疗

在产前诊断的先天性心脏病中，严重的肺动脉狭窄（CPS）、肺动脉闭锁伴室间隔完整（PA-IVS）的病儿约占 5%，5 年生存率仅为 59% ~ 67%，而可行双心室循环修复的仅占 29% ~ 33%，即大多数此类患儿在宫内即可发生不可逆转的病变而失去出生后的根治机会。而胎儿宫内心脏介入治疗（fetal cardiac intervention，FCI）可以在胎儿心脏及大血管形成不可逆病变之前进行介入治疗，防止单心室循环的形成，提高胎儿出生后双心室循环建立的可能，在有些病例中，FCI 甚至可以逆转胎儿水肿。1991 年，D.Maxwell 等报道了第一例宫内心脏介入治疗病例。但这种宫内治疗的技术难度极高，在 2016 年之前，仅有欧美国家的少数研究中心能独立开展。随着我国小儿心血管外科和胎儿宫内治疗技术的进步，国内已有多个医疗中心成功实施了胎儿宫内心脏介入治疗，为极重度先天性心脏病胎儿找到了提前干预的可能。及时地对 CPS 或 PA-IVS 胎儿进行宫内肺动脉球囊成形术，可以促进胎儿右心室和肺血管床的正常发育，降低右心室压力，减少三尖瓣反流，避免单心室循环的形成及出生后单心室循环的纠治，从而改善预后。目前国际上开展 FCI 的例数近 200 例，手术成功率受多方面影响，在患者入选标准上无统一的定论，介入治疗对胎儿潜在的远期影响尚需进一步研究。

五、胎儿镜下宫内治疗

胎儿镜是一种经孕妇腹壁进入羊膜腔内直接观察胎儿并进行宫内诊断和治疗的纤维光束内镜。现在使用的胎儿镜直径为 1.7 ~ 3.5 mm，镜面角度 0° ~ 30°，精巧、纤细的套管针和操作器械减小对子宫的刺激，降低子宫出血和胎膜分离的风险。胎儿镜宫内治疗系统除了上述器械以外，还可以通过侧孔置入半导体激光光纤、微型气管夹等治疗装置。目前开展较多的胎儿镜治疗包括以下几个方面。

（一）胎儿镜下激光凝固术

在胎儿镜下置入激光光纤进行胎盘或脐带血管的凝固治疗最初用于双胎输血综合征（twin-twin transfusion syndrome，TTTS），即胎儿镜下胎盘交通血管激光凝固术（fetoscopic laser occlusion of chorioangiopagous vessels，FLOC）。双胎输血综合征是由于单绒毛双胎之间存在胎盘血管交通支，两胎儿获得的血液灌注不平衡，一胎儿持续容量过多，而另一胎儿容量不足，最终出现受血儿心衰甚至双胎胎死宫内。应用胎儿镜技术可以将胎盘间的交通血管进行凝固，目前是 TTTS 公认的首选治疗方案。在 B 超监测下，将胎儿镜经腹置入受血儿的羊膜腔，由胎儿镜鞘的侧孔内置入激光光纤，在直视下寻找并凝固胎盘绒毛膜板上的血管交通支，术毕同时行羊水减量术（图 7-8-4，图 7-8-5）。

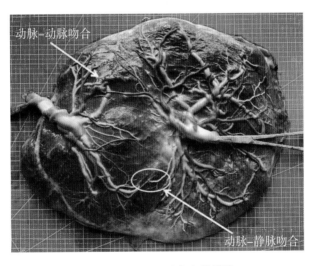

图 7-8-4 TTTS 胎盘血管灌注
可见交通血管吻合

后来的研究发现，进行选择性激光电凝术后残存血管吻合支的比例可高达 32%，可能导致 TTTS 复发。2013 年以来，多数学者采用 Solomon 术式，即在选择性凝固胎盘表面交通血管的基础上，再用激光将所有的凝固点连接起来，在胎盘浅表绒毛膜板上形成一条赤道线，将胎盘功能性地分割为两部分，旨在降低血管吻合的残留。多中心研究结果也显示 Solomon 术式显著地降低了术后 TTTS 复发率，提高了胎儿的存活率。

（二）胎儿镜下激光治疗胎盘绒毛膜血管瘤

绒毛膜血管瘤是胎盘最常见的良性肿瘤，发生率约为 1%。较大的胎盘绒毛膜血管瘤（直径大于 4 cm）可因血管瘤"窃血"效应而导致胎儿贫血、水肿、心力衰竭甚至胎死宫内等并发症。

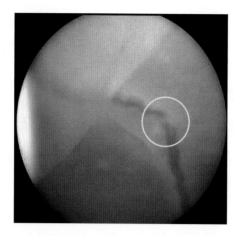

图 7-8-5　胎儿镜下观察胎盘表面的静脉 - 静脉交通血管吻合

利用胎儿镜激光凝固血管瘤的关键滋养血管，从而阻断血管瘤"窃血"过程，可阻止胎儿发生严重贫血和充血性心力衰竭，从而降低胎儿围产期死亡的风险（图 7-8-6）。

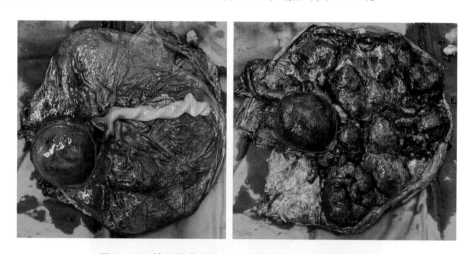

图 7-8-6　胎儿镜激光治疗后分娩病例的产后胎盘标本
红圈标识为胎盘绒毛膜血管瘤，边缘紧邻脐带根部，激光术后瘤体边缘局部硬化、坏死，新生儿足月分娩，出生时血红蛋白 132 g/L

（三）胎儿镜下气管封堵术治疗先天性膈疝

先天性膈疝（congenital diaphragmatic hernia，CDH）的治疗非常复杂，需根据其具体分型，测量肺头比（long area to head circumference ratio，LHR），结合新生儿外科实力等综合决定治疗方案。对于有部分肝疝入胸腔伴有肺发育不良的胎儿，肺头比＜ 1 者，可进行胎儿宫内治疗。动物模型研究发现，在宫内堵塞胎儿气管，潴留的肺内液体能够促使肺膨胀，疝内容物脏器回纳，从而纠正肺发育不良，改善胎肺功能，进而降低胎儿死亡率，出生后再行膈疝修补手术，需要 ECMO 的比例也会降低。这一方法可通过胎儿镜下使用钛夹直接夹闭气管或胎儿镜下气管球囊封堵术来实现，但该手术容易导致新生儿气管软化。因此，近 10 年多采用胎儿镜下应用气囊进行胎儿气管封堵术（fetal endoluminal tracheal occlusion，FETO），与开放式宫内膈疝修复手术相比，可大大缩短手术时间，降低母体因子宫切开引起的胎盘早剥、子宫破裂及长时间保胎引起的肺水肿等并发症风险，与胎儿镜下气管夹闭术相比，可降低胎儿喉神经和气管损伤的风险，目前成为 CDH 宫内干预的首选方式。

六、开放性胎儿宫内手术

胎儿外科的来源是通过开放性宫内手术（即开宫手术）治疗胎儿先天性膈疝（CDH）。开宫手术是指切开子宫后，在胎儿麻醉状态下对胎儿进行外科手术，再将子宫缝合并进行保胎治疗，直至妊娠晚期再行剖宫产术终止妊娠。手术最主要的挑战是孕期子宫切开术后面临子宫破裂的风险，而且术后胎膜早破及早产的发生率较高，加之随着胎儿镜器械及技术的进步，许多疾病可以尝试在胎儿镜下进行治疗，或进行产时子宫外治疗，或等待新生儿情况稳定后再进行手术治疗，现在大多数胎儿疾病已不再通过开宫手术进行治疗。目前开放性手术的适用范围主要集中于脊髓脊膜膨出（myelomeningocele，MMC）、胎儿骶尾部巨大畸胎瘤等少数几种疾病。

2014 年由费城儿童医院的胎儿外科专家发表的一项关于 MMC 宫内修复的研究结果显示：在 100 例开放性宫内修复手术病例中，仅有 2 例新生儿需在产后接受新生儿脑室 - 腹腔分流术，71% 的新生儿未出现后脑疝；宫内手术的实施孕周平均约为妊娠 23 周，虽然胎膜早破（32.3%）及早产（37.5%）的发生率依然较高，但妊娠 35 周后分娩的比例达到 54% 以上，提示在妊娠中期进行开放性 MMC 宫内修复术是安全、可靠和有效的，可大大改善 MMC 患儿的远期预后。

在开放性宫内手术中，切开子宫必须避开胎盘位置，同时又能到达胎儿手术部位，因此术中需要实时的超声监测定位，同时胎儿麻醉后需要连续的氧饱和度监测及术中超声心动监测胎儿心功能状态。手术中需要特制的钉合器及可吸收的黏合胶用于将胎膜黏合固定于子宫壁上，这样可以在缝合子宫时将胎膜闭合，减少术后羊水渗漏及绒毛膜下血肿的发生。手术难度大，技术要求高，需要联合多个学科通力合作才可完成。目前，美国及欧洲的几个胎儿医学中心可实施此类手术，在国内仅有少数医疗机构进行过尝试。

七、产时胎儿手术

产时胎儿手术是指在胎儿娩出过程中及胎儿娩出后，立即进行针对出生缺陷的外科手术治疗，包括子宫外产时处理（ex utero intrapartum treatment，EXIT）、完全胎盘支持的产时胎儿手术（operation on placental support，OOPS）及断脐后产房外科手术（in house surgery，IFO）。其中，EXIT 是在保持胎儿胎盘循环的同时，去除阻碍胎儿呼吸的诱因，也可以通过对胎儿进行气管插管等方式建立人工通气后断脐，胎儿离开母体后进行下一步处置。

EXIT 的适应证包括：①胎儿气道因素造成新生儿呼吸功能障碍，例如畸胎瘤等巨大颈部肿物 [气管食管移位指数（TEDI）> 12 mm]、先天性巨舌下囊肿、严重的小颌畸形及颅面部发育异常、先天性高气道阻塞综合征、先天性膈疝的气管夹闭或球囊阻塞术后；②新生儿出生后需要行体外膜氧合（ECMO）治疗，包括严重的先天性膈疝、严重的先天性心脏病；③联体儿；④新生儿出生立即需要行外科手术治疗的病例，包括胸部肿块、先天性肺囊性腺瘤样畸形、隔离肺、肺部实质性肿瘤、纵隔畸胎瘤、心包畸胎瘤、巨大脐膨出及腹裂等。

EXIT 术前需要由有经验的多学科团队与患者及家属充分沟通，讨论手术的必要性，术中及术后可能出现的风险、并发症及应对措施，胎儿预后情况及初步治疗方案，并尊重家属的意愿，根据家属的选择来决定治疗方案，选择合适的手术时机及方式。术中子宫切开后，需连接羊水循环装置，保证术中有效的羊水循环及宫内温度，尽可能保持宫腔内压力，可以使用宫缩抑制药延后胎盘剥离的时间，在保持胎儿胎盘循环的前提下，由麻醉科、新生儿科医师行气管插管等开放气道的操作。

随着产前诊断技术和宫内治疗技术的快速发展，很多在以往只能被迫引产的胎儿有了继续存活的希望。无论哪种宫内治疗方式，均必须建立在对胎儿疾病已有相对精确的诊断和分期的基础上，衡量母胎双方的利弊风险，并充分尊重孕妇及家属的知情选择权。相信随着社会的进步，胎儿医学这门新兴学科也将得到更加健康的发展。

（北京大学第三医院妇产科　原鹏波　魏　瑗）

综合思考题

1. 孕妇妊娠 13 周时行彩超检查，显示胎儿 NT 厚度 6.5 mm，无叶型全前脑，喙鼻、独眼及完全型心内膜垫缺损，1 周后复查超声提示胎死宫内。请问这个胎儿胎死宫内可能的原因是什么？应该进一步做何种处理来明确诊断？

2. 孕妇妊娠 12 周时行彩超检查，显示胎儿顶臀长 56 mm，NT 厚度 5.8 mm。后行绒毛活检术，进行染色体核型及 CNV 检查均未见明显异常。妊娠 22 周行超声检查，发现胎儿颈后皮肤厚约 12.5 mm，内伴多处分隔，其余胎儿结构均未见明显异常。进一步应如何处理？

3. 某孕妇 32 岁，现妊娠 29 周，发现胎儿为男胎，头围相当于妊娠 23 周大小，脑发育明显落后。3 年前孕妇因胎儿小头畸形于妊娠 30 周引产一男婴。对于这名孕妇，应如何咨询与处理？

4. 请简述胎儿宫内治疗的主要方式和常见病种。

参考文献

［1］中华医学会放射学分会儿科学组，中华医学会儿科学分会放射学组．胎儿 MRI 中国专家共识［J］．中华放射学杂志，2020，54（12）：1153-1161.

［2］邹煜，楼芬兰．胎儿 MRI 产前诊断［M］．北京：人民卫生出版社，2019.

［3］ADIEGO B，MARTÍNEZ-TEN P，BERMEJO C，et al. Fetal intracranial hemorrhage. prenatal diagnosis and postnatal outcomes［J］．J Matern Fetal Neonatal Med，2019，32（1）：21-30.

［4］包新华，姜玉武，张月华．儿童神经病学［M］．3 版．北京：人民卫生出版社，2021.

［5］陆国辉，张学．产前遗传病诊断［M］．2 版．广州：广东科技出版社，2020.

［6］BRUNETTI D，DYKSTRA W，LE S，et al. Mitochondria in neurogenesis：implications for mitochondrial diseases［J］．Stem Cells，2021，39（10）：1289-1297.

［7］RAVI B，CHAN-CORTÉS M H，SUMNER C J. Gene-targeting therapeutics for neurological disease：lessons learned from spinal muscular atrophy［J］．Annu Rev Med，2021，72：1-14.

［8］SWANSON L C，AHMED R. Epilepsy syndromes：current classifications and future directions［J］．Neurosurg Clin N Am，2022，33（1）：113-134.

［9］BRADBURY A M，REAM M A. Recent advancements in the diagnosis and treatment of leukodystrophies［J］．Semin Pediatr Neurol，2021，37：100876.

［10］佟玉龙，潘虹，卫凯平，等．20486 例产前诊断样本中额外小标记染色体的核型结果分析［J］．中华围产医学杂志，2019，22（5）：303-309.

［11］王淑娴，马京梅．染色体微阵列分析技术的适宜产前诊断应用策略［J］．中华围产医学杂志，2019，22（1）：26-29.

［12］张璐，石芳鑫．妊娠合并马方综合征的诊治进展［J］．中华围产医学杂志，2021，24（3）：233-236.

［13］STONE J，REED D. Maternal genetic diseases：potential concerns for mother and baby［J］．Hum Genet，2020，139（9）：1173-1182.

［14］LORD J，MCMULLAN D J，EBERHARDT R Y，et al. Prenatal assessment of genomes and exomes consortium. prenatal exome sequencing analysis in fetal structural anomalies detected by ultrasonography（PAGE）：a cohort study［J］．Lancet，2019，393（10173）：747-757.

［15］马京梅，潘虹，付杰，等．单基因病产前诊断方式的变化趋势及多学科合作模式［J］．中华围产医学杂志，

2015，18（3）：176-181.

［16］GOZAR L，GABOR-MIKLOSI D，TOGANEL R，et al. Fetal tachyarrhythmia management from digoxin to amiodarone-a review［J］. J Clin Med，2022，11（3）：804.

［17］谭跃球. 遗传代谢病的生殖干预［J］. 中华实用儿科临床杂志，2017，32（8）：565-569.

［18］国家卫生健康委员会临床检验中心新生儿遗传代谢病筛查室间质评委员会，欧明才，江剑辉. 新生儿遗传代谢病筛查随访专家共识［J］. 中华医学遗传学杂志，2020，37（4）：367-372.

［19］苏利沙，胡爽，孔祥东. 高通量测序技术在甲基丙二酸血症基因诊断中的应用及其局限性［J］. 中华医学遗传学杂志，2021，38（8）：740-744.

［20］CHIS B A，CHIS A F，DUMITRASCU D L. Gaucher disease—bone involvement［J］. Med Pharm Rep，2021，94（Suppl No1）：S61-S63.

［21］SHINAR S，AGRAWAL S，EL-CHAAR D，et al. Selective fetal reduction in complicated monochorionic twin pregnancies：a comparison of techniques［J］. Prenat Diagn，2021，41（1）：52-60.

［22］罗刚，泮思林，万浩，等. 室间隔完整的肺动脉闭锁胎儿心脏介入治疗五例中期随访［J］. 中华儿科杂志，2021，59（9）：782-786.

［23］MOLDENHAUER J S，SONI S，RINTOUL N，et al. Fetal myelomeningocele repair：The post-MOMS experience at the Children's Hospital of Philadelphia［J］. Fetal Diagn Ther，2015，37（3）：235-240.

［24］中国妇幼保健协会双胎妊娠专业委员会. 子宫外产时处理技术规范（2021年更新版）［J］. 中国实用妇科与产科杂志，2021，37（4）：449-452.

第八章

植入前遗传学检测

学习目标

◎ **基本目标**

1. 概括植入前遗传学检测的概念、伦理、适应证及实施流程。
2. 说明植入前遗传学检测常用的分子生物学检测方法。
3. 描述染色体遗传病的基本概念及类型。
4. 说出 PGT-A 及 PGT-SR 检测技术的特点及局限性。
5. 深入了解单基因遗传病的类型，明确 PGT-M 的适应证、禁忌证及过程，为不同类型单基因遗传病家庭提供准确的遗传咨询。
6. 理解并掌握遗传咨询的概念、原则和基本内容。

◎ **发展目标**

1. 运用染色体疾病的基本知识，对不同类型的染色体遗传病患者提供恰当的遗传咨询和生育指导。
2. 结合目前单基因遗传病的治疗方法进展，掌握治疗策略的基本原理、优势及劣势。

第一节　植入前遗传学检测概述

一、植入前遗传学检测的发展历程与现状

遗传缺陷患者是一个庞大的群体。大多数遗传病仍缺乏行之有效的治疗方法，是人类面临的严峻挑战，给国家、社会和家庭带来沉重负担。对于患有遗传病的夫妻来说，能生育健康的后代是他们的愿望。以往这类患者所能借助的方法是在妊娠早期或妊娠中期行产前诊断，取绒毛或羊水细胞对胎儿进行遗传学诊断，也可借助于 B 超诊断胎儿有无形态学异常，但在诊断出胎儿异常或有严重遗传病的情况下，往往面临要选择流产或引产的难题，这不但带来伦理上的争议，而且

给患者带来生理上的危害。

针对以上问题，如果在胚胎植入子宫之前对其进行遗传学检测，选择正常的胚胎移植，则可避免遗传病患儿的出生，即进行植入前遗传学检测（preimplantation genetic testing，PGT）。PGT被认为是最早期的产前诊断方法，为不愿接受终止妊娠的遗传病高危夫妻提供了可选择的手段。PGT具体是指对体外受精胚胎的遗传物质进行分析，诊断胚胎是否有某些遗传异常，确定该胚胎是否适合移植，选择无遗传学疾患的胚胎植入宫腔，从而获得正常胎儿的诊断方法。它比产前诊断更早，避免选择性流产和多次流产或引产可能造成的母体精神和体格上的重复创伤以及伦理道德观念的冲突，还可以缩短由于选择性流产需要恢复的妊娠间隔。这项技术可用于有遗传缺陷的患者，并可在一定程度上取代产前筛查。

PGT最早于1965由Edwards提出。1968年Gardner和Edwards在显微操作下对兔囊胚进行活检，取出少量滋养外胚层细胞分析染色质来选择雌性胚胎。由于在人类胚胎中很难取得分裂中期的细胞，所以该项技术并不适用于人类胚胎的植入前遗传学诊断。1990年，英国的Handyside等首先应用聚合酶链反应（polymerase chain reaction，PCR）扩增了Y染色体长臂特异重复序列，对胚胎进行性别诊断，植入女性胚胎，避免了高危X连锁疾病的发生，并在胚胎植入后成功获得正常女婴。此后，植入前遗传学检测发展起来，按照适应证的不同分为两种，即植入前遗传学诊断（preimplantation genetic diagnosis，PGD）和植入前遗传学筛查（preimplantation genetic screening，PGS）。PGD主要针对父母一方或双方携带致病基因或结构异常染色体，对胚胎进行遗传学检测，选择无遗传学疾患的胚胎移植，而进行PGS的夫妻双方并无已知的遗传学缺陷，通过对早期胚胎进行染色体数目和结构异常的检测，主要是对23对染色体的非整倍体进行筛查，挑选整倍体胚胎移植，提高患者的临床妊娠率，降低流产率。2017年，为便于医务人员、遗传检测实验室人员以及患者之间的有效沟通，在国际辅助生殖技术监控委员会（ICMART）的主导下，美国生殖医学学会（ASRM）等多个国际学术组织均建议统一使用"preimplantation genetic testing（PGT）"代替"preimplantation genetic diagnosis/screening（PGD/PGS）"，并进一步细分为三类，分别为植入前单基因遗传病检测（preimplantation genetic testing for monogenic disease，PGT-M）、胚胎植入前染色体结构变异遗传学检测（preimplantation genetic testing for chromosomal structural rearrangement，PGT-SR）及植入前非整倍体检测（preimplantation genetic testing for aneuploidy，PGT-A）。

PGT技术历经30余年，从最初的PCR、荧光原位杂交（fluorescence in situ hybridization，FISH），随之发展起来的基于微阵列的比较基因组杂交（array-based comparative genomic hybridization，aCGH）、单核苷酸多态性阵列（single nucleotide polymorphism，SNP array），到现在的二代测序（next generation sequencing，NGS）。诊断技术的不断发展使更多的遗传病的着床前诊断成为可能，如同时进行单基因与染色体拷贝数变异分析，以及对一些动态突变的疾病（如强直性肌营养不良和脆性X综合征）进行PGT。PGT技术用于人类肿瘤易感综合征的易感性分析及一些迟发性疾病的基因检测，还拓展到非疾病性诊断。例如，血液病的患儿家庭进行PGT，选择与现存患儿HLA相配的胚胎移植，使出生婴儿避免遗传病，同时其脐血和骨髓可以治疗现存患儿。2003年人类基因组计划（human genome project，HGP）的完成，极大地推动了基因组医学的发展，人类对基因的认识已越来越深入，对各种遗传病的胚胎检测提供了更精准的靶标。

二、PGT 实施流程

拟进行PGT的夫妻必须要进行体外受精-胚胎移植（in vitro fertilization-embryo transfer，IVF-ET），女方进行超促排卵治疗，在卵泡达到足够大小时，经阴道超声引导下穿刺取卵，获取的卵母细胞与经处理的精子在体外受精，进一步培养发育成胚胎。在此过程中，通过对卵子极体、胚胎卵裂球或囊胚滋养层细胞活检和遗传分析，选择不携带致病变异的胚胎移植，以期获得健康婴儿（图8-1-1）。

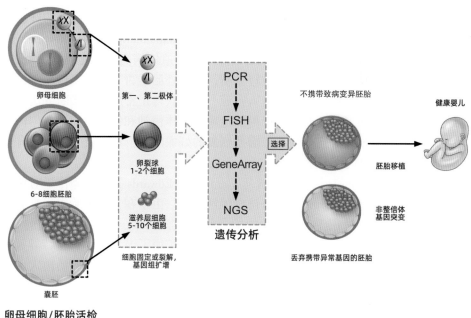

第一、第二极体

卵母细胞

卵裂球
1-2个细胞

6-8细胞胚胎

滋养层细胞
5-10个细胞

囊胚

卵母细胞/胚胎活检

细胞固定或裂解，基因组扩增

PCR

FISH

GeneArray

NGS

遗传分析

选择

不携带致病变异胚胎

胚胎移植

非整倍体基因突变

丢弃携带异常基因的胚胎

健康婴儿

图 8-1-1　PGT 流程示意图

三、PGT 适应证

近年来，PGT 的应用范围不断扩大，治疗周期数量日益增多，但作为一项建立在 IVF-ET 基础上的遗传学分析技术，PGT 有其特殊性，并非所有的辅助生殖患者都适合该技术，其适应证主要有以下几类。

1. **染色体异常**　染色体结构异常通常是由于卵母细胞或精子成熟过程染色体发生了断裂，在修复和重组时发生了错误而产生的，它是引起流产、先天缺陷、脑发育迟缓的一个重要原因。染色体易位是染色体结构异常中最常见的一种，是指染色体的节段位置发生改变，平衡易位虽然由于染色体相互易位导致染色体片段位置的改变，但仍保留了基因及功能。据 Stern 等报道，平衡易位在一般人群中的发病率为 0.1%，在不孕症夫妻中占 0.6%，在有 10 次以上 IVF 周期失败的夫妻中达 3.2%，在习惯性流产的夫妻中更是高达 9.2%。尽管染色体易位患者自身一般外貌、智力正常，但可产生不平衡的配子，因而常发生反复自然流产、死胎或生育染色体异常后代。PGT 对染色体易位患者的胚胎进行染色体检测，选择正常或平衡胚胎移植入子宫腔，不但可以降低染色体易位患者的自然流产率，而且还可以区分正常和平衡胚胎，只选择正常胚胎进行移植，避免出生携带者后代在生育年龄面临同样的生育难题，彻底阻断易位染色体的传递。其他常见的染色体结构异常包括倒位、致病性微缺失以及微重复等，患者常因原发不孕或反复胎儿丢失后的继发不孕就诊，因其胚胎相关染色体异常风险高，需在辅助生殖治疗的同时进行 PGT。

2. **单基因遗传病**　遵循孟德尔遗传定律，故又称为孟德尔病，主要有常染色体显性遗传、常染色体隐性遗传、X 连锁隐性遗传、X 连锁显性遗传、Y 连锁遗传等遗传模式。理论上，只要家系中的致病基因突变诊断明确或致病基因连锁标记明确，就可以开展单基因遗传病的 PGT-M，较为常见的如纤维囊性病变、β 地中海贫血、血红蛋白病、亨廷顿病。PGT-M 同样适用于夫妻任一方或双方携带有严重疾病的遗传易感基因的致病突变，如遗传性乳腺癌的 *BRCA1* 和 *BRCA2* 致病突变。另外，PGT-M 还可用于人类白细胞抗原（human leukocyte antigen，HLA）配型，对曾生育过需要进行干细胞移植治疗的严重血液系统疾病患儿的夫妻，可以通过 PGT 选择生育一个和先前患儿 HLA 配型相同的胚胎，通过从新生儿脐带血中采集造血干细胞进行移植，救治患病同胞。PGT-M 相关检测方法及治疗进展在本章第三节进行详细介绍。

3. **非整倍体筛查**　非整倍体即细胞中的染色体数不是正常配子中染色体数的整数倍，是自然流产和先天出生缺陷的主要原因之一。有研究表明，在人工辅助生殖获得的早期胚胎中，非整倍体的发生率高达 20% ~ 85%。高比例的非整倍体率可能是造成人类胚胎早期丢失的主要原因。为了提高着床率，降低流产率，PGT-A 周期逐年增加，根据中华医学会生殖医学分会（CSRM）的数据统计，目前我国 PGT-A 已占所有 PGT 周期的 3/4 左右。但是有关 PGT-A 的有效性尚缺乏足够的循证医学证据支持：一方面，PGT-A 增加首个试管移植周期的着床率，但是不能提高累积妊娠率；另一方面，PGT-A 的操作（如胚胎活检、玻璃化冷冻以及染色体嵌合型）可能造成胚胎的耗损。因此，不建议常规开展非整倍体筛查。目前 PGT-A 的应用仅限于女方高龄（年龄 38 岁及以上）、不明原因反复自然流产、不明原因反复种植失败以及严重畸形精子症等特定人群。

4. **线粒体遗传病**　线粒体是存在于真核细胞中的重要细胞器，其主要作用是通过氧化磷酸化产生能量。线粒体含有自身的遗传物质，即线粒体 DNA（mitochondrial DNA，mtDNA），mtDNA 的特点是母系遗传。卵子的 mtDNA 突变可通过母亲传递给子代，导致线粒体内酶或蛋白质缺陷，最终导致细胞功能损伤和临床症状。常见的线粒体遗传病有线粒体脑肌病，主要包括亚急性坏死性脑脊髓病（利氏病）和线粒体脑肌病伴高乳酸血症和卒中样发作（MELAS）。到目前为止，线粒体遗传病无法治愈，只能依赖于缓解症状以及延缓病情进展的辅助治疗，因此预防显得更为重要。除了常规的产前诊断，PGT 技术也逐渐应用于降低线粒体遗传病的风险。但由于线粒体遗传病具有很高的临床异质性，不同组织之间以及胎儿发育阶段不同导致的 mtDNA 突变负荷差异，使得 PGT 存在一定的风险。Steffann 等对一例神经源性共济失调视网膜色素变性（NARP）mtDNA 突变（8993T > G）携带母亲进行卵裂期胚胎 PGT，发现在同一个胚胎的不同卵裂球之间 mtDNA 变异性很小，但是不同胚胎的突变负荷差异很大（从 0 至 100%），PGT 后获得了健康子代，这是首例通过 PGT 阻断线粒体遗传病的报道。此后，不断有学者进行相关的尝试与探索。然而，到目前为止，仍无法确定 PGT 用于预防线粒体遗传病的安全阈值，推测其他因素（包括细胞核因素）也可能起关键作用。

四、取材来源

目前 PGT 的取材主要来源于极体、6-8 细胞期卵裂球及囊胚期滋养层细胞三个方面。另外，近年来发展起来的无创胚胎着床前染色体筛查技术（ni-PGT）取培养液或囊胚腔液进行检测，也受到了越来越多的关注。

1. **极体**　是卵母细胞减数分裂的产物，卵母细胞在完成减数分裂Ⅰ时排出第一极体，在受精后排出第二极体，由于卵母细胞减数分裂同源染色体配对、交换遗传物质，所以正常及变异的基因都可能出现在极体中。在获卵后取第一极体，在精卵结合受精后取第二极体，或在受精后同时取第一、第二极体，通过对极体的分析，间接地推论卵母细胞的基因型。由于极体是卵母细胞减数分裂的副产物，理论上，取极体对卵母细胞正常发育与受精、胚胎的发育和着床没有不良影响，相对于卵裂球活检和囊胚期活检更为安全，但也有文献报道取极体后胚胎碎片比例和发育停滞率增加。由于极体分析并不是对胚胎本身进行操作，更易在心理和伦理上为一些夫妻所接受，尤其是一些国家只允许进行极体活检。缺点是不能分析父源性染色体异常和受精后产生的染色体异常。另外，取极体需要对所有的卵母细胞进行活检，费时、耗力，而且 Capalbo 等报道极体分析存在较高的假阳性率和假阴性率，基于以上原因，目前极体活检的应用越来越少，通常仅用于与女性年龄相关的非整倍体筛查。

2. **卵裂球**　即在胚胎达 6-8 细胞时活检 1 ~ 2 个卵裂球进行 PGT。相较于极体活检，这种方法的优点是可以对母源性和父源性染色体异常同时进行检测，而且在此阶段的每个卵裂球都被认为是全能性的，活检 1 ~ 2 个卵裂球后，胚胎细胞数目虽然减少，但不会明显影响胚胎的进一步发育。缺点是材料少，只有 1 ~ 2 个卵裂球可进行检测；而且卵裂阶段的胚胎嵌合体发生率高达40% ~ 60%，局部取材的偏差可导致错误的诊断，是影响卵裂球活检的另一个主要受限因素。另外，活检后胚胎细胞数目不可避免地减少，会损害胚胎的发育潜能及种植能力，因此卵裂球活检对胚胎是否存在远期危害，尚需更大规模的随访追踪。

3. 囊胚期滋养层细胞 囊胚滋养层细胞活检是目前最广泛应用的方法，是在受精后第 5 天或第 6 天，胚胎发育至囊胚阶段时，获取 5 ~ 10 个滋养层细胞用于遗传学检测。在囊胚期进行活检增加了可供诊断的细胞数，提高了 PGT 的准确性，降低了扩增失败的风险；同时，滋养层细胞将来会发育成胎盘，不直接参与胎儿形成。因此，滋养层细胞活检可有效地避免损伤内细胞团，进而减小活检操作对胚胎发育的影响，更加安全，且一部分染色体异常的胚胎细胞可进行自我淘汰，囊胚嵌合体发生率低于卵裂球期，妊娠率也相应提高，成为越来越多患者的选择。该技术应用初期关于囊胚滋养层细胞活检可靠性的争议，主要在于滋养层细胞的核型是否可以代表内细胞团的核型。随后诸多研究讨论了滋养层细胞活检和内细胞团活检诊断一致性的问题，发现二者诊断一致性较高。就目前的发展现状来说，囊胚滋养层细胞活检是最可靠的遗传学检测方法。

4. 无创胚胎着床前染色体筛查技术（ni-PGT） 为了避免胚胎活检过程中的潜在损害，ni-PGT 应运而生，即通过对胚胎释放的游离 DNA 进行富集及遗传分析，来诊断胚胎染色体非整倍体疾病，包括囊胚液（blastococle fluid，BF）检测及胚胎培养基（spent embryo culture media，SCM）检测，其中 BF 的抽取是在内细胞团的另一侧，可以重复采集且不影响胚胎结构，提高了胚胎的存活率，但 BF 检测与侵入性活检结果的一致性尚存在争议。SCM 检测是对培养过胚胎的培养基进行检测，不需要胚胎活检，属于真正意义上的无创操作，与囊胚滋养层细胞活检结果的一致性为 72.5% ~ 86.3%。对于胚胎 DNA 释放的机制仍未完全了解，样本量过少，而且细胞凋亡是胚胎自我修复过程，理论上，非整倍体细胞首先被淘汰，检测有假阳性可能；还存在母体细胞污染和误诊的风险。所以，ni-PGT 在广泛应用于临床之前，还需要进一步的研究评估其安全性和有效性。

五、活检方法

胚胎活检是一种创伤性显微操作，如果操作不当或者方法选择不当，不仅会影响活检后胚胎的发育能力，对活检样本也可能造成损伤，从而影响 PGT 结果的准确性，是影响 PGT 成功率的重要环节，应尽量减少活检对胚胎不必要的损伤。

在进行胚胎活检之前，须在透明带上打孔或者部分切除透明带。根据透明带打孔方法的不同，可以分为机械法透明带打孔、化学法透明带打孔和激光法透明带打孔三种。

1. 机械法透明带打孔 是应用显微操作针在待检测物质上方的透明带上做一个"–"形或"+"形切口。机械法透明带打孔不存在化学物质对胚胎的潜在毒性，没有激光所带来的潜在热效应，对于极体活检一般倾向于采用机械法透明带打孔。但机械法透明带打孔对操作者显微技术要求较高，如操作不熟练、方法不恰当，可能造成细胞损伤。

2. 化学法透明带打孔 常用酸性台式液（Tyrode 酸）或链酶蛋白酶消化。用 pH 2.3 ~ 2.5 的 Tyrode 酸或链酶蛋白酶在透明带上制造一个空洞。此方法操作较方便，所需时间短。但酸液有可能对胚胎和卵母细胞有毒性作用，因而在透明带打孔后应迅速将活检胚胎从喷酸处移开，同时，为了尽量减少胚胎在体外不良环境的暴露时间，活检完成后需将胚胎在培养液中清洗数次，以减少残余化学物质对胚胎发育的影响。因该法消化透明带程度不易控制，要求操作熟练，现已较少应用。

3. **激光法透明带打孔** 原理是靠激光发生器产生的能量使局部透明带降解，从而达到打孔、切割透明带的目的，目前使用最多的是外波长 1.48 μm 的红外线二极管激发器。激光法透明带打孔操作步骤更简便，操作时间更短，打孔尺寸更精确，不损伤胚胎，该方法已逐渐取代机械法和化学法透明带打孔，成为 PGT 周期的常规操作。但是仍有许多学者担心激光法透明带打孔可能有潜在的机械性热效应，影响卵母细胞和胚胎的进一步发育。

在透明带打孔之后，通过透明带缺口获取遗传物质的方法根据取材不同而有所不同。极体活检主要采用吸出法，用直径 15 ~ 20 μm 的平口活检针，从透明带缺口处吸出极体。卵裂球活检可以采用吸出法（aspiration）、机械挤压法（extrusion）或液体挤压法（flow displacement）。其中以吸出法最为常用，吸出法即将胚胎活检针通过透明带缺口置入胚胎，然后靠抽吸力吸取卵裂球。机械挤压法并不需要活检针沿透明带口进入胚胎内，而是依靠显微针挤压透明带的压力将卵裂球从透明带缺口处挤出。而液体挤压法则是用活检针（直径约 7 μm）将培养液缓慢释放至胚胎内部并产生压力，依靠压力将最靠近透明带缺口处的卵裂球"置换"出来。而对于囊胚期滋养层细胞活检，透明带打孔的时间可以在胚胎发育的第 3 天、第 4 天或第 5 天、第 6 天进行，各个打孔时间各有利弊，各实验室应该根据自己的经验和工作流程进行选择。打孔的目的在于随着囊胚发育，让部分滋养层细胞通过透明带缺口孵出，形成类似"疝"的结构，然后使用激光法或机械切割法获取滋养层细胞。激光法是利用激光击打，使滋养层细胞离断。机械法是利用活检针与持卵针之间的摩擦，离断滋养层细胞，也可将二者结合，活检针吸取滋养层细胞并向外牵拉使其伸长，激光击打位于透明带外缘的滋养层细胞 1 ~ 2 次，随后利用机械法离断滋养层细胞。1 ~ 2 次的激光击打有助于后续机械法切割滋养层细胞。此方法有效地减少了激光击打次数，减少了激光带来的热损伤。

囊胚活检

胚胎活检

极体活检

六、诊断方法

目前临床上常用的 PGT 单细胞遗传物质检测方法主要包括 PCR、FISH、aCGH 以及 NGS。

1. **PCR** 最早的单细胞 PCR 在 1990 年首次应用于 X 连锁肾上腺脑白质营养不良和 X 连锁精神发育迟滞的胚胎着床前诊断。经过不断的发展，当前应用于 PGT 的 PCR 主要包括逆转录 PCR、巢式 PCR、荧光 PCR 以及实时荧光定量 PCR 等，主要用于鉴定胚胎特定基因的点突变、小片段缺失或插入等。PCR 的主要问题在于样本量少，发生扩增失败，在操作过程中模板丢失，细胞为无核细胞或蜕变细胞乃至 DNA 降解，都可以导致扩增失败；还有一个重要的问题是等位基因脱扣（allele dropout，ADO），即一个细胞内来自双亲的两个等位基因其中之一扩增到可供检测的水平，甚至另一个扩增完全失败，造成单核苷酸变异检测结果的假阳性或假阴性，是影响 PGT 准确性的主要因素之一，发生率可达 10% 左右。另外，单细胞 PCR 由于模板量少，更易受其他 DNA 序列的污染，导致实验失败或诊断错误。

2. **FISH** 是一种利用核酸探针杂交原理，将荧光标记的染色体区带特异性或染色体特异性的 DNA 作为探针，与细胞原位杂交，然后在荧光显微镜下观察染色体畸变的技术。FISH 不但能显示染色体中期分裂象，还能显示于间期细胞核中，省去了复杂的细胞培养及染色体分析过程，与 PCR 相比，有不会产生污染、能够检测染色体的优点。自从 FISH 应用于 PGT 后，很多中心采用 FISH 进行性别检测，FISH 在性别检测方面优于 PCR 的是可以同时检测 X、Y 染色体，除检测胚胎的性别，FISH 还可以诊断是否存在性染色体的非整倍体。此外，FISH 还广泛用于非整倍体筛查和染色体畸变、易位所导致疾病的诊断。传统的 FISH 无法一次性检测所有染色体，一般每个卵裂球细胞只能标记 5 条染色体，实验耗时较长，后来经过不断改进，可以实现检测 9 条、12 条甚至 24 条染色体。即便如此，由于卵裂球的固定效果不稳定，探针也存在非特异性结合的情况，因此容易出现不可靠的结果。现在已不建议使用 FISH 进行 PGT-A，全基因组技术已逐渐取代 FISH，成为 PGT-A 的常规检测手段。

3. 基于杂交的 PGT 诊断技术

（1）基于微阵列的比较基因组杂交（array-based comparative genomic hybridization，aCGH）：CGH 利用不同颜色的荧光标记待测样本和对照组的基因组，然后与正处于人类中期染色体杂交，最后通过两组荧光强度的差异，判断染色体的重复和缺失。微阵列技术出现后，比较基因组杂交技术与之结合形成了 aCGH，即将不同荧光标记的待测 DNA 和对照 DNA 的全基因组扩增产物，在已知序列的基因探针所固定的微阵列芯片上竞争杂交，然后用芯片扫描软件获取图像和荧光信号，经过数据处理与分析，从而对全基因组进行分析。aCGH 以 PCR 为基础，将传统 CGH 技术与芯片相结合，具有高通量、高自动化程度、高分辨率等优点，可在单细胞水平检测易位染色体，还能对全部 24 条染色体进行非整倍体筛查，成为目前 PGT 常用的检测方法。可以同时检测出所有染色体组的重复和缺失。但 aCGH 分辨率最高为 2 Mb，无法检出单倍体、多倍体、嵌合体、平衡易位携带者及微小突变等异常情况，全基因组扩增中存在的等位基因脱扣和扩增偏倚现象可能会在一定程度上降低检测效率。

（2）单核苷酸多态性阵列（single nucleotide polymorphism array，SNP array）：是检测基因组中特定位点单核苷酸的多态性。SNP 可简单地理解为基因组水平上不同个体间存在单个核苷酸差异的位点，人类基因组中约每 1000 个碱基即有 1 个 SNP，其中有些 SNP 可能与疾病有关，但可能大多数与疾病无关。其原理与 aCGH 相似，在芯片上高密度的设有大量 SNP 序列探针，与来自基因组 DNA 的序列杂交，获得胚胎染色体各位点等位基因型。该检测技术分辨率极高，最低可区分 0.2 Mb 左右的微缺失或重复，可用于单基因遗传病 PGT-M 的检测，利用 SNP 微阵列技术，可以检测全部染色体的片段重复、缺失及染色体整倍性的信息，亦可区分平衡易位胚胎和正常胚胎，也可进行单亲二倍体、线粒体突变、异常胚胎的非整倍体来源检测。目前 SNP 技术已广泛应用于 PGT。

4. NGS

1977 年 Sanger 等对噬菌体 X174 进行了首次基因测序，第一代桑格测序法诞生。自此，人类获得了窥探生命遗传差异本质的能力，并以此为开端步入基因组学时代。2005 年 Roche 公司发布 454 测序系统，标志着测序技术跨入高通量测序（high-throughput sequencing，HTS）时代，为 PGT 技术带来了革命性的改变。HTS 也被称为下一代测序技术或二代测序（NGS）技术，通过 DNA 文库制备、高通量测序、遗传检测数据的分析与解读，实现了一次性对上百万条 DNA 进行测序，不仅缩短了时间，而且将单碱基测序成本降至最低，遗传病的诊断率和分辨率迈入新的高度。

七、前景与展望

随着多种生物学工具研究的飞速发展，PGT 技术已广泛应用于临床。同时，由于社会竞争、就业压力及环境等因素的影响，自然流产和不孕不育比例逐年增加，PGT 的需求也越来越多，PGT 技术进入了快速发展的新时代。从 PCR、FISH 到 NGS，从极体、卵裂球、囊胚活检到 ni-PGT，PGT 诊断逐步向着耗时更短、准确性更高、结果更全面、对胚胎创伤更低的方向发展。以二代测序技术和基因芯片为代表的高通量技术为阻断罕见遗传病提供了更为可靠的技术平台，不断有成功的病例报道。PGT 技术犹如一道曙光，照亮了万千被罕见遗传病所折磨的家庭。

但任何技术都有其局限性。目前，PGT 技术在很大程度上还依赖于细胞活检和单细胞全基因组扩增，而胚胎嵌合体和 ADO 依旧是制约方法准确性的重要原因。尽管检测体系在不断优化升级，但目前仍无法完全消除 ADO 现象，连锁分析方法可以在很大程度上纠正 ADO 产生的误诊。在数据解读方面，目前我国临床仍缺少专业的、经验丰富的遗传咨询及检测结果的遗传解读人员。近年来 PGT-A 的应用越来越广泛，已经超过 PGT-M 和 PGT-SR，但 PGT-A 能否提高妊娠率和活产率，近年来引起越来越多的学者的争议和质疑。

在技术层面上，我们必须要考虑胚胎活检、冷冻复苏的安全性及其对子代的远期影响；减数分裂或有丝分裂来源的嵌合体对胚胎着床与胚胎发育潜能的影响尚不明确，该如何决定其去留，亦是两难抉择；此外，PGT 不可避免地会涉及伦理学问题，如在着床前进行性别选择、肿瘤易感性分析，后者识别出疾病基因或风险基因的携带者为疾病的早期预防提供便利，但同时也会使当事者产生心理及情感上的巨大压力。PGT 虽然发展迅速，但是至今只有 30 余年的历史，PGT 诊断的准确性、可靠性和安全性仍需进一步研究验证。

（北京大学第三医院妇产科　任秀莲　刘　平）

第二节　染色体疾病植入前遗传学检测

一、染色体遗传病概述

染色体是由 DNA 和蛋白质等构成的遗传物质的载体，储存和传递信息。真核细胞的基因大部分都存在于染色体上，并在细胞分裂时随着染色体分离，从亲代传递给子代。不同物种的染色体数目和形态各不相同，且是恒定的。如果染色体数目或结构出现异常，会导致涉及多基因的缺失、重复、断裂等异常，引起多种畸形，称为染色体遗传病。

（一）染色体的特征

真核生物的一个正常生殖细胞（配子）中所含有的全套染色体为一个染色体组，含有一个染色体组的细胞称为单倍体（haploid），含有两个染色体组的细胞称为二倍体（diploid）。人类正常生殖细胞（精子或卵子）为单倍体，由 23 条染色体组成；正常的体细胞为二倍体，由 46 条染色体组成（图 8-2-1）。染色体数目是恒定的，形态、结构也是相对稳定的，人类细胞遗传学命名的国际体制（International System for human Cytogenetics Nomenclature，ISCN）对人类染色体的识别和描述制定了标准化命名标准。

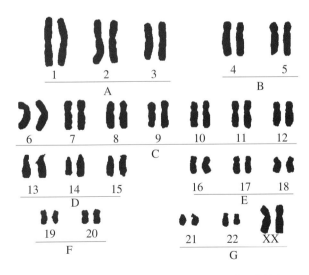

图 8-2-1　正常人类染色体核型图（男性 / 女性）
含染色体编号、分组及男女性染色体示例 / 模式图

人类染色体在细胞有丝分裂中期时的形态最典型，是染色体的常用分析阶段。此时染色体是由姐妹染色单体组成的，两条单体之间由着丝粒（centromere）连接，着丝粒是纺锤体的附着处，与细胞分裂及染色体运动密切相关。在染色体结构上，着丝粒又将染色体分为两臂——短

臂（p）和长臂（q）。人类中期染色体根据着丝粒的位置不同分为中着丝粒染色体（metacentric chromosome）、亚中着丝粒染色体（submetacentric chromosome）、近端着丝粒染色体（acrocentric chromosome）（图 8-2-2）。其中近端着丝粒染色体的短臂末端有球状结构，称为随体（satellite）。短臂和长臂末端为端粒（telomere），具有维持染色体形态及结构稳定和完整、防止染色体末端融合或双链断裂诱导的重组修复、控制细胞分裂周期的作用。

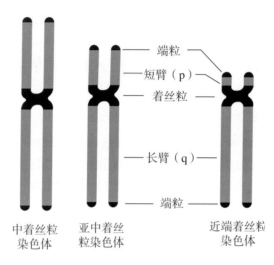

中着丝粒　　亚中着丝　　近端着丝粒
染色体　　　粒染色体　　染色体

图 8-2-2　染色体示意图

ISCN 将有丝分裂中期染色体按照长度和着丝粒位置分为 23 对，7 组（表 8-2-1）。按照染色体编号，1 ~ 22 为常染色体（autosome），为男性和女性共有；另外一对为性染色体（sex chromosome），男性为 XY，女性为 XX。

表 8-2-1　人类染色体分组及形态特征

组号	染色体号	大小	着丝粒位置	随体
A	1 ~ 3	最大	中着丝粒（1、3 号），亚中着丝粒（2 号）	无
B	4 ~ 5	次大	亚中着丝粒	无
C	6 ~ 12,X	中等	亚中着丝粒	无
D	13 ~ 15	中等	近端着丝粒	有
E	16 ~ 18	小	中着丝粒（16 号）亚中着丝粒（17、18 号）	无
F	19、20	次小	中着丝粒	无
G	21、22，Y	最小	近端着丝粒	21、22 有，Y 无

（二）显带染色体核型

染色体标本经处理后用特定染料染色，使染色体显现出明暗或深浅相间的条带，而采用不同的染色方法所显出的条带也会不同，构成染色体带型（banding pattern）。一般易着色的阳性带为富含 A-T 的染色体区域，不易着色的阴性条带为富含 G-C 的染色体区域。主要的显带技术有 G 显带、C 显带、Q 显带、R 显带、T 显带和 N 显带。ISCN 将显带的每条染色体划分为若干区、带，甚至到亚带。区的序号以着丝粒为起点，分别向长臂和短臂由近向远依次排序；在同一区内，由近到远再分 1 带、2 带。例如，17p12 表示 17 号染色体，短臂，1 区，2 带。同时 ISCN 也制定了染色体统一命名符号和术语，参见人类细胞基因组学国际命名体系。

二、染色体数目异常

染色体数目的恒定对于维持物种的稳定至关重要。当染色体数目偏离正常值时，称为染色体数目畸变，包括整倍体和非整倍体。

（一）整倍体

整倍体（euploid）异常是指染色体数目的改变，是单倍体的成倍增加或减少。超过二倍体的整倍体称为多倍体（polyploid），例如 69,XXX 为三倍体（triploid），96,XXXX 为四倍体（tetraploid）。

多倍体产生的机制主要有：双雌受精、双雄受精、核内复制、核内有丝分裂。其中三倍体的产生机制主要是双雄受精或双雌受精（图 8-2-3）；四倍体的产生机制主要是核内复制和核内有丝分裂。

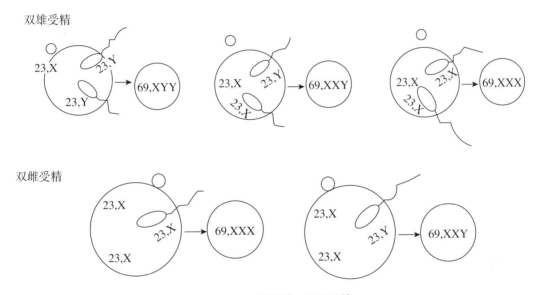

图 8-2-3　双雄受精、双雌受精

1. **双雄受精（diandry）**　指两个正常的单倍体精子同时与一个正常的单倍体卵子受精结合，从而相较于正常的单精子受精结合多了一套染色体组，可以产生 69,XXX、69,XXY、69,XYY 三种类型的三倍体合子。

2. **双雌受精（digyny）**　指一个异常的二倍体卵子与一个正常的单倍体精子受精结合，产生三倍体合子。异常的二倍体卵子多产生在减数分裂Ⅱ，导致次级卵母细胞未形成第二极体，而第二极体的染色体组仍然保留在卵细胞，从而产生 69,XXX 或 69,XXY 的三倍体合子。

3. **核内复制（endoreduplication）**　指在一次细胞分裂过程中，DNA 连续复制两次，由此形成的两个子细胞都是四倍体。核内复制导致四倍体是肿瘤细胞常见的染色体异常特征之一。

4. **核内有丝分裂（endomitosis）**　指在细胞分裂过程中，染色体正常复制一次，但分裂中期时纺锤体未形成或发生异常，分裂过程未进行到后期及末期，最终无法实现细胞质的分裂，导致细胞内存在四组染色体，形成四倍体细胞。

（二）非整倍体

非整倍体（aneuploid）是指细胞中一条或几条染色体的染色体数目有增加或减少，进一步可分为亚二倍体（hypodiploid）和超二倍体（hyperdiploid）。

1. 亚二倍体 指正常二倍体细胞中染色体数目减少一条或数条。若减少某一对染色体中的一条，则该细胞染色体为单体性（monosomy）。临床常见的单体是 X 染色体单体 45,X，即特纳综合征（Turner syndrome，TS），多数会在胚胎期发生流产，有少数可以存活，临床表型谱较宽，典型的表现有性腺发育不良、身材矮小、蹼颈、肘外翻等畸形。2% ~ 5% 的患者可自发月经来潮及自然受孕，其余 TS 患者几乎无生育可能。而常染色体的丢失则会造成基因组严重失衡，患者难以存活。

2. 超二倍体 指正常二倍体细胞中染色体数目多一条或数条。若增加某一对染色体中的一条，该细胞染色体为三体性（trisomy）。染色体三体的形成也会造成染色体失衡，关键基因的剂量失衡，破坏胚胎的正常发育。大多数的三体都是致死性的，会导致早期流产，仅少数染色体类型的三体可以存活。临床会见到的男性 47,XXY、克兰费尔特综合征（Klinefelter syndrome，KS），这样的染色体数目异常会影响睾丸发育，其在无精子症患者中的发病率为 7% ~ 13%。但研究认为克兰费尔特综合征患者如果能获得精子，50% 患者可获得临床妊娠。此外，在常染色体三体中，临床常见的是 21 三体综合征，为 21 号染色体三体，60% 会早期流产，少数的存活者会有严重智力障碍、特殊面容、生长发育障碍等异常表现。

3. 非整倍体的产生机制 非整倍体主要是染色体不分离或染色体丢失，可以发生在生殖细胞成熟过程中，或者是受精卵早期分裂中，可以发生在细胞增殖的有丝分裂过程，也可以发生在配子形成的减数分裂过程（图 8-2-4）。

（1）染色体不分离（nondisjunction）：指在细胞分裂中、后期，某一条染色体的同源染色体或姐妹染色单体未分离，而进入了一个子细胞中，导致形成的两个子细胞中，一个细胞因染色体数目增多而出现超二倍体，另一个因染色体数目减少而出现亚二倍体。染色体不分离又分为有丝分裂不分离和减数分裂不分离。

1）有丝分裂不分离：是指在受精卵卵裂早期有丝分裂中，某一条染色体的姐妹染色体单体不分离，产生染色体数目不同的两种或三种细胞的嵌合。若不分离发生在初次卵裂，则形成约 1∶1 的两种不同细胞的嵌合；若不分离发生在第二次卵裂及以后，则可形成不同比例的三种核型细胞的嵌合体。此外，对于常染色体出现有丝分裂不分离，嵌合细胞中的亚二倍体细胞在发育过程中有可能因影响生存能力而被淘汰，因而临床多见的是正常二倍体与超二倍体细胞嵌合的情况。对于性染色体的有丝分裂不分离，则可能出现多种嵌合情况，如 45,X、46,XX、47,XXX。

2）减数分裂不分离：当减数分裂不分离发生在减数分裂 I，所形成的配子中，有 1/2 为 24 条染色体，有 1/2 为 22 条染色体。两种配子随后发生的受精会产生超二倍体和亚二倍体的受精卵。如果不分离是发生在减数分裂 II，则形成的配子中，1/2 为正常，1/4 为 24 条染色体，1/4 为 22 条染色体。三种配子受精后会产生正常二倍体、超二倍体、亚二倍体的受精卵。

（2）染色体丢失（chromosome loss）：也称为染色体分裂后期滞后（anaphase lag），指在细胞有丝分裂过程中，某一条染色体的着丝粒未与纺锤丝相连而无法向两极迁移，或发生移动迟缓而滞留在细胞质中并最终分解消失，形成了丢失了一条染色体的亚二倍体细胞。该异常也是嵌合体形成的机制之一。

（三）嵌合体

同一个体内存在两种或两种以上核型的细胞，该个体称为嵌合体（mosaic）。常见的如性染色体发生嵌合所导致的 46,XX/47,XXX、46,XX/45,X 等。嵌合可以是染色体数目异常的嵌合，或是结构异常的嵌合，也可以是两者兼有的嵌合。嵌合体产生的机制主要是合子的有丝分裂不分离和后期滞后。

三、染色体结构异常

染色体结构异常（structural aberration）也称为染色体重排（chromosomal arrangement），是指

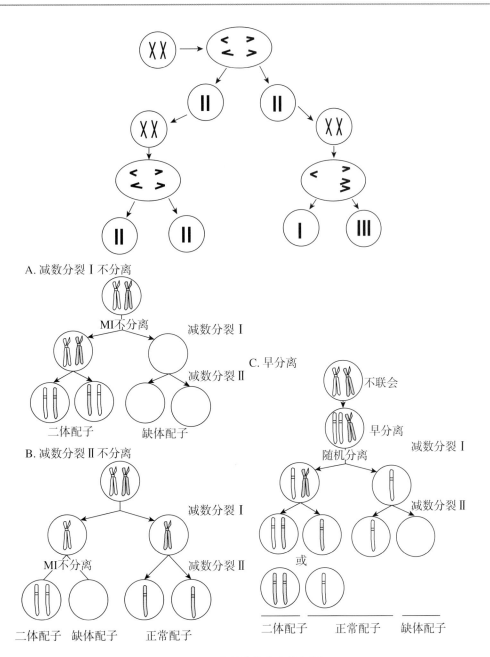

A. 减数分裂 I 不分离

B. 减数分裂 II 不分离

C. 早分离

图 8-2-4　非整倍体产生的机制

在一些影响因素的作用下，染色体发生断裂后，断裂片段与其他片段重接或丢失，造成染色体片段的位置、顺序发生改变。染色体重排可以导致缺失、重复、易位、倒位、环状染色体等多种染色体结构的改变（图 8-2-5）。染色体结构变异主要发生在细胞间期和减数分裂前期，染色体复制或修复过程中 DNA 双链断裂及断裂后重接事件频繁，如果断裂后重接或重接位置发生变化，则染色体发生部分缺失、重复、结构重排，产生染色体畸变。减数分裂前期同源染色体配对过程中的错误，如非等位同源重组和各种同源序列介导的修复，也会导致染色体结构变异。

（一）染色体缺失

染色体缺失（deletion）是指断裂的染色体片段发生丢失，而位于该片段内的基因也随之丢失。依断裂的位置分为末端缺失（terminal deletion）和中间缺失（interstitial deletion）。末端缺失使得发生断裂的染色体中不含染色体着丝粒的末端片段无法与纺锤体相连，在细胞分裂后期无法向两端迁移而导致丢失。发生中间缺失的染色体是在同一条染色体同一臂内发生两处断裂，两断

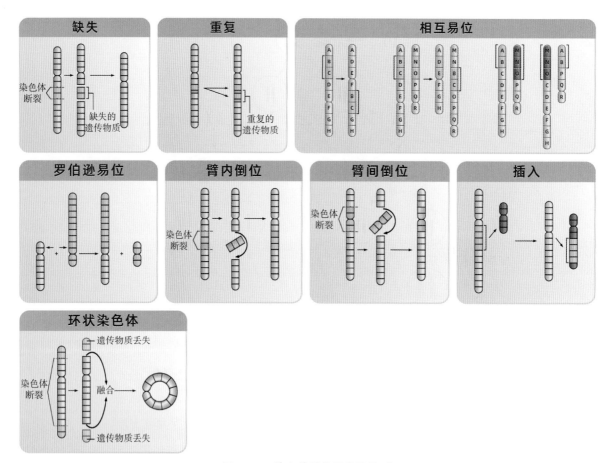

图 8-2-5　染色体结构异常的类型

裂点之间的片段无着丝粒而丢失，剩余的染色体在断裂端重新连接。

（二）染色体重复

染色体重复（duplication）是指染色体上部分片段增加，使得片段内所包含的基因数目也随之增加，增加数目可以是一份，也可能是几份。重复还分为顺接重复、反接重复、同臂重复、异臂重复等。重复发生的原因涉及同源染色体间不等交换、染色单体间不等交换、染色体片段插入等。

（三）染色体易位

染色体易位（translocation）是指一条染色体的断裂片段重新接到另外一条非同源染色体上。常见的易位包括相互易位（reciprocal translocation）、罗伯逊易位（Robertsonian translocation）。

1. 相互易位　是染色体结构异常中最常见的类型，指两条染色体断裂后染色体断裂片段互换，形成两条新的染色体。如果相互易位仅影响染色体的位置，并不产生染色体片段及其所包含基因的增加或缺失，则称为平衡易位（balanced translocation）。平衡易位由于细胞核中染色体没有片段重复或缺失，平衡易位携带者表型通常正常，然而该结构异常在减数分裂联会时会形成四射体，产生 18 种配子类型，包括正常和平衡易位各一种，以及 16 种非平衡性易位的非整倍体胚胎，会导致流产、死胎或胎儿畸形。

2. 罗伯逊易位　也称为罗氏易位，为一种特殊类型的平衡易位，易位发生在近端着丝粒染色体之间。两条染色体在着丝粒部位或邻近区域发生断裂后再重接，形成一条由两条染色体长臂构成的衍生染色体，而断裂产生的短臂片段在减数分裂过程中丢失。这种易位方式将两条染色体的全部基因都保留下来，其表型一般是正常的。罗伯逊易位在人群中发病率约为 0.1%，最常见的罗伯逊易位核型为 der（13；14）（q10；q10）。男性罗伯逊易位携带者常合并生精障碍，出现少弱精子症甚至无精症。罗伯逊易位患者产生正常表型配子的概率为 1/3，其自然妊娠和 PGT-SR 结局通常优于染色体相互易位携带者。另外，需要特别关注的是同源的罗伯逊易位，如 45,XX, der（21；21）（q10；q10），因这样的易位携带者的配子只能是 21 号染色体的缺失或二体，从而无法形成正常配子，之后与正常核型的配偶形成的胚胎为 21 单体或三体，而不能出生正常后代。

此外，还有复杂易位，是指断裂和重接涉及三条及以上的染色体，常形成数条衍生染色体。

（四）染色体倒位

染色体倒位（chromosome inversion）是指同一染色体两次断裂后，断裂点之间的染色体片段旋转 180° 重接，分为臂内倒位（paracentric inversion）和臂间倒位（pericentric inversion）。臂内倒位指断裂点发生在同一臂内（长臂或短臂），中间片段再旋转 180° 重接；而臂间倒位是两个断裂点分别发生在长臂和短臂，中间片段再旋转 180° 重接。倒位携带者表型一般正常，但存在生育风险，其减数分裂产生的配子 50% 是不平衡配子。有研究报道，异常配子的比例与倒位片段大小及所占染色体长度的比例有关。染色体倒位在减数分裂联会时，如果倒位片段很小，则倒位片段区域可能不发生配对；如果倒位片段很长，则在配对时与正常的染色体形成倒位环（inversion loop），这样就会产生 4 种配子类型：一种为正常，一种为倒位，两种部分缺失和部分重复的非整倍体胚胎。需要注意的是，有一些染色体部位的倒位被认为是遗传学多态，如临床常见的 inv（9）（p12q13），其人群发生率为 1% ~ 3%，但其是否导致生育问题一直存在争议。

（五）其他染色体结构异常

1. 插入（insertion）　指一条染色体发生断裂后，产生的染色体片段插入到另一条染色体上。插入的片段可以是正向插入，也可以是反向插入。

2. 标记染色体（marker chromosome）　指在形态上可识别，但无法确定来源或特征的染色体，用 mar 表示。若染色体仅部分能从显带上识别来源，而其无法识别的部分用 "?" 表示。对于标记染色体携带者，建议综合评估患者及家系状况，必要时可行全基因组拷贝数变异检测，以确定该标记染色体的染色体来源、致病性及子代传递风险等。

3. 环状染色体（ring chromosome）　指染色体发生断裂后，片段含有着丝粒并在两末端重接，形成环形的染色体结构。

4. 多态性染色体　对于常见的多态性染色体，如异染色质区增加 qh+（1qh+，9qh+，16qh+，Yqh+），倒位 inv9（p12q13），invY 臂间倒位等，大多被认为是非致病性变异，不会导致临床表型，暂不推荐 PGT-SR。

5. 复杂易位　对于涉及多条染色体相互易位的复杂病例，建议进行风险评估，合理选择临床生殖策略。

（1）评估是否平衡性结构易位，建议行全基因组拷贝数变异检测。

（2）评估是否存在因结构异常导致的其他临床表现及发病风险。

（3）评估生育健康子代的概率。

（4）评估是否更适合其他辅助生殖手段，如赠卵、赠精。

四、微缺失 / 微重复

通过传统的染色体核型技术检测的分辨率为 5 ~ 10 Mb，而染色体不平衡小于 5 ~ 10 Mb 的检测通常无法用传统的细胞核型技术来检测。小于 5 ~ 10 Mb 的拷贝数变异（copy number variation，CNV）被认为是亚显微结构变异。当这些亚显微水平的 CNV 为致病性，特别是与特定临床综合征相关时，被称为微缺失 / 微重复，其表型包括孟德尔病以及复杂特征，如发育迟缓 / 智力障碍、自闭症、精神分裂症、肥胖和癫痫。该异常的致病原因包括导致剂量敏感基因的数量变化或结构破坏、基因融合、位置效应、隐性等位基因显性化等。目前鉴定的微缺失 / 微重复已超过 200 种，且随着检测技术的飞速发展，特别是高通量芯片及测序技术应用的普及，将会有更多种类的微缺

失 / 微重复被发现。此外，正常人群中也存在大量 CNV，说明 CNV 也会有大量的良性变异。

微缺失 / 微重复的产生机制包括非等位同源重组、非同源末端连接、复制叉停滞与模板交换、染色体断裂重组和拼接复制。

1. 非等位同源重组（non-allelic homologous recombination，NAHR） 等位同源重组即基因组上同一位点的 DNA 序列与同源序列发生重组，是减数分裂过程中的重要事件，是遗传多样性的重要来源。而不同位点上的高度同源序列间也可能发生重组，称为非等位同源重组（NAHR）。相同染色体上的同向序列间的 NAHR 会导致缺失、重复，而反向序列间的 NAHR 会导致倒位，不同染色体上的 NAHR 也可能导致易位。NAHR 发生的基础是基因组上不同位置存在的重复的、高度相似的 DNA 序列，包括低拷贝重复序列（low copy repeats，LCRs）、长散在序列 LINEs、短散在序列 Alu 等。其中，复发性 NAHR 通常是由 LCRs 介导的。

2. 非同源末端连接（non-homologous end-joining，NHEJ） 是人类细胞对于辐射和氧化反应诱发的 DNA 双链断裂的基因组修复机制，是非复发性基因组结构变异的主要机制。与NAHR 不同的是，NHEJ 不依赖于同源的 DNA 序列，而是通过蛋白质 -DNA 复合体直接将断裂DNA 末端连接起来。NHEJ 修复后，通常会在连接部位引入非特异的碱基序列。

3. 复制叉停滞与模板交换（fork stalling and template switching，FoSTeS） 又称为微同源序列介导的断裂诱导复制（microhomology-mediated break-induced replication，MMBIR）。在 DNA复制叉停滞时，滞后链可以从模板脱落，通过微同源序列介导转到另一个复制叉上，重新开始合成 DNA。发生转换的两个复制叉在空间位置上彼此靠近，可以产生长达数 Mb 的 CNV，还可以引起基因水平和外显子水平的重排。有研究发现，该 CNV 产生的机制会导致佩 - 梅病（Pelizaeus-Merzbacher disease，PMD）、史密斯 - 马盖尼斯综合征（Smith-Magenis syndrome，SMS）等。

4. 染色体断裂重组和拼接复制 在肿瘤细胞中引起基因组结构重组，使基因组发生大量转位和插入。

五、染色体疾病的临床策略

染色体异常在遗传因素导致的出生缺陷中占有相当大的比例，染色体结构异常的携带者也常有不孕不育的表现，成为我国生殖健康领域所面临的巨大挑战。通过胚胎植入前遗传学检测，选择染色体正常或不致病的整倍体胚胎移植，是辅助生殖的重要技术策略。近年来，随着染色体结构异常检测新技术的不断涌现，对其染色体结构异常临床致病性和子代风险评估的不断完善，新分类的胚胎植入前染色体结构变异遗传学检测（preimplantation genetic testing for chromosomal structural rearrangement，PGT-SR）可以更合理、有效地解决染色体疾病的健康生育及阻断子代传递的问题。

（一）遗传检测技术策略

针对染色体遗传病 PGT 的检测主要分为 PGT-A 和 PGT-SR。PGT-A 是指对胚胎染色体整倍体性进行检测，该技术曾经命名为 PGS，是针对胚胎染色体异常发生率较高的 IVF 患者，例如因胎儿染色体异常出现复发性流产、随着年龄增长而导致胚胎染色体异常风险增加的高龄患者等。PGT-SR 曾为 PGD 的一种，该技术适用于染色体相互易位、罗伯逊易位、倒位等染色体重排的患者，避免其子代胚胎非整倍体的发生风险。目前 PGT-SR 的检测策略包括：①仅对胚胎进行整倍体性检测，不对遗传性的染色体结构异常进行分析；②对胚胎整倍体性检测的同时，对染色体结构异常情况也进行分析。不同的检测机构可能会采取不同的检测策略，需提供相应的遗传咨询服务。

1. 非整倍体性检测

（1）荧光原位杂交（fluorescence in situ hybridization，FISH）：原理是采用带有荧光标记的寡核苷酸探针，与染色体或间期核上互补 DNA 序列特异性结合，在荧光显微镜下观察荧光信号数目来推测染色体片段的数目（图 8-2-6）。当采用多色 FISH 方法时，在不同的激发滤片下，可以显示多个特定荧光杂交点进行分析。

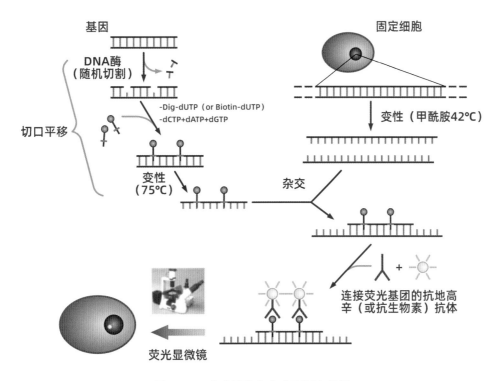

图 8-2-6　荧光原位杂交（FISH）检测

该检测技术适用于部分染色体结构异常变异或断裂区拷贝数诊断。但该技术受限于荧光探针的检测位点，目前常用于对已知的基因序列或区域进行检测，而不能检测全基因组的 CNV，且需要预实验中验证患者夫妻外周血中期染色体的核型，同时在间期核上检测探针的荧光强度和特异性。目前 FISH 进行染色体拷贝数的分析已逐渐被高通量染色体芯片技术及二代测序所取代。此外，当进行染色体易位的携带者区分时，特别是当染色体易位片段较小，超过高通量遗传学检测技术的有效分辨率时，可考虑行 FISH 检测。此时需针对目的染色体区域选择不同的核酸探针，该探针组合要能够识别所有可能的与易位相关的染色体不平衡胚胎。

（2）高通量遗传学检测技术：首先对 PGT 样本进行全基因组扩增（whole genome amplification，WGA），根据原理的不同，又分为基于 PCR 原理和非基于 PCR 原理的扩增方法（详见第八章第三节）。WGA 扩增后的产物可采用多种高通量遗传检测技术进行染色体拷贝数检测，这些技术应同时覆盖 46 条染色体，可以对染色体进行全面诊断。

高通量芯片技术的原理是通过制备大量特定序列的探针，固定在硅片、玻片等固相载体上，通过与标记的待测样本进行杂交，并对杂交信号进行分析，以获得序列数量等遗传信息。目前临床用于 CNV 检测的芯片技术主要有微阵列比较基因组杂交（array-CGH）和单核苷酸多态性阵列（SNP array）。高通量测序（high-throughput sequencing）也称二代测序或下一代测序，该技术通过边合成、边测序，主要是通过接头连接到片段化的 DNA 上，产生单分子多克隆 PCR 阵列，再通过大规模的引物杂交及酶延伸反应，并检测每一步的信号，通过数据分析产生完整的 DNA 信息。array-CGH、SNP array、NGS 等技术已有商品化试剂盒，具有标准化的操作流程和质控参数，本地实验室在首次临床应用前，需验证检测平台的有效性和稳定性，通常无须对每个病例进行临床前预实验。

1）array-CGH 技术用于基因组拷贝数变异检测：CGH 是通过将待测样本与参考基因组 DNA 分别标记不同颜色的荧光探针，并等比例混合，通过比较两份样本不同颜色荧光信号值来分析待测样本的基因序列的缺失或重复。而 array-CGH（图 8-2-7）是在 CGH 技术的基础上应用了高通量的芯片技术，通过将待测样本和参考基因组 DNA 与高密度覆盖的人类基因组 DNA 芯片竞争性杂交，通过共聚焦显微镜等检测系统扫描芯片。数据分析是利用数字成像软件测量每个探针的荧光强度，经过归一化处理后，比较待测和对照 DNA 发出荧光的相对强度。通过绘制 log2 比率图显示 DNA 拷贝数的变化。当 log2 数值为 0 时，表示待测样本 DNA 拷贝数为正常值 2。log2 数值增加，表示待测样本 DNA 拷贝数增加；反之，表示 DNA 拷贝数减少。

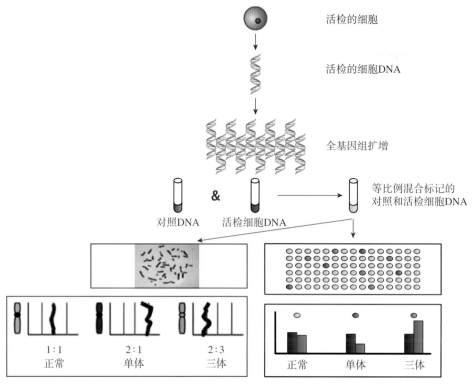

图 8-2-7　array-CGH 检测

2）SNP array 技术用于基因组拷贝数变异检测：单核苷酸多态性（single nucleotide polymorphism，SNP）是指在基因组水平上单个核苷酸变异引起的 DNA 序列多态性。在人类基因组中，大约每 1000 个碱基就有一个 SNP 位点，人类基因组 SNP 总数约为 3×10^6 个。SNP 具有以下特点：①数量多，密度高，分布广，便于在关注的基因内部或邻近区域寻找 SNP 位点作为标记；②与微卫星等其他重复序列多态性相比，SNP 具有更高的遗传稳定性；③易实现快速、高通量的自动化检测分析。SNP array（图 8-2-8）则是利用芯片实现高通量分析 SNP 的技术，通过设计与目标区域特异性结合的探针并固定在介质表面上（如玻璃、硅片），制成 SNP 芯片。大多数用于临床的 SNP array 同时包含 SNP 探针和拷贝数探针，是混合阵列，可包含超过 260 万个探针。通过待测样本片段化、荧光标记、探针结合等步骤，激光扫描检测荧光强度并转换成杂交信号，从而检测出序列的碱基类别。与 array-CGH 不同的是，该技术实验过程中无须在 DNA 芯片中添加参考对照 DNA，其数据分析是将待测样本的探针绝对荧光强度与大量正常对照样本的荧光强度进行比较，这些对照样本是通过单独运行、归一化，然后合并成一个参考集。拷贝数分析数据也是以 log2 比率图的形式表示。该技术还可以同时获得样本拷贝数和基因型信息，从而可以获得额外的诊断能力，如单亲二倍体（UPD）、三倍体、血缘关系及母源细胞污染。

1 基因组DNA

2 线性全基因组扩增

3 DNA片段化

4 等位基因检测

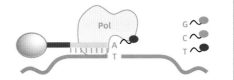

第一步 选择性
未标记DNA片段与微阵列探针杂交

第二步 特异性
标记核苷酸的单碱基酶促延伸

5 拷贝数分析

正常 CN =2

缺失 CN =1

重复 CN =3

拷贝数中性的
杂合性缺失
（LOH）CN =2

LogR

B等位基因频率

图 8-2-8　SNP array 检测

SNP array 技术具有高通量、起始样本量低、操作简便等特点，相较于 array-CGH 技术，SNP array 还可以获得 SNP 位点信息，这一点特别适用于在 PGT 检测中对致病基因或区域的单体型分析，从而实现在对胚胎整倍体性检测的基础上，同时鉴定胚胎是否携带该致病基因或区域的遗传变异，从而大大拓展了检测效力，扩展了临床应用的范围。探针设计对于该检测技术的灵敏度和准确性至关重要，且芯片设计的成本较高。

3）NGS 用于基因组拷贝数变异检测：随着二代测序成本的降低和广泛的临床应用，现在已成为常规 PGT-A 的检测技术之一（图 8-2-9）。NGS 已被证明能够提供更高的分辨率和更大的检测范围，能够更好地满足临床要求。NGS 采用相对较低的测序深度（≤ 0.1× 深度）和后续的生物信息学分析，就可以用于 DNA 拷贝数的分析。通过将测序所得 Reads 与人类参考基因组比对，并根据基因组位置划分不同的窗口，进一步得到每一个窗口的比对 Reads 数，并提示片段性的拷贝数异常。相较于二倍体区域，三倍重复区域的归一化深度为 1.5，而缺失区域的归一化深度为 0.5，从而可以对胚胎非整倍体性进行分析。而单体、二体、三体分别对应于拷贝数为 1、2、3。当拷贝数的数值介于整数之间时，提示存在嵌合。目前多数实验室对于 PGT 的检测用 20%～80% 的范围来界定嵌合，低于 20% 被认为是落在正常噪声范围，高于 80% 被认为是纯合的拷贝数异常。

（3）遗传检测中的质量控制：各 PGT 实验室需根据各自技术平台的特点，制定相应的流程和规范，并且各种检测方法均需建立标准操作规程（standard operating procedure，SOP），特别是在以下的关键环节和技术参数设置质控标准。

1）采用核酸扩增法进行 PGT 检测的实验室，需严格遵照《临床基因扩增实验室工作规范》的一般原则。

2）采用核酸扩增法进行 PGT 检测时，扩增步骤中需要设置空白对照（如细胞洗涤液空白以及扩增试剂），以评估可能的污染及来源。

3）建立 SOP 并及时评估、更新。对于采用商品化试剂盒检测技术，需建立适用于本地实验室的 SOP 程序和质控方法。

4）应定期开展室内比对和室间比对质控，并做好记录。

（二）鉴定胚胎是否遗传了亲代的染色体结构重排

人类染色体重排发生异常导致不孕不育、复发性流产的风险增高。临床最常见的是携带染色体平衡易位的患者，往往患者本人的表型与普通人并没有差别，但流产和不良孕产、不良妊娠的风险增高。对于这样的家庭，通过 PGT-SR，在检测胚胎基因组整倍体性的同时，还可以进一步阻断染色体异常的子代传递，也就是说，不仅可以选择整倍体的胚胎进行移植，还可以进一步优选不携带染色体重排的完全正常的胚胎植入。

进行染色体结构重排在胚胎的鉴定上目前尚存在一些技术和临床实践的难点：①携带者表型大多数与普通人没有区别，且携带者在临床上正常生育的概率也高于理论上计算得到的正常核型/平衡性染色体重排的比例。如果选择放弃移植染色体重排携带的胚胎，意味着将导致胚胎的浪费，降低移植成功率，增加 PGT 的周期数。②染色体重排分析需要确定染色体的断点，断点的准确鉴定对检测技术有着较高的要求，否则会影响鉴定结果的准确性。③目前临床对胚胎染色体重排的鉴定主要是针对遗传性的重排，也就是夫妻双方或者之一为染色体重排的携带者，而对于胚胎新发的染色体重排的检测，尚有检测技术的局限性。

目前鉴定胚胎染色体重排在国内外尚没有规范性的指南或专家共识。对于染色体结构重排的 PGT-SR，其检测策略可分为：①不鉴别是否结构重排的携带者，仅检测整倍体性。②在检测整倍体性的基础上，鉴别胚胎是否遗传了亲代结构重排的携带者。但当染色体结构重排涉及 X 染色体，考虑到由于女性胚胎中一条 X 染色体的随机失活而发育的表型不可预测，可以优先考虑策略②。采用不同检测策略的机构需提供相应的遗传咨询，并充分评估所采用的技术的可行性、优点

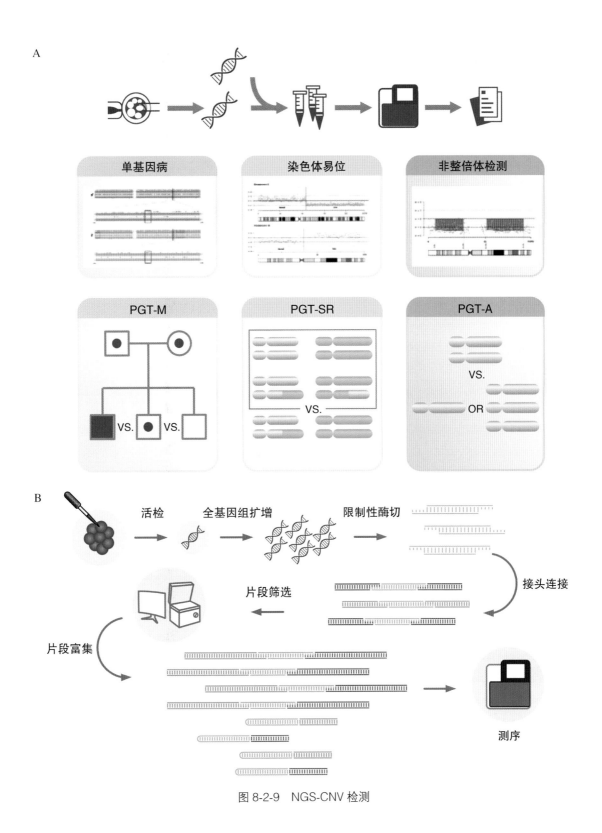

图 8-2-9 NGS-CNV 检测

及缺点。

1. 基于 FISH 的直接检测　需要制备特异性的核酸探针（参见荧光原位杂交）。FISH 仍然在某些特定的 PGT-SR 病例中发挥作用，例如，在易位断点非常靠近染色体末端的情况，此时基于 PCR 的传统方法难以准确诊断。

2. mate pair 文库测序结合 PCR　该技术通过基于 NGS 的 CNV-seq 技术对胚胎进行 CNV 检测，同时采用 mate pair 文库测序联合 PCR 方法对平衡性的胚胎（正常 / 染色体平衡易位）进行鉴别。mate pair 文库测序是通过插入 DNA 片段成环，获取插入片段末端的信息，进行双端测序（图 8-2-10）。该检测策略的具体流程如下。

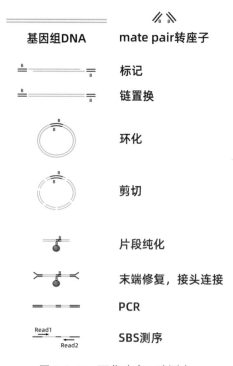

图 8-2-10　环化建库双端测序

（1）将纳入 mate pair 文库测序的亲代染色体平衡易位的一方，取静脉血提取 DNA，测序并建立 mate pair 文库，确定染色体平衡易位的断裂点。

（2）根据断裂点上下游序列设计特异性引物，继而对胚胎 WGA 产物进行 PCR 方法验证，判断胚胎是否有该断裂点。若存在，即证明其为染色体平衡易位胚胎，否则为正常胚胎。

（3）结合胚胎 CNV-seq 的整倍体性信息，确定适合移植的胚胎。

该检测策略是通过基于二代测序的双端测序技术，精确定位染色体平衡易位的断裂点，再在胚胎样本上进行鉴定，结合胚胎整倍体性筛查后，最终鉴别出正常胚胎及易位型胚胎。该技术也有一些局限性：

（1）测序要求的数据量较大。

（2）不是所有的平衡易位携带者都能够找到断裂点，对于一些特殊结构，可能无法测定或无法设计特异性引物，例如序列高度重复区域。

（3）胚胎的断裂点位置在受精卵形成过程中可能相较于亲代的断裂点发生了微小改变，导致在亲代验证的 PCR 反应无法对胚胎断裂点进行鉴定，从而影响结果的准确性。

（4）尚无法对临床常见的罗伯逊易位携带者进行检测，因其断裂点位于着丝粒区，为高度重复区，无法鉴定断裂点。

3. 显微切割测序法（MicroSeq 技术）　该技术是基于携带者的染色体核型分析及易位断点的

显微切割技术，结合下游的高通量测序及 SNP 连锁分析方法，实现对胚胎的正常型 / 平衡易位携带型进行鉴定（图 8-2-11）。其具体流程如下。

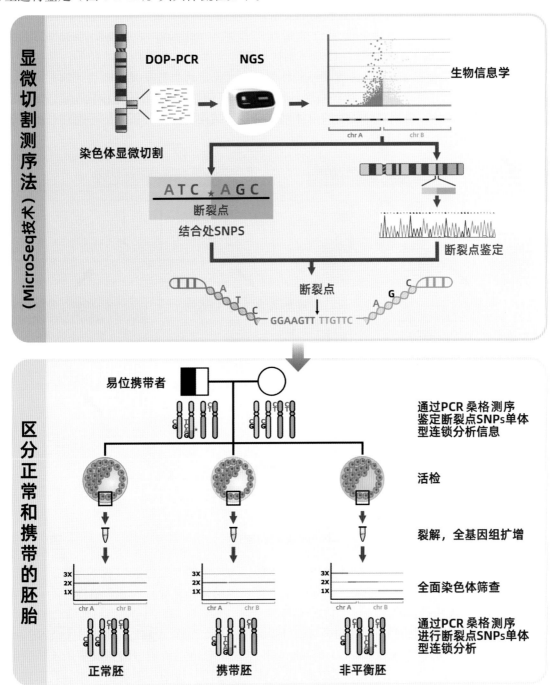

图 8-2-11　显微切割测序法（MicroSeq 技术）

（1）通过对入组的染色体平衡易位携带者的核型分析并进行显微切割。

（2）通过高通量测序及一代测序获得精确断点位置，同时确定断点上下游 SNP 位点，用于后续的连锁分析。

（3）对胚胎进行基因组拷贝数变异的检测，以排除非整倍体的异常胚胎。

（4）通过 PCR-SNP 连锁分析的方法，检测平衡性的胚胎是否存在断点，最终鉴定胚胎的正常型 / 平衡易位型。

该检测策略的特点是通过显微切割技术进行高精度的断裂点定位，且测序成本较低；通过断点处 PCR 反应及断裂点上下游 SNP 连锁分析，双重验证胚胎的染色体情况。然而由于显微切割技术是人工操作，该方法对操作人员有较高的要求。

4. 等位基因映射识别胚胎平衡易位携带状态技术（mapping allele with resolved carrier state，MaReCs） 该技术的流程是：首先根据拷贝数变异鉴定出非平衡性的胚胎；其次，以其中有因染色体结构重排导致的非整倍体的胚胎作为对照，确定拷贝数变异的断裂区域；最后，将夫妻双方、对照胚胎、平衡性的胚胎在断裂区域起始位点前后约 1 Mb 的范围内寻找 SNP 位点，建立对照胚胎的单体型，根据对照胚胎的单体型及染色体结构情况，分析其他平衡性胚胎的单体型及染色体结构情况（图 8-2-12）。

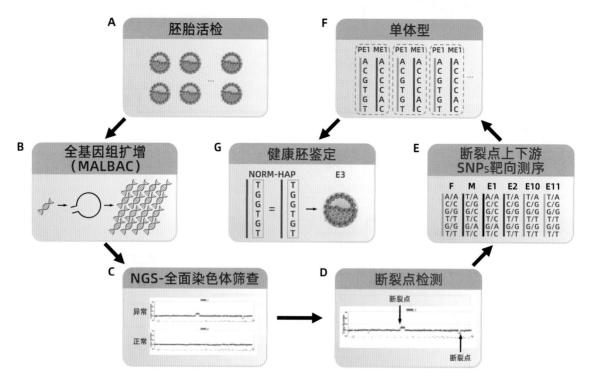

图 8-2-12　MaReCs

该技术的特点是无须预实验，操作简单，费用低，对染色体断裂位点识别更为精准。但该方法需要同时检测同一夫妻的多个胚胎，当胚胎中不存在因结构异常导致的非整倍体胚胎，即无暴露断裂位点时，则无法进行检测。

5. 胚胎植入前单体型连锁分析（preimplantation genetic haplotyping，PGH）和 SNP array 芯片技术 该技术是对核型定位（karyomapping）技术在染色体遗传病中的拓展应用（核型定位技术介绍见第八章第三节），是对已确定的断裂区域应用连锁分析的核型定位方法。其原理是对比胚胎与父母的 DNA 样本，对平衡易位受试者进行全基因组 SNP 基因分型，利用连锁分析构建携带者家系的全基因组单体型，分析非平衡易位胚胎单倍型确定断裂点，通过定位整倍体性胚胎是否携带易位染色体单体型以及易位断裂点区域是否发生同源重组，来判断胚胎的染色体状态，实现正常型胚胎和易位型胚胎的精准区分。

该检测策略的特点是：

（1）因技术结合商品化的芯片，往往有配套的分析软件支持，数据分析简便、易行。

（2）芯片所包含的 SNP 位点会覆盖全基因组，通过一次大规模样本 SNP array 检测即可获得所需信息，无须定制引物。

（3）可以对包括罗伯逊易位在内的多种染色体结构重排进行分析。

（4）可以同步完成全基因组拷贝数变异、断裂区域的染色体重排检测，减少由于同源重组而引起的错误诊断。

（5）检测及分析可流程化，简便、高效，整个诊断过程可以在48小时内完成，适用于常规临床实验室开展。但由于是固定的 SNP 探针，某些断裂点区域可能无可用的 SNP 信息，影响结果的判读，此时可以借助另外一个断裂位点的分析来判读。此外，该技术也需要有断裂区暴露的样本作为参照，同时可以考虑采用更广泛的样本来检测断裂区，如异常的废胚、单精子检测（如果男方为携带者）、极体检测（如果女方为携带者）、家系中因染色体结构重排致病的患儿或流产样本。

6. 全染色体单体型分析技术（whole chromosome haplotyping） 该方法通过构建胚胎中易位染色体单体型，进一步判断胚胎是否继承易位患者的衍生染色体，从而诊断胚胎是否携带平衡易位。其具体流程如下。

（1）对所有胚胎进行极低深度的全基因组测序（0.1×），鉴定平衡和非平衡胚胎。

（2）将一枚非平衡胚胎、所有平衡胚胎、夫妻双方进行低深度全基因组测序（2×），并构建胚胎单体型。

（3）以非平衡胚胎作为参照，确定衍生染色体单体型，并将平衡胚胎单体型和衍生染色体单体型对比，如果平衡胚胎中继承了与衍生染色体不同的单体型，则平衡胚胎被诊断为不携带平衡易位。

该技术的特点是实验过程简便，仅需常规建库测序即可完成。此外，由于使用低深度测序策略，成本较低。但是该方法需要患者具有非平衡胚胎作为参照，否则无法确定衍生染色体单体型。

7. 方案原则

（1）根据检测策略不同，必要时需要留取家系成员相关样本，或精子样本、极体样本，并进行遗传学检测。

（2）推荐应用的策略能检测胚胎的染色体整倍体性，并分析染色体结构重排的情况。

（3）建议能够准确确定染色体结构异常的断裂区域，并在预实验或异常胚胎中验证。

（4）建议同时应用连锁分析的方法，在断裂区域上、下游 1～2 Mb 的范围内分别选择可提供遗传信息的多态位点，同时避免选择同源性高、相邻序列中 GC 含量高或有多聚核苷酸序列的 SNP 位点。

（5）需注意断裂区域附近的基因组重组。尽可能在分析方案中对重组的发生进行评估。如果出现一个断裂区域附近的重组，需要评估该重组发生对结果判读的影响。必要时，建议采用其他未发生重组的断裂位点信息进行分析。

六、注意事项

PGT 实验材料为活检自胚胎的细胞，大多数临床采用的是极体活检（获得1个细胞）、卵裂球活检（获得最多2个细胞）以及囊胚期滋养外胚层细胞活检（获得约5个细胞）。各个活检时期所能获得的细胞数量都极为有限，导致 DNA 模板量有限，给检测带来一些突出的问题。本节所介绍的检测技术和策略都是基于这样的少量细胞水平实现染色体异常（包括拷贝数变异）的检测，会遇到一些检测难题，特别是样本污染、等位基因脱扣（allele dropout，ADO）以及关于嵌合的相关问题。

1. 样本污染 PGT 过程中出现的污染包括卵丘细胞污染、精子污染、操作者污染及环境污染等。其中卵丘细胞和精子污染可以通过 ICSI 及活检时的正确操作有效防范。而细胞活检、细胞裂解液以及 PCR 等实验操作过程和实验环境暴露带来的污染，也可以通过采用严格的实验条件，各步骤在处理前后紫外线处理，避免试剂反复使用，扩增前、扩增时、扩增后严格的物理分区等措施，极大地减少污染的发生。

在污染防控中，设定阴性对照是重要的环节，可以对从活检到检测的全过程实现污染监控。然而，实验中的随机污染事件较难发现。采用 DNA 指纹，分析样本中存在的额外 STR 等位基因，是一种十分有效的检测手段。该技术可以与待测样本同管、高灵敏度地检测，极大地降低了误诊率，当该 STR 为非父母来源时，则提示是来自外源性污染。

2. 等位基因脱扣（allele dropout，ADO） 是指细胞在 PCR 反应过程中，因其中一个等位基因的扩增失败，使得原本杂合位点的检测变为纯合，影响检测结果的判断，甚至导致假阴性。ADO 会对 PGT-M 的检测结果带来极大影响（见第八章第三节）。对于 PGT-SR 的影响，主要是不同检测策略对于染色体结构异常的携带情况的影响，但因检测策略多对于断裂区域进行了多位点的 SNP 连锁分析，继而建立单体型分析的双重验证，这样就极大地避免了因某一个位点出现 ADO 而影响结果的情况。

3. 嵌合 需要特别关注的是，在胚胎发育过程中存在嵌合现象。即在发育中，一部分细胞的染色体为正常，一部分细胞的染色体存在异常。根据胚胎植入前遗传学诊断国际学会（PGDIS）的建议，当异常细胞嵌合比例为 20% ~ 80% 时，界定为嵌合胚胎。在胚胎发育的卵裂期和囊胚期，嵌合或非整倍体现象非常常见。

有证据表明，携带有异常染色体的细胞可能在发育过程中被淘汰，从而胎儿有能够正常发育的可能。整倍体与非整倍体嵌合的细胞中的自我纠正机制，可能会导致嵌合胚胎向完全整倍体胚胎转化。当残存的非整倍体细胞低于一定限度时，可能就没有任何异常表现。当非整倍体细胞存在于滋养外胚层，而滋养外胚层被认为具有独特的适应染色体异常的能力，持续发育会导致局限于胎盘的嵌合（CPM）。人类的胎盘组织通常含有非整倍体细胞岛，比胎儿组织出现更多的非整倍体情况。大多数胎盘嵌合不会影响婴儿健康出生，但偶尔也会因受累的非整倍体和异常细胞的百分比不同，而可能导致流产。

由于胚胎在发育过程中可能出现嵌合情况，因此 PGT 活检中仅活检少量细胞，其能否代表整个胚胎的情况呢？例如对于囊胚期活检，人类胚胎发育到囊胚阶段是由 64 ~ 128 个细胞组成（相当于受精后 6 ~ 7 次细胞分裂），这意味着 5 ~ 10 个滋养外胚层细胞活检，占此阶段胚胎细胞数的 3.9% ~ 15.6%。如果染色体为嵌合体，即使活检细胞检测灵敏且能够真实反映所活检细胞的真实情况，这样的活检也很难代表胚胎本身真实的染色体情况。因此，PGT 由于活检固有的局限性，就会难以避免地出现假阴性或假阳性的情况。当检测结果为正常时，不排除因活检时未获得异常的细胞导致假阴性结果。当检测结果为 20% ~ 80% 嵌合时，提示胚胎存在嵌合。通常认为，嵌合比例越高，风险越大。但一些染色体，如 2、7、13、14、15、16、18 和 21 号染色体的嵌合异常也存在着潜在发育风险，建议给予较低的移植优先级。但目前对于多少比例的嵌合、哪条染色体什么类型的异常可以考虑移植，尚无定论。但在移植嵌合胚胎时，应强调产前检查（特别是产前羊水检测）的重要性，以避免不良妊娠结局。

关于嵌合胚胎的妊娠结局，目前有研究数据表明，移植嵌合胚胎有些也可以成功妊娠，甚至健康出生，但是与整倍体胚胎相比，出生率较低。2015 年，Greco 及其同事首次报道了移植 PGT-A 为嵌合胚胎，18 名选择了该策略的患者中，有 6 例健康分娩。另外一份大样本多中心对 822 例嵌合胚胎移植得到如下的观察结果：低水平嵌合的移植效果更好；染色体片段性嵌合比整条染色体嵌合更好，而复杂嵌合效果最差。随着越来越多的中心在患者没有整倍体胚胎的情况下知情选择移植嵌合胚胎，更多的数据将进一步明确这些问题。

4. 检测 CNV 的分辨率 大多数 PGT-A 检测技术可以检测到 10 ~ 20 Mb 染色体片段的拷贝数变异，有报道能检测到较小的片段变异，如小到 1 ~ 2 Mb。CNV 的检测分辨率对于能够检测与特征性新生儿综合征相关的微缺失 / 微重复至关重要。

目前采用的 PGT-SR 技术用于检测遗传性的染色体结构异常情况时，需要评估染色体重排区域的缺失／重复，以及技术对该区域的检测分辨率，需选择适宜的检测平台。例如对于染色体远端断裂的染色体重排，PCR 检测有局限性，可以考虑 FISH 在某些特定的 PGT-SR 病例中的应用。

一些微缺失／微重复的家系也可采用 PGT-SR 的方法进行检测，这时要特别评估检测平台对于微缺失／微重复的检测分辨率，也可以通过类似于 PGT-M 技术，选择合适的分析区域并利用 SNP 连锁分析的方法对胚胎进行筛选。

（北京大学第三医院妇产科　王　云　黄　锦）

第三节　单基因遗传病植入前遗传学检测与治疗进展

植入前遗传学检测（preimplantation genetic testing，PGT）是 2017 年由多个国际学术组织提出、2018 年由国际卫生组织定义的统一的、规范化的名称，被定义为用于分析来自卵母细胞（极体）或胚胎（卵裂期或囊胚）的 DNA 以进行 HLA 分型或确定遗传异常的检测。它包括植入前非整倍体检测（preimplantation genetic testing for aneuploidy，PGT-A）、植入前单基因遗传病检测（preimplantation genetic testing for monogenic disease，PGT-M）以及胚胎植入前染色体结构变异遗传学检测（preimplantation genetic testing for chromosomal structural rearrangement，PGT-SR）。

一、单基因遗传病的植入前遗传学检测

单基因遗传病（single gene disorder，monogenic disease）是指由单个基因突变导致的疾病，突变可发生于一条染色体上的基因或同时发生在两条同源染色体的等位基因上。根据孟德尔遗传定律，单基因遗传病主要分为常染色体显性遗传病、常染色体隐性遗传病、X 连锁遗传病（X 连锁显性遗传病和 X 连锁隐性遗传病）以及 Y 连锁遗传病。根据在线人类孟德尔遗传数据库（Online Mendelian Inheritance in Man，OMIM）统计，截至 2022 年 1 月 12 日，已明确 6005 种孟德尔病，包括 4200 个致病基因。虽然单基因遗传病大多属于罕见病，但总体发病率超过 1%，部分患者的临床表现为致死、致残、致愚，因此，单基因遗传病对健康危害极大。

（一）植入前单基因遗传病检测

植入前单基因遗传病检测（preimplantation genetic testing for monogenic disease，PGT-M）是指对着床前胚胎进行单基因遗传病检测，包括常染色体显性遗传、常染色体隐性遗传或 X 连锁遗传模式的核 DNA 致病变异，也包括线粒体 DNA（mitochondrial DNA，mtDNA）致病变异。它还指排除测试和 HLA 分型。PGT-M 面临的最大挑战是可用于检测的起始 DNA 模板量极少，为此需要灵敏、精准的 DNA 扩增技术。借助显微操作仪活检单个（极体或单个卵裂球）或少数细胞（即 5 ~ 10 个滋养外胚层细胞），通过多重聚合酶链反应（PCR）或全基因组扩增（WGA）步骤进行靶向扩增反应，然后进行下游应用（靶向目的基因或全基因组分析），例如 PCR、单核苷酸多态性（single nucleotide polymorphism，SNP）阵列或二代测序（next generation sequencing，NGS）。每种方法都有其优点和局限性，大多数方法的原理是基于单体分型（即确定染色体上的遗传片段内的等位基因组）。因此，在临床检测期间，对来自夫妻双方和具有已知遗传模式的相关家庭成员的 DNA 样本中靠近致病基因的遗传标志进行基因分型，选择信息丰富、位于致病基因两侧，并可以区分亲本单倍型的遗传标志用于临床检测。具有家族性致病变异的家系成员的单体型称为高风险单体型（或突变体），而没有家族致病变异的单体型称为野生型或低风险单体型。

因用于检测的起始 DNA 模板量极少，将会增加 DNA 扩增失败、DNA 污染或等位基因脱扣现象的风险，其中杂合样本中的两个等位基因之一被扩增，而另一个仍然未被发现。与分析少数细胞相比，对单细胞分析更具挑战性。任何这些事件的发生都可能对诊断结果的可靠性产生严重影响，因此必须采取预防措施，以尽量减少它们的发生或在测试设置及其临床实施期间改进它们的

检测效果。

PGT 指对来自体外受精（in vitro fertilization，IVF）胚胎的单个或少数细胞进行活检，并检测活检样本的遗传变异，然后选择不受致病变异影响的胚胎移植。尽管单个或少数细胞的基因检测具有挑战性，而且过程复杂，PGT 已经从 20 世纪 90 年代初的一种实验性操作发展成为一种成熟的、广泛应用于临床的筛选胚胎避免遗传患儿出生的技术。

1990 年，世界首例 PGT 诞生，英国 Handyside 团队采用聚合酶链反应（polymerase chain reaction，PCR）技术应用于 X 连锁隐性遗传病的阻断，通过分析胚胎卵裂球活检得到的单细胞性别，筛选不患病雌性胚胎移植，淘汰可能罹患的雄性胚胎，胚胎移植后成功着床、发育并出生，使 PGT 首次在人类胚胎上得到应用。经 PGT 健康婴儿的诞生开启了辅助生殖技术新的篇章。但这项通过性别筛选放弃雄性胚胎预防遗传患儿出生的方法存在一定的局限性，如在雄性胚胎中，50% 可能携带突变而患病，50% 的概率是正常，也就是淘汰患病胚胎的同时也丢弃了正常健康雄性胚胎，同时移植的雌性胚胎也有 50% 的概率携带突变，其后代仍面临生育男性遗传患儿的高风险。1992 年，Handyside 团队进行了常染色体隐性单基因遗传病的 PGT-M，他们通过巢式 PCR，成功地对囊性纤维病携带者夫妻（7 号染色体上 *CFTR* 基因的致病变异）进行了 PGT-M 检测，帮助他们拥有了健康的孩子。在这种最早的 PGT-M 方法中，应用的单细胞单一 PCR 很快被多重 PCR 检测取代，其中与致病基因紧密连锁的信息短串联重复序列（short tandem repeat，STR）标记同时被扩增。在第 3 天进行单细胞活检，然后进行多重 PCR，成为检测单基因遗传病的首选方法。几年后又引入了间期细胞荧光原位杂交（fluorescence in situ hybridization，FISH），并成为胚胎性别鉴定和染色体数量和结构变异检测的常规方法。在过去的 10 年中，囊胚阶段的细胞活检和全基因组技术开始取代这种金标准方法。全基因组方法可产生与基因分型和染色体拷贝数相关的数据，因此允许同时进行 PGT-M 和 PGT-A。随着遗传学检测技术和生物信息学分析技术的进步，除常规单基因遗传病外，PGT-M 的适用范围已逐步扩展到新发变异，或家系不完整的单基因遗传病（患者 / 携带者）夫妻。从理论上讲，如果能找到明确的致病基因，PGT-M 可应用于所有明确诊断的单基因遗传病，阻断其向下一代传递。据报道，目前所有 PGT-M 周期中，有 79% 的周期有正常或致病基因携带胚胎的移植，且胚胎移植的妊娠率为 50% 左右。

（二）PGT-M 诊断方法

1. PGT-M 的早期方法 在 20 世纪 90 年代初期 PGT-M 开始时，应用单细胞单纯 PCR 扩增技术。从这些最早的方法中，DNA 污染和等位基因脱扣（allele dropout，ADO）成为可能导致误诊的重要问题。ADO 源于杂合样品中存在的等位基因的不均等扩增（称为优先扩增），也就是携带突变的等位基因或不携带突变的等位基因在扩增过程没有都扩增出来，仅其中一个等位基因扩增成功并被检测，如果是携带突变的等位基因扩增失败未被检测出来，仅检测出正常的等位基因，将导致假阴性结果。ADO 的控制依赖于细胞充分裂解和扩增方法的优化以及等位基因检测的灵敏方法。到目前为止，控制和检测 ADO 以及污染的最重要措施是在 PCR 反应中包含 STR 或 SNP 连锁标记。这种方法的一个主要限制是单细胞多重 PCR 的开发和验证以及合适的连锁标记确定，这对于实验室来说工作量很大，并且患者面临着长时间等待问题。

2. 单细胞全基因组扩增 单细胞或少数细胞全基因组扩增（whole genome amplification，WGA）的实施是一项技术改进，促进了更通用方法的研发。第一种 WGA 方法是基于 PCR，存在不完整的基因组覆盖和扩增偏差。随后研究者在单细胞水平上开发了一种依赖等温链置换扩增的多重置换扩增（multiple dilacement amplification，MDA）方法。与基于 Taq DNA 聚合酶的 PCR 方法相比，基于 MDA 的 WGA 的错误率要低得多，但非线性扩增会导致基因组某些区域的扩增过度或扩增不足。随后诞生了 MDA 与 PCR 扩增相结合的 WGA 方法。Rubicon PicoPLEX 和基于多重退火和循环的扩增技术（multiple annealing and looping-based amplification cycles，MALBAC）均以 DNA 片段化和使用混合引物的预扩增反应开始，然后进行 PCR。

与单细胞或少数细胞多重 PCR 相比，WGA 之后对感兴趣区域两侧的大量 STR 标记进行标准 PCR 反应更简单，并且需要更少的验证。WGA 之后获得基因组产物可以进行 SNP 阵列或 NGS 的全基因组分析。影响基因组扩增质量的因素包括 ADO、优先扩增率、覆盖率和核苷酸拷贝错误等，目前还没有一种 WGA 方法能够对单个或少数细胞基因组产生真正的线性扩增。因此，在扩增产物的下游检测中，最终数据的分析必须考虑到 WGA 引入的偏差和来自细胞周期阶段的干扰。TE 样本含有不同周期阶段细胞，而 WGA 结果的偏差可以通过生物信息数据计算方法部分过滤，但不能完全消除。

3. PGT-M 的 SNP 芯片检测　SNP 芯片是包含多达数百万个探针的高密度寡核苷酸阵列，可在一次反应中对所有染色体上的数十万个选定 SNP 进行基因分型。SNP 主要是双等位基因，等位基因表示为 A 和 B，基因型是纯合 AA 或 BB，或杂合 AB。目前市场上的 SNP 芯片使用不同的方法进行 SNP 基因分型：通常使用与 SNP 等位基因特异性探针杂交或单碱基延伸反应。针对 PGT-M 的靶向多重 PCR 和 SNP 阵列具有相同的原理，但 SNP 阵列工作流程更加标准化和统一化，无须进行特定位点的临床前预实验筛选，大大减少了实验室的工作量和患者的等待时间。SNP 阵列的局限性在于设备和耗材的成本较高，限制了在临床的广泛应用。SNP 芯片平台对于双重适应证（例如两种单基因遗传病或单基因遗传病加 HLA 匹配）的检测具有特有的优势，其分辨率高，可以区分正常和平衡易位携带者。SNP 芯片应用的关键要求是：染色体或单基因变异必须是遗传性的，并且相关的家族样本可用于单倍体分型。

目前有多种可供使用的 SNP 基因分型算法。Handyside 及其同事开发了一种基于家系信息的 Karyomapping 方法，可用于重建位于致病变异两侧的 SNP 单体型，适用于 SNP 芯片数据和 NGS 数据。

4. 用于新发突变的 PGT-M　如果是新发突变或无法获得家系成员的相关胚胎遗传检测，因无法进行连锁分析，则需要利用特定单倍体的精子或第二极体或者胚胎，进行突变检测，再以携带突变的样本与其他因各种原因不能直接检测突变的胚胎样本进行连锁分析，如有的胚胎致病基因扩增失败，或者可能等位基因脱扣。还有些致病基因及特殊变异，单细胞水平难以检测致病突变，如三核苷酸重复异常导致的亨廷顿病、强直性肌营养不良以及复杂的基因重排，同时没有先证或家系成员进行连锁分析，则需要开发新的方法在单细胞水平检测特殊的遗传变异，研究者们正在尝试长读长纳米孔测序来达到胚胎检测目的。

5. 联合 PGT-M 和 PGT-A 的 SNP 阵列与 NGS　SNP 阵列可以同时实现 PGT-M 和 PGT-A，因为 SNP 基因型和染色体拷贝数信息都是从原始数据集中获得的，因此，SNP 阵列可以揭示非整倍体、多倍体和单亲二倍体的存在。

NGS 涉及 DNA 片段化和使用包含条形码标签的接头制备模板库，以便在一次运行中对多个样本进行分析。然后直接（第三代）或在先前的克隆扩增后（第二代）的单分子模板一端或从两端平行测序，将序列读数映射到参考基因组，这是一种较为经济的方法。评价测序数据质量的一个关键参数是基因组覆盖率或读取深度，指的是在给定基因组位置的读取次数。已证明，相对较低的平均覆盖率足以进行准确的染色体数目分析。对于单基因遗传病的检测，需要进行高覆盖率的测序，目前这对于全基因组规模的常规临床应用来说仍然过于昂贵。因此，正在开发各种旨在解决成本的便捷、高效的方案。最简单的解决方案是仅增加致病变异位点的读取深度（至少 100×）。有研究将使用特异性引物预扩增致病性变异位点片段，同时包含一个专门设计的引物库，该方法可通过实时定量 PCR 同时检测染色体倍性。Chamayou 及其同事开发了一种通用的 PGT-M 和 PGT-A 策略，可用于治疗囊性纤维病。一部分基因组扩增产物经过多重 PCR 以覆盖 *CFTR* 基因（致病变异和 SNP），生成靶向 DNA 文库。另一部分 WGA 产物经过处理后，生成全基因组 DNA 文库，进行染色体分析。随后对两个 DNA 文库进行测序。有团队开发了 MARSALA 方法（直接突变位点和连锁分析是否携带突变等位基因并进行非整倍性测序），基于 MALBAC 的 WGA 产物，部分进行靶向扩增，随后靶向富集模板与基因组扩增 DNA 进行混合，在低深度

（0.1 ~ 2×）产生针对 PGT-M 的靶向变异位点、SNP 单体型结果以及全基因组 PGT-A 的数据。

全基因组 NGS 同时提供基因型和染色体拷贝数数据，具有更高的准确性、可靠性和分辨率，被认为是未来 PGT 最强大的平台，可为单基因遗传病的检测提供通用方案（包括检测新发突变、重复数和染色体结构变异等）。

（三）PGT-M 的关键操作过程

1. 胚胎活检　对于 PGT-M 检测，建议通过 ICSI 而不是常规 IVF 受精，以避免残留的卵丘细胞或附着在透明带上的残留精子细胞遗传物质造成污染。某些 PGT 适应证可能与精子发生减少有关，并伴有受精率降低。例如，已知常染色体显性遗传多囊肾病（autosomal dominant polycystic kidney disease，ADPKD）的基因 *PKD1* 和 *PKD2* 在男性生殖系统中发挥作用。受 ADPKD 影响的男性可能表现出较低的精子活力和较低的精子浓度。最近的一项研究表明，与女性患有 ADPKD 的夫妻相比，男方患有 ADPKD 的夫妻的受精率和活产率往往较低。在一些中心，对卵母细胞或胚胎进行玻璃化冷冻以积累更多胚胎，后续进行活检、检测。

活检可以在不同的胚胎发育阶段进行。目前临床常规使用的方法都是侵入性的。第一极体和第二极体的活检（两者都是准确诊断所必需的）仅在少数中心应用。其优点是去除极体对胚胎发育没有不利影响，但最重要的限制是只能评估母源遗传因素。

卵裂期胚胎活检是对受精后第 3 天的胚胎进行透明带打孔（机械、化学或使用激光能量）、借助显微操作仪及细玻璃针抽吸获得卵裂球。第 3 天活检的主要缺点是可用于检测的 DNA 数量有限，以及胚胎细胞去除可能对胚胎发育带来不利影响。结果表明，在卵裂阶段去除两个细胞对胚胎发育和植入潜力的危害大于去除一个细胞。在第 5 天进行新鲜胚胎移植之前，卵裂期活检有足够的时间进行基因分析。如果可能，可以冷冻保存多余的可移植胚胎以备后用。

囊胚或滋养外胚层（trophectoderm，TE）活检是目前使用最广泛的技术。在第 3 天、第 4 天或第 5 天进行透明带打孔，通常在第 5、6 天，从孵出的囊胚中抽吸和切除 TE，或结合机械切割从囊胚中抽吸 TE。TE 活检可提供更多细胞（理想情况下为 5 ~ 8 个细胞）用于基因分析，从而提供更好的准确性。因胎儿起源的内细胞团保持完整，囊胚阶段活检被认为对后续胚胎与胎儿发育的影响较小。一项配对临床研究表明，与未活检组（50% 着床率）相比，卵裂期活检组着床率为 30%，而囊胚活检组与未活检组的着床率相似。与卵裂期相比，TE 活检的另一个优点是该阶段的染色体嵌合体水平较低。在第 5、6 天进行新鲜胚胎移植的情况下，分析时间有限的问题可以通过胚胎玻璃化冷冻和挑选正常胚胎移植来克服。

2. 胚胎移植和冷冻保存　PGT-M 移植策略趋向于单胚胎移植（single embryo transfer，SET），以保障后续妊娠母胎安全。目前，胚胎玻璃化冷冻逐步替代慢速冷冻，就卵裂期胚胎和囊胚的解冻后存活率而言，玻璃化冷冻已被证明优于慢速冷冻。

玻璃化冷冻的实施也改变了 PGT-M 周期的整体时间规划。在早期 PGT-M 中，第 3 天的胚胎活检、遗传检测，以及第 5、6 天的胚胎移植都是在同一个周期进行，为"新鲜胚胎移植"。玻璃化冷冻的出现使得 PGT-M 周期的时间线发生改变。在这种冷冻策略中，胚胎活检后立即进行玻璃化冷冻，待遗传学检测完成后，安排在之后的周期中进行复苏移植。

3. 胚胎移植后随访　在 PGT、ICSI 和胚胎活检程序后受孕的儿童的随访数据是有限的。与 IVF/ICSI 相比，新生儿随访研究显示 PGT 后的重大先天畸形发生率与 IVF/ICSI 治疗的出生后代没有显著差异。最近的一项回顾性研究将 1721 名接受囊胚活检和冷冻保存的 PGT 后出生的儿童与 IVF/ICSI 对照组进行比较，结果显示新生儿结局没有显著差异，这表明囊胚期胚胎活检和冷冻保存都不会影响 PGT 儿童的健康。

对幼年 PGT 儿童的随访在较小的队列中进行了研究。发育性神经和认知评估以及精神运动和社会功能随访显示，PGT 后的学龄前儿童与 ICSI 或自然受孕后出生的对照组相当。另一项关于身体成分和血压的研究表明，与 ICSI 后未进行胚胎活检的儿童相比，PGT 后出生的 6 岁儿童（第 3

天胚胎活检后进行囊胚移植）无不良后果。综上所述，到目前为止，PGT技术相对安全，但仍需进一步监测儿童的长期健康状况。

（四）PGT-M适应证与禁忌证

1. PGT-M适应证 基因突变为明确致病或致病基因连锁标记明确的家系，可以进行PGT-M，需综合考虑疾病的严重程度及就诊家系的实际情况。

（1）单基因遗传病：夫妻一方为单基因遗传病患者或夫妻双方是同一单基因遗传病的突变携带者，曾孕育或具有生育致畸、致残、致死的单基因遗传病患儿高风险的夫妻，可以进行PGT-M。

（2）线粒体病：由细胞核基因突变导致的线粒体病，PGT检测策略同常规单基因遗传病；由mtDNA突变导致的线粒体病，因大多数突变具有异质性，需要个案咨询。

（3）HLA分型：已生育严重血液或肿瘤疾病、原发性免疫缺陷病、遗传性代谢病等患儿的夫妻，在缺乏其他有效治疗方法的情况下，需要选择生育未患病且与患儿HLA配型相同的胚胎才能对患儿进行造血干细胞移植治疗。

（4）具有较高致病概率的遗传易感性严重疾病：夫妻双方或一方携带能导致严重疾病的具有高外显率、家族遗传倾向、较高致病概率的易感基因突变，如遗传性乳腺癌的*BRCA1*、*BRCA2*致病突变。

2. PGT-M禁忌证

（1）基因突变的致病性不明确或基因定位不明确的遗传病。

（2）非疾病表型的胚胎选择，如外貌、身高、体重、性别。

（3）辅助生殖技术禁忌证和（或）妊娠禁忌证。

（4）其他情况，如中国法律不允许和（或）经生殖医学伦理委员会讨论后不适宜PGT-M。

3. 其他特殊情况 夫妻双方已生育一个携带新发致病基因变异的患儿，因不能完全排除男方或女方生殖腺嵌合的可能，经过充分的遗传咨询，在尊重夫妻意愿的前提下，可考虑自然妊娠后行产前诊断或选择PGT-M治疗。如有两次或两次以上患儿生育史或妊娠史，可能存在生殖腺嵌合，符合PGT-M适应证。

（五）临床遗传咨询

在开始取卵周期前，需向备孕夫妻提供广泛的遗传和生殖咨询，可以提供心理支持。要求父母签署知情同意书，并收集血液样本用于预实验，通常包括相关一级家庭成员的血液样本和基因报告。PGT治疗过程中的生殖检查和超促排卵、取卵受精等与接受常规IVF的患者相似。PGT开始前需要进行夫妻双方的常规核型检测，以及单基因遗传病致病基因验证。

（六）PGT-M应用新进展

2020年，Anh Dao Mai等为β地中海贫血患者开发了一种联合PGT-M和PGT-A的检测方法。该方法使用NGS进行基于SNP的突变分析和污染监测。患者接受IVF治疗，然后在囊胚期进行胚胎活检以联合PGT-A、PGT-M，使用该方法的β地中海贫血突变的检出率高达90.0%。同年，Bogdan Doroftei团队将PGT-M应用于先天性糖基化障碍（congenital disorder of glycosylation，CDG）突变检测。除此之外，使用单精子或卵母细胞极体进行SNP连锁分析的PGT-M被应用于无家系成员或男方、女方新发的ADPKD等单基因遗传病的致病基因检测。2021年，PGT-M被应用于单基因遗传病甲基丙二酸血症（methylmalonic academia，MMA）的胚胎检测，桑格测序被直接用于检测*MMUT*基因突变的同时，基于NGS的SNP单体型分析被用于区分携带突变的染色体，该检测帮助一对曾生下MMA患儿的夫妻有了一个健康的后代。PGT-M的使用还成功阻断了*FBN1*致病的家族传递，帮助马方综合征（Marfan syndrome，MFS）患者生下了不携带*FBN1*突变的健康婴儿。近年来，PGT-M还成功应用于遗传性耳聋-色素性视网膜炎综合征、I型强直性肌营养不良、白化病等疾病。

二、单基因遗传病的治疗进展

单基因遗传病患者临床表现多样，异质性强，常为多系统、多器官受累，对于单基因遗传病患者的治疗一直是医学领域重大挑战之一。单基因遗传病的预后与疾病的种类有关，但目前大多数单基因遗传病仍不能治愈，并且预后较差。多学科团队（multiple disciplinary team，MDT）是指由多个学科专家针对患者的病情共同讨论和评估，并制定科学、规范、合理的个性化诊疗方案。对于不同患者的具体病情，MDT 模式有助于降低对患者的误诊和误治，缩短患者的诊断和治疗等待时间。同时，随着 DNA 操作技术和单基因遗传病发病机制研究的不断深入，除了传统替代疗法、手术治疗外，新兴起的干细胞治疗和基因治疗成为目前遗传病治疗领域的研究热点。单基因遗传病的治疗主要包括以下方法。

（一）饮食控制

部分单基因遗传病可通过控制饮食阻止疾病的发展，从而达到治疗目的。如苯丙酮尿症（phenylketonuria，PKU）是由于苯丙氨酸代谢途径中羟化酶缺陷，使苯丙氨酸不能转化为酪氨酸，导致苯丙氨酸及其酮酸积累而致病。如通过新生儿筛查或早期发现，明确 PKU 的诊断后，给予患儿低苯丙氨酸饮食以及联合补充酪氨酸治疗，可避免病情的发展。遗传性葡萄糖 -6- 磷酸脱氢酶缺乏症（G6PD）是由于体内葡萄糖 -6- 磷酸脱氢酶缺乏导致的一类遗传性溶血性疾病，部分患者在食用蚕豆后发病，临床表现为溶血性贫血，严重者可危及生命。此类患者应严格禁食蚕豆及其制品，避免引发溶血。

（二）替代疗法

替代疗法是指通过口服或静脉注射的方式弥补由于疾病导致的激素、代谢酶或抗体等物质的缺失，达到治疗目的。例如先天性肾上腺发育不良（congenital adrenal hypoplasia，AHC）是由于基因突变导致体内盐皮质激素和糖皮质激素水平降低，遵循 X 连锁或常染色体隐性遗传方式。AHC 患者替代性补充糖皮质激素（氢化可的松）和盐皮质激素（氟氢可的松）以缓解肾上腺皮质功能不全，以及低促性腺激素性性腺功能减退症相关症状。溶酶体贮积症类疾病，其中戈谢病（Gaucher disease）、法布里病（Fabry disease）、黏多糖贮积症 Ⅰ 型和 Ⅱ 型、蓬佩病（Pompe disease）等多种单基因遗传病由于基因突变导致关键酶的缺乏或功能异常而发病，通过定期注射相应酶的药剂可以缓解病症。替代疗法只能通过定期补充缺失或功能异常的物质缓解症状，延缓疾病进程，但无法将疾病彻底根除，并且部分药物生产厂家少，单次注射价格高，绝大多数患者需要终生用药，总体治疗费用高，给患者及其家庭带来沉重的经济负担。

（三）手术治疗

外科手术治疗是常见传统的治疗方式之一，通过对病变部位切除、纠正畸形以及器官移植，以减缓疾病进程，避免发生严重并发症，改善患者的生活质量等。遗传性球形红细胞增多症（hereditary spherocytosis，HS）是红细胞先天性膜缺陷，在外周血中出现球形红细胞，遵循常染色体显性遗传，临床表现为溶血性黄疸、贫血、脾大等。脾切除是 HS 的主要治疗方法，虽不能改变红细胞形态，但可以延长红细胞寿命，达到治疗效果，绝大多数患者经脾切除术后获得显著疗效并实现临床治愈。先天性类固醇 21- 羟化酶缺乏症导致严重外生殖器男性化的女性，通过手术纠正两性畸形，可改善患者的生活质量。

（四）基因治疗

基因治疗（gene therapy）是指将外源正常基因导入靶细胞，纠正或补偿异常和缺陷的基因，以达到治疗疾病的目的。基因治疗的概念最早在 1966 年被提出，早期的研究表明，DNA 序列可被导入哺乳动物细胞进行基因修复。1989 年 Rosenberg 团队使用逆转录病毒将编码新霉素抗性的基因引入人类肿瘤浸润的淋巴细胞，然后将其注入 5 名黑色素瘤晚期患者体内。这项研究证明了在人类中使用逆转录病毒基因转导的可行性，并为进一步研究奠定了基础。1990 年首次使用逆转录病毒治疗 2 名严重联合免疫缺陷患者，并取得一定的疗效。但在 1999 年的一项试验中，一名患者因病毒载体引起的免疫反应而死亡；2000 年的一项试验中，4 名患者在接受逆转录病毒后发生病毒载体诱导的白血病。连续两次不良结局的发生使基因治疗相关临床试验暂时停止，引发了对其安全性的担忧，以及寻求更安全的病毒载体的迫切需求。2003 年中国成为第一个批准基因治疗产品用于临床的国家，重组人 P53 腺病毒注射液被批准用于头颈癌的治疗。随着对病毒载体的不断设计改良及安全性验证，以及基因编辑技术的发展，实现了基因水平的精准治疗，从此进入基因治疗的新时代。

1. 基因治疗策略　体细胞基因编辑治疗分为两种：体内基因治疗（in vivo therapy）和回体基因治疗（ex vivo therapy）。体内基因治疗是将修复基因片段连接于载体上，通过局部或全身注射的方式将基因片段直接引入患者的体内，使其以整合到基因组上的方式进行修复或者以非整合的方式在分裂的细胞中稳定表达，整个基因编辑过程在体内进行，例如进行性假肥大性肌营养不良（Duchenne muscular dystrophy，DMD）的治疗。回体基因治疗是首先从患者体内分离细胞，通过载体将基因导入目的细胞，再将基因改良后的细胞作为自体移植物重新输回患者体内，从而治疗疾病，例如镰状细胞贫血症的治疗。

胚胎基因编辑是指在精子、卵子或胚胎中引入可遗传性基因组变化。目前生殖系基因组编辑已在动植物中广泛使用，并已在人类胚胎中进行研究，但在人类胚胎和胚子中的研究仍然存在巨大的安全性隐患和伦理争议，禁止将编辑过的胚胎移植回体内。

2. 基于病毒载体基因治疗　病毒载体介导的基因治疗（viral vector-based gene therapy）是利用病毒天然感染细胞的能力，将目的基因片段有效地运送到宿主细胞中。病毒载体的安全性、有效性、基因表达稳定性等均影响病毒载体介导的基因治疗的临床应用和推广。

逆转录病毒（retrovirus，RV）是最早在体内基因治疗临床试验中研究的病毒载体。RV 属于整合型的病毒载体，可以编码逆转录酶，将其遗传物质（单链 RNA）逆转录形成双链 DNA，并将其整合到宿主细胞的基因组中。RV 可以携带 9 ~ 12 Kb 的基因，在整合到宿主基因组后长期稳定表达。RV 主要存在以下缺点：①由于逆转录病毒需要细胞分裂才能将其 DNA 整合到宿主基因组中，因此只能转导分裂细胞；② RV 载体具有将其 DNA 随机插入宿主并导致插入诱变的风险，虽然已改良删除了长末端重复序列的启动子或增强子的自灭活载体，以降低插入诱变的风险，但由于这些限制，目前 RV 载体不再常用于临床研究。

慢病毒（lentivirus，LV）属于逆转录病毒的一种亚型，主要应用于离体基因治疗，目前在临床研究中也用于体内基因治疗。与逆转录病毒不同，LV 可以将其基因组整合到非分裂期细胞。最初第一代慢病毒载体来源于人类免疫缺陷病毒 1 型（HIV-1），可有效地转导中枢神经系统器官，目前新一代 LV 载体来源于非人类慢病毒，其亲本病毒对人类没有传染性。与先前逆转录病毒相比，LV 具有以下优势：能够同时转导分裂和非分裂细胞，实现长期稳定基因表达，慢病毒基因毒性和插入诱变的风险更低。LV 载体的主要缺点是仅能携带较小的基因片段。慢病毒载体体内基因治疗主要应用于神经系统、眼科和代谢类单基因遗传病和慢性疾病的治疗。

腺相关病毒（adeno-associated virus，AAV）载体是目前体内基因治疗应用中使用最广泛的病毒载体。AAV 载体来源于一类单链线状 DNA 缺陷型病毒，其基因组 DNA 一般不超过 5 Kb，AAV 中所有病毒编码序列均可被目的基因序列替代。野生型 AAV 不能单独参与复制过程，需要另一种辅助病毒（例如腺病毒、单纯疱疹病毒）的存在才能进行复制。AAV 载体的主要特征包括可以转导分裂和非分裂细胞，并且不会将 DNA 整合到宿主基因组中；可以实现长期、稳定的基因表达；免疫原性低。鉴于这些优势，AAV 是最适合用于体内基因治疗的病毒载体，特别是对于需要长期基因修饰的治疗。目前 AAV 载体的基因治疗在临床已广泛应用于治疗眼科、血液、神经、代谢、肌肉骨骼系统等多种单基因遗传病，例如莱伯（Leber）先天性黑矇、脊髓性肌萎缩、脂蛋白脂肪酶缺乏症。

3. 基因编辑（gene editing） 基因编辑技术介导的基因治疗是指通过启动核酸酶靶向识别和诱导 DNA 双链断裂，通过非同源末端连接（non-homologous end-joining，NHEJ）和同源性定向修复（homology-directed repair，HDR）两种机制修复 DNA 双链断裂（double-strand breakage，DSB），实现基因敲除或者定向编辑，以达到疾病治疗目的。目前可用于基因编辑的工程核酸酶包括归巢核酸内切酶（meganuclease，MN）、锌指核酸酶（zinc finger nuclease，ZFN）、转录激活因子样效应物核酸酶（transcription activator-like effector nuclease，TALEN）和成簇规律间隔短回文重复序列（clustered regularly interspaced short palindromic repeats，CRISPR）及其 CRISPR 相关蛋白 9（CRISPR-associated protein 9，Cas9）。

（1）MN 又称为归巢内切核酸酶，可以识别特异性较大的 DNA 序列（14 ~ 40 bp）的 DNA 切割酶或内切核酸酶。其识别哺乳动物中较大位点以及低细胞毒性的特点使 MN 成为基因编辑的强有力工具。目前已有超过 100 个具有不同位点特异性的 MN，但由于数量仍然有限，以及再编辑的复杂性和效率较低等，限制了 MN 的应用。

（2）ZFN 技术是通过将锌指蛋白的锌指 DNA 结合结构域与 Fok Ⅰ 内切核酸酶的切割结构域融合而成。锌指蛋白区域包含 3 ~ 6 个 Cys2-His2 指状结构，每个指状结构可识别三联核苷酸密码子，因此 ZFN 能够特异性识别 DNA 序列。Fok Ⅰ 酶结合到特异识别位点后，对 DNA 切割产生 DSB 实现基因编辑。但 ZFN 需要在基因文库中筛选出特异的 ZFP 结合 DNA 序列，由于实验周期长、技术难度大、费用较高等因素，限制了该技术的临床应用。

（3）TALEN 由转录激活因子样效应物（TALE）的 DNA 结合域和 Fok Ⅰ 内切核酸酶的催化域融合而成。由于 TALE 的 DNA 结合特异性比锌指蛋白设计更简单，并且 TALEN 技术灵活度高、相对便宜，因此 TALE 比 ZFN 更广泛地应用于临床治疗和推广。但 TALEN 也存在分子较大、较难导入细胞等问题，有待进一步优化。

（4）CRISPR-Cas9 技术的本质是 RNA 引导的核酸酶，与上述通过蛋白质 -DNA 相互作用识别靶序列的核酸酶不同。CRISPR-Cas9 技术主要利用单链向导 RNA（single-stranded guide RNA，sgRNA）特异性识别结合 DNA 序列，再利用 Cas9 核酸酶进行特定位点切割产生 DSB，启动基因修复途径，实现基因编辑。相比于 MN、ZFN、TALEN 等技术，CRISPR-Cas9 技术仅需构建针对基因特定位点的 sgRNA，同时可实现多个位点的多重编辑，操作简单，成本低，效率高。CRISPR-Cas9 技术目前在哺乳动物体内基因编辑及细胞相关研究中广泛应用。2021 年首个人体 CRISPR-Cas9 基因编辑用于治疗甲状腺素蛋白淀粉样变性，（ATTR）Ⅰ 期临床试验结果显示，暂未出现严重不良事件和肝损害，该疗法具有良好的有效性和安全性。

目前认为基因治疗是有希望治疗多种人类疾病的一种选择。尽管早期临床研究中曾发生严重的不良反应，但这推动了相关基础研究的发展，研发出更安全和更有效的基因转导载体。目前各种形式的基因治疗已经在眼科疾病、神经肌肉疾病、血友病、代谢异常疾病、免疫缺陷病和癌症患者中产生了显著的临床疗效。目前，全球已进行或正在进行的基因治疗临床试验已超过 1800 项，尽管目前大多数研究正处于早期临床 Ⅰ 期阶段，但目前的基础研究及部分临床试验结果均提示基因治疗在人类遗传病治疗方面的前景广阔。

（北京大学第三医院妇产科　刘　强　闫丽盈）

第四节 植入前遗传学检测遗传咨询和知情同意

一、遗传咨询的内容和指导原则

遗传咨询是遗传咨询人员（临床遗传学家和遗传咨询医师等）关于一个家庭遗传病性质、发病原因、预期临床症状及向后代遗传风险与咨询者的沟通过程。目的是让咨询者尽可能全面地了解相关遗传病信息，推荐相关专科的治疗方法和解释所有生育选择的风险和利弊。遗传咨询不仅限于提供疾病信息和计算发病风险，更是一个与咨询者解释和沟通的过程。

1. **遗传咨询人员要求** 遗传咨询应由经过认证的临床遗传学家（医师）和遗传咨询医师组成的团队提供，并与临床细胞遗传学家、生化和分子遗传学家合作完成。遗传咨询人员的基本素质如下。

（1）对所咨询的相关疾病有丰富的知识储备：如疾病临床诊断的准确性，判断疾病的合并症，推荐合适的遗传学检测策略，了解相关技术的局限性、临床表型与基因型的相关性，了解相关遗传病的遗传方式、再发风险、表型的异质性以及与生活质量相关性（如生存率、预后和致死原因）。由于高通量测序技术的飞速发展，众多基因数据库中信息和数据呈爆炸式增长，给临床遗传学家和遗传咨询带来巨大的挑战。

（2）具备良好的沟通能力：能将相关医学知识用通俗易懂的语言进行报告解读，并用恰当的语言回答咨询者及家属关于疾病特征、遗传规律及再发风险的所有问题。可通过交流方式的改变而避免遗传学检测结果给咨询者带来的恐慌。咨询者通常最关注的是疾病带来的负担和严重程度，遗传咨询人员需要掌握咨询技巧，恰当表达，需根据咨询者的受教育水平、文化背景相应地调整沟通方式。例如使用概率、相对风险、风险降低或简单的机会数字（如1%）或恰当用词（几乎从不、可忽略不计、有时、经常出现）。语言越简单，信息越容易被理解。

（3）具有同理心：不仅体现在理解他人观点和情绪的能力，而且体现在呈现这种理解的能力。在遗传咨询过程中，需要的不仅是交流特定疾病的风险数据。温暖、关怀、同情、理解、有效沟通是咨询医师必需的素质。同理心和敏感性使咨询医师能够预测和回应患者未说出口的恐惧和问题。在咨询过程中，这种素质对咨询者最有价值。

2. **遗传咨询的内容**

（1）病史采集：询问患者信息，包括临床病例信息［夫妻的一般病史（如高血压、糖尿病），家系中患者的临床症状］、遗传病家族史及夫妻的生育史等，如临床证据不足，建议患者补充专科临床检查。

（2）综合患者家系的临床诊断，绘制家系图，讨论遗传学检测的意义，推荐适合的遗传学检测策略，追踪后续检测结果。目前的检测技术包括染色体核型分析（karyotype analysis）和FISH，染色体拷贝数变异检测包括染色体微阵列分析（chromosomal microarray analysis，CMA）或拷贝数变异测序（copy number variation sequencing，CNV-seq），单基因检测、基因panel测序、全外显子组测序（whole exome sequencing，WES）以及全基因组测序（whole genome sequencing，WGS）。检测策略的选择，需要临床医师或遗传咨询人员对患者的临床表现进行初步判断。

（3）基因型和表型相关性分析：根据遗传检测结果，进行家系验证，分析基因型和表型相关性。值得关注的是，单个基因座上的基因型虽然理论上可以预测表型，但实际情况并没有那么简单。同一个基因的不同突变形式，如错义突变、无义突变或者剪切突变以及突变出现在基因的不同位置，临床症状都有可能不同。即便是同一个家系中的不同成员，携带一致病基因的相同突变，症状也可能不同。如马方综合征 *FBN1* 基因突变导致疾病累及心脏、骨骼、眼等异常，临床症状多样，甚至同一个家系的成员症状也不尽相同。与患者讨论预期的相关疾病症状（包括外显率、异质性等信息），需遗传咨询人员具有足够的知识储备。

（4）风险评估：评估遗传病的再发风险是遗传咨询的主要任务，包括夫妻及家系中其他成员的患病风险及后代的患病风险。当已知基因型时，通过孟德尔遗传定律进行风险评估。基因型难以确定时，可运用条件概率评估风险。另外，随着分子遗传学基因检测技术的发展，对家系成员的直接基因检测变得方便、快捷（包括直接突变位点检测和连锁分析），可直接确定致病性基因突变的携带情况。

（5）治疗和干预建议：对目前生殖领域可以避免再发风险的生育选择进行优点、缺点以及风险的讨论。

3. 遗传咨询的指导原则

（1）准确的临床诊断：高通量测序技术的发展帮助大量以往难以诊断的严重缺陷患者得以确诊。但对于某些表型复杂的遗传病，尤其发生在胎儿或新生儿期的遗传缺陷，确诊仍存在一定的困难。同一基因可能引起多系统不同的临床症状，例如由致病基因 *CHD7* 突变引起的 CHARGE 综合征，会导致胎儿（患儿）全身各系统异常，如智力发育障碍、颅面部畸形、耳聋、骨畸形、内分泌生殖系统异常。而且患儿的表型存在临床异质性。同一症状又可能存在多个致病基因，比如唇腭裂在多种综合征中均有表现。同一种疾病可能还分不同的亚型，每一个亚型致病基因也可能不同。准确的临床诊断需专科临床医师、临床遗传学家、分子遗传学家和遗传咨询医师共同努力。

（2）非指导性咨询：世界卫生组织遗传咨询专家委员会认可非指导性描述程序旨在促进咨询者的自主性和自我指导性，临床医师和遗传咨询医师的作用是提供最完整的可用信息，在沟通过程中保持公正和客观。非指导性咨询旨在提高患者的自我指导能力和自我选择能力。

（3）关注患者个人利益：患者的所有治疗方式中均应遵循"善意、自主、不伤害、公正"的伦理原则。在医患关系中，对个人的关注应始终高于对社会需求的考虑。

（4）保密和信任：医患关系的保密制度、患者的隐私权和个人自主权神圣不可侵犯。对于咨询者家庭中其他患病风险大的携带者或可预见处于危险中的亲属，及时告知，对其提早预防和治疗具有重要作用。在这种情况下，适当告知是可被接受的。

（5）遗传咨询的时机：孕前或结婚前的遗传咨询是最佳的生育遗传咨询时机，会为携带者筛查、产前诊断、着床前胚胎基因检测提供重要的选择机会。

（6）夫妻共同咨询：向有生育遗传病后代风险的夫妻双方共同传达有关信息、风险、益处和可预见的后果。强调夫妻一起参加咨询的重要性。

（7）重新联系患者的义务：随着高通量测序技术的发展、临床病例的积累和遗传数据库的更新，患者原来的遗传检测结果的致病性会被重新评估，是否重新联系患者，也存在一定的争议。如潜在的负面心理、失联、侵犯隐私。为避免这些情况发生，患者回访作为知情同意的一部分是一种有效的解决办法。医疗机构应制定一套回访流程，产科医师、生殖专科医师、临床遗传学医师、遗传咨询医师和基因检测实验室在患者结果更新及重新联系患者的流程中各自承担相应的责任和义务。

（8）不伤害原则（预测性检测）：患者对风险的看法因家庭、教育、社会经济地位、心理状态、生活经历、性别、健康状况、文化、智商甚至对数学的理解不同而异。预测性检测可能会造成对患者的伤害，需格外谨慎。在遗传咨询开始之前，最好对患者的心理和情绪进行评估。另外，对于晚发型疾病，如亨廷顿病，患者有权利不去做预测性检测，尤其是新生儿和儿童。对于18岁以下无症状儿童，不建议进行预测性检测，危及生命的遗传病（如严重的心血管遗传病、某些肿瘤）除外。对晚发型遗传病的产前诊断更要谨慎，如果夫妻对于携带者胎儿不放弃，不建议有针对性地进行预测性产前基因检测。

二、胚胎植入前遗传学检测遗传咨询

保守估计，世界人口的 3.5% ~ 5.9% 患有罕见病，其中 80% 为遗传病。约 30% 的罕见病患者在 5 岁之前死亡。产前诊断和植入前遗传学检测（preimplantation genetic testing，PGT）作为两种生育选择，可有效地避免遗传性出生缺陷。传统的产前诊断通常针对严重的致畸、致残、致死性以及严重智力残疾和没有有效治疗药物的疾病。除神经管畸形（可补充叶酸预防）以外，能够避免胎儿异常的预防或治疗措施很少。尽管绒毛膜穿刺术和羊膜腔穿刺术可用于早期妊娠，大大减少了遗传病患儿的出生，但对于患病胎儿而言，流产不仅给孕妇带来伤害，在某些遗传病患儿的去留问题上，仍存在伦理争议，甚至在某些国家，因宗教和法律的原因，堕胎是不被允许的。而 PGT 技术在世界卫生组织（WHO）提出的出生缺陷三级防控策略中，将防控提前到了孕前，有效地减少出生缺陷的同时，有效地避免终止妊娠给孕期妇女带来生理和心理的伤害。

PGT 技术建立在辅助生殖技术基础上。精子、卵子在体外受精形成合子，随后在不影响胚胎发育的情况下，在胚胎发育的不同阶段采集胚胎活检样本，如极体、卵裂期的一个细胞或滋养外胚层的少数细胞进行遗传学检测，挑选遗传病不受累的胚胎移植入母体，达到生育健康后代的目的。根据不同检测目的，PGT 分为以下几种：用于胚胎染色体非整倍性筛查的植入前非整倍体检测（preimplantation genetic testing for aneuploidy，PGT-A）；用于因亲代染色体结构异常（如易位、倒位、缺失和插入）导致的胚胎植入前染色体结构变异遗传学检测（preimplantation genetic testing for chromosomal structural rearrangement，PGT-SR）；单基因遗传病（孟德尔病）的胚胎基因检测称为植入前单基因遗传病检测（preimplantation genetic testing for monogenic disease，PGT-M）；此外还有人类白细胞抗原 PGT（PGT for human leukocyte antigen，PGT-HLA）。孕前遗传咨询是 IVF-PGT 的一步，给患者一个选择 PGT 的机会。孕前遗传咨询人员需有遗传学专业和生殖专业知识背景，由具备遗传咨询资质的临床医师承担，建议夫妻双方同时进行。

（一）PGT 遗传咨询适应证

（1）高龄女性（35 岁以上）生育染色体异常胎儿的风险增加。男性高龄一般与流产率增加及严重表型的常染色体显性遗传新发突变率增加有关，如软骨发育不良。

（2）生育（孕育）过有遗传病患儿（胎儿），这里强调先证的分子遗传学分析，将为下一个胎儿的着床前诊断提供依据。

（3）夫妻双方在同一常染色体隐性遗传病致病基因上均携带致病性变异，或其中一方为常染色体显性遗传病患者，致病基因明确。

（4）夫妻一方携带遗传易感致病基因突变，如乳腺癌相关基因 *BRCA1*、*BRCA2*。

（5）夫妻有不孕不育史。某些遗传病与女性卵巢功能减退相关基因（如脆性 X 综合征基因 *FMR1*）和男性生殖功能障碍（如输精管缺如 *CFTR* 基因）有关。

（6）夫妻家系成员中的临床症状不容忽视，如肥厚型心肌病、马方综合征常存在遗传异质性，临床表现不一，容易被无明显症状的携带者忽视。

（7）夫妻的亲缘关系，如夫妻为近亲关系，生育常染色体隐性遗传病患儿的风险增加，如先天缺陷、智力障碍、恶性肿瘤发生率升高。据统计，非近亲后代的发生率为 1.2%，而近亲后代的发生率为 5.8%。

（8）威胁胎儿健康的其他因素。

（二）PGT 遗传咨询的主要内容

1. 与常规产前诊断咨询内容一致的部分　包括病史采集、基因型与表型相关性分析、家系验证、再发风险评估等。

2. 探讨 PGT 的适应证与伦理问题

（1）性别选择：PGT 性别选择必须符合医疗原则，除外某些性连锁遗传病，如 Y 染色体微缺失可选择女性胚胎；X 连锁隐性遗传病，在胚胎上难以确定携带情况时，可优先选择女性胚胎；X 连锁显性遗传病致病，男性为患者，可选择男性胚胎，以降低患儿出生的风险。其他非医疗性质的性别选择是不被允许的。

（2）PGT 扩展适应证（因存在伦理争议，不适合作为产前诊断指征的疾病）：①遗传病易感基因的 PGT。携带突变者发病风险升高，如遗传性肿瘤。乳腺癌相关基因 *BRCA1*、*BRCA2*，视网膜母细胞瘤易感基因 *RB1* 等。②成人晚发型遗传病，如亨廷顿病。③ PGT-HLA。各国关于 PGT-HLA 技术引发伦理问题讨论最多，主要集中在与 PGT 的目的相矛盾、PGT 过程对胚胎的伤害、移植后出生的孩子的命运被父母主导这几个方面。

（3）帮助夫妻理解辅助生殖技术的目的、过程、优势、局限性与风险：如目前的胚胎活检技术对胚胎的创伤的风险。通过与夫妻适度沟通，使他们认识到 PGT 技术本身诸多的不确定性，帮助他们建立合理的期望，从而增加对医疗团队权威性的认可和信任，提高其在全流程中的依从性。

（4）PGT 检测技术：技术优势（技术的先进性、检测的精准度与误差）、局限性、误诊风险及规避措施等，须告知夫妻目前没有任何技术能保证 100% 准确，均不可避免地存在一定程度的误差。

（5）结合夫妻的自身情况，讨论产前诊断和 PGT 的优势、劣势与风险。

（6）胚胎检测后，移植之前需再次进行遗传咨询，商讨胚胎选择和移植方案。

（7）PGT 遗传咨询也同样遵循非指导性原则，即帮助一对夫妻了解遗传病和 PGT 技术的所有信息，维护夫妻自由选择的权力。

（三）PGT-A、PGT-SR 遗传咨询的要点与知情同意

1. PGT-A　是在胚胎着床前进行染色体非整倍性的检测技术，旨在挑选具有高发育潜力的胚胎，通过提高植入率和妊娠率来改善 IVF 结局，使高龄、反复 IVF 失败和反复流产的患者减少流产率和出生缺陷，达到生育健康后代的目的。目前 PGT-A 仍在所有 PGT 中占有较大比例。

（1）PGT-A 适应证

1）高龄女性：多项回顾性队列研究表明，年龄小于 38 岁的女性 PGT-A 与正常对照相比，累计活产率没有显著差异，而年龄大于 38 岁组则会有显著的提高。

2）夫妻无染色体异常，但曾有过 2 次或 2 次以上染色体原因不良孕产史（包括染色体核型异常或拷贝数异常）。反复发生胚胎或胎儿染色体异常（如 21 三体综合征或 16 三体综合征）妊娠史的夫妻，再发风险升高。

3）男方 Y 染色体微缺失。

4）反复不明原因停育、流产。不排除胚胎染色体异常的风险。

5）不明原因 IVF 术后反复着床失败。

6）应特别强调的是，PGT-A 不能用于非医疗目的的 PGT 的性别选择。

（2）技术优势与局限性

1）PGT 的检测样本来源于活检的胚胎单细胞、极体或单个精子。极少量的基因组不足以进行高通量准确检测。测序前需要经过单细胞全基因组扩增（whole genome amplification，WGA）。目前无论哪种单细胞基因组扩增方法，都避免不了扩增不均衡的技术局限性。因此，胚胎单细胞非整倍体 CNV 分辨率和准确性往往低于多细胞水平的检测。

2）PGT-A 无法明确诊断染色体整单倍体、整多倍体、单亲二倍体。另外，受单细胞检测分辨率的影响，对小片段微缺失/微重复及嵌合胚胎检测存在一定的局限性，如无法区分整倍体与单体和三体混合的嵌合体，亦不能除外因基因变异或环境影响而导致的胎儿异常。

2. PGT-SR　是针对携带平衡性染色体结构畸变的夫妻的胚胎诊断，包括相互易位、罗伯逊易位、倒位、复杂易位等。

（1）PGT-SR 主要适应证

1）夫妻中一方为染色体相互易位的携带者：理论上，相互易位携带者胚胎异常率达 80%。但 PGT-SR 的大型研究结果表明，PGT-SR 周期成功活检的胚胎中，约有 1/3 的胚胎适合移植（高于理论值）。有研究发现，平衡易位携带者中，38% 的活检周期最终活产。而更加年轻的女性（如年龄 < 35 岁），活产率更高。因此，PGT-SR 是帮助此类夫妻生育健康后代的最有效策略。

2）夫妻中一方为染色体罗伯逊易位的携带者：罗伯逊易位携带者可形成 6 种不同形式的配子，其中完全正常和携带相同的罗伯逊易位的两种配子受精后可发育成正常个体，其余类型的配子可导致胚胎停育、流产、畸形等，如涉及 21 号染色体罗伯逊易位携带者有生育 21 三体综合征患儿的风险。

3）染色体倒位：分臂内倒位和臂间倒位两种。臂内倒位携带者的后代染色体核型出现异常的概率很小。臂间倒位携带者会产生非平衡的配子，不同染色体臂间倒位风险不尽相同，所以倒位的遗传咨询，需根据夫妻染色体具体情况，给予合适的生育建议。

（2）技术优势与局限性

1）PGT-SR 检测策略以 PGT-A 为基础，在胚胎基因组非整倍性高通量筛查的基础上，利用不同的分析策略，区分携带平衡性染色体重排胚胎和完全正常的胚胎，常用的分析方式是核心家系连锁分析，核心家系包括：①夫妻 + 非平衡胚胎或患儿（或异常胚胎）；②夫妻 + 携带染色体重排一方的父母，前提是该染色体重排为遗传性的。优选移植不携带家系染色体重排的完全正常的胚胎，从根本上规避了染色体重排给后代带来的生育风险。

2）如夫妻一方携带的染色体重排片段小于 PGT-A 检测的最小分辨率，则不能仅通过 PGT-A 判断胚胎是否平衡胚胎，需采用 PGT-A 联合核心家系连锁分析的检测策略。

3. 检测后移植遗传咨询　PGT-A（包括 PGT-SR）检测后的遗传咨询主要集中在检出染色体嵌合胚胎的风险评估。根据所使用的检测技术平台得到的有限的结果数据，在缺乏明确的风险评估依据的情况下，此类胚胎移植的选择仍是一个难点。遗传咨询主要集中在以下几个方面。

（1）染色体嵌合的胚胎潜在风险：不排除移植后存在胎儿染色体异常或嵌合的风险，有可能导致胎儿畸形、生长受限、胎儿或新生儿死亡以及胎儿期及围产期难以发现的异常，如神经发育异常、代谢病、视力与听力问题。也可能因染色体异常持续存在于胎盘中，而造成胎儿生长受限等不良围产期后果。

（2）各个临床机构对于 PGT-A 胚胎的处理原则，尤其是对染色体嵌合胚胎的后续移植和冻存的原则不尽相同。风险评估参考原则如下。①嵌合率：大部分中心根据嵌合率评估胎儿染色体异常风险，虽然普遍认为较低的嵌合率似乎预示胎儿较好的结局，但目前并没有确切的数据直接支持这一观点。产前和产后随访数据也不支持嵌合水平与临床结局之间的联系。②嵌合发生的特定染色体：有研究提出，产前或产后确定的嵌合现象和其相关风险，取决于所涉及的某些特定染色体，但并不确定其机制上的相关性。③完整染色体的嵌合与染色体片段（缺失或重复）嵌合，移植后有可能生存机会不同。有研究发现，部分染色体的嵌合相比整条染色体嵌合，胎儿生存率较高，但还需要更大人群的数据证实。④发生嵌合的染色体数目：有研究提示，多条染色体或染色体的部分发生嵌合的胚胎，妊娠率降低，所以临床大多不建议移植多条染色体嵌合的胚胎。

（3）PGT-SR 后胚胎移植咨询：PGT-SR 移植遗传咨询还需说明携带与父（或母）相同的染色体结构异常的染色体平衡胚胎，出生后理论上与其父（或母）临床表型相同，绝大多数无症状。但其成年后，生（孕）育染色体异常的后代（胎儿）的风险与其父母相似（异常率和表型），所以移植携带易位的胚胎，需夫妻充分了解风险后慎重考虑。

4. PGT-A、PGT-SR 知情同意　经过专业的生殖评估和遗传咨询，患者充分了解 PGT 检测的目的、优势、局限性和风险后，需签署知情同意书，进入 IVF-PGT 流程。知情同意中的关键点如下。

（1）患者基本信息：姓名、年龄、联系方式、染色体检测结果（包括核型和整倍性分析结果）。

（2）PGT-A、PGT-SR 指征选项：高龄、复发性流产、反复 IVF 失败、染色体易位等。

（3）知情同意要点

1）IVF-PGT 过程对胚胎的潜在损伤。

2）系统误差和技术局限性有可能造成某些胚胎没有明确的检测结果。

3）对于性染色体检测存在的局限性。

4）PGT 技术无法检测单倍体、多倍体、单亲二倍体、小于分辨率的微缺失和微重复等，以及因单基因变异和环境因素导致的胎儿异常。

5）PGT 检测的少量滋养外胚层细胞的染色体状况不能代表整个胚胎的情况，有可能移植的胚胎存在染色体嵌合现象，PGT 结果为嵌合的胚胎，需根据具体情况进行进一步遗传咨询，然后决定是否移植。

6）PGT 胚胎移植后必须进行产前羊膜腔穿刺术，行染色体核型和全基因组拷贝数变异的相关检测。如胎儿染色体异常，需进行相应的后续处理（如引产）。

7）"正常"或阴性的 PGT 检测结果并不能保证新生儿没有遗传异常，PGT 后的胎儿，胎儿畸形率同自然妊娠无显著差异。

（四）PGT-M 遗传咨询的要点与知情同意

单基因遗传病是指由一对等位基因控制的遗传病，也称为孟德尔病。以孟德尔遗传方式世代传递，包括常染色体隐性（autosomal recessive，AR）、常染色体显性（autosomal dominant，AD）、X 连锁隐性（X-linked recessive，XR）、X 连锁显性（X-linked dominant，XD），以及 Y 连锁的方式致病。目前已知单基因遗传病超过 7000 种，不同的基因致病可能方式不同，相同的基因也可能有不同的形式致病。植入前单基因遗传病检测（PGT-M）技术以 IVF 为基础，主要针对致畸、致残、致愚和致死性，缺乏治疗方法或治疗药物昂贵的单基因遗传病进行胚胎基因检测，最终选择没有疾病表型的胚胎植入母体，从而达到阻断疾病向子代传递的目的。

1. PGT-M 的伦理问题　按照世界卫生组织（WHO）、美国生殖医学学会（ASRM）、欧洲人类生殖与胚胎协会（ESHRE）等组织建议，应用 PGT 技术尽可能帮助有基因缺陷的人群生育健康孩子。但与 PGT-A 不同，PGT-M 是针对特定的遗传病的致病基因变异的检测技术，大部分选择 PGT-M 的夫妻并没有生育障碍，单基因遗传病种类繁多，涉及全身各个系统，临床表现不一，轻重不同。

关于 PGT 的适应证，每个国家有不同的规定和监管机制。原则上，PGT-M 针对严重的、没有干预措施的或者干预措施不够有效的疾病。2018 年美国生殖医学学会伦理委员会发表的专家意见对严重程度低、外显率低、晚发型的成人遗传病做出补充，认为对于这一类遗传病的 PGT 伦理上也是可行的，但需临床专业人士与患者充分沟通，权衡 IVF 技术和胚胎活检的副作用与遗传病的严重程度之间的利弊，给予患者有效的指导和建议。我国目前要求 PGT 的应用既要遵循辅助生殖技术的伦理准则，也要遵守遗传学诊断和产前诊断的伦理原则，包括有利于患者原则、知情同意原则、保护后代原则、社会公益原则、保密原则、严防商业化原则和伦理监督原则。

2. PGT-M 的适应证

（1）夫妻一方为单基因遗传病患者或夫妻双方为同一单基因遗传病基因致病性变异的携带者（包括核基因异常导致的线粒体病），曾孕育或生育过致畸、致残、致死的单基因遗传病患儿或者有高风险的夫妻。

（2）适应证扩展：PGT 不再局限于针对出生缺陷，已扩展到包括具有遗传易感性的常见疾病，如遗传易感性疾病（如癌症），或非遗传适应证（如 PGT-HLA 分型）。

1）HLA 分型（PGT-HLA）：适用于育有严重血液肿瘤、某些原发性免疫缺陷病、血红蛋白遗传病及某些代谢遗传病患儿的夫妻，包括地中海贫血、范科尼贫血、威斯科特 - 奥尔德里奇

（Wiskott-Aldrich）综合征、X连锁肾上腺脑白质营养不良、X连锁高IgM综合征、X连锁慢性肉芽肿病、癌症综合征、色素失禁、白血病等，在缺乏其他有效治疗方法的情况下，可行PGT-HLA或PGT-（M）-HLA，挑选与患儿HLA配型相同的胚胎移植，后续使用造血干细胞移植（HSCT）对患儿进行移植治疗。

2）遗传易感性严重疾病：夫妻双方或一方携带具有遗传倾向且外显率较高的可能导致严重疾病的易感基因变异，如家族遗传性乳腺癌、林奇综合征（Lynch syndrome）、视网膜母细胞瘤。这些遗传易感性疾病本身并不是胎儿易感，不能作为产前诊断的指征。虽然PGT在这类疾病中的应用还存在争议，但PGT选择没有遗传倾向的胚胎移植，将消除患者考虑是否终止妊娠的焦虑和选择保留患病风险高的胎儿后对其整个生命过程的担忧。

3）夫妻曾生（孕）育过一个携带新发变异的患儿（患胎），理论上再发风险不大，再次生育优先建议产前诊断。而生育或孕育过两胎及以上携带同一新发致病变异患儿（患胎）的夫妻，应考虑夫妻一方生殖腺嵌合的可能性。在确定变异的亲本来源的前提下，可实现PGT-M胚胎诊断。通常用女方极体和男方精子确定来源，并帮助进行胚胎单倍型连锁分析。但生殖细胞的低嵌合率会给检测带来困难。这种情况应告知患者，产前诊断可能是更佳选择。

4）线粒体病：是由线粒体DNA（mitochondrial DNA，mtDNA）变异导致的线粒体遗传病。线粒体存在于卵细胞胞质中，精卵受精后在形成胚胎的过程中，携带一定比例异常的线粒体随着细胞分裂，随机分配到胚胎细胞中，导致异质性很强的临床表现，对于此类遗传病的PGT仍具有挑战性，虽然可通过核置换的方式避免携带突变的胞质传递给子代，但因技术难度大，尚未在我国广泛应用，需要个案咨询。

5）对超过一种单基因遗传病的组合PGT（combination-PGT，cPGT-M）：指同时进行两种及以上遗传病的PGT-M，其中一种为主要指征，其他为次要指征的情况。近10年，随着PGT适应证范围不断扩大，某些遗传病单独进行PGT与"严重的高风险遗传疾病"标准不符合。但如果夫妻有做IVF的指征，或该家系已经有一种符合严重的遗传病PGT-M指征，那么这些遗传病的cPGT-M是否可行？大部分中心认为是可行的。但检测后会涉及诸多问题，需针对有可能发生的各种情况进行遗传咨询和知情告知。需要特别说明的是，对于外显率较低、家系中患病成员症状较轻和某些晚发型遗传病，虽然没有绝对不可接受PGT的伦理规定，但需平衡IVF-PGT对胚胎的潜在影响和该遗传病的严重程度，建议患者谨慎做出决定。

6）PGT-M理论上是针对与患者疾病症状相关的致病基因的致病性明确的变异进行检测，但随着高通量检测技术的发展，越来越多的致病性判读为临床意义未明变异（VUS）被报出，意味着这些变异虽然不能判读为致病性位点，但有风险。VUS是否为PGT-M的指征，近年来一直是争论的焦点。从患者自身角度，携带VUS的夫妻大多倾向于通过PGT-M筛选减小后代患病风险。但携带VUS的夫妻遗传检测后咨询是一个难点，携带该变异的胚胎去留的选择缺乏依据，产前诊断存在同样的问题。

3. 检测前遗传知情

（1）风险评估：综合评估表型与基因的相关性。除遗传模式进行再发风险评估之外，PGT-M的最终结局还涉及取卵、胚胎培养、胚胎移植等环节的失败风险，需个性化地与患者讨论各种影响因素，使患者对PGT-M结局有合理的预期。需要特别指出的是，PGT-M检测是有针对性的基因诊断，而不是筛查，PGT-M仅针对患者提供的基因检测报告上的致病基因及其变异进行检测。其他未知基因和变异不在检测范围内。

1）常染色体显性遗传病，夫妻中携带者且为患者：要求致病基因与患者临床症状相符，且在家族成员中充分家系共分离。可移植胚胎的概率为50%，例如常染色体显性遗传多囊肾病（ADPKD）。

2）常染色体隐性遗传病，夫妻均为基因变异携带者：其胚胎杂合携带变异的概率为50%，野生型胚胎的概率为25%，携带双方变异的患病胚胎的概率为25%，获得可移植胚胎的概率为75%，如脊髓性肌萎缩（SMA）。

3）X连锁显性遗传病，夫妻中女方为基因变异携带者：获得可移植胚胎概率为50%（无论男胚还是女胚）；夫妻中男方为基因变异携带者，优先挑选男胚。

4）X连锁隐性遗传病家系，夫妻中女方为基因变异携带者：女性胚胎均可移植，可移植男性胚胎概率为50%。如夫妻中男方携带变异并为患者，其后代均不患病，不建议进行PGT-M。目前绝大部分有明确致病基因的遗传病，技术上均能对胚胎携带突变的情况进行准确诊断，因此不做性别选择。

5）Y连锁遗传病：男性携带，其女性胚胎不患病，可进行性别筛选。

6）PGT-（M）-HLA技术可以对胚胎进行单基因遗传病（大多为常染色体隐性遗传）基因检测的同时进行HLA配型，在不考虑染色体非整倍性问题的情况下，最多有16.5%的胚胎在遗传上适合移植，如仅进行PGT-HLA，可移植胚胎的概率为25%。

7）对于某些疾病表型多样化，致病机制复杂的遗传病，如胎儿畸形，需谨慎进行表型和基因型相关性评估。因对胎儿发育遗传学了解有限，在决定PGT-M之前，须向患者充分告知风险，如发现问题，不排除妊娠中期引产的风险。

8）应用NGS进行PGT-M胚胎检测的同时，通常会同时进行PGT-A染色体筛查，可移植胚胎的比率应同时综合考虑PGT-A筛查结果。

（2）产前诊断和PGT-M的选择：充分讨论两者涉及的指征、伦理、技术方法、局限性，患者根据自身情况自愿选择。

1）样本获取方式：产前诊断取材是通过侵入性有创手术获得绒毛、羊水或脐带血，胎儿有一定的流产风险。而PGT-M规避了上述风险，但胚胎有创活检对于将来胎儿发育的影响还存在不确定性。

2）产前诊断的受检样本为多细胞，可采用传统的检测方法，如PCR、MLPA，检测有效性和准确性相对高于PGT-M。PGT-M是在单细胞水平的基因检测，技术复杂，检测的精准程度受多种因素影响。

3）产前诊断省时，费用不高，一般家庭可以接受；PGT技术相对复杂，费用昂贵。所以产前诊断目前仍是大部分夫妻的首选。

4）产前诊断一旦发现胎儿患家系遗传病风险高，孕妇可能面临引产的痛苦。在这方面，PGT-M技术有显著的优势。

5）产前诊断主要针对严重的遗传病，避免重大的出生缺陷。对于诊断为异常的胎儿，患者可以根据胎儿出生后预期的临床症状和可行的治疗方法选择终止妊娠或继续妊娠。但大多数选择继续妊娠的患者会长期处于焦虑的状态中。PGT-M的适应证范围相对于产前诊断有所扩展，以优生为出发点，大大减少了夫妻对后代患病风险的焦虑。

（3）PGT-M技术的局限性：虽然高通量测序技术应用于PGT-M检测已经大大提高了检测的时效性和精准性，但建立在单细胞水平上的基因检测仍存在一定的局限性，误诊的主要来源——等位基因扩增不均衡，称为等位基因脱扣（allele dropout，ADO）。目前大多数PGT-M运用致病位点及基因上下游紧密连锁的多态性位点（SNP或STR）同时检测的方法，大大降低了误诊的风险，但仍不能保证100%准确，建议患者在妊娠中期产前诊断中用经典的诊断方法进行再次验证，从而避免技术局限性带来的风险。

4. 检测后遗传咨询　胚胎检测后的遗传咨询主要内容包括详细解读胚胎诊断报告，根据每一个胚胎的情况评估移植后胎儿或新生儿的患病风险，夫妻充分理解后，自行选择是否移植。

（1）常染色体显性遗传病：携带致病变异的胚胎理论上患病风险很大，不予移植，可建议进入新的IVF-PGT-M取卵周期。对于某些外显不全、晚发型或症状较轻的显性遗传病，在某些特殊的情况下（如生育力低下等原因不适合再进行 IVF-PGT-M），评估家系中携带者的临床症状后，向患者及家属充分交代患病风险，可作为最后的选择。

（2）常染色体隐性遗传病：首选不携带双方变异的胚胎移植。携带双方变异的胚胎理论上患病风险很大，不予移植。杂合携带变异的胚胎，理论上无临床症状，可作为移植的选择，但需根据该疾病的人群携带率，与夫妻讨论携带者生育患儿的风险。

（3）X 连锁显性遗传病：携带致病性变异的胚胎，患病风险很大，理论上不予移植。特殊情况下，如女性携带者症状较轻，经充分交代风险，可作为最后的选择。

（4）X 连锁隐性遗传病：携带变异的男胚，理论上为患儿，不予移植。杂合携带变异的女胚，理论上不患病或仅有轻症。在充分讨论女性携带者后代的患病风险后，可作为移植选择。

（5）再次强调移植后妊娠中期产前诊断的重要性。

5. PGT-M 的知情同意　经专业的生殖评估和遗传咨询，患者充分了解 PGT-M 检测的目的、优势、局限性和风险，签署知情同意书后，进入 IVF-PGT 流程。知情同意中的关键点如下。

（1）患者基本信息：姓名、年龄、PGT-M 指征、遗传病名称、目标基因与致病性变异，如有多个基因，应一一列出，该家系特殊情况说明（包括特殊遗传病或特殊基因等）。

（2）家系特殊情况及所带来的风险说明：对于特殊的基因突变，家系成员特殊情况以及致病性评级为 VUS 位点检测带来的后果与风险说明，复杂遗传病及特殊基因检测结果风险说明，挑选的胚胎不能完全排除患病风险，如反复胎儿畸形，须强调妊娠中期产前诊断的重要性。

（3）IVF-PGT 技术对胚胎的损伤，所采用的胚胎检测技术的局限性以及可能造成的误诊风险。

（4）胚胎检测完成，须对检测结果进行检测后遗传咨询，强调产前诊断的重要性。PGT-M 后移植妊娠必须进行产前诊断。

（北京大学第三医院妇产科　朱小辉　乔　杰）

 综合思考题

第八章综合思考题解析

1. 女方 32 岁，男方 32 岁。G5P1，曾生育一女婴，身体健康。自然流产两次，一次孕期无创 DNA 提示胎儿 21 号染色体异常，后胎儿发育异常，引产；一次孕期羊膜腔穿刺术染色体核型异常，引产，核型结果 46,XN, der（14；21）(q10；q10)，+21。目前该夫妻前来做生育咨询。

2. 女方 27 岁，男方 30 岁。G3P1，两次自然流产，曾生育一女儿，发育异常，表现为头颅畸形，肌肉张力减退，智力障碍，经 DNA 芯片检测（结果及模式图如下），检测到 11 号染色体长臂（11q25）部分缺失，与 12 号染色体短臂（12p12.3p13.33）部分重复。后夫妻双方行染色体核型检测，女方核型 46,XX, ?del（12）(p13)，男方核型 46,XY, inv9（p12q13）。该夫妻前来做生育咨询。

序号	类型	长度	染色体区带	位置 [GRCh37]	致病性
11	缺失	3.5 Mb	11q25	131，587，655-135，054，016	临床意义未明
12	重复	15.8 Mb	12p12.3p13.33	478，396-16，362，407	致病

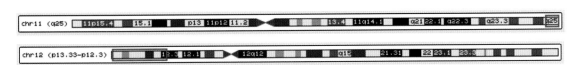

3. PGT-M 检测过程中可能出现的风险、原因及应对策略是什么？

4. 目前 PGT-M 主要诊断方法有哪些？

5. 一对夫妻来到生育咨询门诊，自述他们有一个儿子，6 岁，体检时发现血清肌酸激酶高，当地医院儿科提示肌营养不良的可能性，基因检测报告显示 DMD 基因外显子 30 缺失。遗传咨询的内容包括什么？生育患儿风险及生育阻断策略是什么？

6. 有三次胎儿停育史的夫妻前来做遗传咨询，其最后一次胎儿 CNV-seq 结果显示 del（13）（q32.1q34）dup（18）（q21.31q23），需要询问的内容和给他们的建议是什么？随后生育咨询有哪些建议？

7. 有一对夫妻，三次妊娠中期胎儿畸形，均引产。病历显示胎儿胼胝体发育异常，胎动少，关节挛缩，唇腭裂，四肢短。请拟定患者合理的遗传学检测策略。

参考文献

［1］黄荷凤，乔杰，刘嘉茵，等 . 胚胎植入前遗传学诊断 / 筛查技术专家共识［J］. 中华医学遗传学杂志，2018，35（2）：151-155.

［2］黄荷凤 . 植入前遗传学诊断临床实践［M］. 上海：上海交通大学出版社，2018.

［3］《胚胎植入前遗传学诊断 / 筛查专家共识》编写组 . 胚胎植入前遗传学诊断 / 筛查专家共识［J］. 中华医学遗传学杂志，2018，35（2）：151-155.

［4］中国医师协会生殖医学专业委员会，中国医师协会医学遗传医师分会 . 单基因病胚胎植入前遗传学检测专家共识［J］. 中华生殖与避孕杂志，2021，41（6）：477-485.

［5］ACOG COMMITTEE OPINION. Preimplantation Genetic Testing ACOG Committee Opinion Summary，Number 799［J］. Obstet Gynecol，2020，135（3）：E133-E137.

［6］CHAMAYOU S，SICALI M，LOMBARDO D，et al. Universal strategy for preimplantation genetic testing for cystic fibrosis based on next-generation sequencing［J］. J Assist Reprod Genet，2019，37（1）：213-222.

［7］DELHANTY J D，HANDYSIDE A H. The origin of genetic defects in the human and their detection in the preimplantation embryo［J］. Hum Reprod Update，1995，1（3）：201-215.

［8］ESHRE PGT-SR/PGT-A WORKING GROUP. ESHRE PGT Consortium good practice recommendations for the detection of structural and numerical chromosomal aberrations［J］. Hum Reprod Open，2020，2020（3）：hoaa017.

［9］FERNÁNDEZ S F，TORO E，COLOMAR A，et al. A 24-chromosome FISH technique in preimplantation genetic diagnosis：validation of the method［J］. Syst Biol Reprod Med，2015，61（3）：171-177.

［10］GLEICHER N，PATRIZIO P，BRIVANLOU A. Preimplantation genetic testing for aneuploidy−a castle built on sand［J］. Trends Mol Med，2021，27（8）：731-742.

［11］GRECO E，MINASI M G，FIORENTINO F. Healthy babies after intrauterine transfer of mosaic aneuploid blastocysts［J］. N Engl J Med，2015，373（21）：2089-2090.

［12］HO J R，ARRACH N，RHODES-LONG K，et al. Pushing the limits of detection：investigation of cell-free DNA for aneuploidy screening in embryos［J］. Fertil Steril，2018，110（3）：467-475.

［13］HU L，CHENG D，GONG F，et al. Reciprocal translocation carrier diagnosis in preimplantation human embryos［J］. EBioMedicine，2016，14：139-147.

［14］KAZUHIRO TAKEUCHI. Pre-implantation genetic testing：past，present，future［J］. Reprod Med Biol，2020，20（1）：27-40.

［15］KEREN R O，NAAMA S M，OMRI W，et al. Preimplantation genetic testing（PGT）for copy number variants of uncertain significance（CNV- VUS）in the genomic era：to do or not to do［J］？ J Assist Reprod Genet，2021，38（3）：719-725.

［16］KIRSCHNER J，CATHOMEN T. Gene therapy for monogenic inherited disorders［J］. Dtsch Arztebl Int，2020，117（51-52）：878-885.

［17］KUZMIN D A，SHUTOVA M V，JOHNSTON N R，et al. The clinical landscape for AAV gene therapies［J］. Nat Rev Drug Discov，2021，20（3）：173-174.

［18］LAUREN A M，EMILY A S，DENIS A V，et al. To test or not to test？a framework for counselling patients on preimplantation genetic testing for aneuploidy（PGT-A）［J］. Hum Reprod，2019，34（2）：268-270.

［19］LEE J A，CARVALHO CMB，LUPSKI J R. A DNA replication mechanism for generating nonrecurrent rearrangements associated with genomic disorders［J］. Cell，2007，131（7）：1235-1247.

［20］LUPSKI J R，STANKIEWICZ P. Genomic disorders：molecular mechanisms for rearrangements and conveyed phenotypes［J］. PLoS Genet，2005，1（6）：e49.

［21］POPOVIC M，DHEEDENE A，CHRISTODOULOU C，et al. Chromosomal mosaicism in human blastocysts：the ultimate challenge of preimplantation genetic testing［J］. Hum Reprod，2018，33（7）：1342-1354.

［22］MASSET H，ZAMANI ESTEKI M，DIMITRIADOU E，et al. Multi-centre evaluation of a comprehensive preimplantation genetic test through haplotyping-by-sequencing［J］. Hum Reprod，2019，34（8）：1608-1619.

［23］DE RYCKE M，DE VOS A，BELVA F，et al. Preimplantation genetic testing with HLA matching：from counseling to birth and beyond［J］. J Hum Genet，2020，65（5）：445-454.

［24］MUNNÉ S，KAPLAN B，FRATTARELLI J L，et al. Preimplantation genetic testing for aneuploidy versus morphology as selection criteria for single frozen-thawed embryo transfer in good-prognosis patients：a multicenter randomized clinical trial［J］. Fertil Steril，2019，112（6）：1071-1079.

［25］MARTINE D R，VEERLE B. Preimplantation genetic testing for monogenic disorders［J］. Gene（Basel），2020，11（8）：871.

［26］Corrin S . "Gardner and Sutherland's chromosome abnormalities and genetic counseling" by R.J. McKinlay Gardner，David J. Amor. Oxford University Press［J］. Human Genetics，2018，137（11-12）：971.

［27］STANKIEWICZ P，LUPSKI J R. Genome architecture，rearrangements and genomic disorders［J］. Trends Genet，2002，18（2）：74-82.

［28］TAKEUCHI K. Pre-implantation genetic testing：past，present，future［J］. Reprod Med Biol，2020，20（1）：27-40.

［29］ETHICS COMMITTEE OF THE AMERICAN SOCIETY FOR REPRODUCTIVE MEDICINE. Use of preimplantation genetic testing for monogenic defects（PGT-M）for adult-onset conditions：an ethics committee opinion［J］. Fertil Steril，2018，109（6）：989-992.

［30］VIOTTI M，VICTOR A R，BARNES F L，et al. Mosaic embryos-a comprehensive and powered analysis of clinical outcomes［J］. Fertil Steril，2019，112：e33.

［31］VAN DER SCHOOT V，DONDORP W，DREESEN J C F M，et al. Preimplantation genetic testing for more than one genetic condition：clinical and ethical considerations and dilemmas［J］. Hum Reprod，2019，34（6）：1146-1154.

［32］XU J，ZHANG Z，NIU W，et al. Mapping allele with resolved carrier status of Robertsonian and reciprocal translocation in human preimplantation embryos［J］. Proc Natl Acad Sci U S A，2017，114（41）：E8695-E8702.

［33］YAN L，WEI Y，HUANG J，et al. Advances in preimplantation genetic diagnosis/screening［J］. Sci China Life Sci，2014，57（7）：665-671.

［34］YAN Z，WANG Y，NIE Y，et al. Identifying normal embryos from reciprocal translocation carriers by whole chromosome haplotyping［J］. J Genet Genomics，2018，45（9）：505-508.

［35］YAN L，HUANG L，XU L，et al. Live births after simultaneous avoidance of monogenic diseases and chromosome abnormality by next-generation sequencing with linkage analyses［J］. Proc Natl Acad Sci U S A，2015，112（52）：15964-15969.

［36］YAN J，QIN Y，ZHAO H，et al. Live birth with or without preimplantation genetic testing for aneuploidy ［J］. N Engl J Med，2021，385（22）：2047-2058.

［37］ZAMANI E M，DIMITRIADOU E，MATEIU L，et al. Concurrent whole-genome haplotyping and copy-number profiling of single cells ［J］. Am J Hum Genet，2015，96（6）：894-912.

［38］ZHAO Z，ANSELMO A C，MITRAGOTRI S. Viral vector-based gene therapies in the clinic ［J］. Bioeng Transl Med，2022，7（1）：e10258.

第九章

妇产科生殖遗传学的发展及其应用前景

第一节　妇产科生殖遗传学的发展与展望

妇产科生殖遗传学涉及女性的生殖健康、生殖细胞的发育和配子发生、胚胎及胎儿的发育。近年来，各种生物学技术和大数据科学的飞速发展，使我们能更加全面和精准地锁定临床问题的遗传病因，并通过进一步的功能和机制研究，阐明这些问题的生理和病理机制，指导临床进行精准诊断和有效干预，从而不断完善妇产科生殖遗传领域的理论和实践体系，提高女性生殖健康水平，减少出生缺陷的发生（图 9-1-1）。本节将介绍妇产科生殖各领域近年来研究新进展，并指出目前尚待解决的问题和未来的发展方向。

一、女性生殖内分泌疾病和妇科肿瘤的遗传学研究进展和展望

生殖内分泌疾病如多囊卵巢综合征（polycystic ovary syndrome，PCOS）、早发性卵巢功能不全（premature ovarian insufficiency，POI）、子宫内膜异位症（endometriosis，EMT）和妇科肿瘤（如子宫肿瘤、卵巢肿瘤），严重影响女性的生殖健康。这些疾病的发病原因复杂，临床表现和遗传机制都具有很高的异质性。另外，它们除了受遗传因素的影响，亦受免疫、环境、饮食等多因素的

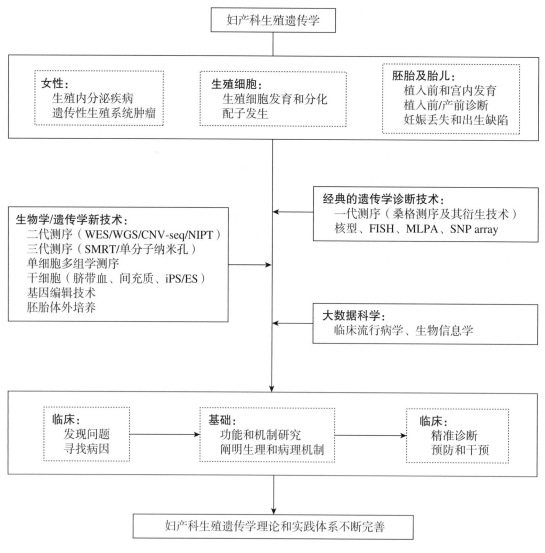

图 9-1-1　妇产科生殖遗传学发展模式图

影响。经过前述章节的学习，我们知道近年来随着高通量测序技术等新技术的发展，鉴定了众多与这些疾病相关的基因。然而，这些只是疾病发生的遗传学因素的冰山一角，仍有许多未知基因和分子调控网络等待我们去挖掘。另外，即使是已发现的基因，其中也只有很小一部分被确定为致病基因，相当大一部分基因在疾病中扮演的角色仍然是未知的。

在过去的几十年里，许多基因已经成为 POI 候选基因，但只有少数基因经功能研究证明为致病基因，这些基因包括原始生殖细胞迁移和增殖相关基因（*NANOS3*）、细胞死亡相关基因（*PGRMC1* 和 *FMR1*）、卵母细胞特异性转录因子（*FIGLA* 和 *NOBOX*）、其他影响卵泡发生的转录因子（*NR5A1*、*WT-1* 和 *FOXL2*）、转化生长因子 -β 超家族（*BMP15* 和 *GDF9*）以及激素和受体（*FSHR*、*AMH* 和 *AMHR2*）。然而，由于样本量有限或种族异质性，同一基因在不同研究人群中的重现性较差，进一步说明了 POI 发生的遗传异质性。事实上，除了 *BMP15*、*FMR1* 和 *NOBOX* 外，没有发现与 5% 以上的病例相关的基因。关于子宫内膜异位症，最近的一系列 Cochrane 综述指出，尽管鉴定了众多与子宫内膜异位症相关的候选分子，但因已有的研究总体样本量小、缺乏数据验证以及研究内部和研究之间存在显著的异质性，目前还没有单个基因或一个分子组合可以用于子宫内膜异位症的筛查、诊断和预后评估。近年来，通过基因组学、转录组学和蛋白质组学分析 PCOS 相关基因的数据越来越多，但遗憾的是，这些数据之间的内在关联尚未得到系统描述，缺乏对这种综合征的起源和发病机制的深入了解。因此，未来的研究需要识别介导 PCOS 发病和代际遗传的分子（包括小的非编码 RNA、组蛋白修饰和 DNA 甲基化），为早期诊断和治疗提供新的途径。

在妇科肿瘤方面，癌症易感基因（cancer susceptibility gene，CSG）的胚系突变会极大地增加女性患卵巢癌、子宫内膜癌、乳腺癌等癌症的终身风险。已知 *BRCA1*、*BRCA2* 突变可以导致女性约 15% 的卵巢癌和 5% 的乳腺癌。*BRCA1* 突变患者，其乳腺癌和卵巢癌的累积终生风险分别为 72% 和 44%，*BRCA2* 突变患者，其乳腺癌和卵巢癌的累积终生风险分别为 69% 和 17%。林奇综合征的致病基因 *MLH1*、*MSH2*、*MSH6* 突变携带者患子宫内膜癌的终生风险为 43% ~ 57%，患卵巢癌的终生风险为 10% ~ 17%。此外，这些基因突变与结直肠癌风险增加 15% ~ 46% 有关。其他与卵巢癌密切相关的基因也被鉴定，包括 *RAD51C*（卵巢癌终生风险 11.2%）、*RAD51D*（卵巢癌终生风险 11.9%）和 *BRIP1*（卵巢癌终生风险 5.8%）。此外，*PALB2* 已成为高危乳腺癌（乳腺癌终生风险 53%）和中危卵巢癌（卵巢癌终生风险 5%）标志基因。可以通过筛查这些基因的突变，判断个体患癌风险，从而提前进行有效的临床干预，降低未受累个体罹患癌症的风险。目前，研究最充分的是 *BRCA1* 和 *BRCA2* 突变，基因突变会干扰细胞 DNA 修复途径。针对 *BRCA1*、*BRCA2* 突变的卵巢癌患者，PARP 抑制剂奥拉帕尼作为一线维持治疗药物，显著地提高了患者的无进展生存期。这些肿瘤易感基因的检测主要基于有家族史的患者，然而在这种模式下，大量突变携带者漏检，错过了提前预防的时机。基于人群的基因检测（population-based genetic-testing，PBGT）代表了一种新的医疗保健策略，能极大地改善对未受累的肿瘤易感基因突变携带者的检测，对人群进行风险分层，进而精确预防癌症。另外，其他肿瘤易感基因的不断发现和鉴定，对癌症风险评估和开发靶向药物，具有重要意义。

未来，生殖内分泌疾病和妇科肿瘤的遗传学研究需要从以下几个方面展开：①开展更多基于家系的全外显子组和全基因组研究，或者基于人群的 GWAS，发现更多疾病相关基因；②借助细胞和动物模型，应用各种分子生物学技术，开展深入的分子机制研究，确立候选基因和表观修饰因子在疾病中的具体作用；③从多基因角度和分子网络层面解释疾病的发生和发展规律；④探索遗传、表观遗传、免疫、环境等多因素如何相互影响，促进疾病的发生和发展；⑤建立多因素综合预测模型，评估疾病发生风险，提前采取预防措施；⑥针对特定基因突变或表观遗传改变引起的疾病，开发有针对性的药物。

二、生殖细胞发育及配子发生的研究进展及展望

认识人类生殖细胞发育过程及鉴定此过程中起关键作用的基因，对于不孕不育的病因诊断及其治疗具有重要意义。尽管人们已经对生殖细胞的发育过程有了一定的了解，但对哺乳动物生殖细胞发育的大部分认识都来自对小鼠的研究，对人类生殖细胞发育的分子调控知之甚少。近年来，随着单细胞测序技术、体外生殖细胞培养和诱导分化等新技术的发展，我们对人类生殖细胞发育过程的认识有了质的飞跃。

近几年，众多高质量的单细胞多组学测序研究揭示了人类生殖细胞发育和配子发生的生物学过程和分子景观。男性胎儿原始生殖细胞（primordial germ cell，PGC）经历了迁移期、有丝分裂期和有丝分裂阻滞期三个阶段。在受精后 6 ~ 12 周，随着雄性体细胞系的确定，人类雄性 PGC 表达与多能性相关的转录因子大量增殖。在受精后 14 周时，有丝分裂阻滞期 PGC 开始抑制多能性基因的表达和上调早期 PGC 基因的表达，其中一部分细胞启动精原细胞相关基因的表达。这些状态的精原细胞在转录层面与婴儿期生殖细胞和成人 State 0 的精原细胞（成人精原干细胞中发育阶段最早的一个类群）高度相似，所以成人 State 0 状态的精原细胞起源于胎儿有丝分裂阻滞期的 PGC，并且在产前和出生后所有发育阶段持续存在，为成人提供一个未分化的精原细胞库，在合适的时候过渡到分化的精原细胞，从而进入成人的精子发生阶段。成人精子发生不同阶

段细胞类群以及各个阶段的基因表达和调控网络也已被鉴定。总体而言，人类睾丸的单细胞测序研究使我们对精子发生的分子细节有了更加清晰的认识，为进行深入的机制研究提供了大量有价值的线索。

对于女性生殖细胞，单细胞测序研究发现，女性 PGC 经历了有丝分裂期、维 A 酸（retinoic acid，RA）反应期、减数分裂前期和卵子发生期四个不同的顺序阶段。女性 PGC 从受精后第 11 周开始进入 RA 反应期。减数分裂相关基因的总表达量从受精后 11 ~ 17 周开始显著增加，最早在受精后第 14 周出现减数分裂前期 PGC，最终，卵子发生期 PGC 在受精后第 18 周出现。同样，各个时期女性 PGC 的基因表达和调控网络也被鉴定出来。另外，研究发现，在妊娠 4 周后，女性 PGC 中失活的 X 染色体已经重新激活，并表现出双等位基因的表达，但表达量并不是男性 PGC 中 X 染色体的 2 倍，而是 1.6 倍，揭示了女性 PGC 中独特的 X 染色体失活状态。在女性 PGC 启动减数分裂并进入减数分裂 I 中期后，则进入了卵泡发生阶段。研究揭示了控制原始卵泡激活的五条途径：胰岛素信号转导通路的 IGF2R 和 IGF2，促性腺激素释放激素（GnRH）信号通路的 PRKCA 和 GNRHR2，神经营养因子信号通路的 GFRA1 和 NTRK2，mTOR-PI3K 信号通路的 TSC1 和 PTEN 分别在初级卵母细胞和颗粒细胞中上调，JAK-STAT 信号通路也在初级卵母细胞和颗粒细胞中激活，这些卵泡内信号通路很可能介导了从原始卵泡期到初级卵泡的过渡。

通过单细胞转录组分析已经描绘了人类生殖细胞不同发育阶段的基因表达特征，鉴定了众多可能在特定阶段起重要作用的基因，但是，对这些分子的功能验证和机制研究却很少，其主要原因是缺乏合适的人类生殖细胞发育研究模型。干细胞体外分化为人类生殖细胞为剖析这些机制开辟了一条全新的途径。体外来源的生殖细胞通常被称为原始生殖细胞样细胞（primordial germ cell like cell，PGCLC），以区别于体内的生殖细胞。最初，干细胞向生殖细胞诱导在小鼠中进行了尝试，并积累了许多宝贵的经验。目前，已有多项研究可以将小鼠胚胎干细胞或诱导多功能干细胞定向分化为生殖细胞，并产生可育后代。现有研究已经可以高效地将 hESC 或 hiPSC 诱导为 PGCLC。

然而，目前的诱导体系仍然存在一些问题：①大部分诱导体系产生的 PGCLC 停留在原始生殖细胞早期，无法应用于其他阶段生殖细胞的发育研究；②部分研究已将人类干细胞诱导为单倍体生殖细胞，但是效率普遍低下，减数分裂的启动和完成似乎是各种分化方案中需要克服的主要障碍；③很多诱导体系基于小鼠重组卵巢或饲养层细胞，不仅操作烦琐，技术要求高，而且引入了动物源物质；④目前的诱导体系还不能完全模拟体内发育过程。

所以，未来的研究需要不断改进和完善人类生殖细胞发育的细胞模型，包括：①继续通过单细胞测序等生物学技术探索影响生殖细胞发育的关键分子，包括与周围体细胞的通信和互作，为体外诱导研究方案的改善提供理论基础；②提高生殖细胞的诱导效率，尤其是高效启动减数分裂，获得单倍体生殖细胞；③开发高效、稳定、易于操作的非饲养层诱导体系；④不断探索更接近体内发育过程的体外诱导程序。

随着单细胞测序技术和人类生殖细胞发育模型的不断发展和完善，将会有更多生殖细胞发育关键分子的作用机制被阐明，从而构建详细的人类生殖细胞发育分子调控网络，丰富人们对生殖细胞发育的认识，为不孕不育的病因学研究奠定理论基础和提供可靠线索。

三、早期胚胎发育的研究进展及展望

（一）人类早期胚胎发育的研究进展

人类胚胎发育始于精子与卵母细胞的融合，形成二倍体受精卵。受精卵经过卵裂形成卵裂球（blastomere），细胞数目增加。卵裂后，胚胎经历致密化（compaction），卵裂球相互粘连，形成一个紧密的细胞球，称为桑葚胚（morula）。在这个阶段，外层细胞变得极化，而内部细胞保持无极性。随后，经过腔化（cavitation），形成一个充满液体的腔——囊胚腔，此时胚胎称为囊

胚（blastocyst）。除了上述胚胎形态和细胞数目的变化，植入前阶段还发生了一些关键的事件，比如母胎转换、合子基因组激活、胚胎致密化和极化、细胞命运的决定。我们对植入前胚胎发育的大部分理解都来自动物实验，近年来随着单细胞多组学测序技术和人类胚胎体外培养技术的发展，我们对人类植入前胚胎发育的过程有了初步了解，但仍须系统、深入地阐明关键调控机制和作用。

人类胚胎发育的最早阶段缺乏转录活动，依赖于母体 mRNA 和储积在卵母细胞质中的蛋白质。然后，转录控制通过一个被称为母体到受精卵转变（maternal-to-zygotic transition，MZT）的过程传递给胚胎。在这个过程中，母源物质的降解与合子基因组激活（zygotic genome activation，ZGA）相协调，受精卵启动转录。ZGA 对于早期胚胎发育至关重要，这一过程在动物中是保守的，但 ZGA 发生时间在不同物种之间有所不同。我们对这一关键发育过程的了解仍然非常有限。在人类中，ZGA 发生在 4 细胞期和 8 细胞期之间。各种基因和转座元件的上调与 ZGA 一致。ZGA 如何在人类中启动尚未明确，但已有研究显示涉及以下几个分子。DUX4 mRNA 和蛋白的表达仅限于 4 细胞期的细胞核，在人诱导的多能干细胞（induced pluripotent stem cell，iPSC）或人胚胎干细胞（human embryonic stem cell，hESC）中过表达 DUX4 可激活 ZGA 相关基因。此外，许多与多能性相关的转录因子也在 ZGA 的早期表达，如 POU5F1 和 SOX2。

已知人类胚胎在 8-16 细胞阶段经历致密化。致密化开始和完成的准确时间对于小鼠和人类胚胎的成功发育都很重要，胚胎致密化过早或延迟会使囊胚的形成率降低，但驱动人类胚胎致密化的机制仍不清楚。在小鼠中，上皮钙黏素（E-cadherin）、闭锁小带蛋白 1（zonula occludens-1，ZO-1）和肌球蛋白 10（myosin-10）对小鼠的致密化过程至关重要。已经观察到 E-cadherin 在人类 8 细胞和桑葚胚中的基侧定位，人类囊胚表达 ZO-1。但是致密化是如何启动的以及这些分子如何参与致密化仍不清楚。

伴随着致密化过程，细胞获得了顶端 - 基底极性。在小鼠胚胎中，基侧结构集中了上皮钙黏素，而顶端结构富含顶端极性蛋白，如缺陷性分离复合物［partitioning defective（Par）复合物，一种极性蛋白复合物］合体和细胞骨架成分。最近对小鼠的研究表明，蛋白激酶 C（protein kinase C，PKC）在 8 细胞阶段激活，并通过 RhoA 触发肌球蛋白极化。转录因子 Tfap2c 和 Tead4 在胚胎基因组激活后表达，并诱导调节肌动蛋白细胞骨架的几个调节因子从 2-8 细胞阶段逐渐上调，从而导致肌动蛋白网络重塑，并最终形成成熟的顶端结构域。因此，RhoA 的激活以及 Tfap2c 和 Tead4 的表达能够诱导胚胎极化并促进形态发生。对人类胚胎的研究显示，致密化时存在顶端微绒毛和基底外侧 E-cadherin，但导致人类胚胎极化的确切事件顺序和机制仍有待探索。

人胚胎和小鼠胚胎分别在胚胎第 5 天和第 3.5 天达到囊胚期。囊胚的形成涉及腔化过程。在小鼠胚胎中，囊胚的形成是由细胞间液体的积累推动的。由于渗透梯度，这种液体从外部介质移动到细胞间隙，导致微腔形成，这些微腔变粗形成单腔。反过来，腔内压力导致滋养外胚层（trophectoderm，TE）中表层张力增加和紧密连接的成熟，促进管腔扩张。这是一个机械信号（在这里是静水压力）影响分化的很好的例子，一旦胚胎到达囊胚阶段后，就可以植入母体子宫。

胚胎发育至囊胚阶段，将会分化形成三种不同的细胞谱系。目前，对调节小鼠的三个谱系形成的机制的理解已经取得了重大进展。在小鼠中，第一次谱系分化事件形成外部的 TE 和内细胞团（inner cell mass，ICM）。随后，ICM 细胞分离成多能的上胚层（epiblast，EPI）或原始内胚层（primitive endoderm，PrE），也称为下胚层（hypoblast）。只有 EPI 将来会发育为胎儿，而 TE 和 PrE 分别发育为胎盘和卵黄囊。在小鼠的桑葚胚阶段，每个细胞依赖于细胞黏附和极性之间的平衡来调节 Hippo 信号通路的活性，从而调节 YAP1 的磷酸化。在胚胎外部细胞中，未磷酸化的 YAP1 转移到细胞核中，并与转录因子 Tead4 相互作用，促进 TE 相关转录因子的表达，包括 CDX2 和 GATA3，YAP1 同时抑制 SOX2 的表达。Notch 信号通路也在 4 细胞阶段被激活，触发 TE 程序的启动。在内细胞团中，Hippo 信号激活，导致 YAP1 被激酶 LATS1/2 磷酸化，磷酸化的 YAP1 被运出细胞核，阻止 TE 基因的表达诱导。在早期囊胚阶段，小鼠的 ICM 共表达不同水平的谱系分化因子，包括 *NANOG*（EPI）和 *GATA6*（PrE）。随后，FGF/FGF 受体信号及其下游的 MEK/ERK 介导 EPI 和 PrE 细胞的分化，其具体分子机制目前尚不清楚。

在人类胚胎中，细胞极性的差异是否通过 Hippo 途径导致细胞向不同谱系分化尚不清晰。已检测到 YAP1 的表达局限于囊胚晚期（受精后 6 天）的 TE 细胞核，但更早时期的表达尚未确定。一旦受精 5 天后形成囊胚，就可以检测到细胞间的转录差异，这表明人类胚胎早期细胞谱系的分化机制可能与小鼠的逐步过程不同。有趣的是，*CDX2* 只在腔化后的人类囊胚中被检测到，这是与小鼠的一个重要区别。在人类囊胚的 TE 中也检测到 *GATA3*。然而，对于大多数分子，无论是对蛋白质表达的详细时空分析，还是对其功能的研究都尚未完成。在为数不多的已被表征的基因中，*NANOG* 在人类 EPI 中特异性表达，表明它可能在这种细胞类型中起作用。*OCT4* 最初在 8 细胞期的所有卵裂球中均匀表达，与小鼠相似，它在 TE 中的表达持续到囊胚晚期。此外，*OCT4* 靶向敲除的人类胚胎在囊胚形成过程中受到影响，与所有三种细胞谱系相关的基因都表现出下调，包括许多与 TE 相关的基因和蛋白，这表明 *OCT4* 直接或间接地正向调节 TE 谱系的发育。*GATA6* 最初在早期人类囊胚中早期广泛表达，而 *SOX17* 和 *GATA4* 表达较晚，且主要在 PrE 中表达，其表达模式与小鼠相似。与小鼠胚胎不同，人类胚胎中的 FGF 受体或下游 MEK/ERK 抑制似乎不影响 EPI 和 PrE 分离。因此，人类和小鼠谱系分化存在异同。

人类胚胎在受精后 7～10 天植入子宫，胚胎的持续发育依赖于植入子宫。植入后，人的 EPI 形成假复层柱状上皮，在植入时形成双层盘。之后不久，可以明确观察到 PrE 衍生的卵黄囊。在这个阶段，TE 产生多核合体滋养细胞和细胞滋养细胞，多核合体滋养细胞用于营养和气体交换，细胞滋养细胞分化为单核绒毛外细胞滋养细胞，介导对胚胎的免疫耐受。绒毛外细胞滋养细胞如何逃脱母体子宫免疫系统的研究尚不清楚。解析这种免疫逃避的机制有助于理解胎盘相关的功能障碍，如子痫前期和流产。在大约受精后 14 天，原肠胚开始形成，PGC 特化。出于实际和伦理方面的原因，在人类的妊娠早期阶段，胎儿材料的来源有限，人们对这一过程的分子机制知之甚少。

（二）人类早期胚胎发育模型的研究进展和展望

为了进一步了解人类早期胚胎发育，对两种体外培养技术进行了不断优化，一是改善体外培养条件，使体外培养的胚胎能够模拟体内胚胎的发育过程；二是开发干细胞模型来模拟移植后的胚胎发育。

1. 胚胎体外培养技术　人类胚胎的体外培养遵循 1984 年沃诺克委员会（Warnock Commitee）确立的伦理限制，即人类胚胎的体外发育不应超过受精后 14 天或出现原条（primitive streak, PS）。随着技术的飞速发展，科学家们推动了人类胚胎的培养。特别是在充满细胞外基质（extracellular matrix, ECM）的 3D 培养系统中培养的人类胚胎，已被证明能够重现自然胚胎相应阶段的发育，尤其是 PS 样结构的形成。正常人类胚胎从植入前到原肠胚形成的关键事件，包括 EPI/PrE 细胞谱系的特化、羊膜腔的出现、胚盘和卵黄囊的形成以及滋养层谱系的分化，都已得到充分证明。

尽管已有一定进展，但进行长期体外培养仍然面临挑战。获得高保真体外培养胚胎的总体成功率较低，这表明目前的培养条件需要在可重复性和效率方面进行优化。

值得注意的是，高质量的胚胎本身和精细的细胞培养环境，包括培养基、补充剂、气体调节模块和集成的培养系统，是建立稳定和有效的哺乳动物胚胎长期培养方案的关键步骤。据报道，血清替代物（knockout serum replacement, KSR）能支持小鼠和猴子胚胎在体外发育到早期原肠胚形成阶段。由于伦理限制，它们在人类原肠胚之后阶段的作用尚未得到证实。目前用于更高阶段胚胎的体外培养方法仍然严重依赖大鼠和人类血清。然而，批次间差异较大，培养体系并不稳定。因此，确定血清中支持原肠胚形成期间和之后胚胎发育的特定功能因素有助于提供更稳定、有效和可重复的体外培养系统。

人类胚胎发育高度依赖胚胎外组织（例如胎盘）的同时生长，它们提供了胚胎持续发育的重要信号。然而，胚胎外组织和胚胎本身之间的信号通信和相互作用还远未阐明。在目前的长期培养体系中，胚外组织往往会随着胚胎的发育而旺盛生长，这种过度生长通过吸收培养基中的营养，极大地阻碍了内胚层的发育。因此，平衡胚胎外生长和胚胎发育对于长期胚胎培养至关重要。

有报道称小鼠胚胎可体外培养至 E11.5 阶段，这与猕猴胚胎的 E30 阶段相当。在这个阶段，胎盘开始发挥内分泌器官的作用，将营养物质分配给胎儿并清除废物。为了将胚胎培养到更高的发育阶段，例如超过小鼠 E11.5 或猕猴 E30，建立功能性胎盘和功能性血管化脐带，从而将胎盘与胎儿连接是必不可少的。基于人工脐带和胎盘的营养灌注已被证明能有效地支持极早产的羊发育到接近成熟的状态。未来，结合 3D 打印的血管化脐带和体外人工胎盘的培养系统将有助于将胚胎的体外培养延长至晚期发育阶段。

2. 基于干细胞的胚胎发育模型　是一种模拟天然胚胎发育的简化模型，比天然胚胎更具可扩展性、通用性和可及性，将极大地增进对人类早期胚胎发育机制的理解。已建立的人类胚胎干细胞被用于研究胚胎早期发育调控机制。

与由胚胎和胚外组织组成的整合模型相比，非整合模型是为了模拟胚胎的特定器官或系统而构建的。通过 hESC 的 2D micropatterning，构建了第一个基于非整合干细胞的人类胚胎模型，它们在一个类似于自然 PS 的区域显示出原肠形成样特征，也可以用类似的方法建立神经元。微流控芯片允许梯度化学信号，有助于构建更不对称的基于干细胞的胚胎模型，这为理解早期胚胎发育提供了宝贵的模型。例如，人类移植后羊膜囊是使用微流体设备构建的，这种设备沿着背腹轴提供不对称的 BMP4 信号。该模型可用于研究表皮细胞的腔发生、PGC 和 PS 细胞的分化，并能揭示羊膜形成的机制。基于微孔的 3D 聚集技术还可以构建更复杂的胚胎状结构。例如，通过 hESC 来源的前肠和后肠球体的聚集，已经建立了肝胆胰原位模型。考虑到天然胚胎由细胞和细胞外基质组成，模拟细胞外基质的生物材料可以被加入到特定的 3D 模型中，以提供特定的生物物理环境和传递信号，如利用人工基膜 Matrigel 和软凝胶床 Geltrex，已经产生了具有背腹不对称模式的 3D 人类植入后羊膜囊或神经囊样结构。

整合胚胎模型主要通过对胚胎干细胞和胚外干细胞的微孔聚集或全能干细胞的聚集来建立。小鼠滋养层干细胞（mouse trophoblast stem cell，mTSC）和小鼠胚胎干细胞（mouse embryonic stem cell，mESC）的聚集产生了第一个小鼠囊胚，它由内细胞团样结构、囊胚样腔和滋养层样外层组成，在体内可以发育到 E6.5 样阶段。人类囊胚是通过重组混合的干细胞集群（从人成纤维细胞重编程的未完全定义的干细胞，具有 EPI、TE 或 PrE 样特征）实现的，这些干细胞不仅在形态上表现出与囊胚相似的特征，而且还可以附着在组织培养板上并发育成具有原羊膜囊样结构的 E10 样胚胎。幼稚态的多能干细胞或人类扩展多功能干细胞也可以用于构建囊胚，因为它们具有强大的分化能力。尽管这两个囊胚都在 E10 样期停止发育，但这一阶段的重大事件，可以得到充分的解释长期着床过程。为了在着床后阶段构建完整的模型，聚集分别来自 EPI、滋养外胚层和内脏内胚层的干细胞，即胚胎干细胞（embryonic stem cells，ESCs）、滋养层干细胞（trophoblast stem cells，TSCs）和胚外内胚层干细胞（extraembryonic endoderm stem cells，XENs），是一种潜在的方法。利用该策略获得了小鼠 ETX 胚胎。到目前为止，还没有用类似方法建立的基于人类干细胞的胚胎模型。

尽管已经建立了基于干细胞的胚胎模型来模拟不同发育阶段的自然胚胎，但仍然未能建成理想的胚胎模型。在人类早期胚胎发育过程中，关于细胞命运决定的调控机制的认识非常有限，这极大地阻碍了构建基于干细胞的胚胎发育模型。通过对人类自然胚胎本身、体外培养的非人类灵长类胚胎和胚胎模型的进一步研究来认识和探究人类胚胎命运分化机制。为了构建在形态和功能上几乎完全模拟自然胚胎的模型，目前的构建技术还需要进一步优化。例如，具有多通道设计的微流体芯片有助于更好地沿多体轴进行不对称信号刺激。在胚胎模型的建立中，使用与自然微环境更接近的生物材料，有助于提供可行的生物物理生态位来支持胚胎发育。在未来，人类 TSCs、ESCs 和 XENs 细胞的结合可能成为研究早期胚胎发育的有用工具。

（三）早期胚胎发育研究的伦理问题

越来越多的体外模拟胚胎发育新技术的发展，可能会考验当前的伦理、法律和监管体系。对人类胚胎发生体外培养的"14 天法则"的讨论逐渐增多。最近，国际干细胞研究学会（ISSCR）将 14 天的规定从第 3 类移至第 2 类（ISSCR《干细胞研究和临床转化指南》，1.0 版，2021 年 5 月），并建议根据具体情况，经过严格审查后，可以考虑培养超过原条形成或 14 天的人类胚胎。另外，基于干细胞的胚胎模型是实验模型，不应给予与自然胚胎相同的伦理考虑。在最新的指南中，ISSCR 提出，应该从伦理的角度以不同的方式看待非整合和整合的干细胞模型。根据现有的规定，经过审查后，允许构建基于干细胞的非整合胚胎模型。然而，基于整合的人类干细胞胚胎模型，如囊胚，培养时间应该限定在达到科学目标所需的最短时间内。随着技术的进步，整合的模型可能几乎完全模仿自然胚胎发育。当这种情况发生时，整合胚胎模型的研究是否需要遵循更严格的规则？这需要相关领域的专家进行谨慎和充分的讨论。

四、遗传病的诊断、产前诊断和胚胎植入前遗传学诊断与阻断

（一）遗传病的诊断和产前诊断

人类遗传信息由染色体或者更加微观的 DNA 承载。经典的染色体核型分析、荧光原位杂交（fluorescence in situ hybridization，FISH）、染色体微阵列分析（chromosomal microarray analysis，CMA）等技术已经应用于常规的染色体数目和结构异常的诊断。近年来，DNA 测序技术不断革新，深刻影响着遗传学的发展。1953 年，Watson 和 Crick 提出了 DNA 分子双螺旋结构，自此，DNA 测序技术的开发成为研究的热点。1975 年，Sanger 发明链终止法即桑格测序，开启了一代测序的时代，促进了随后的人类基因组计划的实施和完成。2000 年，人类基因组草图绘制完成，生命科学步入基因组学时代。此时桑格测序因通量低、成本高等特点，越来越不能满足基因组时代大规模高通量的测序需求。所以，大规模平行测序技术应运而生，即通常所说的高通量测序、二代测序（next generation sequencing，NGS）。2005 年，罗氏公司推出了第一个商业化的二代测序平台——454 测序平台。之后，二代测序技术迅猛发展，许多公司开发了各自的二代测序平台，典型代表有 Illumina 公司的 Solexa 和 Hiseq 技术、ABI 公司的 SoLiD 技术、Helicos 公司的 HeliScope 技术和我国华大基因的 BGI 和 MGI 系列测序平台。二代测序通量高，可以同时对几十至几百万条 DNA 短片段进行独立的大规模平行测序，使测序成本从最初的约 1 亿美元 1 个基因组下降到 1000 美元 1 个基因组，并且测序时间大幅缩短，从而使我们对疾病的研究从单个基因扩展到全基因组层面。

目前，二代测序已经广泛应用于遗传学诊断的各个领域，包括无创产前筛查（noninvasive prenatal testing，NIPT）、拷贝数变异测序（copy number variation sequencing，CNV-seq）、全外显子组测序（whole exome sequencing，WES）和全基因组测序（whole genome sequencing，WGS）。

1. NIPT　近年来，NIPT 已成为筛查胎儿染色体异常甚至单基因遗传病的有效手段。目前，NIPT 主要用于胎儿常见的染色体非整倍体筛查，包括 21 三体、18 三体、13 三体和性染色体非整倍体，与传统的血清学筛查相比，NIPT 具有更高的敏感性和特异性。除了上述常见的染色体非整倍体，扩展性 NIPT（NIPT-plus）亦可用于检测其他染色体非整倍体和一些微缺失 / 微重复，一些专家认为，NIPS-Plus 可以作为一线的孕期筛查方法，从而增加胎儿染色体数目异常和致病性微缺失 / 微重复的检出率，防止出生缺陷的发生。除了染色体异常，利用 cfDNA 亦可检测某些单基因遗传病。无创产前单基因遗传病的检测策略主要有以下几种：①通过直接检测孕妇外周血游离

DNA 中是否携带某种突变，判断胎儿是否具有父系遗传的常染色体显性遗传病或新发突变，以及在双亲携带不同突变类型的常染色体隐性遗传突变时，排除父系遗传的等位基因。该策略已成功应用于软骨发育不全、强直性肌营养不良、致死性侏儒、亨廷顿病、先天性肾上腺皮质增生症等疾病的无创产前筛查。②相对变异量（relative mutation dosage，RMD）分析，RMD 方法通过序贯概率比试验判断母源性的突变等位基因和野生型等位基因在母体血浆中是否平衡，来判断胎儿的基因型。该方法被报道应用于血友病、β 地中海贫血、镰状细胞性贫血和甲基丙二酸血症的无创产前筛查。③相对单倍体剂量（relative haplotype dosage，RHDO）分析，该方法将高通量测序和连锁分析的方法结合起来，通过对母体血浆 DNA 进行全基因组测序或者靶向捕获特定区域进行高通量测序，比较母体血浆 DNA 中突变的等位基因和野生型等位基因周围 SNP 位点的相对量来推断胎儿单倍型。该方法被成功应用于进行性肌营养不良、先天性肾上腺皮质增生症、脊髓性肌萎缩等疾病的无创产前筛查。RHDO 方法存在一定的局限性，即当夫妻双方为近亲结婚时，可能找不到有效的 SNP 位点用于判断单倍型。另外，RHDO 需要用先证者样本做单倍型分析，如果没有先证者样本，无法进行后续分析。④其他无创单基因遗传病产前诊断方法进展。近年来，10×Genomics 公司开发了一种 linked-read 测序技术，这种技术无须先证者，可以直接通过分析父亲和母亲的单倍型，确定致病突变位点周围的 SNP，从而推测胎儿的基因突变情况。Jang 等采用此技术，成功判断了 5 名 DMD 突变携带者孕妇的胎儿基因型。此外，其他一些无须先证者的无创单基因遗传病诊断方法也被开发出来，比如靶向位点扩增（targeted locus amplication，TLA）技术、全基因组相对等位基因剂量策略（genome-wide relative allelic dosage，CARD）。总之，NIPT 无论是在染色体微缺失或微重复的检测，还是在单基因遗传病的检测方面，都具有广阔的应用前景。不过 NIPT 仍然面临巨大的挑战，比如对于某些单基因遗传病需要制订个体化检测方法，检测成本高，胎儿 DNA 浓度低时如何保证检测的准确性等，都是未来研究需要克服的问题。需要强调的是，无论 NIPT 检测的准确性和特异性如何，其始终是一种筛查而非诊断技术，所有 NIPT 提示高风险的孕妇，仍然需要接受有创性产前检测来明确诊断。

2. CNV-seq、WES/WGS　目前，对于遗传病的诊断和产前诊断，形成了从"宏观"到"微观"的检测路线，一般来说，先通过染色体核型分析发现染色体数目和大的结构异常（5 Mb 以上）；如果染色体核型未发现异常，在具有临床指征的条件下，进行 CNV-seq 以检测染色体微缺失和微重复和（或）进行 WES，发现可能的单基因突变。WGS 因其价格相对较高，而且无法判断大量非编码区突变的临床意义，不是目前主流的检测手段。CNV-seq 和 WES 已经成为目前遗传学诊断的主要手段之一，尤其对于产前超声异常的胎儿、流产物、有明确家族遗传史的罕见病，具有较高的诊断价值。

虽然 CNV-seq 和 WES 技术本身已经相当成熟，但是对于结果的解释，仍然存在很多问题。CNV-seq 和 WES 发现了大量临床意义不明的染色体变异和基因突变，给遗传咨询医师带来巨大挑战，为了避免给患者乃至整个家庭带来不必要的焦虑，如何在将所有可能的情况告知患者的情况下，尽可能给患者最佳的治疗和生育指导，是未来临床遗传医师需要解决的一个重要问题。

3. 三代测序（third-generation sequencing，TGS）　虽然二代测序得到了广泛的应用，但是其仍然存在一些无法克服的问题。由于二代测序需要对 DNA 进行扩增，这就增加了扩增的偏好和误差。同时，一些 GC 含量较高的区域无法实现有效扩增，不能做到全基因组覆盖，而且由于读长短，使其难以检测结构变异。因此，不依赖于扩增的、长读长测序的 TGS 技术应运而生。TGS 可以实现直接对 DNA 或 RNA 测序，而且还可以检测 DNA 和 RNA 修饰。目前市场上的 TGS 技术主要有 Pacific Biosciences（简称 PacBio）公司的单分子实时测序技术（single-molecule real-time，SMRT）和 Oxford Nanopore Technologies（简称 ONT）公司的单分子纳米孔测序技术。与二代测序相比，SMRT 技术的测序读长较长，PacBio 公司推出的 PacBio RS Ⅱ 测序仪，平均读长可达 4.6 Kb，最长读长超过 20 Kb。另外，SMRT 测序速度快，可以达到每秒约 10 个 dNTP，但是

SMRT 测序的通量较低，1 个 SMRT 芯片池上最终只有 35 ~ 70 000ZMW 可进行有效测序。SMRT 技术的 CLR（continuous long-read）的错误率较高，可以达到 11% ~ 15%，不过这种错误没有偏向性，是随机的，可以通过增加测序次数进行纠正，比如 15 次测序的 CLR 准确率可以超过 99%。单分子纳米孔测序是在一种特殊的生物纳米孔中进行的，DNA 分子在运动蛋白的牵引下通过纳米孔时，不同碱基引起的电流变化不同，从而将电信号转化为碱基序列信息。与 SMRT 相比，单分子纳米孔测序技术具有以下特点：①测序读长可以很长，其读长不受技术的限制，主要取决于 DNA 分子长度，可以达到几十至上百 Kb，最长 1 Mb；②样本制备简单，无须进行任何前期处理；③可以直接对碱基修饰进行解读；④错误率较高，不过是随机错误，可以通过提高测序深度改善错误率。

TGS 具有广阔的应用前景：①可以应用于基因组从头组装。三代测序凭借其长读长优势，可以弥补二代测序遗漏的许多信息，有效地识别结构复杂区域，从而精确组装基因组。②发现新的结构变异（structural variation，SV）。SV 除了包括拷贝数变异（比如微缺失和微重复），还包括插入、易位、倒位等。相较于单个碱基的变异，SV 情况要复杂很多。二代测序技术不能发现平衡性结构变异，也很难发现重复区域的变异，在复杂 SV 检测方面具有较大的局限性。三代测序可以很好地发现这些复杂的结构变异。③全长转录组测序（Iso-Seq）。Iso-seq 基于 SMRT 测序技术，可以直接对 RNA 反转录的全长 cDNA 测序，获得全长转录物序列，从而对可变剪接、融合基因、超家族基因、等位基因、长非编码 RNA 等各种复杂转录产物表达进行精确分析，有助于发现疾病的致病基因。④在真核生物基因组中，有多种 DNA 甲基化修饰，比如 5- 甲基胞嘧啶（m5C）、5- 羟甲基胞嘧啶（5hmC）、5- 甲酰胞嘧啶（5fC）、5- 羧基胞嘧啶（5caC）和 N6- 甲基腺嘌呤（m6A）。二代测序需要先用重亚硫酸盐处理 DNA，使未甲基化的胞嘧啶变为尿嘧啶，再进行测序，过程复杂，且不能有效区分甲基化的类型。三代测序在不对 DNA 进行处理的情况下，即可识别多种甲基化修饰，是一种强大的 DNA 修饰检测手段。

总体来说，三代测序技术发展迅速，广泛应用于基础科学和疾病诊疗的研究中，可以帮助人们构建各种物种（包括人类）更加精确的基因组、转录组以及表观遗传组。相信随着三代测序技术的不断完善，未来会在促进人类遗传信息的解码、建立疾病与人类基因组的关联方面发挥巨大的作用。

（二）胚胎植入前遗传学诊断与阻断

在辅助生殖过程中，在体外受精（in vitro fertilization，IVF）或卵胞质内单精子注射（intracytoplasmic sperm injection，ICSI）的基础上，植入前遗传学检测（preimplantation genetic testing，PGT）通过应用各种分子生物学技术，如桑格测序、比较基因组杂交（comparative genomic hybridization，CGH）、SNP array、NGS、单细胞全基因组扩增（whole genome amplification，WGA）、连锁分析，对极体、卵裂球、囊胚进行取材和遗传学检测，将不携带致病变异的胚胎移植到子宫，从而获得健康的子代。PGT 技术可以分为以下 3 类：植入前单基因遗传病检测（preimplantation genetic testing for monogenic disease，PGT-M）、胚胎植入前染色体结构变异遗传学检测（preimplantation genetic testing for chromosomal structural rearrangement，PGT-SR）、植入前非整倍体检测（preimplantation genetic testing for aneuploidy，PGT-A），这些技术已经在临床广泛应用。然而，这些 PGT 技术均依赖活组织检查，是有创伤性的，可能会影响胚胎的发育。近年来，有研究发现在囊胚腔液和囊胚培养液中存在胚胎细胞游离核酸（cell free DNA，cfDNA），这些 cfDNA 可以用于评价胚胎的遗传学组成，因此无创性胚胎植入前遗传学检测（non-invasive preimplantation genetic testing，ni-PGT）技术应运而生。虽然陆续有一些研究通过 ni-PGT 技术来评估胚胎的非整倍体，但是结果的可靠性及稳定性均有待完善。囊胚培养液和囊胚腔液的 cfDNA 是否能真正代表整个胚胎的遗传构成，仍然没有定论。另外，吸取囊胚腔液会不会对胚胎造成不良影响，有待进一步研究。因此，未来 ni-PGT 技术必须探索科学合理的策略来确定囊胚培养液和囊胚腔液中

cfDNA 与整个胚胎遗传构成的关系，并评估不同方法及策略对临床妊娠结局的影响，从而开发一套安全、准确的无创遗传学检测方法。

（北京大学第三医院妇产科　卢永杰　乔　杰）

第二节　基因编辑技术在胚胎研究中的应用与展望

一、基因编辑技术的原理和发展

（一）基因编辑技术的原理

基因编辑（gene editing）技术是指通过核酸酶对目标基因进行插入、敲除或替换，来改变目的基因的 DNA 序列，从而对基因组进行位点特异性修饰的操作。该技术已经被用于基础研究、模式生物构建以及疾病的预防和治疗。基因编辑可改变细胞的内源基因组序列，在具有分裂能力的细胞中成功地对其基因组进行编辑后，其所有子代都将包含该编辑后的基因组。

基因编辑需要在特定基因组序列处切割 DNA，引入 DNA 双链断裂（double-strand breakage，DSB），并将切割的末端聚集在一起或修复（图 9-2-1）。在修复过程中，切口附近的原始 DNA 序列被一个新的序列所替代。为了使基因编辑治疗安全、有效，DNA 识别、切割和修复的精确度必须非常高，具有精确的目的序列编辑能力并且不存在脱靶效应。

在特定的位置切割 DNA，需要借助核酸酶来实现。根据 DNA 序列特异识别的不同机制，可分为嵌合酶技术（如 ZFN 和 TALEN）和核酸指导的核酸酶技术（CRISPR-Cas9 和 ssDNA-Ago等）。内切核酸酶的发现与发展，也成为了基因编辑技术发展史的主线。

基因编辑工具产生 DSB，这并不会直接导致 DNA 序列的编辑，由于机体对维持 DNA 完整性的要求，这些断裂将进一步修复，修复机制包括非同源末端连接（non-homology end-joining，NHEJ）、微同源末端连接（micro-homologous end-joining，MHEJ）和同源定向修复（homology-directed repair，HDR），通过修复受损的 DNA，实现对基因的敲除（knock-out）、敲入（knock-in）、修复等定向编辑。删除有缺陷的部分，同时用正常的序列替代。

HDR 使用新的序列模板来修复 DSB，该模板两侧是与 DSB 上游和下游区域同源的序列，在 DSB 位点引入可以纠正有害变异的新序列。这个过程允许在 DNA 水平上进行精确编辑，使用同源或姐妹染色单体以高保真度修复 DSB，这为细胞提供了引入特定突变人工修复模板的机会。但是，HDR 的应用在很大程度上局限于细胞周期的 G2 和 S 期。HDR 仅在活跃分裂的细胞中有效，在培养的细胞中进行 HDR 的效率不高。

NHEJ 修复 DNA 的两个切割末端，使它们再次连接。该方法易产生单个碱基的插入和缺失，造成移码突变。如果导致蛋白质编码区发生移码突变，可以有效地产生功能缺失突变或实现基因敲除；也可通过基因过表达或显性失活机制干扰致病基因。MHEJ 通过使用 DNA 断裂附近的短同源序列来对齐断裂的末端，实现精确的编辑。

在大多数情况下，NHEJ 比 HDR 更有效，被编辑过的产物通常会包含小的插入或缺失（indels）。基于上述原理，基因编辑技术通过对目标 DNA 的精确操作，达到控制生物性状和行为的目的，应用前景广泛。基因编辑技术已经在体外试验、细胞水平、动物水平的研究中取得了一系列重大突破，然而进一步应用于临床仍面临很多挑战。

（二）限制性内切酶的发现与应用

在过去很长一段时间内，对 DNA 的编辑只能通过物理和化学诱变、同源重组等方式来实现。这些方法不仅编辑位置随机，只能将外源或内源遗传物质随机插入宿主基因组，而且在操作上费时、费力。

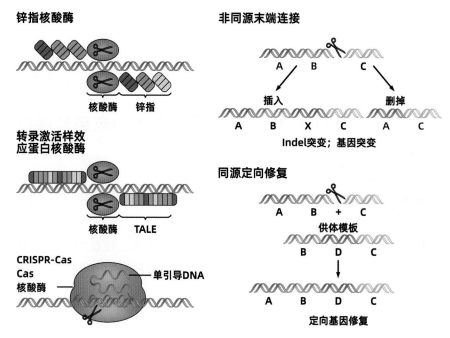

图 9-2-1　基因组编辑和 DSB 修复

双链 DNA 断裂，通过核酸内切酶系统（ZFN、TALEN 或 CRISPR-Cas 系统）引入基因组 DNA。使用 NHEJ 或 HDR 内源 DNA 修复机制来修复断裂。NHEJ 可以创建插入或删除，而 HDR 使用供体 DNA 模板将序列插入目标基因组区域，以创建所需的基因组序列插入、删除或改变。

引自：YIN H, KAUFFMAN K J, ANDERSON D G. Delivery technologies for genome editing [J]. Nat Rev Drug Discov, 2017, 16：387.

20 世纪 50—60 年代，S. E. Luria 和 W. Arber 分别发现了细菌的限制 - 修饰现象，并对其机制提出了假说，推测细菌内存在内切核酸酶，可特异识别噬菌体 DNA 并进行剪切，从而限制其入侵。1968 年，M. S. Meselson 从大肠埃希菌中鉴定出内切核酸酶，该酶可识别特定 DNA 序列，但是剪切位置随机，不具备特异性，被称为 I 型限制性内切酶。1970 年，H. O. Smith 等从嗜血流感细菌中分离得到了被命名为 Hind II 的内切核酸酶，这是人类发现的第一个 II 型限制性内切酶。同年，科学家利用 Hind II 对猿猴病毒 40（SV40）环形 DNA 进行酶切，首次获得了 SV40 基因组的限制性内切酶图谱。限制性内切酶的发现及应用为 DNA 研究提供了重要的工具。

二、常用的基因编辑工具

（一）同源重组

最早的基因编辑方法是利用机体自身的同源重组（homologous recombination），是指在 DNA 两条同源链之间遗传信息交换（重组）的现象，主要用于 DNA 双链断裂后的修复，同时也是减数分裂期新序列产生的基础。20 世纪 80 年代初，经实验证实，通过同源重组方式可完成基因替换。通过注射或者用特殊化学物质递送，将与待编辑基因组相似的 DNA 片段递送到单核细胞中。这些片段一旦进入细胞，便可与细胞内的 DNA 重组，以取代基因组的目标部分。但是在正常情况下，哺乳动物细胞和模式动物体内的同源重组发生率极低，因此这种方法的效率低下，错误率高。后来发现，DNA 的 DSB 可使同源重组的效率大大提高。作为增加细胞内 DSB 发生的策略，限制性内切酶的应用备受关注。

（二）锌指核酸酶（zinc-finger nucleases，ZFN）技术

1981 年，从海床黄杆菌中分离得到了一种传统的 II S 型限制性内切酶 Fok I。1996 年，

S. Chandrasegaran 等首次将 3 个串联的锌指结构域与 Fok I 的 c 端内切酶结构域通过一段连接蛋白进行融合，制造出第一个嵌合型内切核酸酶——锌指核酸酶（ZFN），并在体外证明该酶对靶 DNA 具有特异的剪切能力。ZFN 技术选取能够特异性识别三联体 DNA 片段的锌指基序而不是碱基作为识别特定 DNA 序列的基本单位，其特异性取决于锌指蛋白（zinc finger protein，ZFP）。只有当 2 个 Fok I 切割域二聚化时才能切割双链 DNA，实现基因组编辑。因此，需要在基因组靶标位点左右两边各设计 1 个 ZFN。

ZFN 技术是第一个大规模应用于基因编辑的工具，其优势在于具有更强的稳定性和可操作性，特异性也更加突出。但是存在操作周期长、载体结构复杂、费用高等缺点，同时 ZFN 技术无法对基因组进行任意编辑，脱靶效应严重，最终会导致细胞毒性，限制了该技术的广泛应用。

（三）转录激活样效应蛋白核酸酶（transcription activator-like effector nucleases，TALEN）技术

TALEN 技术也是一种核酸酶介导的基因组编辑技术，该技术被评为 2012 年十大科学进展之一。TALEN 由类转录激活因子效应物（transcription activator-like effector，TALE）的 DNA 结合结构域与非特异性内切核酸酶 Fok I 的切割结构域融合而成。2007 年 U. Bonas 从黄单胞菌属中发现了转录激活样效应蛋白 TALE。TALE 的结构由核定位序列、DNA 识别结构域和靶基因转录激活结构域三部分组成。TALE 的 DNA 识别结构域由 34 个氨基酸组成，其中 32 个氨基酸都是保守的，只有第 12 和 13 位的氨基酸变化较大，决定了核苷酸识别的特异性。每一个 TALE 识别单体对应一种核苷酸，因此 DNA 四种碱基只需四种单体即可，远少于 ZFN 的 64 种结构域，大大简化了构建多核苷酸识别的设计。在构建 TALE 人工酶时，需要针对每一个靶位点的上下游各设计 1 个，当 Fok I 形成二聚体活性结构时，就可以对靶位点进行剪切，实现基因组编辑的目的。

TALEN 技术是继 ZFN 技术后第二代高效靶向基因编辑技术，比 ZFN 更特异、有效，因为每个锌指结构域可以与三个 DNA 碱基对相互作用，而 TALE 的每个重复序列都只与单个碱基对结合。此外，TALEN 的细胞毒性低于 ZFN。不足之处在于 TALE 单体的串联设计方面仍存在诸多不确定性，从而扰乱了基因组的稳定性，且整个构建过程工作量较大。

（四）RNA 介导的 DNA 编辑（CRISPR-Cas9）技术

1987 年日本科学家 Nakata 等在细菌 DNA 中首次发现编码区附近有大量的重复序列，随后发现此特殊结构在原核生物中普遍存在，2002 年，此序列被正式命名为成簇规律间隔短回文重复序列（clustered regularly interspaced short palindromic repeat，CRISPR），并将序列附近的编码基因命名为 CRISPR 相关因子（CRISPR-associated，Cas）。CRISPR 序列中有多个短而保守的重复序列区（repeat）和居间区（spacer）。2005 年，研究发现 CRISPR 居间序列并非细菌自身染色体所拥有，而与噬菌体及宿主菌的染色体外遗传物质高度同源，可能是被细菌俘获的外源 DNA 序列，故推测 CRISPR 序列与细菌抵御外来核酸的侵入有关，这一推测于 2007 年被证实。CRISPR 相当于细菌免疫系统的"黑名单"，存储了来自感染病毒和移动遗传元件的遗传信息。当细菌再次感染以前遇到的病毒时，CRISPR 就可以转录成 RNA，该 RNA 将效应蛋白引导到病毒基因组中的同源区域，在那里被内切核酸酶切割。2013 年，Science 将 CRISPR 作为序列特异性核酸酶技术（sequence-specific nucleases，SSNs）的新星列入年度十大科学进展。

CRISPR-Cas 系统由 CRISPR 基因与 Cas 蛋白共同组成，切割目标 DNA 位点并产生双链断裂（图 9-2-2）。目前，基因工程中最常用的 Cas 蛋白来源于化脓性链球菌 Cas9。要使 Cas9 处于活性状态，需要一个短引导 RNA（sgRNA），它由 CRISPR RNA（crRNA）和反式激活 CRISPR RNA（tracrRNA）组成，形成一个 5′ 端与 DNA 靶序列互补的靶复合物。当人工 sgRNA 与 Cas9 蛋白结合时，它会诱导蛋白质的构象变化，从而促进活化，提供目标识别。sgRNA 通过碱基互补与靶向原间隔序列邻近基序（protospacer adjacent motif，PAM）附近的目标序列配对，Cas9 蛋白使该基因上下游的 DNA 双链断裂。PAM 通常由 NGG 三个碱基构成（N 为任意碱基），其作为 CRISPR

序列在基因组上的一个标记，对于靶向识别至关重要。

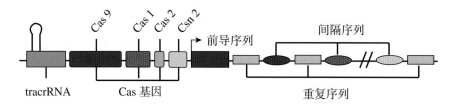

图 9-2-2　CRISPR-Cas 系统的基本结构

依据 Cas 核心序列的不同，CRISPR-Cas 系统可分为Ⅰ、Ⅱ、Ⅲ型。其中，Ⅰ型和Ⅲ型系统需要多个 Cas 蛋白形成的复合体切割 DNA 双链，而Ⅱ型系统只需要 1 个 Cas9 蛋白，其组分相对简单，被称为Ⅱ型 CRISPR-Cas9 系统，是目前最常用的基因编辑技术。此外，还有多种其他的可以定位和切割具有特定序列 DNA 的蛋白（例如 Cpf1、Cas12），还可通过改变 gRNA 的序列以匹配感兴趣的 DNA 序列。Cas9 可以被引导到几乎任何 DNA 序列，优化的 gRNA 可使基因靶向更加精准。

CRISPR-Cas9 相对于传统的嵌合核酸酶技术，具有高效、简便、成本低等优点。但依然不能解决脱靶、嵌合突变及 PAM 序列限制等问题。有研究显示，CRISPR-Cas9 系统比 TALEN 和 ZFN 更容易出现脱靶效应，因为它是单体，而 ZFN 和 TALEN 组件是二聚体，有助于识别较短的靶序列。

（五）单碱基基因编辑（base editor，BE）系统

CRISPR-Cas9 的定点修饰依赖于同源重组机制，但碱基编辑效率低下，因此，精准编辑基因的能力还有待提高。在某些情况下，不需要敲除整个基因，只需要对单个位点进行编辑，比如研究单碱基突变引发的疾病。2016 年，David Liu 研究团队率先在 *Nature* 上报道了基于 CRISPR-Cas9 系统的单碱基编辑技术。BE 系统主要由 sgRNA 和融合蛋白组成，其中融合蛋白由经过改造的 Cas9 蛋白、胞嘧啶脱氨酶和尿嘧啶糖基化酶抑制子三者构成。sgRNA 通过与靶位点互补配对，引导融合蛋白结合到靶位点上，在不切割双链 DNA 的情况下对靶基因位点的单个碱基进行 C → T 或 G → A 的精准编辑。目前，该技术已在植物、动物以及人类细胞中进行了高效的基因定点突变，在农业、生物医学研究甚至基因治疗中具有广泛的应用前景。

碱基编辑器目前主要有两种，分别是胞嘧啶碱基编辑器（cytosine base editor，CBE），将 C-G 变成 T-A；腺嘌呤碱基编辑器（adenine base editor，ABE），将 A-T 转变成 G-C。该系统能直接将一个碱基或碱基对转换为另一个碱基或碱基对，从而能够在非分裂细胞中有效地产生点突变，而不会产生过多的不需要的编辑副产物。

BE 系统仍然存在一些尚未解决的缺陷，比如脱靶效应、靶位点存在少量的 indels、受到 PAM 识别区域的限制致使靶向范围有限。

（六）DNA 介导的 DNA 编辑（ssDNA-Ago）技术

2014 年，噬热栖热菌的 Ago 蛋白（TtAgo）被发现具有 DNA 内切核酸酶活性。与 Cas9 不同，TtAgo 剪切靶 DNA 时依赖单链 DNA（single stranded DNA，ssDNA）而不是 RNA，说明 Ago 蛋白是一种 DNA 指导的核酸酶（DNA-guided nuclease，DGN）。ssDNA-Ago 系统也可应用于基因编辑，但该技术的应用前景尚待进一步确定。鉴于三大类生物分子（DNA、RNA 和蛋白质）的生物学作用特征，以功能多样的 RNA 作为引导分子，可能比 DNA 在基因编辑方面更具优势。

三、基因编辑技术在胚胎研究中的应用

（一）基因编辑技术在动物胚胎研究中的应用

不同的动物模型研究已经证明了在胚胎阶段进行基因编辑的可行性。

2008 年 Meng 等及 Doyon 等应用 ZFN 技术成功完成了单细胞动物胚胎基因的定点修饰。2009 年 Geurts 等报道了首个通过 ZFN 技术在哺乳动物胚胎中进行基因编辑成功的案例。2010 年 Christian 等首次报道利用 TALEN 技术成功靶向切割 DNA 双链，为 TALEN 技术在构建基因修饰动物模型中的应用奠定了基础。2012 年 Tesson 等首次利用 TALEN 技术构建基因敲除大鼠模型成功，将靶向遗传分子复合物直接注射到胚胎中并产生了后代。

CRISPR-Cas9 是目前应用最为广泛的基因编辑技术，也是目前基因编辑的首选方法，已有多个研究报道可通过显微注射的方法将 sgRNA 和 Cas9 mRNA 注射到卵母细胞 / 受精卵中进行动物的胚胎编辑。相关实验证实该技术能够在动物胚胎（包括小鼠、大鼠、斑马鱼、青蛙、猪、绵羊、牛、山羊、猴子等）中发挥基因编辑的作用。在非人类灵长类动物中，将 Cas9 或 TALEN 显微注射到受精卵中，导致靶向基因修饰后代的诞生。2017 年，黄军就课题组研究了 BE 系统在制备小鼠疾病模型中的效率。他们利用保真性更高、且无核酸酶活性的 Cas9 突变体 dCas9-HF2（D10A/N497A/R661A/H840A/Q926A/D1135E）来构建融合蛋白 rAPOBEC1-XTEN-dCas9-HF2-UGI（HF2-BE2），避免了 Cas9n 对靶 DNA 的切割，降低了碱基编辑系统的脱靶效应。课题组发现 HF2-BE2 可以有效地将 C 转化为 T，在小鼠胚胎中具有高达 100% 的双等位基因突变效率；该课题组也发现了 BE 系统会在胚胎中产生碱基的缺失，并首次报道了在小鼠胚胎中由 BE 系统诱导产生的靶位点处的碱基插入以及邻近位点的脱氨基。

（二）基因编辑技术在人类胚胎研究中的应用

虽然 CRISPR 系统已经广泛地应用于动物胚胎实验中，但是对人类胚胎的基因编辑并不多，主要受限于样本的来源以及伦理、法律等方面的约束。2015 年，Liang 等首先发表了利用 CRISPR-Cas9 技术对人类三倍体胚胎中的 β 珠蛋白基因（*HBB*）进行编辑，研究团队将 gRNA 和 Cas9 mRNA 注射到 86 个三倍体胚胎中，获得 71 个存活的受精卵，在 54 个受检的受精卵中有 28 个受精卵的 *HBB* 基因被成功编辑，其中有 7 个通过同源重组的方式修复。当随机选取 6 个胚胎进行全基因组测序时，发现存在明显的脱靶效应。CRISPR-Cas9 编辑技术应用于临床的必要条件是提高其保真度及特异性。2016 年，Kang 等利用 CRISPR-Cas9 编辑人类三倍体胚胎，通过注射 Cas9 mRNA、gRNA 和供体 DNA，以同源重组的修复方式成功地将一种具有先天抵御人类免疫缺陷病毒能力的 CCR5Δ32 等位基因插入人类早期三倍体胚胎中。2017 年，Tang 等将 Cas9 mRNA、sgRNA 及同源重组供体注射到人类二倍体胚胎中，通过同源重组的修复方式成功纠正了 *HBB*、*G6PD* 基因中的点突变。同年，Ma 等利用 CRISPR-Cas9 技术敲除了人类植入前胚胎的 *MYBPC3* 突变基因，将精子和 CRISPR-Cas9 共同注入 MⅡ卵母细胞中，降低了胚胎嵌合体的发生率。2018 年 Zeng 等利用 BE3，纠正了马方综合征（Marfan syndrome，MFS）致病突变基因 *FBN1T7498C*，首先测试了在突变细胞中的可行性，然后在杂合人类胚胎中成功实现了基因校正。他们利用人类成熟卵母细胞，通过卵胞质内单精子注射（intracytoplasmic sperm injection，ICSI）技术与 MFS 患者的精子受精。16 ~ 18 小时确认受精后递送 BE3 mRNA 和 sgRNA。使用标准程序将校正的胚胎培养 2 天，经消化、扩增，获得足够的 DNA 用于基因型鉴定。结果显示，BE3 介导的校正效率约为 89%。通过高通量深度测序结合全基因组测序分析，在样品的任何测试位点均未检测到脱靶和插入缺失。该研究证明了通过碱基编辑纠正胚胎中 MFS 致病突变的效率和遗传安全性，为遗传病早期干预提供了潜在的方法。

2017 年 Niakan 团队首次报道了基因编辑技术应用于人类胚胎基础研究的成果。为了确定 CRISPR-Cas9 是否可用于了解人类植入前发育中胚胎的基因功能，他们特异性地靶向人类二倍

体受精卵中编码 OCT4（*POU5F1*）的基因，发现囊胚发育受到损害。转录组学分析显示，在 *POU5F1* 基因缺失的细胞中，胚胎滋养外胚层及多能外胚层与植入前谱系相关的基因均下调，包括 *NANOG*（外胚层）、*GATA2*（滋养外胚层）和 *GATA4*（原始内胚层）。相比之下，*POU5F1* 基因缺失的小鼠胚胎维持了直系同源基因的表达，并且建立了胚泡发育，但其持续发育受到损害。这是人类首次通过基因编辑技术研究人体胚胎发育的基础原理，而之前对人体胚胎的基因编辑主要用于直接消除致病突变。

目前利用胚胎基因编辑技术研究的代表性遗传病包括遗传性白内障、进行性假肥大性肌营养不良（Duchenne muscular dystrophy，DMD）、β 地中海贫血等，这些研究仅处于动物早期胚胎的研究阶段，并无相关胚胎发育成独立个体后的生理、生化功能的检测结果。

四、胚胎基因编辑的风险与伦理

基因编辑技术应用的目标细胞群可以是体细胞、多能干细胞（pluripotent stem cell，PSC）或生殖细胞。体细胞或主要在 PSC 中的基因修饰是针对患者本身的，通常不会传递给后代。但在生殖系中的基因编辑，以及在某些情况下在体外分化为生殖细胞的 PSC 中的基因编辑，会改变个体的遗传基因谱，并传递给后代。除了针对核 DNA 中的基因编辑之外，针对线粒体 DNA（mtDNA）中的基因编辑的实验也可以被认为是种系中的基因编辑，并传递给后代。

（一）胚胎基因编辑的安全性

胚胎基因编辑最常见的两大风险是脱靶效应和嵌合胚胎形成。

1. 脱靶效应　当设计的 sgRNA 与非目标 DNA 序列不匹配时，会引入非预期的基因突变，称为脱靶效应。脱靶可导致染色体重排，在不完全匹配的基因组位点造成损伤，限制了基因编辑应用于临床治疗。此外，脱靶效应还可能引起功能基因活性丧失，从而导致多种生理功能或信号传导通路异常。虽然丢失目标基因的概率不高，但遗传物质已经改变，并可传递给下一代。例如癌基因、肿瘤抑制基因和（或）DNA 修复基因的破坏可导致显著的细胞毒性和（或）癌症的发展，这是基因编辑的一个严重问题。因此，需要考虑多种有前景的方法来减少可能的脱靶活性，例如①优化 sgRNA 设计；②通过增加核酸酶介导的靶位点 DNA/RNA 切割的特异性或通过减少核酸酶表达的持续时间，以最大限度地减少脱靶效应；③优化 Cas9 结构，开发高保真 Cas9 变体。

2. 嵌合胚胎（chimeric embryos）　嵌合体是指同一个体内存在两种或两种以上的基因型的现象。嵌合体既有可能仍携带致病基因，存在患病风险，也可能会使基因检测出现假阳性结果，而且修正后的基因未必会随着生殖细胞遗传给后代。由于 Cas9 蛋白和 sgRNA 的半衰期较长，它们在受精卵第一次有丝分裂后仍能保持核酸酶活性，并在不同的卵裂球中切割基因组中的靶基因，产生不同的修饰，形成嵌合胚胎。产生嵌合胚胎的另一个原因是在胚胎达到卵裂阶段之前核酸酶切割效率低或 DNA 修复不准确。2020 年，*Nature* 对三项评估早期人类胚胎中基因校正可行性的研究成果进行了综述，结果显示，使用 CRISPR-Cas9 修饰人类胚胎基因突变修复的效率低，嵌合率高，并可能对靶位点或其附近的基因组造成不必要的、较严重的改变。嵌合程度和发生嵌合的染色体、细胞谱系决定了嵌合胚胎的预后。因此还需要改进方法，提高基因编辑的效率。

（二）胚胎基因编辑的样本来源

在人类胚胎基因编辑的研究中，大多数可用于研究的人类胚胎已经超过卵裂阶段，当尝试进行基因组编辑时，会产生更多的嵌合体。只有在允许专门以研究为目的形成胚胎的国家，这种技术才可能在卵母细胞或胚胎发育的早期阶段应用。另一种研究样本来源是未受精的卵母细胞，通过受精或人工激活的方式用于基因组编辑。此外，还可以考虑使用异常受精的受精卵［主要是 1 原核（PN）或 3PN］用于研究。

（三）胚胎基因编辑的伦理考虑

体细胞的基因组编辑具有治愈遗传病和某些癌症的潜力，尽管存在一些潜在的不良事件，但其临床应用的目的是合理的。人类生殖系编辑不同于体细胞编辑之处在于，如果编辑的细胞或胚胎移植回母体形成妊娠后，它会导致可遗传的改变。2018 年 11 月 25 日南方科技大学贺建奎宣布，两名携带 *CCR5* 基因编辑的婴儿在中国诞生，在全球范围内学术界引发了激烈争论。对于人类胚胎基因编辑应用于临床的伦理争论主要包括以下几个方面：缺乏出生前的知情同意能力；研究和临床应用之间缺乏区分；资源的公平获取和分配；对非治疗性修改的利用（例如，"增强"一个特征而不是治疗或预防疾病）；潜在的意外不利影响；对后代的潜在影响，包括需要监督和缺乏同意；可能因健康风险和（或）某一特征提高而受到歧视等。因此，国际上多个国家的学术团体就一些关键点达成一致。首先，鉴于目前尚未解决的科学、伦理和政策问题的性质和数量，以人类妊娠为目的的生殖细胞系基因组编辑是不合适的。其次，在适当监督和捐赠者同意的情况下，应允许对人类胚胎和配子进行体外生殖细胞系基因组编辑，以促进对基因编辑未来可能的临床应用的研究，不应禁止提供关于这项研究的公共资金。最后，人类生殖细胞系基因组编辑的未来临床应用研究不应继续进行，除非至少有：①令人信服的医学原理；②支持其临床使用的证据基础；③伦理正当性；④透明的公共程序征求及纳入利益相关者的意见。

基于基因编辑技术的现状，应强调所有涉及对人类胚胎进行人为操纵的研究，都应严格执行"胚胎研究监督"程序，现阶段不应将其应用于临床。

五、胚胎基因编辑技术在医学方面的应用展望

（一）临床前研究

基因编辑技术已经成功用于疾病模型的构建、疾病病理生理学研究和药物筛选实验中。生殖细胞系基因组编辑也已经在动植物中被广泛使用，在人类胚胎中用于研究目的。通过胚胎基因编辑技术（embryo gene editing，EGE），可以增加对人类发育过程和基因功能的了解，有助于开发或改进医疗技术。基于研究目的，科学家希望 EGE 能够在四个方向上做出贡献：①完成包含人类胚胎发育细胞谱系的调控网络；②绘制人类胚胎从受精卵到原肠胚的单细胞图谱；③改善胚胎发育数据库中的遗传缺陷；④建立共享工具和资源平台。

（二）医学治疗

EGE 旨在通过引入正常基因或编辑修复缺陷基因来治疗疾病。对于一些特殊的患者，基因编辑可能是获得健康后代的唯一途径：如当父母一方为常染色体显性纯合子时，遗传给后代的风险高达 100%，且不能通过辅助生殖技术获得正常胚胎；父母双方均为常染色体隐性纯合子，均携带两个等位基因；卵母细胞和胚胎的线粒体 DNA 突变等。

随着基因编辑技术的不断发展以及对遗传病研究的深入，胚胎基因编辑被认为是未来治疗遗传病的理想手段。

（北京大学第一医院妇产科　徐　阳）

综合思考题

第九章综合思考题解析

1. 通过本章的学习，你对生殖遗传领域最感兴趣的方向是什么？请结合临床，并精读相关领域的文献，深入学习此方向目前存在的主要问题和瓶颈，并思考可能的解决思路。

2. 基因编辑技术的原理是什么？

3. CRISPR-Cas 系统的优势和缺陷有哪些？基于 CRISPR-Cas 系统的工作原理，有哪些应用

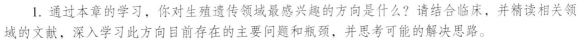

和研究进展？

4. 胚胎基因编辑技术的伦理考量有哪些？

参考文献

［1］JIAO X，KE H，QIN Y，et al. Molecular genetics of premature ovarian insufficiency［J］. Trends Endocrinol Metab，2018，29（11）：795-807.

［2］ZONDERVAN K T，BECKER C M，KOGA K，et al. Endometriosis［J］. Nat Rev Dis Primers，2018，4（1）：9.

［3］EVANS O，GABA F，MANCHANDA R. Population-based genetic testing for Women's cancer prevention［J］. Best Pract Res Clin Obstet Gynaecol，2020，65：139-153.

［4］LI L，DONG J，YAN L，et al. Single-cell RNA-seq analysis maps development of human germline cells and gonadal niche interactions［J］. Cell Stem Cell，2017，20（6）：858-873，e4.

［5］GUO J，SOSA E，CHITIASHVILI T，et al. Single-cell analysis of the developing human testis reveals somatic niche cell specification and fetal germline stem cell establishment［J］. Cell Stem Cell，2021，28（4）：764-778，e4.

［6］ZHANG Y，YAN Z，QIN Q，et al. Transcriptome landscape of human folliculogenesis reveals oocyte and granulosa cell interactions［J］. Mol Cell，2018，72（6）：1021-1034，e4.

［7］LI L，YANG R，YIN C，et al. Studying human reproductive biology through single-cell analysis and in vitro differentiation of stem cells into germ cell-like cells［J］. Hum Reprod Update，2020，26（5）：670-688.

［8］GERRI C，MENCHERO S，MAHADEVAIAH S K，et al. Human embryogenesis：a comparative perspective［J］. Annu Rev Cell Dev Biol，2020，36：411-440.

［9］SHAHBAZI M N. Mechanisms of human embryo development：from cell fate to tissue shape and back［J］. Development，2020，147（14）：dev190629.

［10］ZHAI J，XIAO Z，WANG Y，et al. Human embryonic development：from peri-implantation to gastrulation［J］. Trends Cell Biol，2022，32（1）：18-29.

［11］招丽坚，王晨虹. 无创产前诊断单基因病的研究策略及进展［J］. 中国产前诊断杂志（电子版），2017，9（3）：27-32.

［12］张子敬，刘燕蓉，张顺进，等. 第三代测序技术及其在生物学领域的革新［J］. 中国畜牧杂志，2020，56（6）：11-15.

［13］LEAVER M，WELLS D. Non-invasive preimplantation genetic testing（niPGT）：the next revolution in reproductive genetics［J］. Hum Reprod Update，2020，26（1）：16-42.

［14］LIANG P，XU Y，ZHANG X，et al. CRISPR/Cas9-mediated gene editing in human tripronuclear zygotes［J］. Protein Cell，2015，6（5）：363-372.

［15］KANG X，HE W，HUANG Y，et al. Introducing precise genetic modifications into human 3PN embryos by CRISPR/Cas-mediated genome editing［J］. J Assist Reprod Genet，2016，33（5）：581-588.

［16］TANG L，ZENG Y，DU H，et al. CRISPR/Cas9-mediated gene editing in human zygotes using Cas9 protein［J］. Mol Genet Genomics，2017，292（3）：525-533.

［17］MA H，MARTI-GUTIERREZ N，PARK S W，et al. Correction of a pathogenic gene mutation in human embryos［J］. Nature，2017，548（7668）：413-419.

［18］ZENG Y，LI J，LI G，et al. Correction of the Marfan syndrome pathogenic FBN1 mutation by base editing in human cells and heterozygous embryos［J］. Mol Ther，2018，26（11）：2631-2637.

［19］FOGARTY N M E，MCCARTHY A，SNIJDERS K E，et al. Genome editing reveals a role for OCT4 in human embryogenesis［J］. Nature，2017，550（7674）：67-73.

［20］DOUDNA J A. The promise and challenge of therapeutic genome editing［J］. Nature，2020，578（7794）：229-236.

中英文专业词汇索引